AF649275

DR. GABOR MATÉ
mit DANIEL MATÉ

# Vom Mythos des Normalen

DR. GABOR MATÉ
mit DANIEL MATÉ

# Vom Mythos des Normalen

## Wie unsere Gesellschaft uns krank macht und traumatisiert – Neue Wege zur Heilung

*Aus dem Englischen von*
*Annegret Hunke-Wormser und Elisabeth Möller-Giesen*

KÖSEL

Der Verlag behält sich die Verwertung des urheberrechtlich geschützten Inhalts dieses Werkes für Zwecke des Text- und Data-Minings nach § 44 b UrhG ausdrücklich vor. Jegliche unbefugte Nutzung ist hiermit ausgeschlossen

Die Empfehlungen in diesem Buch sind von den Autoren und dem Verlag sorgfältig geprüft. Sie bieten keinen Ersatz für medizinische, psychiatrische oder psychotherapeutische Behandlung und Diagnose. Alle Angaben in diesem Buch erfolgen ohne jegliche Gewährleistung oder Garantie seitens der Autoren und des Verlags. Eine Haftung der Autoren beziehungsweise des Verlags und seiner Beauftragten für Personen-, Sach- und Vermögensschäden ist ausgeschlossen.

Wir haben uns bemüht, alle Rechteinhaber an den aufgeführten Zitaten ausfindig zu machen, verlagsüblich zu nennen und zu honorieren. Sollte uns dies im Einzelfall nicht möglich gewesen sein, bitten wir um Nachricht durch den Rechteinhaber. Kapiteln vorangestellte Zitate können als Destillat des jeweils nachfolgenden Kapitels gelesen werden.

Bei der Übersetzung haben wir uns bemüht, eine möglichst diverse Sprache zu verwenden und diskriminierende Begriffe oder Darstellungen zu vermeiden. In Einzelfällen wurden jedoch Fremdzuschreibungen übernommen, um Aussagen dem Originalzusammenhang oder historischen Kontext entsprechend wiederzugeben.

MIX
Papier | Fördert gute Waldnutzung
FSC® C014496
FSC www.fsc.org

Penguin Random House Verlagsgruppe FSC® N001967

Die Originalausgabe erschien unter dem Titel *The Myth of Normal. Trauma, Illness & Healing in a Toxic Culture* bei Avery, an imprint of Penguin Random House New York.

5. Auflage 2025
Copyright der deutschsprachigen Ausgabe © 2023 Kösel-Verlag, München,
in der Penguin Random House Verlagsgruppe GmbH, Neumarkter Straße 28, 81673 München
produktsicherheit@penguinrandomhouse.de
Copyright © 2022 by Gabor Maté
Alle Rechte vorbehalten
Umschlaggestaltung: zero-media.net, München
nach einer Originalvorlage von Penguin Random House US
Umschlagdesign: Pete Garceau
Umschlagmotiv: pressureUA / iStock.com
Redaktion: Jennifer Wagner
Fachliche Beratung: Mag. Sandra Teml
Satz: Satzwerk Huber, Germering
Druck und Bindung: GGP Media GmbH, Pößneck
Printed in Germany
ISBN 978-3-466-34798-8
www.koesel.de

*Für meine liebste Rae, die Gefährtin meines Lebens,*
*die mich verstanden hat, bevor ich mich selbst verstehen*
*konnte, und die alles an mir geliebt hat,*
*bevor ich mich überhaupt selbst lieben konnte.*
*Ohne sie gäbe es keine meiner Arbeiten.*
*Und für unsere Kinder, die wir gemeinsam großgezogen*
*haben – Daniel, Aaron und Hannah –, die unser Leben*
*mit Licht erfüllen.*

*Der beste Arzt ist auch ein Philosoph.*

Aelius Galenus (Galen von Pergamon)

*Soll die Medizin ihre große Aufgabe wirklich erfüllen, so muss sie in das große politische und soziale Leben eingreifen. Sie muss die Hemmnisse angehen, welche der normalen Erfüllung der Lebensvorgänge im Wege stehen, und ihre Beseitigung erwirken.*

Rudolf Virchow, deutscher Arzt des 19. Jahrhunderts

*Wenn man zu überleben versucht, wird Krankheit zu einer Bewältigungsstrategie und Verlust zu einer Kultur.*

Stephen Jenkinson

# Hinweis des Autors

In diesem Buch gibt es keine fiktiven oder auf mehreren Charakteren beruhenden Figuren. Jede Geschichte in diesem Buch ist die Geschichte einer realen Person. Ihre Worte wurden aus Interviews transkribiert und zum besseren Verständnis gelegentlich bearbeitet, aber genau wiedergegeben. Wenn nur ein Vorname angegeben ist, handelt es sich auf Wunsch des oder der Befragten um ein Pseudonym zum Schutz der Privatsphäre. In solchen Fällen können auch einige biografische Daten leicht verändert worden sein.

Werden Vor- und Nachname angegeben, handelt es sich um eine echte Identität.

Sofern nicht anders vermerkt, stammt die Kursivschrift im Text von mir.

Ein Wort noch zur Urheberschaft: Dieses Buch habe ich gemeinsam mit meinem Sohn Daniel geschrieben. In der Regel wird das Wort »mit« bei mehreren Autoren zur Bestimmung eines Ghostwriters verwendet, der die Ideen des Hauptautors schriftlich festhält. Das war hier nicht der Fall: Die meisten Kapitel habe ich selbst geschrieben. Daniel hat den Text dann mit besonderem Augenmerk auf Stil, Tonfall, Klarheit der Argumente und Verständlichkeit nachgearbeitet und häufig seine eigenen Gedanken beigesteuert. Gelegentlich, wenn ich nicht weiterkam, weil ich nicht wusste, was oder wie ich es sagen sollte, schrieb er für eine Weile und übernahm einen bestimmten Abschnitt oder ein Kapitel auf der Grundlage des Materials, das ich gesammelt und verfasst hatte. In jedem Fall haben wir die Kapitel so lange ausgetauscht, bis wir beide zufrieden waren. Auch was die Struktur und den Ablauf des Buches betrifft, haben wir von der Vorbereitung des Buchvorschlags bis zum endgültigen Entwurf kontinuierlich zusammengearbeitet.

Die *Urheberschaft* des Buches ist zwar ungleichmäßig verteilt, weil es auf meiner Arbeit, Forschung, Analyse und Erfahrung beruht, es wurde aber in hohem Maße *gemeinsam verfasst*. Ohne Daniels brillante Mitarbeit hätte ich diese Aufgabe wirklich nicht meistern können.

*Gabor Maté*
Vancouver, B.C.

# Inhalt

**Teil II: Die Verzerrung der menschlichen Entwicklung**



**Teil III: Den Begriff des Abnormen neu denken: Leiden als Anpassung**

# Einleitung
## Warum Normalität ein Mythos ist (Und warum das von Bedeutung ist)

> *»Die Tatsache, dass Millionen von Menschen die gleichen Laster haben, macht diese Laster noch nicht zu Tugenden; die Tatsache, dass sie so viele Irrtümer gemeinsam haben, macht diese Irrtümer noch nicht zu Wahrheiten; und die Tatsache, dass Millionen von Menschen die gleichen Formen psychischer Störungen aufweisen, heißt nicht, dass diese Menschen gesund seien.«*[1]
>
> Erich Fromm, *Wege aus einer kranken Gesellschaft*

In einer Gesellschaft, die gesundheitsbesessener ist als jemals zuvor, ist lange nicht alles gut.

Gesundheit und Wohlergehen sind zu einer modernen Fixierung geworden. Eine milliardenschwere Industrie baut auf die ständigen mentalen und emotionalen – ganz zu schweigen von den finanziellen – Investitionen der Menschen, die endlos danach streben, besser zu essen, jünger auszusehen, länger zu leben, mehr Elan zu haben oder einfach an weniger Krankheitssymptomen zu leiden. Zeitschriften, Fernsehsendungen, allgegenwärtige Werbeanzeigen und die tägliche Informationsflut im Internet überschütten uns ständig mit »bahnbrechenden News zur Gesundheit«, die uns allesamt zu dieser oder jener Methode der Selbstverbesserung drängen wollen. Wir tun unser Bestes, um Schritt zu halten: Wir nehmen Nahrungsergänzungsmittel ein, belegen Yogakurse, ändern immer wieder unsere Ernährung, zahlen viel Geld für Gentests, befolgen Strategien zur Vorbeugung von Krebs oder Demenz und suchen ärztlichen Rat oder alternative Therapien für körperliche, mentale und seelische Krankheiten.

Und doch wird unsere kollektive Gesundheit immer schlechter.

Was geschieht da? Wie ist es zu verstehen, dass in unserer modernen Welt, auf dem Höhepunkt medizinischer Entwicklung und Genialität, nicht nur chronische körperliche Krankheiten, sondern auch psychische Störungen und Suchterkrankungen immer mehr zunehmen? Wie ist es möglich, dass uns das, wenn wir es überhaupt bemerken, nicht in eine größere Alarmbereitschaft versetzt? Wie sollen wir den vielen Leiden, von denen wir geplagt werden, vorbeugen und sie heilen, selbst wenn man akute Katastrophen wie die Corona-Pandemie außer Acht lässt?

Das Spektrum meiner 30-jährigen Tätigkeit als Arzt reichte von der Entbindung von Säuglingen bis hin zur Leitung einer Palliativstation. Dabei war ich immer wieder beeindruckt von den Zusammenhängen zwischen dem Individuum und dem sozialen und emotionalen Kontext, in dem sich unser Leben abspielt und aus dem sich Gesundheit oder Krankheit ergeben. Diese Neugier, oder sollte ich besser sagen: diese Faszination, hat mich mit der Zeit dazu gebracht, mich intensiv mit dem neuesten Stand der Wissenschaft zu beschäftigen. Sie zeigt solche Zusammenhänge auf elegante Weise auf. In meinen früheren Büchern habe ich einige dieser Zusammenhänge erforscht. Sie äußern sich bei bestimmten Erkrankungen wie der Aufmerksamkeitsdefizit-Hyperaktivitätsstörung (ADHS), Krebs- und Autoimmunerkrankungen aller Art sowie Suchterkrankungen. Ich habe darüber hinaus über die kindliche Entwicklung, die prägendste Zeit in unserem Leben, geschrieben.[2]

In diesem Buch, *Vom Mythos des Normalen*, geht es um etwas viel Umfassenderes. Ich bin zu dem Schluss gekommen, dass hinter der gesamten Epidemie chronischer physischer und psychischer Krankheiten, die uns momentan plagt, etwas in unserer Kultur selbst nicht stimmt. Es trägt nicht nur zu den vielen Krankheiten bei, unter denen wir leiden, *sondern auch*, und das ist entscheidend, zu ideologisch blinden Flecken. Sie halten uns davon ab, unsere missliche Lage klar zu erkennen und, besser noch, etwas dagegen zu unternehmen. Diese blinden Flecken sind in unserer gesamten Kultur weit verbreitet, aber in einem tragisch hohen Maße in meiner eigenen Berufssparte zu finden. Sie sind dafür verantwortlich, dass wir keine Ahnung haben, wie unsere Gesundheit und unser soziales und emotionales Leben zusammenhängen.

Anders ausgedrückt: Chronische Krankheiten – ob psychischer oder physischer Natur – sind in hohem Maße ein *Resultat* oder ein *Merkmal* der bestehenden Umstände und keine *Störung*. Sie sind eine Folge unserer Lebensweise, kein mysteriöser Irrweg.

Spricht man von einer »toxischen Kultur«, kann sich das auf viele Dinge beziehen, zum Beispiel auf Umweltschadstoffe, die seit Beginn des Industriezeitalters so allgegenwärtig und der menschlichen Gesundheit so abträglich sind. Von Asbestpartikeln bis hin zu enormen Mengen schädigendem Kohlendioxid: An realen, physischen Giftstoffen in unserer direkten Umgebung mangelt es wirklich nicht. Wir könnten »toxisch« auch in seinem modernen und populär-psychologischen Sinn verstehen, wie es in der Verbreitung von Negativität, Misstrauen, Feindseligkeit und Polarisierung deutlich wird, die für die soziopolitische Gegenwart typisch sind. Wir können diese beiden Bedeutungen natürlich in unsere Diskussion einbeziehen, aber ich verwende den Begriff »toxische Kultur«, um etwas noch Umfassenderes und tiefer Verwurzeltes zu beschreiben: *den gesamten Kontext aus sozialen Strukturen, Glaubenssystemen, Vermutungen und Werten, der uns umgibt und zwangsläufig jeden Aspekt unseres Lebens durchzieht.*

Die Tatsache, dass sich unser soziales Leben auf unsere Gesundheit auswirkt, ist nicht neu, aber dieser Erkenntnis auch Beachtung zu schenken, war nie dringlicher erforderlich. Ich sehe darin das wichtigste und folgenreichste Gesundheitsrisiko unserer Zeit, das durch die Auswirkungen von zunehmendem Stress, Ungleichheit und die Klimakatastrophe, um nur einige Hauptfaktoren zu nennen, gefördert wird. Unser Konzept von Wohlbefinden muss sich vom Individuellen zum Globalen – in jedem Sinne dieses Wortes – wandeln. Das trifft vor allem in unserem Zeitalter des globalisierten Kapitalismus zu, der, um es mit den Worten des Historikers und Kulturkritikers Morris Berman auszudrücken, »zur totalen kommerziellen Umgebung geworden ist, die eine gesamte mentale Welt umfasst.«[3] Angesichts der Einheit von Körper und Geist, die in diesem Buch besonders hervorgehoben werden soll, würde ich hinzufügen, dass er auch eine totale physiologische Umgebung ausmacht.

Meiner Meinung nach erzeugt unsere soziale und wirtschaftliche Kultur ihrem Wesen nach chronische Stressfaktoren. Sie untergraben das Wohlbefinden auf sehr ernsthafte Weise so zunehmend, wie wir es in den letzten Jahrzehnten beobachten konnten.

Ich halte folgenden Vergleich für hilfreich: Eine Kultur in einem Labor ist eine biochemische Nährlösung, die speziell zur Förderung der Entwicklung eines bestimmten Organismus hergestellt wird. Vorausgesetzt, die betreffenden Mikroorganismen sind zu Beginn gesund und genetisch fit, ermöglicht eine passende und gut versorgte Kultur ihr glückliches, gesundes Wachstum und ihre Vermehrung. Wenn dieselben Mikroorganismen anfangen, in einem nie da gewesenen Ausmaß krank zu werden oder nicht mehr zu gedeihen, ist das entweder auf eine Verseuchung der Kultur zurückzuführen oder darauf, dass die Nährlösung von Anfang an falsch war. In beiden Fällen könnte man hier zu Recht von einer *toxischen Kultur* sprechen. Sie ist für die Lebewesen, die sie unterstützen soll, ungeeignet. Oder schlimmer noch: Sie gefährdet ihre Existenz. Mit menschlichen Gesellschaften verhält es sich ebenso. Der Rundfunkmoderator, Aktivist und Autor Thom Hartmann sagt dazu: »Kultur kann gesund oder toxisch, nährend oder mörderisch sein.«[4]

Unter dem Gesichtspunkt des Wohlergehens ist unsere gegenwärtige Kultur – als Laborexperiment – eine globalisierte Demonstration dessen, was aus den Fugen geraten kann. Inmitten aufsehenerregender wirtschaftlicher, technologischer und medizinischer Ressourcen führt sie dazu, dass zahllose Menschen an Krankheiten leiden, die durch Stress, Unwissenheit, Ungleichheit, Umweltzerstörung, Klimaveränderungen, Armut und soziale Isolation hervorgerufen werden. Sie lässt zu, dass Millionen Menschen vor der Zeit an Krankheiten sterben, die wir verhindern könnten, oder an Entbehrungen, für deren Beseitigung wir mehr als genug Ressourcen zur Verfügung haben.

In den Vereinigten Staaten, dem reichsten Land in der Geschichte der Welt und dem Epizentrum des globalisierten Wirtschaftssystems, leiden 60 Prozent der Erwachsenen an einer chronischen Störung wie Bluthochdruck oder Diabetes. Mehr als 40 Prozent weisen zwei oder mehr dieser Störungen auf.[5] Nahezu 70 Prozent aller US-Amerikanerinnen und -Amerikaner nehmen mindestens ein Medikament, und mehr als die Hälfte zwei verschreibungspflichtige Medikamente ein.[6] In meinem eigenen Land, in Kanada, wird in wenigen Jahren fast die Hälfte aller Babyboomer an Bluthochdruck leiden, wenn der derzeitige Trend anhält.[7] Bei Frauen ist ein unverhältnismäßig hoher Anstieg von Autoimmunerkrankungen wie Multipler Sklerose (MS), die möglicherweise zu Behinderungen führen, zu verzeichnen.[8] Bei jungen Menschen scheinen Krebserkrankungen zuzunehmen, die nicht durch das Rauchen verursacht werden. Die Adipositas-Raten und die zahlreichen damit verbundenen Gesundheitsrisiken steigen in vielen Ländern, darunter Kanada, Australien und die USA, wo mehr als 30 Prozent der Erwachsenen die Kriterien dafür erfüllen. Vor Kurzem hat Mexiko seinen nördlichen Nachbarn in dieser wenig beneidenswerten Kategorie überholt. Die Folge ist, dass stündlich bei achtunddreißig Mexikanern Diabetes diagnostiziert wird. Dank der Globalisierung holt Asien nun auf. »China ist mit schockierender Geschwindigkeit im Zeitalter der Fettleibigkeit angekommen«, berichtete Ji Chengye, ein Forscher auf dem Gebiet der Kindergesundheit.[9]

In der gesamten westlichen Welt nehmen die Diagnosen psychischer Krankheiten bei Jugendlichen, Erwachsenen und älteren Menschen stark zu. In Kanada sind Depression und Angststörungen die am rasantesten steigenden Diagnosen. Im Jahr 2019 litten mehr als fünfzig Millionen US-Amerikaner – mehr als 20 Prozent der erwachsenen US-Bevölkerung – an einer psychischen Erkrankung.[10] In Europa sind den Autoren einer internationalen Studie neueren Datums zufolge psychische Störungen »zur größten gesundheitlichen Herausforderung des 21. Jahrhunderts geworden.«[11] Millionen nordamerikanischer Kinder und Jugendlicher werden mit Stimulanzien, Antidepressiva und sogar antipsychotischen Medikamenten behandelt. Deren langfristige Auswirkungen auf ein Gehirn, das sich noch in der Entwicklung befindet, sind noch nicht bekannt. Die chemische Kontrolle der Gehirne und des Verhaltens junger Menschen ist ein gefährliches soziales Experiment. Eine ernüchternde Schlagzeile auf der Webseite von ScienceAlert aus dem Jahr 2019 spricht für sich: »In den USA schießt die Zahl der Selbstmordversuche von Kindern in die Höhe, und niemand weiß warum.«[12] Im Vereinigten Königreich ist die Lage ähnlich erschreckend. Der *Guardian* berichtete im September 2019: »Britische Universitäten erleben eine Flut von Angstzuständen, psychischen Zusammenbrüchen und Depressionen unter Studierenden.«[13] Mit der zunehmenden Globalisierung halten solche Leiden, die bisher in »entwickelten« Ländern zu finden sind, Einzug in neue Gegenden der Welt. So gibt ADHS bei Kindern zum Beispiel in China »zunehmend Anlass zur Sorge für die öffentliche Gesundheit«.[14]

Die Klimakatastrophe, von der wir bereits betroffen sind, bringt eine völlig neue Gefahr für unsere Gesundheit mit sich, eine – wenn das überhaupt möglich ist – vergrößerte Version der existenziellen Bedrohung, die seit Hiroshima von einem Atomkrieg ausgeht. »Die Sorge über den Klimawandel ist verknüpft mit jungen Menschen, die das Gefühl haben, keine Zukunft zu haben, und dass die Menschheit dem Untergang geweiht ist«, stellten die Autorinnen und Autoren einer Studie fest, die im Jahr 2021 unter mehr als zehntausend Personen in 42 Ländern eine Meinungsumfrage durchführten. Neben dem

Gefühl, von Regierungen und Erwachsenen verraten und verlassen worden zu sein, seien eine derartige Mutlosigkeit und Hoffnungslosigkeit »chronische Stressfaktoren, die schwerwiegende, lang anhaltende und zunehmend negative Auswirkungen auf die psychische Gesundheit von Kindern und jungen Menschen haben werden.«[15]

Wären wir selbst an der Stelle der Organismen in dem Laborbeispiel, würden diese und andere Anzeichen unmissverständlich darauf hinweisen, dass wir in einer toxischen, schädlichen Kultur leben. Schlimmer noch, wir haben uns an vieles, das uns zu schaffen macht, gewöhnt – oder vielleicht sollte man besser sagen *akkulturiert*. Es ist, in Ermangelung eines besseren Wortes, normal geworden.

In der medizinischen Praxis bezeichnet das Wort »normal« unter anderem den Zustand, den wir Ärzte anstreben: eine Grenzziehung zwischen Gesundheit und Krankheit. Bei der Anwendung von Behandlungen oder Medikamenten sind »normale Werte« und eine »normale Funktionsweise« unser Ziel. Darüber hinaus messen wir Erfolg oder Misserfolg an statistischen Normen. Wir versichern besorgten Patienten, dieses Symptom oder jene Nebenwirkung seien völlig normal, sozusagen »zu erwarten gewesen«. All dies sind spezielle und zulässige Verwendungen des Wortes, die dazu dienen, Situationen realistisch einzuschätzen, damit wir unsere Bemühungen auf unser Ziel ausrichten können.

Der Titel dieses Buches bezieht sich nicht auf diese Bedeutungen von »normal«, sondern auf eine heimtückischere Auslegung, die uns ganz und gar nicht zu einer gesünderen Zukunft verhelfen, sondern sie, im Gegenteil, verhindern wird.

In guten wie in schlechten Zeiten haben wir Menschen eine besondere Gabe, uns vor allem dann an etwas zu gewöhnen, wenn Veränderungen schrittweise stattfinden. Das neumodische Verb »normalisieren« bezieht sich auf den Mechanismus, durch den etwas, das von der Norm abgewichen ist, so normal wird, dass es unserem Radar entgeht. Auf gesellschaftlicher Ebene bedeutet »normal« oft: Hier ist nichts zu erkennen, alle Systeme funktionieren planmäßig, weitere Untersuchungen sind nicht erforderlich.

Die Wahrheit sieht meiner Meinung nach völlig anders aus.

Der verstorbene Autor und Essayist David Foster Wallace, ein Meister der Sprache, hat einmal eine Festrede mit einer amüsanten Parabel begonnen, die das Problem mit der Normalität gut veranschaulicht. In der Geschichte geht es um zwei Fische, die im Wasser einem älteren Artgenossen begegnen, der sie freundlich grüßt: »›Morgen, Jungs. Wie ist das Wasser?‹ Die beiden jungen Fische schwimmen eine Weile weiter, bis schließlich einer von ihnen zum anderen sagt: ›Was zum Teufel ist Wasser?‹« Wallace wollte, dass seine Zuhörer darüber nachdachten, dass »die offensichtlichsten, allgegenwärtigsten und wichtigsten Realitäten oft diejenigen sind, die am schwersten zu sehen und zu formulieren sind«. Oberflächlich betrachtet, räumte er ein, mag das wie eine »banale Plattitüde« klingen, aber »in den alltäglichen Schützengräben des Erwachsenendaseins können banale Plattitüden *Leben oder Tod bedeuten*«.

Er hätte die These dieses Buches formulieren können. Tatsächlich ist das Leben, und der Tod, einzelner Menschen – seine Qualität und in vielen Fällen seine Dauer – eng mit den Aspekten der modernen Gesellschaft verbunden, die »am schwersten zu sehen und zu formulieren sind«. Es geht um Phänomene, die, wie das Wasser für die Fische, zu gewaltig und zu nah sind, um überhaupt wahrgenommen zu werden. Anders ausgedrückt: Die Elemente des täglichen Lebens, die uns als normal erscheinen, sind genau die, die unbedingt von uns überprüft werden sollten. Genau dies ist mein zentrales Anliegen. Folglich ist es mein wichtigstes Ziel, einen neuen Weg zu finden, diese Phänomene zu sehen und zu diskutieren, indem wir sie aus den Kulissen und auf die Bühne holen, um die dringend erforderlichen Lösungen schneller zu finden.

Ich werde Argumente dafür aufzeigen, dass vieles von dem, was in unserer Gesellschaft als normal gilt, weder gesund noch natürlich ist.

Außerdem werde ich zeigen, dass Normalität in der modernen Gesellschaft häufig die Anpassung an Anforderungen bedeutet, die in Bezug auf unsere naturgegebenen Bedürfnisse zutiefst anormal sind – das heißt ungesund und schädlich auf körperlicher, geistiger und sogar spiritueller Ebene.

Wir sollten viele Krankheiten nicht als grausame Wendungen des Schicksals oder boshafte Mysterien sehen, sondern eher als eine *erwartete und deshalb normale Konsequenz anormaler, unnatürlicher Umstände.* Das würde sich auf revolutionäre Weise auf unseren Umgang mit unserer Gesundheit auswirken. Die kranken Körper und Seelen würden nicht länger als Ausdruck eines individuellen Krankheitsbildes angesehen, sondern als lebendes Alarmsignal. Sie würden unsere Aufmerksamkeit dorthin lenken, wo unsere Gesellschaft aus dem Ruder gelaufen ist. Dorthin, wo unsere derzeit herrschenden Gewissheiten und Vermutungen rund um die Gesundheit in Wirklichkeit Fiktion sind. Würde man sie klar erkennen, würden sie uns vielleicht auch Hinweise darauf geben, was getan werden müsste, um die Richtung zu ändern und eine gesündere Welt zu schaffen.

Weitaus mehr als der Mangel an technologischem Wissen, ausreichenden finanziellen Mitteln oder neuen Erkenntnissen ist die verzerrte Vorstellung von Normalität in unserer Kultur die größte Hemmschwelle für eine gesündere Welt. Sie hält uns sogar davon ab, das zu beachten, was wir bereits wissen. Ihre verschleiernde Wirkung ist auf dem Gebiet besonders ausgeprägt, auf dem ein klarer Blick am nötigsten wäre: in der Medizin.

Dem heutigen medizinischen Modell liegt eine scheinbar wissenschaftliche Überzeugung zugrunde, die in gewisser Weise mehr einer Ideologie als empirischem Wissen ähnelt. Daher unterläuft ihr ein doppelter Fehler: Es reduziert komplizierte Ereignisse auf ihre Biologie und trennt den Körper vom Geist. Es befasst sich fast ausschließlich mit dem einen oder dem anderen und bringt kein Verständnis für die grundlegende Einheit der beiden auf. Dieses Versäumnis erklärt weder die unbestritten fantastischen Errungenschaften der Medizin für nichtig noch die guten Absichten so vieler Menschen, die sie praktizieren. Aber es schränkt die guten Dinge, die die Medizin bewirken könnte, stark ein.

Eine der hartnäckigsten und verheerendsten Unterlassungen, die unsere Gesundheitssysteme behindert, ist – entweder aus Nichtwissen oder echtem, aktivem Ignorieren – die Ignoranz dessen, *was die Wissenschaft bereits bewiesen hat*. Ein typisches Beispiel sind die zahlreichen und zunehmenden Belege dafür, dass menschliche Wesen nicht in einzelne Organe und Systeme zerlegt werden können, nicht einmal in »Geist« und »Körper«. Alles in allem war die medizinische Welt nicht gewillt oder nicht in der Lage, diese Belege zu verarbeiten. Sie konnte ihre Vorgehensweise nicht anpassen. Die neueren wissenschaftlichen Erkenntnisse – von denen viele vom Konzept her nicht allzu neu sind – müssen ihren Weg in das Medizinstudium erst noch finden. Also tappen viele wohlwollende Ärzte weiterhin im Dunkeln. Viele von ihnen müssen sich die Zusammenhänge am Ende selbst erschließen.

Für mich begann das Herstellen von Zusammenhängen vor einigen Jahrzehnten: Ich stellte meinen Patientinnen und Patienten aufgrund einer Vermutung nicht nur die üblichen trockenen medizinischen Fragen zu ihren Symptomen und ihrer Krankheitsgeschichte. Ich befragte sie stattdessen auch nach dem größeren Kontext: ihrem Leben. Ich bin dankbar für alles, was diese Männer und Frauen mich gelehrt haben – durch ihr Leben und Sterben, durch ihr Leiden und ihre Genesung sowie durch die Geschichten, die sie mit mir teilten. Der Kern des Ganzen deckt sich völlig mit den wissenschaftlichen Erkenntnissen: Gesundheit und Krankheit sind keine zufälligen Zustände eines bestimmten Körpers oder Körperteils. Sie sind vielmehr Ausdruck eines gesamten gelebten Lebens, eines Lebens, das wiederum nicht losgelöst verstanden werden kann: Es wird von einem Netzwerk aus Umständen, Beziehungen, Ereignissen und Erfahrungen beeinflusst – oder, besser noch, es entsteht daraus.

Natürlich haben wir allen Grund, nicht nur die erstaunlichen medizinischen Errungenschaften der letzten beiden Jahrhunderte zu feiern, sondern auch die unermüdliche Kraft und intellektuelle Brillanz derjenigen, deren Arbeit zu enormen Fortschritten in vielen Bereichen der menschlichen Gesundheit geführt hat. Um nur ein Beispiel zu nennen: Kinderlähmung. Eine grauenhafte Krankheit, die noch vor zwei oder drei Generationen zahllose Kinder tötete oder verstümmelte, ist nach Angaben des US-Centers for Disease Control and Prevention (CDC) seit 1988 um mehr als 99 Prozent zurückgegangen. Heute haben die meisten Kinder vermutlich noch nie von dieser Krankheit gehört.[16] Selbst die jüngere HIV-Epidemie wurde für Erkrankte in einem relativ kurzen Zeitraum von einem Todesurteil zu einer kontrollierbaren chronischen Krankheit – zumindest für diejenigen mit Zugang zu den richtigen Behandlungsmethoden. Und so verheerend die Corona-Pandemie bis jetzt auch war, kann die schnelle Entwicklung von Impfstoffen als Triumph der modernen Wissenschaft und Medizin angesehen werden.

Das Problem mit solchen guten Nachrichten ist, dass sie der beruhigenden Überzeugung Nahrung geben, dass wir, im Großen und Ganzen, Fortschritte in Richtung eines gesünderen Lebensstandards machen. Deshalb verharren wir in einer falschen Passivität. Die Realität sieht ganz anders aus. Wir sind weit davon entfernt, uns den derzeitigen gesundheitlichen Herausforderungen zu stellen. Wir halten mit den meisten von ihnen kaum Schritt. Das Beste, das wir tun können, ist häufig, die Symptome zu lindern, ob chirurgisch, mit Medikamenten oder beidem. So willkommen medizinische Durchbrüche auch sein mögen und so fruchtbar Forschung sein kann – das grundlegende Problem ist kein Mangel an Fakten, Technologie oder Techniken, sondern eine veraltete Sichtweise, die nicht erklären kann, was wir sehen. Mein Ziel ist es, eine neue Perspektive aufzuzeigen, die meiner Ansicht nach enorme Möglichkeiten für einen gesünderen Weg mit sich bringt: eine neue Vision von Normalität, die das Beste in uns fördert.

Der Aufbau dieses Buches folgt den konzentrischen Kreisen von Ursache, Verbindung und Folgen, die beeinflussen, wie gesund oder ungesund wir sind. Wir beginnen im Inneren auf der Ebene der Biologie des Menschen. Dann untersuchen wir die engen Beziehungen, innerhalb derer sich unsere Körper, unsere Gehirne und unsere Persönlichkeiten entwickeln. Schließlich bewegen wir uns nach außen, zu den Makrodimensionen unserer kollektiven Existenz, das heißt, zu den sozioökonomischen und den politischen Ebenen. Ich werde aufzeigen, wie eng unsere körperliche und geistige Gesundheit mit dem verwoben ist, wie wir uns fühlen, wie wir uns selbst und die Welt wahrnehmen oder über sie denken. Darüber hinaus wird es darum gehen, wie das Leben unsere nicht verhandelbaren menschlichen Bedürfnisse erfüllt oder nicht. Da traumatische Erlebnisse eine grundlegende Erfahrungsebene des modernen Lebens sind, die weitgehend ignoriert oder falsch verstanden wird, beginne ich mit einer Arbeitsdefinition, um eine Basis für alles Folgende zu schaffen.

Meine Aufgabe ist es, in jeder Phase den Schleier des Allgemeinwissens und der herkömmlichen Denkweisen zu lüften und dabei zu berücksichtigen, was die Wissenschaft und aufmerksames Beobachten uns lehren. Mein Ziel ist es, Licht in die Mythen zu bringen, die dazu beitragen, dass wir im Status quo verharren. Wie in meinen früheren Büchern auch, werden die Wissenschaft und ihre Auswirkungen auf die Gesundheit anhand von Geschichten aus dem echten Leben und Fallstudien von Menschen verdeutlicht, die so großzügig waren, einige ihrer Erfahrungen mit mir zu teilen. Sie reichen von wenig überraschend bis wahrhaftig unglaublich, von herzzerreißend bis inspirierend.

Ja, inspirierend. Denn es gibt eine erfreuliche Begleiterscheinung all dieser schwierigen Neuigkeiten. Wenn wir nüchtern betrachten können, was wir in unserer Kultur in Bezug auf Gesundheit und Krankheit zur Norm erklärt haben, und uns klarmachen, dass diese Dinge im Grunde genommen nicht beabsichtigt oder vorherbestimmt sind, ergibt sich die Möglichkeit, zu dem zurückzukehren, was die Natur schon immer für uns geplant hat. Daher das Wort »Heilung« im Untertitel dieses Buches. In seinem Ursprung bedeutet es »Rückkehr zur Ganzheit«. Wenn wir beschließen, die Dinge so zu sehen, wie sie sind, kann der Heilungsprozess beginnen. Diese Aussage enthält kein Versprechen auf eine Wunderheilung, sondern schlicht die Erkenntnis, dass wir alle bislang ungeahnte Möglichkeiten des Wohlergehens in uns tragen. Diese Möglichkeiten zeigen sich dann, wenn wir den irreführenden Mythen[17] über Normalität, an die wir uns gewöhnt haben, ins Auge sehen und sie entlarven. Wenn das für uns als Individuen zutrifft, muss es auch für uns als Spezies zutreffen.

Es gibt keine Garantie auf Heilung, aber sie ist verfügbar. Man kann, ohne zu übertreiben, sagen, dass sie an diesem Punkt der Geschichte der Erde auch erforderlich ist. Alles, was ich im Laufe der Jahre gesehen und gelernt habe, gibt mir die Zuversicht, dass wir dazu in der Lage sind.

## Teil I

# Die vernetzte Natur des Menschen

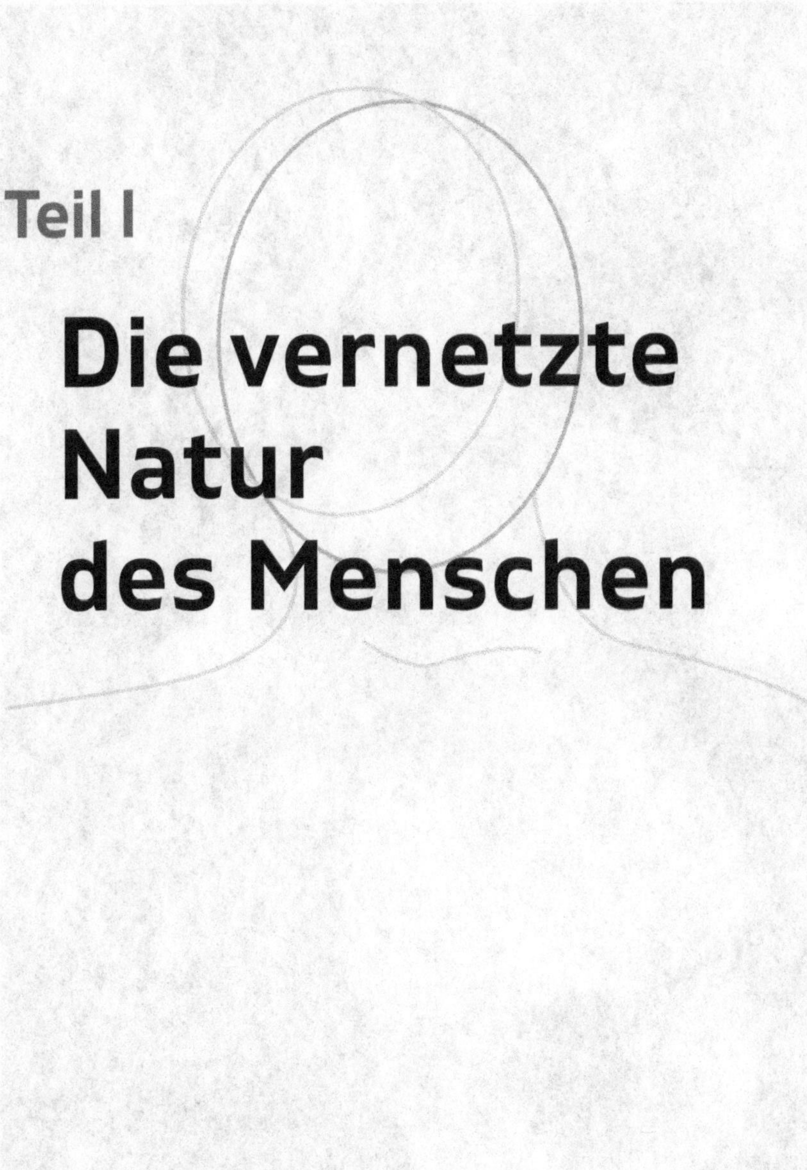

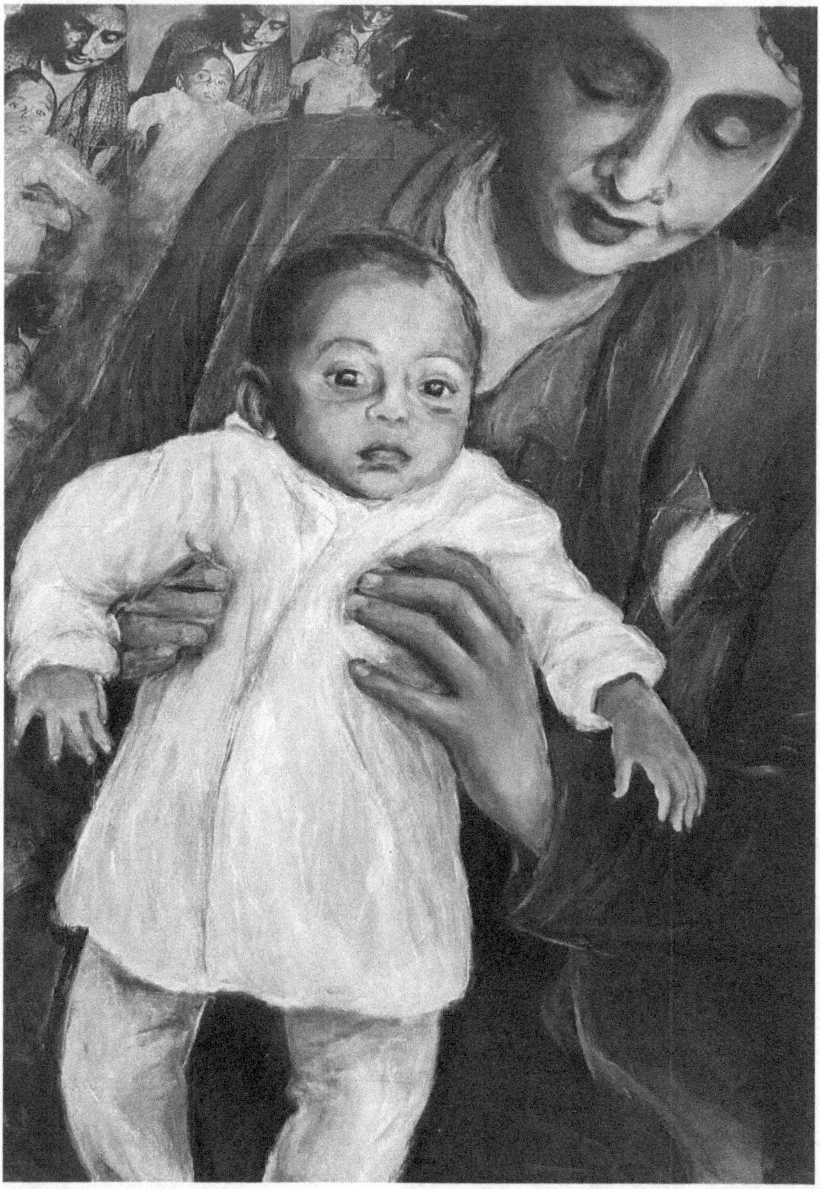

Ein nach einem Foto aus dem Jahr 1944 (oben links auf dem Gemälde zu sehen) von meiner Frau Rae gemaltes Bild zeigt mich im Alter von drei Monaten mit meiner Mutter Judith. Der gelbe Stern, den sie trägt, ist das Kennzeichen der Schande, das Juden in Ungarn wie auch in anderen von den Nazis besetzten Gebieten tragen mussten. Rae fängt den verstörten Blick und die Angst in meinen Kinderaugen eindrucksvoll ein. Acryl auf Leinwand, 101,6 × 76,2 cm, 1997, www.raemate.com

# Kapitel 1
# Der letzte Ort, an dem man sein will
## Facetten des Traumas

> *»Ein von traumatischen Erfahrungen gänzlich unberührter Lebensweg ist kaum vorstellbar – und die meisten Menschen wissen nicht, wie sie mit dem Trauma umgehen sollen.«*
>
> Mark Epstein, Psychiater, buddhistischer Meditationslehrer und Autor, The Trauma of Everyday Life

Stellen Sie sich Folgendes vor: Im zarten Alter von 71 Jahren, sechs Jahre vor dem Schreiben dieser Zeilen, komme ich von einem Vortrag in Philadelphia zurück nach Vancouver. Der Vortrag war ein Erfolg, die Zuhörerschaft war begeistert, meine Botschaft über die Auswirkungen von Sucht und Traumata auf das Leben der Menschen wurde positiv aufgenommen. Ich bin mit unerwartetem Komfort gereist, da ich dank einer Gefälligkeit von Air Canada ein Upgrade in die Business-Class bekommen habe. Beim Landeanflug auf Vancouver mit einem vom Meer bis zum Himmel makellosen Panorama sitze ich in kindlicher Seligkeit in meiner Ecke und strahle – erfüllt von dem Gefühl, alles richtig gemacht zu haben. Als wir nach der Landung zum Gate rollen, leuchtet eine SMS von meiner Frau Rae auf dem kleinen Bildschirm meines Handys auf: »Tut mir leid, ich bin noch zu Hause. Willst du trotzdem, dass ich dich abhole?« Ich werde ganz starr und alle Zufriedenheit verwandelt sich augenblicklich in Wut. »Schon gut«, diktiere ich schroff in das Telefon. Verbittert steige ich aus, gehe durch den Zoll und nehme ein Taxi nach

Hause, von Tür zu Tür eine Fahrt von zwanzig Minuten. (Ich gehe davon aus, dass die Lesenden das Buch bereits in mitfühlender Empörung über die Demütigung des Autors fest umklammert halten.) Als ich Rae sehe, knurre ich ein Hallo, das mehr Vorwurf als Begrüßung ist, würdige sie aber kaum eines Blickes. Tatsächlich nehme ich in den nächsten vierundzwanzig Stunden selten Blickkontakt auf. Wenn sie mich anspricht, gebe ich kaum mehr als ein kurzes, monotones Grunzen von mir. Mein Blick ist abgewandt, der obere Teil meines Gesichts ist angespannt und starr, mein Kiefer ist permanent verkrampft.

Was ist nur los mit mir? Ist das die Reaktion eines reifen Erwachsenen in seinem achten Lebensjahrzehnt? Nur dem Anschein nach. In solchen Momenten ist nur wenig vom erwachsenen Gabor im Spiel. Der Großteil ist in den Fängen der fernen Vergangenheit verhaftet, am Anfang meines Lebens. Diese körperlich-emotionale Zeitverzerrung, die mich daran hindert, den Moment im Hier und Jetzt zu erleben, ist eine der Hinterlassenschaften des Traumas. Von diesem Thema sind zahllose Menschen unseres Kulturkreises betroffen. Es ist so tief verborgen, dass viele von uns nicht wissen, dass es da ist.

Das aus dem Griechischen stammende Wort »Trauma« bedeutet »Wunde«. Ob wir uns dessen bewusst sind oder nicht: Es sind unsere emotionalen Wunden oder die Art und Weise, wie wir mit ihnen umgehen, die einen Großteil unseres Handelns diktieren. Sie beeinflussen unsere sozialen Verhaltensmuster und prägen unser Weltbild. Sie können sogar Einfluss darauf nehmen, ob wir in den wichtigsten Fragen unseres Lebens überhaupt zu rationalem Denken *fähig* sind oder nicht. Bei vielen von uns zeigen sich diese Wunden in unseren engsten Partnerschaften und verursachen allerlei Unheil in unseren Beziehungen.

Im Jahr 1889 beschrieb der bahnbrechende französische Psychologe Pierre Janet das traumatische Gedächtnis zum ersten Mal als »automatisierte Aktionen und Reaktionen, Empfindungen und Geisteshaltungen …, die in Form von viszeralen Empfindungen wiedergegeben und nachgespielt werden.«[1] Im gegenwärtigen Jahrhundert schrieb der renommierte Psychotraumatologe und Heiler Peter Levine, dass bestimmte Belastungen des Organismus »das biologische, psychische und soziale Gleichgewicht einer Person in einem solchen Ausmaß beeinträchtigen können, dass die Erinnerung an ein bestimmtes Ereignis alle darauffolgenden Erfahrungen beeinflusst und überschattet und so die Wertschätzung des gegenwärtigen Moments vereitelt«.[2] Levine nennt das »die Tyrannei der Vergangenheit«.

In meinem Fall findet sich die Quelle meiner feindseligen Reaktion auf Raes Nachricht in einem Tagebuch. Meine Mutter hat es während meiner ersten Jahre im Budapest der Kriegs- und Nachkriegszeit in fast unleserlichem Gekrakel und nur sporadisch geführt. Nachfolgend übersetze ich ihren Eintrag vom 8. April 1945, als ich vierzehn Monate alt war, aus dem Ungarischen:

> Lieber kleiner Mann, erst nach vielen langen Monaten nehme ich wieder den Stift in die Hand, um dir kurz die unsagbaren Schrecken einer Zeit zu skizzieren, deren Einzelheiten ich dir ersparen will ... Es war am 12. Dezember, als uns die Pfeilkreuzler[3] in das eingezäunte Budapester Ghetto trieben, aus dem wir nur mit größter Mühe entkamen und in einem von der Schweiz geschützten Haus Zuflucht fanden. Von dort aus schickte ich dich nach zwei Tagen fort. Eine völlig Fremde brachte dich zu deiner Tante Viola, weil ich einsehen musste, dass dein kleiner Organismus die Lebensbedingungen in diesem Haus unmöglich ertragen konnte. Nun begannen die furchtbarsten fünf oder sechs Wochen meines Lebens, in denen ich dich nicht sehen konnte.

Dank der Güte und des Mutes der unbekannten Christin habe ich überlebt. Meine Mutter vertraute mich ihr auf der Straße an und sie brachte mich zu Verwandten, die unter relativ sicheren Bedingungen versteckt lebten. Nachdem die sowjetische Armee die Deutschen in die Flucht geschlagen hatte, kam ich wieder zu meiner Mutter – und sah sie mehrere Tage lang nicht einmal an.

Einer der großen britischen Psychiater und Psychologen des 20. Jahrhunderts, John Bowlby, war mit derartigem Verhalten bestens vertraut. Er bezeichnete es als Ablösung (*detachment*). In seiner Klinik beobachtete er zehn kleine Kinder, die aufgrund unkontrollierbarer Umstände eine längere Trennung von ihren Eltern erdulden mussten. »Bei der ersten Begegnung mit der Mutter nach tage- oder wochenlanger Abwesenheit zeigte jedes der Kinder einen gewissen Grad an Ablösung«, stellte Bowlby fest. »Zwei Kinder schienen die Mutter nicht zu erkennen. Die anderen acht wandten sich ab oder gingen sogar von ihr weg. Die meisten von ihnen weinten entweder oder waren den Tränen nahe, bei einigen war der Gesichtsausdruck abwechselnd weinerlich und ausdruckslos.«[4] Es mag unlogisch erscheinen, aber diese reflexartige Ablehnung der liebenden Mutter ist eine Anpassung: »Es hat mich so verletzt, dass du mich verlassen hast«, sagt der Verstand des kleinen Kindes, »dass ich mich nicht wieder mit dir verbinden will. Ich kann mich diesem Schmerz nicht noch einmal aussetzen.« Bei vielen Kindern – und ich war mit Sicherheit eines von ihnen – verankern sich frühe Reaktionen wie diese im Nervensystem, im Geist und im Körper. Sie beeinträchtigen zukünftige Beziehungen. Sie tauchen im Laufe des Lebens als Reaktion auf jedes Ereignis auf, das dem ursprünglichen Erlebnis auch nur annähernd ähnelt – oft ohne dass man sich an die auslösenden Umstände erinnern könnte. Meine bockige und defensive Reaktion auf Rae signalisierte, dass alte, in der Kindheit programmierte, emotionale Schaltkreise in den Tiefen meines Gehirns die Regie übernommen hatten – während die rationalen, besonnenen, selbstregulierenden Teile offline gegangen waren.

»Alle Traumata sind präverbal«, schrieb der Psychiater Bessel van der Kolk.[5] Seine Aussage ist in zweierlei Hinsicht zutreffend. Erstens werden uns die psychischen Wunden, die wir erleiden, oft zugefügt, bevor unser Gehirn irgendeine Art von verbalem Narrativ formulieren kann – so wie in meinem Fall. Zweitens: Selbst nachdem wir sprachfähig geworden sind, hinterlassen manche Wunden Spuren in Regionen unseres Nervensystems, die nichts mit Sprache oder Begrifflichkeiten zu tun haben. Dazu gehören natürlich Teile des Gehirns, aber auch des übrigen Körpers. Sie sind in Regionen von uns gespeichert, zu denen Worte und Gedanken keinen direkten Zugang haben – man könnte diese Ebene der traumatischen Kodierung auch als »subverbal« bezeichnen. Peter Levine erklärt es folgendermaßen: »Die bewusste *explizite* Erinnerung ist nur die sprichwörtliche Spitze eines sehr tiefen und mächtigen Eisbergs. Sie deutet die unterirdischen Schichten *erster impliziter Erfahrungen*, die uns in einer Weise bewegen, die der bewusste Verstand nur andeutungsweise erahnen kann, lediglich an.«[6]

Was nicht unerwähnt bleiben sollte: Meine Frau würde es nicht akzeptieren, wenn ich die ganze Schuld für meinen Wutanfall, der von dem kleinen Ankunftsdebakel ausgelöst wurde, auf Nazis, Faschisten und mein Kindheitstrauma schieben würde. Ja, die Vorgeschichte verdient Mitgefühl und Verständnis – und beides habe ich bei ihr im Überfluss bekommen –, aber irgendwann kommt der Punkt, an dem »Hitler ist schuld« einfach nicht mehr zieht. Verantwortung kann und muss übernommen werden. Nach vierundzwanzig Stunden kalter Schulter hatte Rae genug. »Oh, hör schon auf«, sagte sie. Und das tat ich auch – ein Anzeichen für Fortschritt und relative Reife meinerseits. Früher hätte ich Tage oder länger gebraucht, um »aufzuhören«. Um meinen Ärger herunterzuschlucken und mein Inneres aufzutauen, meine Miene zu lockern, meine Stimme weicher klingen zu lassen und meinen Blick bereitwillig und liebevoll meiner Lebenspartnerin zuzuwenden.

»Mein Problem ist, dass ich mit jemandem verheiratet bin, der mich versteht«, habe ich schon oftmals gemurrt – nur zum Teil im Scherz. In Wahrheit ist es natürlich ein großer Segen für mich, mit jemandem mit gesunden Grenzen verheiratet zu sein, der mich sieht, wie ich bin, und der keinerlei Lust hat, die Last meiner langen und ungeplanten Besuche in der fernen Vergangenheit zu tragen.

## Was Traumata sind und was sie bewirken

Traumatische Prägungen sind weiter verbreitet, als uns bewusst ist. Das mag verwunderlich klingen, denn »Trauma« ist in unserer Gesellschaft zu einer Art Schlagwort geworden. Es besitzt eine Reihe umgangssprachlicher Bedeutungen, die seine eigentliche Bedeutung verwässern. Eine klare und umfassende Definition ist geboten, und zwar insbesondere im gesundheitlichen Bereich, aber auch in praktisch allen anderen gesellschaftlichen Belangen, da die unterschiedlichen Lebensbereiche eng miteinander verknüpft sind.

Die übliche Vorstellung von Traumata beschwört Bilder von katastrophalen Ereignissen herauf: Orkane, Missbrauch, grobe Vernachlässigung und Krieg. Das hat den unbeabsichtigten und irreführenden Effekt, dass Traumata in den Bereich des Abnormalen, Unüblichen, Außergewöhnlichen verwiesen werden. Wenn es eine spezielle Gruppe von Menschen gibt, die wir als »traumatisiert« bezeichnen, muss das bedeuten, dass die meisten von uns es nicht sind. Damit schießen wir weit am Ziel vorbei. Traumata durchdringen unsere gesamte Kultur: vom individuellen Erleben über soziale Beziehungen bis hin zu Bereichen wie Erziehung, Bildung, Popkultur, Wirtschaft und Politik. Tatsächlich wäre jemand, der *nicht* von einer traumatischen Erfahrung geprägt ist, ein Sonderfall in unserer Gesellschaft. Wir würden der Sache näherkommen, wenn wir fragen würden: Wo lässt sich jeder von uns im breiten und erstaunlich umfassenden Traumaspektrum verorten? Welche der zahlreichen Auswirkungen traumatischer Erfahrungen hat jeder von uns (fast) sein ganzes Leben lang mit sich herumgetragen? Wie haben sie sich ausgewirkt? Welche Möglichkeiten würden sich eröffnen, wenn wir uns ihnen annähern, vielleicht sogar mit ihnen vertraut werden würden?

An erster Stelle steht eine grundlegendere Frage: Was ist ein Trauma? Für mich ist ein »Trauma« eine psychische Wunde, ein dauerhafter Bruch oder ein Riss im Selbst aufgrund belastender oder verletzender

Ereignisse. Nach dieser Definition ist mit Trauma in erster Linie das gemeint, was sich infolge schwieriger oder schmerzhafter Ereignisse im Inneren eines Menschen abspielt – nicht aber die Ereignisse selbst. »Ein Trauma ist nicht das, was einem *zustößt*, sondern das, was *in einem vorgeht*«, so möchte ich es formulieren. Denken Sie an einen Autounfall, bei dem sich jemand eine Gehirnerschütterung zuzieht: Der Unfall ist das, was passiert ist – die Verletzung ist das, was bleibt. Gleichermaßen ist ein Trauma eine psychische Verletzung. Es bleibt noch lange nach dem auslösenden Ereignis in unserem Nervensystem, unserem Geist und unserem Körper zurück und kann jederzeit wieder Schmerzen verursachen. Es besteht aus einem Geflecht von Widrigkeiten, das sich aus der Wunde selbst und den zurückbleibenden Lasten zusammensetzt, die unsere Verletzung unserem Körper und unserer Seele aufbürdet: Sie beschert uns unverarbeitete Emotionen; sie schreibt uns Bewältigungsstrategien vor; wir leben tragische, dramatische oder neurotische Verhaltensmuster aus – unwissentlich, aber unweigerlich. Nicht zuletzt verlangt all das unserem Körper einen Tribut ab.

Wenn eine Wunde nicht von selbst heilt, gibt es zwei Möglichkeiten: Sie kann entweder offen bleiben oder, was häufiger der Fall ist, durch eine dicke Schicht Narbengewebe ersetzt werden. Als offene Wunde ist sie eine permanente Leidensquelle und eine Stelle, an der wir selbst durch den kleinsten Reiz immer wieder verletzt werden können. Sie zwingt uns zu ständiger Wachsamkeit – sozusagen zur ständigen Pflege unserer Wunden. Sie schränkt uns in unserer Fähigkeit ein, uns flexibel zu bewegen und zuversichtlich zu handeln, um nicht erneut verletzt zu werden. Die Narbe ist die bessere Alternative, denn sie bietet Schutz und hält das Gewebe zusammen. Aber sie hat auch Nachteile: Sie ist straff, hart, unbeweglich und wachstumsunfähig. Sie ist ein tauber Fleck. Das ursprüngliche gesunde, lebendige Gewebe wird nicht regeneriert.

Ob offene Wunde oder Narbe, ein ungelöstes Trauma ist eine Verengung des Selbst, sowohl physisch als auch psychisch. Es hemmt unsere angeborenen Fähigkeiten und erzeugt eine dauerhafte Verzerrung unserer Sicht auf die Welt und auf andere Menschen. Solange wir ein Trauma nicht aufgearbeitet haben, hält es uns in der Vergangenheit gefangen. Es beraubt den gegenwärtigen Augenblick seines Potenzials und schränkt uns in unserer persönlichen Entfaltung ein. Indem es uns dazu zwingt, verletzte und unliebsame Bestandteile unserer Psyche zu unterdrücken, zerteilt es unser Selbst in Bruchstücke. Solange wir es nicht sehen und anerkennen, hemmt es unser geistiges Wachstum. In vielen Fällen, wie zum Beispiel in meinem, beeinträchtigt es das Selbstwertgefühl, vergiftet Beziehungen und schmälert die Wertschätzung für das Leben als solches. In der frühen Kindheit kann es sogar eine gesunde Entwicklung des Gehirns beeinträchtigen. Und wie wir noch sehen werden: Ein Trauma kann Vorläufer und Mitverursacher von Krankheiten aller Art sein, und zwar im Verlauf des gesamten Lebens.

Zusammengenommen stellen diese Faktoren ein wesentliches und grundlegendes Hindernis für das Wohlergehen und Gedeihen vieler, vieler Menschen dar. Um noch einmal Peter Levine zu zitieren: »Traumata sind vielleicht die am meisten gemiedenen, ignorierten, verharmlosten, verleugneten, missverstandenen und unbehandelten Ursachen menschlichen Leidens.«[7]

## Zwei Formen von Trauma

Bevor wir fortfahren, sollten wir zwei Formen von Trauma unterscheiden. Die erste wird üblicherweise von Klinikern und Lehrenden wie Levine und van der Kolk verwendet. Sie umfasst automatische Reaktionen und Anpassungen von Körper und Geist auf spezifische, identifizierbare, verletzende und überwältigende Ereignisse, sei es in der Kindheit oder später. Meine medizinische Arbeit hat mich gelehrt und die Forschung hat hinreichend belegt, dass zahlreichen Kindern schmerzhafte Dinge passieren: von offenem Missbrauch oder schwerer Vernachlässigung in der Herkunftsfamilie bis hin zu Armut, Rassismus oder Unterdrückung, die in vielen Gesellschaften zum Alltag gehören. Die Folgen können schrecklich sein. Solche Traumata sind weitaus häufiger, als gemeinhin angenommen wird. Sie führen zu einer ganzen Reihe von Symptomen und Syndromen sowie Zuständen, die als körperlich oder geistig pathologisch diagnostiziert werden. Dieser Zusammenhang wird in den Augen der Schulmedizin und der Psychiatrie kaum wahrgenommen. Es sei denn, es handelt sich um spezifische »Krankheiten« wie die posttraumatische Belastungsstörung (PTBS). Diese Art der Verletzung wird mitunter als »Trauma mit großem T« bezeichnet. Sie liegt einem Großteil der Phänomene zugrunde, die als psychische Erkrankungen bezeichnet werden. Darüber hinaus schafft sie eine Anfälligkeit für körperliche Beschwerden. Sie begünstigt neben zahlreichen anderen Wirkmechanismen Entzündungen, erhöht das physiologische Stresslevel und beeinträchtigt die gesunde Funktion der Gene. Zusammengefasst kann man also sagen, dass ein Trauma mit großem T dann auftritt, wenn empfindsamen Menschen Dinge widerfahren, die *nicht* hätten passieren dürfen, wie z. B. die Misshandlung eines Kindes, Gewalt in der Familie, eine bittere Scheidung oder der Verlust eines Elternteils. All das sind Kriterien, die in den bekannten Studien über belastende Kindheitserfahrungen (Adverse Childhood Experiences, ACE) aufgestellt werden. Noch einmal: Die traumatischen Ereignisse selbst sind nicht mit dem Trauma – der Verletzung des Selbst – gleichzusetzen, das in der unmittelbaren Folge bei der betroffenen Person auftritt.

Es gibt noch eine andere Form von Trauma, die ich als nahezu universell in unserer Kultur bezeichne, und die manchmal als »Trauma mit kleinem t« bezeichnet wird. Ich habe oft erlebt, welche lang anhaltenden Spuren scheinbar alltägliche Ereignisse in der Psyche eines Kindes hinterlassen können. Ein bahnbrechender Forscher hat sie treffend als die »weniger denkwürdigen, aber schmerzhaften und weitaus häufigeren Unglücksfälle in der Kindheit« bezeichnet.[8] Darunter fallen beispielsweise Mobbing durch Altersgenossen, die beiläufigen, aber wiederholten schroffen Kommentare eines wohlmeinenden Elternteils oder auch das Fehlen einer ausreichenden emotionalen Verbindung zu den betreuenden Erwachsenen.

Kinder, insbesondere hochsensible Kinder, können auf verschiedenste Weise verletzt werden: durch Schlimmes, das ihnen widerfährt, aber auch durch Gutes, das ihnen vorenthalten wird. Dazu gehört z. B. dass man sich nicht auf ihre Befindlichkeiten einstellt oder sie sich selbst von liebevollen Eltern nicht gesehen und akzeptiert fühlen. Ein derartiges Trauma setzt kein offenkundiges Leid oder Unglück der vorgenannten Art voraus. Es kann aber zu einer schmerzhaften Abkopplung vom Selbst führen, die dadurch entsteht, dass zentrale Bedürfnisse nicht befriedigt werden. Der britische Kinderarzt D. W. Winnicott beschreibt diese Nicht-Ereignisse so: »Als etwas Positives hätte passieren können, passierte gar nichts« – ein Thema, auf das wir zurückkommen werden, wenn wir die menschliche Entwicklung in Augenschein nehmen. »Die Traumata des alltäglichen Lebens können uns leicht das Gefühl geben, ein mutterloses Kind zu sein«, schreibt der Psychiater Mark Epstein.[9]

Das »Trauma mit dem großen T« wird trotz jahrzehntelang vorhandener Belege nur in Ansätzen auf medizinischen Radarschirmen registriert. Das »Trauma mit dem kleinen t« hingegen verursacht noch nicht einmal ein Aufflackern. Wir unterscheiden zwar zwischen Traumata »mit großem T« und »kleinem t«. Trotzdem sollten wir angesichts des lückenlosen Zusammenhangs und des breiten Spektrums menschlicher Erfahrungen nicht vergessen, dass die Grenzen im täglichen Leben fließend, nicht leicht zu ziehen und nicht rigide festzulegen sind. Was die beiden Formen gemeinsam haben, hat Bessel van der Kolk kurz und bündig zusammengefasst: »Trauma ist, wenn wir nicht gesehen und verstanden werden.«

Es gibt drastische Unterschiede in der Art und Weise, wie die beiden Formen des Traumas das Leben und die Funktionsweise von Menschen beeinträchtigen können: Die Variante mit großem T ist im Allgemeinen weitaus belastender und behindernder. Trotzdem gibt es auch viele Überschneidungen. Beide stellen eine Zerrüttung des Selbst und der Beziehung zur Welt dar. *Diese Zerrüttung ist das Wesen des Traumas.* Wie Peter Levine schreibt, geht es bei einem Trauma »um den Verlust der Verbindung zu uns selbst, unseren Familien und der Welt um uns herum. Dieser Verlust ist schwer zu erkennen, da er langsam, geradezu schleichend geschieht. Wir passen uns, manchmal ohne sie zu bemerken, an diese subtilen Veränderungen an«.[10] Wenn die verlorene Verbindung verinnerlicht wird, prägt sie unser Bild von der Realität: Unser Weltbild beginnt, dem zu entsprechen, was wir durch die zerbrochene Linse sehen. Es ist ernüchternd, zu erkennen, dass unser Selbstbild und die Art und Weise, wie wir uns gewohnheitsmäßig verhalten, oftmals zumindest teilweise aus traumatischen Verlusterfahrungen resultieren. Das schließt viele unserer scheinbaren »Stärken« ein, die funktionalsten sowie die dysfunktionalsten Aspekte unseres »normalen« Selbst. Für viele von uns mag auch der Gedanke befremdlich sein, dass wir, so glücklich und ausgeglichen wir uns auch fühlen mögen, möglicherweise dennoch irgendwo auf dem Traumaspektrum zu verorten sind, wenn auch weit entfernt vom Extrem des Traumas mit großem T. Letztlich scheitern alle Vergleichsversuche. Es spielt keine Rolle, ob wir auf andere Menschen verweisen können, die scheinbar stärker traumatisiert sind als wir, denn Leid lässt sich nicht mit dem Leid anderer vergleichen. Es ist auch alles andere als sinnvoll, unser eigenes Trauma zu instrumentalisieren, um uns über andere zu stellen – »Du hast nicht so gelitten wie ich« – oder es als Keule zu benutzen, um die berechtigten Vorwürfe anderer abzuschmettern, wenn wir uns destruktiv verhalten. Jeder von uns erträgt seine Wunden auf seine eigene Weise.

## Was kein Trauma ist

Die meisten von uns haben schon einmal jemanden, vielleicht sogar sich selbst, so etwas sagen hören wie: »Oh mein Gott, der Film gestern Abend war so verstörend, dass ich total traumatisiert aus dem Kino kam.« Oder wir haben einen (typischerweise abwertenden) Nachrichtenartikel über Studierende an der Universität gelesen, die sich für »Inhaltswarnungen« einsetzen, damit sie nicht durch das, was sie zu hören bekommen, »retraumatisiert« werden. In all diesen Fällen ist die Verwendung des Begriffs zwar nachvollziehbar, aber unangebracht. Was die Menschen in diesen Beispielen tatsächlich meinen, ist *Stress* – körperlicher und/oder emotionaler Natur. Peter Levine stellt treffend fest: »Sicherlich sind alle traumatischen Ereignisse stressig, aber nicht alle stressigen Ereignisse sind traumatisch.«[11]

Ein Ereignis ist nur dann (re)traumatisierend, wenn es zu einer *Beeinträchtigung* führt, das heißt: zu einer *anhaltenden* psychischen (oder physischen) Einschränkung im Vergleich zum *vorherigen Zustand*. Vieles im Leben, auch in der Kunst, im gesellschaftlichen Umgang oder in der Politik, kann beunruhigend, erschütternd, ja sogar sehr schmerzhaft sein, ohne traumatisierend zu wirken. Das heißt nicht, dass alte traumatische Reaktionen, die nichts mit dem gegenwärtigen Geschehen zu tun haben, nicht durch aktuelle Stressfaktoren ausgelöst werden können – siehe zum Beispiel die Heimkehr eines gewissen Autors von einem Vortrag. Es ist aber nicht dasselbe wie eine Retraumatisierung, es sei denn unser Gefühl der Beklemmung verstärkt sich durch ein solches Erlebnis langfristig.

Die folgende Checkliste für ein Ausschlussverfahren ist recht zuverlässig. Es handelt sich *nicht um ein Trauma*, wenn die folgenden Punkte auf lange Sicht bestehen bleiben:

- Es schränkt oder engt Sie nicht ein, verringert nicht Ihre Fähigkeit zu fühlen oder zu denken, sich selbst zu vertrauen oder sich zu behaupten, Leid zu empfinden, ohne in Verzweiflung zu verfallen oder es mit Anteilnahme zu durchleben.

- Es hindert Sie nicht daran, Ihren Schmerz, Ihre Trauer und Ihre Angst auszuhalten, ohne überwältigt zu werden und ohne dass Sie sich gewohnheitsmäßig in Arbeit oder auf irgendeine Weise in eine zwanghafte Selbstberuhigung oder Selbststimulation flüchten müssen.
- Sie sind nicht dem Zwang ausgesetzt, sich entweder selbst zu verherrlichen oder abzuwerten, um Akzeptanz zu finden oder um Ihre Existenz zu rechtfertigen.
- Ihre Fähigkeit, Dankbarkeit für die Schönheit und das Wunder des Lebens zu empfinden, wird nicht beeinträchtigt.

Wenn Sie allerdings diese chronischen Zwänge bei sich selbst *wiedererkennen,* könnten sie durchaus den Schatten eines Traumas auf Ihrer Psyche darstellen und auf das Vorhandensein einer unverheilten emotionalen Wunde, ob mit *großem* oder *kleinem T,* hindeuten.

## Trauma entkoppelt uns von unseren Körpern

»Sobald jemand in dich eingedrungen ist, gehört dein Körper nicht mehr dir«, erklärte mir die Schriftstellerin V, vormals bekannt als Eve Ensler. Sie erinnerte sich an den sexuellen Missbrauch durch ihren Vater, der ihr als junges Mädchen angetan wurde (siehe Kapitel 6). »Es ist ein Szenario des Schreckens, des Verrats, des Leids und der Grausamkeit. Der letzte Ort, an dem man sein möchte, ist der eigene Körper. Und so fängst du an, in deinem Kopf zu leben. Du fängst an, hier oben zu leben, ohne jede Chance, deinen Körper zu schützen, deinen Körper kennenzulernen. Ich hatte einen Tumor von der Größe einer Avocado in mir, und ich hatte keine Ahnung davon – so sehr war ich mir selbst fremd.« Obwohl die Details meiner Vergangenheit stark von Vs abweichen, weiß ich doch, wovon sie spricht. Viele Jahre lang war die schwierigste Frage, die man mir stellen konnte: »Was fühlst du?« Meine übliche Antwort war ein irritiertes »Woher soll ich das wissen?«. Bei der Frage nach meinen Gedanken hatte ich dieses Problem nie, sondern fühlte mich als ausgewiesener Kenner. Nicht zu wissen, wie oder was man fühlt, ist ein sicheres Zeichen dafür, dass man sich von seinem Körper distanziert hat.

Wie kommt es zu einer solchen Entkopplung? In meinem Fall bedarf die Antwort keiner Spekulation. Als Kleinkind im Ungarn der Kriegszeit litt ich unter chronischem Hunger und Durchfall: Zustände akuten Unbehagens, die schon für Erwachsene bedrohlich und beängstigend sind, ganz zu schweigen von einem Einjährigen. Außerdem habe ich den Schrecken und die unablässige emotionale Not meiner Mutter in mich aufgesogen. Wenn keine Linderung in Sicht ist, besteht die natürliche – eigentlich die einzige – Reaktion eines jungen Menschen darin, die mit dem Leiden verbundenen Gefühle zu verdrängen und sich von ihnen zu lösen. Man erkennt den eigenen Körper nicht mehr. Sonderbarerweise kann sich diese Selbstentfremdung später im Leben in Form einer scheinbaren *Stärke* manifestieren, zum Beispiel in meiner Fähigkeit, bei Hunger, Stress oder Müdigkeit Höchstleistungen zu erbringen. Ich werde mir meines Bedürfnisses nach Pausen, Nahrung oder Ruhe nicht bewusst. Bei manchen Menschen äußert sich die Entfremdung von ihrem Körper auch darin, dass sie nicht wissen, wann sie aufhören sollen zu essen oder zu trinken – das Signal »genug« kommt nicht bei ihnen an.

In welcher Form auch immer: Die Selbstentfremdung ist ein wesentlicher Bestandteil der Lebenserfahrung traumatisierter Menschen und ein zentraler Aspekt traumatischer Konstellationen. Wie in Vs Fall ist sie zunächst ein natürlicher Bewältigungsmechanismus des Organismus, der zwingend erforderlich ist. V hätte die Schrecken ihrer Kindheit nicht überleben können, wenn sie sich ihrer körperlichen und emotionalen Qualen in jedem einzelnen Moment bewusst gewesen wäre, wenn sie alles, was geschehen ist, in vollem Umfang wahrgenommen hätte. Und so kommen diese Bewältigungsmechanismen sozusagen auf den Schwingen der Gnade dahergeflogen: Sie retten uns auf kurze Sicht das Leben. Mit der Zeit jedoch, wenn sie nicht aufgearbeitet werden, verankern sie sich unauslöschlich in der Psyche und dem Körper. Die konditionierten Reaktionen verhärten sich zu festen Mechanismen, die der neuen Situation nicht mehr gerecht werden. Das Ergebnis ist chronisches Leid – und häufig, wie wir noch sehen werden, sogar Krankheiten.

»Das Bemerkenswerte an meiner Begegnung mit dem Krebs, an dieser ganzen Reise, war«, so V, »dass ich beim Aufwachen nach einer neunstündigen Operation und dem Verlust mehrerer Organe und siebzig Knoten – ich wachte mit Beuteln und Schläuchen auf, die aus mir herausragten – zum ersten Mal in meinem Leben ein Körper war ... Es war schmerzhaft, aber es war auch erhebend. ›Ich bin ein Körper. Oh mein Gott, ich bin hier. *Ich bin in diesem Körper.*‹« Ihre Schilderung des plötzlichen Gefühls, sich in ihrem physischen Körper zu Hause zu fühlen, steht exemplarisch dafür, wie Heilung funktioniert: Wenn sich die Fesseln des Traumas zu lösen beginnen, finden wir bereitwillig zu den entfremdeten Teilen unseres Selbst zurück.

## Trauma nimmt uns den Instinkt

In Vs früher Notlage hätte die Natur einem Durchschnittsmenschen den Rat gegeben, zu fliehen oder sich gegen den Missbrauch ihres Körpers und die Angriffe auf ihre Seele zu wehren. Aber genau da ist der Haken: Beide Möglichkeiten stehen einem kleinen Kind nicht zur Verfügung, da es dadurch in noch größere Gefahr geraten würde. Aus diesem Grund greift die Natur auf Plan C zurück: Beide Impulse werden unterdrückt, indem die Emotionen, die diese Reaktionen bewirken würden, ausgeschaltet werden. Diese Unterdrückung ist mit der

*Schockstarre* vergleichbar, die Lebewesen oft an den Tag legen, wenn weder *Kampf* noch *Flucht* möglich sind. Der entscheidende Unterschied besteht darin, dass das Opossum, sobald der Falke verschwunden ist, seinen Geschäften wieder nachgehen kann, da seine Überlebensstrategie erfolgreich war. Ein traumatisiertes Nervensystem hingegen ist nicht in der Lage, die *Schockstarre* einfach so *hinter sich zu lassen*.

»Der Zweck von Emotionen besteht darin, uns zu vermitteln, was unser Überleben begünstigt und was unserem Überleben entgegenwirkt«, hat der verstorbene Neurowissenschaftler Jaak Panksepp einmal gesagt. Emotionen, so betonte er, entstünden nicht aus dem denkenden Gehirn, sondern aus alten Gehirnstrukturen, die mit dem Überleben zusammenhingen. Sie sind Motor und Garant für Leben und Entwicklung. Intensive Wut mobilisiert zum Kampf, extreme Angst zur Flucht. Wenn also die Umstände vorschreiben, dass diese natürlichen, gesunden Impulse (sich zu verteidigen oder zu fliehen) unterdrückt werden müssen, müssen auch die als Bauchgefühl empfundenen Signale – die Gefühle selbst – unterdrückt werden. Kein Alarm, keine Mobilisierung. Wenn das selbstzerstörerisch zu sein scheint, so ist es das nur in einem begrenzten Sinn: Auf existenzieller Ebene ist eine solche Reaktion unter allen Optionen das »geringste Übel«, da sie die einzig verfügbare ist, die das Risiko weiterer Schäden senkt.

Im Ergebnis wird die eigene Gefühlswelt gedämpft und, als zusätzlicher Schutz, die eigene psychische Schale verhärtet. Ein anschauliches Beispiel liefert die Schriftstellerin Tara Westover in ihren Memoiren, dem Bestseller *Befreit*. Darin erinnert sie sich an die Auswirkungen des Missbrauchs durch ein Geschwisterteil, der von ihren Eltern mutwillig ignoriert wurde:

> »Darin sah ich mich als unbrechbar, als empfindlich wie ein Stein. Anfangs glaubte ich das nur, aber dann wurde es eines Tages zur Wahrheit. Dann konnte ich mir ohne zu lügen sagen, dass es mich

nicht berührte, dass *er* mich nicht berührte, weil nichts mich berührte. Ich verstand nicht, wie recht ich damit hatte und wie krank das war. Wie ich mich ausgehöhlt hatte. Obwohl ich von den folgen jenes Abends so besessen war, hatte ich doch die wesentliche Wahrheit missverstanden: Dass es mich nicht berührte, *das* war ihre Wirkung.«[12] (Kursivschrift im Original)

## Traumata beeinträchtigen die Reaktionsflexibilität

Eine Rückblende zur tragischen Eröffnungsszene unseres Kapitels, nur diesmal in einem Paralleluniversum, in dem meine traumatische Prägung nicht den Ton angibt: Das Flugzeug landet und Raes Text erscheint auf meinem Display. »Hmm, damit habe ich nicht gerechnet«, sage ich zu mir selbst. »Aber ich verstehe es: Sie ist wahrscheinlich in ihre Malerei vertieft. Das wäre nicht das erste Mal – und auch nichts, das ich persönlich nehmen müsste. Eigentlich kann ich das gut nachempfinden: Wie oft war ich schon so in meine Arbeit vertieft, dass ich die Zeit vergessen habe? Okay, ich nehme einfach ein Taxi.« Es kann gut sein, dass ein Gefühl der Enttäuschung in mir aufsteigt. In diesem Fall erlaube ich mir, es zuzulassen, bis es vorübergeht – statt der Opferrolle wähle ich die Verwundbarkeit. Wenn ich zu Hause ankomme, bin ich nicht aufgebracht, ziehe mich nicht emotional zurück und schmolle nicht. Vielleicht mache ich ein paar harmlose Sticheleien, aber alles innerhalb der Grenzen des liebevollen Humors und mit intakter Zuneigung.

Ich hätte damit an den Tag gelegt, was man als *Reaktionsflexibilität* bezeichnet: Die Fähigkeit zu wählen, wie wir mit den unvermeidlichen Höhen und Tiefen des Lebens, seinen Enttäuschungen, Erfolgen und Herausforderungen umgehen. »Zur menschlichen Freiheit gehört die Fähigkeit, zwischen Stimulus und Reaktion innezuhalten und in dieser Pause diejenige Reaktion zu wählen, auf die wir uns einlassen wollen«, schreibt der Psychologe Rollo May.[13] Ein Trauma beraubt uns dieser Freiheit.

Die Reaktionsflexibilität ist eine Funktion des mittleren Frontallappens unserer Großhirnrinde. Kein Säugling wird mit dieser Fähigkeit geboren: Das Verhalten von Säuglingen wird durch Instinkt und Reflex gesteuert, nicht durch bewusste Entscheidungen. Die Entscheidungsfreiheit entfaltet sich mit der Entwicklung des Gehirns. Je früher ein Trauma einsetzt und je schwerwiegender es ist, desto weniger Gelegenheit hat die Reaktionsflexibilität, sich in den entsprechenden Gehirnschaltkreisen zu verankern, und desto schneller wird sie deaktiviert. Man verfällt in vorhersehbare, automatisierte Abwehrreaktionen, vor allem wenn man Stressfaktoren ausgesetzt ist. Sowohl emotional als auch kognitiv verengt sich unser Bewegungsspielraum. Je schwerer das Trauma ist, desto enger sind die Grenzen gesetzt. Die Vergangenheit kapert und vereinnahmt wieder und wieder die Gegenwart.

## Traumata erzeugen ein schambehaftetes Selbstbild

Einer der traurigsten Briefe, die ich je erhalten habe, stammte von einem Mann aus Seattle. Er hatte mein Buch über Süchte, *Im Reich der hungrigen Geister*, gelesen. Darin lege ich dar, dass eine Sucht eine Folge kindlicher Traumata sein kann – nicht die einzig mögliche, aber eine weit verbreitete. Neun Jahre lang war er nüchtern, hatte aber immer noch Probleme, war seit zehn Jahren nicht mehr berufstätig und wurde wegen einer Zwangsstörung behandelt. Obwohl er das Buch faszinierend fand, schrieb er: »Ich widerstehe der Versuchung, meiner Mutter die Schuld zu geben. Ein Stück Scheiße bin ich wegen mir ganz allein.« Ich musste seufzen: Selbstverletzende Scham tarnt sich so mühelos als persönliche Verantwortung. Außerdem hatte er nicht verstanden, worum es ging. In meinem Buch findet sich kein Wort der Schuldzuweisung an die Eltern oder der Befürwortung eines solchen Ansatzes – tatsächlich erkläre ich auf mehreren Seiten, warum die Schuldzuweisung an die Eltern unangemessen, unzutreffend und unwissenschaftlich ist. Der Impuls dieses Mannes, seine Mutter zu schützen, war keine Verteidigung gegen irgendetwas, das ich gesagt oder angedeutet hatte – sondern gegen seine eigene, uneingestandene Wut. Tief im Verborgenen hatte sich diese Emotion konserviert. Da sie kein gesundes Ventil fand, wandte sie sich in Form von Selbsthass gegen ihn selbst.

»In der Erfahrung des Schamgefühls«, so schreibt der Psychologe Gershen Kaufman, »steckt das durchdringende Gefühl, in irgendeiner Weise in seiner Menschlichkeit grundlegend unzulänglich zu sein.«[14] Wer die Narben eines Traumas davongetragen hat, entwickelt fast ausnahmslos ein Selbstbild, das auf Scham basiert. Dieser negativen Selbstwahrnehmung sind sich die meisten nur allzu bewusst. Eine der verheerendsten Folgen der Scham ist der Verlust des Mitgefühls mit sich selbst. Je schwerer das Trauma, desto umfassender ist dieser Verlust.

Das negative Selbstbild dringt nicht immer ins Bewusstsein vor und kann sich sogar als sein Gegenteil darstellen: ein gesteigertes Selbstwertgefühl. Mancher hüllt sich in einen Panzer der Großartigkeit und verleugnet jegliche Unzulänglichkeiten, um diese erdrückende Scham nicht spüren zu müssen. Diese Selbstbeweihräucherung ist eine ebenso sichere Manifestation des Selbsthasses wie die abgrundtiefe Selbstverachtung. Sie wird aber viel eher als normal angesehen. Es ist ein Ausdruck des Irrsinns unserer Kultur, dass bestimmte Personen, die sich vor der Scham in einen schamlosen Narzissmus flüchten, es sogar zu hohem sozialem, wirtschaftlichem und politischem Status und Erfolg bringen können. Unsere Kultur zermalmt viele derjenigen, die am stärksten traumatisiert sind. Sie kann aber auch – abhängig vom Klassenhintergrund, den wirtschaftlichen Ressourcen, der Ethnie und anderen Variablen – einige wenige in die höchsten Positionen der Macht befördern.

Die häufigste Form, die Scham in dieser Kultur annimmt, ist die Vorstellung, »nicht genug« zu sein. Die Schriftstellerin Elizabeth Wurtzel, die 2020 im Alter von zweiundfünfzig Jahren an Brustkrebs starb, litt schon in jungen Jahren an Depressionen. Ihre traumatische Kindheit begann mit einem Geheimnis, das ihr wissentlich vorenthalten wurde: der Identität ihres biologischen Vaters. »Ich war zutiefst niedergeschlagen«, schrieb sie in einem autobiografischen Artikel für das Magazin *New York*, »ich litt unter einer chronischen Depression, die einsetzte, als ich etwa zehn Jahre alt war. Aber anstatt meine Willenskraft abzutöten, motivierte sie mich: Ich dachte, wenn ich nur in der Lage wäre, jede Aufgabe zu meistern, die sich mir stellte, ob groß oder klein, wäre ich vielleicht für ein paar Minuten glücklich.«[15] Diese Überzeugung von der eigenen Unzulänglichkeit hat viele glanzvolle Karrieren ermöglicht und viele Krankheiten verursacht, oft beides bei ein und derselben Person.

## Traumata verzerren unser Weltbild

»Alle Dinge entstehen im Geist, sind unseres mächtigen Geistes Schöpfung.« So beginnt das Dhammapada, die zeitlose Weisheitslehre des Buddha.[16] Mit anderen Worten: Die Welt, an die wir glauben, wird zur Welt, in der wir leben. Wenn ich die Welt als einen feindseligen Ort wahrnehme, wo nur die Gewinnenden Erfolg haben, kann es sehr gut sein, dass ich mich aggressiv, egoistisch und großspurig verhalte, um in einer solchen Umgebung zu überleben. Auf meinem weiteren Lebensweg werde ich mich zu wettbewerbsorientierten Umgebungen und Unternehmungen hingezogen fühlen, die diese Sichtweise bestätigen und ihre Gültigkeit bekräftigen. Unsere Überzeugungen erfüllen sich nicht nur selbst, sie prägen auch unser Weltbild.

Folgendes, was ich kühn ergänzen möchte, hat Buddha unerwähnt gelassen: Bevor der Geist die Welt erschaffen kann, formt die Welt unseren Geist. Ein Trauma, insbesondere ein schweres Trauma, zwingt uns ein Weltbild auf, das von Schmerz, Angst und Misstrauen geprägt wird: eine Linse, die unsere Sicht der Dinge bestimmt und verzerrt. Oder es kann durch die schiere Kraft der Verdrängung eine naiv-rosige Sichtweise hervorbringen, die uns für reale und akute Gefahren blind macht – eine Fassade, hinter der sich Ängste verbergen, die wir nicht wahrhaben wollen. Außerdem kann es vorkommen, dass schmerzvolle Realitäten durch das gewohnheitsmäßige Belügen seiner selbst und anderer verdrängt werden.

## Traumata entfremden uns von der Gegenwart

Einmal traf ich mich mit dem deutschen Psychologen Franz Ruppert in einem Restaurant in Oslo zum Essen. Der Lärm war ohrenbetäubend: Laute Popmusik dröhnte aus mehreren Lautsprechern und diverse Fernsehkanäle flimmerten von hellen Bildschirmen, die hoch an den Wänden angebracht waren. Als der große norwegische Dramatiker Henrik Ibsen vor etwas mehr als einem Jahrhundert in demselben Lokal zu Gast war, herrschte zweifellos ein viel ruhigeres Ambiente.

»Was soll das alles hier?«, rief ich meinem Begleiter zu. Ich versuchte, die Kakofonie zu übertönen, und schüttelte ratlos den Kopf. »Trauma«, antwortete er und zuckte mit den Schultern. Ruppert meinte damit den verzweifelten Versuch der Menschen, vor sich selbst zu fliehen.

Wenn ein Trauma die Abkehr vom eigenen Selbst zur Folge hat, ist es keine Überraschung, dass wir uns kollektiv mit Reizen überfluten, die das Trauma sowohl ausnutzen als auch verstärken. Leistungsdruck, Multitasking, soziale Medien, Nachrichten, die Fülle von Unterhaltungsangeboten – all das führt dazu, dass wir uns in unseren Gedanken verlieren, in hektischen Aktivitäten, technischen Spielereien und nichtssagenden Gesprächen. Wir sind in zahllose Aktivitäten verstrickt, die uns nicht deshalb in ihren Bann ziehen, weil sie notwendig, inspirierend oder erbaulich wären, weil sie unser Leben bereichern und ihm Sinn verleihen würden – sondern einfach, weil sie die unmittelbare Gegenwart ausblenden. Ohne uns der absurden Ironie gewahr zu werden, sparen wir, um uns die neuesten »zeitsparenden« Geräte zu kaufen – nur damit wir mit ihnen die Zeit besser »totschlagen« können. Die Wahrnehmung des Augenblicks ist zu etwas geworden, das es zu fürchten gilt. Der Kapitalismus in seinem späten Stadium ist Experte darin, dieses Gefühl der Angst vor der Gegenwart zu nähren. Tatsächlich hängt ein Großteil seines Erfolgs davon ab, dass die Kluft zwischen uns und der Gegenwart, unserem größten Geschenk, immer größer wird, und dass die trügerischen Produkte und künstlichen Ablenkungen der Konsumkultur die entstandene Lücke füllen.

Was verloren gegangen ist, hat die in Polen geborene Schriftstellerin Eva Hoffman, die in den 1950er-Jahren ebenfalls nach Vancouver ausgewandert ist und jetzt seit Langem in London lebt, treffend beschrieben: »*Nichts mehr oder weniger als die Erfahrung der Erfahrung selbst.* Und was soll das sein? Vielleicht so etwas wie die Fähigkeit, sich auf die Gegebenheiten oder Empfindungen des Augenblicks einzulassen. Das umfasst, sich so weit zu entspannen, dass man sich dem Rhythmus einer Situation oder einer persönlichen Begegnung hingeben kann, dass man dem roten Faden eines Gefühls oder eines Gedankens folgen kann, ohne zu wissen, wohin er führt, oder lange genug innezuhalten, um zu reflektieren oder sich zu besinnen.«[17] Letztlich werden wir davon abgelenkt, zu leben.

## Der Ursprung liegt nicht im eigenen Selbst

Jessica ist 67 Jahre alt und lebt in Regina, Saskatchewan. Sie sorgt für ihre beiden Enkelkinder, deren Vater – ihr Sohn – an einer Überdosis gestorben ist. Ihr zweiter Sohn erlitt das gleiche Schicksal. Als ich sie interviewte, erschien es mir bemerkenswert, dass Jessica mit mir sprechen wollte. Schließlich kannte sie meine Ansicht, dass Sucht ihren Ursprung in Kindheitstraumata hat, die meistens innerhalb der Familie verursacht werden. »Wenn ich mir das Leben meiner Söhne vor Augen führe, wird mir klar, dass da viel Traumatisches passiert ist«, erläuterte sie. »Sie lebten bei mir, also war ich ein Teil davon. Als sie zwei und drei Jahre alt waren, wurde ich zur alleinerziehenden Mutter, bis ich wieder heiratete – da waren die beiden sechs und sieben. Mir ist klar, dass die Art und Weise, wie ich lebte, was ich tat, was ich wusste und was ich nicht wusste, Einfluss auf sie hatte.«

Nachdem der leibliche Vater die Familie früh verlassen hatte, missbrauchte einer ihrer Stiefväter die Jungen sowohl körperlich als auch seelisch. »Ich war sehr einsam und ängstlich und fühlte mich gefangen«, erinnerte sich Jessica. Dass sie nicht das Bauchgefühl hatte, sich von dieser Art Mann fernzuhalten, sich zu behaupten und ihre Söhne vor den Übergriffen zu beschützen, waren die Spuren der Verletzungen, die Jessica in ihrer eigenen Kindheit erlitten hatte. Ihr war zwar bewusst, dass sie geliebt wurde, sie wurde aber auch mit ihrer tiefen seelischen Not allein gelassen. Im Laufe der Zeit musste sie sich von ihr abkoppeln. »Ich habe mich als Kind oft für meine Gefühle geschämt«, erinnerte sie sich. »Ich war sehr sensibel und habe viel geweint.«

Ein Trauma ist in den allermeisten Fällen generationsübergreifend. Die Übertragungskette verläuft von den Eltern zu ihren Kindern und erstreckt sich von der Vergangenheit bis in die Zukunft. Wir geben an unsere Nachkommen weiter, was wir bei uns selbst nicht bewältigt haben. Zu Hause bilden wir ungewollt Szenarien nach, die den Verletzungen unserer Kindheit ähneln – so wie ich es getan habe. »Traumata beeinflussen Mütter und Mutterschaft, Väter und Vaterschaft sowie das Verhalten von Eheleuten in ihrer eigenen Beziehung«, sagte mir der auf Familienkonstellationen spezialisierte Therapeut Mark Wolynn. »Die wiederholten Traumata profitieren davon und werden immer größer – mit der Folge, dass sie nie geheilt werden.« Wolynn ist der Autor des Buches: *It Didn't Start with You: How Inherited Family Trauma Shapes Who We Are and How to End the Cycle.* Ein treffender Titel! Wie wir in Kapitel 4 sehen werden, kann ein Trauma sogar die Genaktivität über Generationen hinweg beeinflussen.

Es ist also keine Überraschung, dass Jessicas ältestes Enkelkind Probleme hat: Drogenkonsum, Verhaltens- und Lernschwierigkeiten. Dank all ihrer Erfahrungen und trotz ihrer unfassbaren Verluste ist sie in der Lage, viel liebevoller und effektiver für ihn präsent zu sein, als sie es jemals für ihre eigenen Söhne sein konnte. Man beachte auch, dass Jessica keine Selbstvorwürfe äußert, wenn sie die Situation darstellt: Sie spricht von »Verständnis«, anstatt sich für das zu verurteilen, was sie damals nicht verstanden hat – nicht verstehen konnte. Sich selbst die Schuld für etwas zu geben, das fest in der Vergangenheit verankert ist, würde sie nur davon abhalten, sich im Hier und Jetzt für den geliebten Menschen einzusetzen.

Schuldzuweisungen werden in dem Moment bedeutungslos, in dem man versteht, wie sich das Leid in einem familiären System oder sogar innerhalb einer Gemeinschaft über Generationen hinweg fortsetzt. »Die Erkenntnis darüber vertreibt schnell jede Neigung, die Eltern als Übeltäter zu betrachten«, schrieb John Bowlby. Der britische Psychiater hat nachgewiesen, dass die Beziehungen zwischen Erwachsenen und Kindern für die Entwicklung der Psyche maßgeblich sind. Ganz gleich, wie weit wir in der Verkettung der Ursachen zurückblicken: Urgroßeltern, vorneuzeitliche Vorfahren, Adam und Eva, die erste einzellige Amöbe – der klagende Zeigefinger kann kein festes Ziel erfassen. Das sollte eine Erleichterung sein.

Und es kommt noch besser: Wenn wir Trauma als eine innere Dynamik betrachten, verleiht uns das die dringend benötigte Handlungsfähigkeit. Behandeln wir ein Trauma als ein Ereignis, das von außen wirkt, als etwas, das *mit uns* oder um uns herum geschieht, dann wird es zu einem Bestandteil der Geschichte, den wir nicht mehr loswerden können. Wenn wir das Trauma hingegen als etwas betrachten, das als

Folge eines Ereignisses *in uns* stattgefunden hat, im Sinne einer Verwundung oder Entfremdung, können wir geheilt werden und uns wieder annähern. Der Versuch, unser Traumabewusstsein auf Abstand zu halten, behindert unsere Fähigkeit zur Selbsterkenntnis. Auch wer sich aus dieser Dimension seines Bewusstseins eine Identität von eiserner Härte schafft – sei es in Form von Trotz, Zynismus oder Selbstmitleid –, verfehlt den Sinn. Man verpasst die Möglichkeit der Heilung, da ein Trauma per definitionem eine Verzerrung und Einschränkung unseres angeborenen Potenzials darstellt. Sich ihm direkt zu stellen, ohne es zu verleugnen oder sich über die Maßen mit ihm zu identifizieren, eröffnet neue Wege zu Gesundheit und Gleichgewicht.

»Gerade diese widrigen Umstände öffnen unseren Geist und wecken die Neugier auf neue Wege des Handelns«, sagte mir Bessel van der Kolk. Dann zitierte er Sokrates: »Das ungeprüfte Leben ist nicht lebenswert. Solange man sich nicht selbst hinterfragt, ist man völlig dem unterworfen, worauf man programmiert ist. Aber sobald man sich bewusst wird, dass man Entscheidungsmöglichkeiten hat, kann man diese auch wahrnehmen.« Wohlgemerkt hat er nicht gesagt: »Wenn man Jahrzehnte in Therapie verbracht hat.« Wie ich später darlegen werde, können wir selbst unsere Befreiung schon durch eine einfache Selbstprüfung fördern: durch die Bereitschaft, »viele der Wahrheiten, an die wir uns klammern«, und den »persönlichen Standpunkt«, der sie so real erscheinen lässt, infrage zu stellen – wie der Geist eines berühmten Jedi-Meisters seinem entmutigten Lehrling in einem Schlüsselmoment in einer weit, weit entfernten Galaxie erklärte.[18]

Obwohl in diesem Kapitel die persönliche Dimension im Vordergrund stand, existieren Traumata auch in der kollektiven Sphäre. Sie haben ganze Nationen und Völker zu verschiedensten Zeitpunkten der Geschichte heimgesucht. Bis heute werden einige Gruppen mit unverhältnismäßiger Wucht getroffen, wie etwa die indigenen Völker Kanadas. Ihre generationenübergreifende Geschichte ist von der Entbehrung und Verfolgung durch den Kolonialismus und vor allem die jahrhundertelange Qual ihrer Kinder geprägt. Sie wurden aus ihren Familien entführt und in kirchlich geführten Internaten aufgezogen, wo körperlicher, sexueller und emotionaler Missbrauch an der Tagesordnung war. Sie haben ein tragisches Erbe in Form von Sucht, geistigen und körperlichen Krankheiten, Selbstmord und kontinuierlicher Weitergabe von Traumata an neue Generationen hinterlassen. Das traumatische Erbe der Sklaverei und des Rassismus in den Vereinigten Staaten ist ein weiteres herausragendes Beispiel. Über dieses schmerzhafte Thema werde ich in Teil IV eingehend berichten.

# Kapitel 2

## Das Leben in einer immateriellen Welt

## Emotionen, Gesundheit und die Einheit von Körper und Geist

> *»Solange wir etwas nicht messen können, wird die Wissenschaft nicht eingestehen, dass es existiert – darum weigert sie sich, sich mit solchen ›Nicht-Dingen‹ wie den Emotionen, dem Geist, der Seele oder Stimmungen zu beschäftigen.«*
>
> Candace Pert, PhD, *Molecules of Emotion*

»Ich war 36 Jahre alt, als man mir sagte, dass es Brustkrebs im Frühstadium sei«, sagte Caroline, die in den Pocono Mountains in Pennsylvania lebt. Die Diagnose wurde 1988 gestellt, also vor mehr als drei Jahrzehnten. Der Tumor wurde mit einer Operation und Strahlentherapie behandelt. Als sich einige Jahre später neue bösartige Wucherungen in ihrer linken Hüfte und ihrem Oberschenkelknochen bildeten, musste Caroline ein künstliches Gelenk eingesetzt werden. Außerdem entfernten die Chirurgen einen großen Teil ihres Oberschenkelknochens. »Damals gab man mir noch ein bis zwei Jahre«, erinnerte sie sich. »Meine Jungs waren noch sehr jung, erst acht und neun. Ich bin gerade sechsundfünfzig geworden, also habe ich all ihre Prognosen überlebt.«

Caroline hatte in den vergangenen Jahren mehrere Chemotherapiezyklen hinter sich gebracht. Zum Zeitpunkt unseres Gesprächs hatte der Krebs das palliative Stadium erreicht und sich auf ihre rechte Hüfte und ihren Oberschenkel ausgebreitet. Als wir uns unterhielten, konnte sie es nicht erwarten, ihre derzeitige Zukunftsprognose deutlich zu übertreffen. Ich war sehr traurig, als ich etwa ein Jahr nach unserem Gespräch von ihrem Tod erfuhr. Dennoch strahlte die zweifache Mutter in diesem Moment eine tiefe Zufriedenheit mit dem Stand der Dinge aus. Immerhin hatte sie zwei unverhoffte Jahrzehnte gewonnen, um ihre Kinder großzuziehen. »Wissen Sie«, sinnierte sie, »als mir meine eigene Sterblichkeit bewusst wurde, und man mir sagte, ich hätte nur noch zwölf bis vierundzwanzig Monate ..., wurde ich dem Arzt gegenüber ziemlich ungehalten und sagte: ›Wissen Sie, es tut mir leid, aber ich brauche noch zehn Jahre, um sie zu Männern zu erziehen. Ich werde alles in meiner Macht Stehende tun, um zu sehen, wie sie erwachsen werden.‹«

»Ungehalten?«, wiederholte ich. »Was genau haben Sie denn gesagt?«

»Ich habe das S-Wort benutzt. ›Scheiß auf eure Statistiken‹, habe ich gesagt.«

»Richtig so«, meinte ich. »Das hat wahrscheinlich dazu beigetragen, Ihr Leben zu verlängern.«

»Nun, genau das habe ich zu ihm gesagt.« Caroline lachte. »Er ging aus dem Zimmer. Ihm gefiel meine Ausdrucksweise nicht. Er fand, ich sei eine verrückte, ungehobelte Frau. Ich wollte diesen Arzt schon oft aufsuchen – er ist inzwischen nach Kalifornien gezogen – und ihm sagen, dass meine Jungs jetzt vierundzwanzig und fünfundzwanzig sind. Der eine studiert in Princeton. Der andere hat eine schwierige Zeit hinter sich, hat sich aber wieder gefangen und schließt bald drei Studiengänge auf einmal mit Bestnote ab.«

Carolines Ausbruch gegenüber dem ahnungslosen Arzt war untypisch. Ihr ganzes Leben lang hatte sie dem Profil des freundlichen Naturells entsprochen, das Konfrontationen aus dem Weg geht. »Ich war immer die Kümmernde, die gebraucht wurde, die immer zu Hilfe kam, oft zu meinem eigenen Nachteil«, sagte sie mir. »Ich wollte nie in Konflikte geraten. Und ich musste immer die Verantwortung übernehmen und dafür sorgen, dass alles in Ordnung war.« Caroline legte eine sogenannte »superautonome Selbstgenügsamkeit«[19] an den Tag, die genau das bedeutet, wonach es klingt: eine übersteigerte Abneigung, irgendjemanden um irgendetwas zu bitten.

Eine kurze Anmerkung: Niemand wird mit solchen Charakterzügen geboren. Sie sind ausnahmslos auf Bewältigungsreaktionen von Entwicklungstraumata zurückzuführen, die mit der frühkindlichen Unterdrückung des eigenen Selbst beginnen. Diese Unterdrückung fordert einen dauerhaften Tribut – ein Prozess, den wir in Kapitel 7 genauer untersuchen werden.

»Ich bin zur Überzeugung gelangt, dass praktisch alle Krankheiten, wenn sie nicht psychosomatisch begründet sind, eine eindeutige psychosomatische Komponente haben«, schrieb die wegweisende Neurowissenschaftlerin Candace Pert 1997 in ihrem Buch *Moleküle der Gefühle*. Mit »psychosomatisch« meinte Pert dabei nicht die moderne, oft spöttische Verharmlosung von Krankheit als neurotischem Hirngespinst. Sie bezog sich auf die streng wissenschaftliche Bedeutung des Wortes: die Verbindung der menschlichen *Psyche* (Geist und Seele) mit dem *Soma* (dem Körper). Sie versuchte, diese Einheit im Labor zu messen und aufzuzeichnen. Ihre Entdeckungen, so behauptete sie zu Recht, würden dazu beitragen, »eine Synthese von Verhaltensforschung, Psychologie und Biologie« zu schaffen.[20]

Die Vorstellung, dass Körper und Geist eng miteinander verbunden sind, ist nicht neu. Neu ist vielmehr der von vielen wohlmeinenden Ärztinnen und Ärzten stillschweigend vertretene oder offen zur Schau gestellte Glaube, sie seien voneinander zu trennen. Traditionelle Heilpraktiken auf der ganzen Welt, denen die im Westen entwickelte erstaunliche Technologie und das wissenschaftliche Know-how fehlten, haben diese Einheit schon lange stillschweigend verstanden. Trotz der künstlichen Trennung durch die westliche Medizin wissen die meisten Menschen – wenn auch nur instinktiv – immer noch, dass ihr Denken und Fühlen miteinander in Verbindung stehen. Es ist ganz normal, darüber zu spekulieren, welche Stressfaktoren zu einem Magengeschwür beigetragen haben, welche psychische Belastung hinter den Kopfschmerzen steckt oder welche unverarbeiteten Ängste zu Panikattacken führen. Das Prinzip greift nicht nur bei der Betrachtung einzelner Symptome, sondern bei den meisten Krankheitsbildern. Emotionale Störungen, die aus Beziehungsproblemen, finanziellen Sorgen oder anderen Quellen chronischer Unruhe resultieren, stellen eine physiologische Belastung dar. Und die kann zu Krankheiten führen.

Pert hat den Begriff »Körpergeist« geprägt, um diese Einheit zu beschreiben. Auf der offiziellen Website, die ihrer Arbeit und ihrem Vermächtnis gewidmet ist, wird darauf hingewiesen, dass dieser Ausdruck »absichtlich ohne Bindestrich geschrieben wurde, *um die Einheit seiner Bestandteile zu betonen*«. Körper und Geist sind zwar nicht identisch, können aber nicht getrennt voneinander verstanden werden. Wir können dieses Paradoxon ignorieren oder leugnen, aber wir können dem Effekt seiner Kernaussage nicht entgehen. Seit Perts bahnbrechendem Werk sind die biologischen Auswirkungen von Emotionen – jenen »Nicht-Dingen«, deren Nicht-Erkennung sie beklagte – umfassend erforscht. Sie wurden in vielen tausend brillanten Studien dokumentiert. Es lohnt sich an dieser Stelle, einige von ihnen zu erwähnen. Dabei ist zu bedenken, dass jede einzelne nur die Spitze eines Eisbergs von gleichermaßen aussagekräftigen Ergebnissen darstellt.

Im Rahmen einer deutschen Studie aus dem Jahr 1982 wurde ein enger Zusammenhang zwischen bestimmten Persönlichkeitsmerkmalen und Brustkrebs festgestellt. Sechsundfünfzig Frauen, die zur Biopsie ins Krankenhaus eingeliefert wurden, wurden auf Merkmale wie Gefühlsverdrängung, Rationalisierung, altruistisches Verhalten, Konfliktvermeidung und die superautonome Genügsamkeit untersucht, die wir bei Caroline beobachtet haben. Allein auf der Grundlage der Interviewergebnisse konnten sowohl die Interviewenden als auch unbeteiligte Beobachter, die keinen direkten Kontakt zu den Frauen hatten, die richtige Diagnose voraussagen– und zwar bei bis zu 94 Prozent aller Krebspatientinnen und bei etwa 70 Prozent der gutartigen Fälle.[21] In einer früheren britischen Studie am King's College Hospital in London hatte sich ebenfalls gezeigt, dass Frauen mit Krebsgeschwüren in der Brust charakteristischerweise »eine extreme Unterdrückung von Wut und anderen Gefühlen« aufwiesen, und zwar zu einem »signifikant höheren Anteil« als die Kontrollgruppe. Diese setzte sich aus Frauen zusammen, die zur gleichen Zeit zur Biopsie eingeliefert wurden, bei denen aber gutartige Brusttumore festgestellt wurden.[22]

Im Jahr 2000 wurde in der Fachzeitschrift *Cancer Nursing* die Beziehung zwischen der Verdrängung von Wut und Krebs untersucht. Sie wurde unter anderem von Krankenschwestern auf Krebsstationen beobachtet: »Irgendwie hatten die Krankenschwestern ein intuitives Gespür dafür, dass diese ›Liebenswürdigkeit‹ gesundheitsschädlich war. [Diese] Ansicht wird mittlerweile durch Forschungsergebnisse belegt.«[23] Die Erkenntnis der Krankenschwestern erinnerte mich an einen Aufsatz über amyotrophe Lateralsklerose (ALS)[24], den zwei Neurologen der Cleveland Clinic in den 1990er-Jahren auf einem internationalen Kongress in Bayern gehalten haben.[25] Auch ihre Mitarbeitenden stellten fest, dass ihre ALS-Patientinnen und -Patienten außerordentlich freundlich waren – und zwar in einem solchen Ausmaß, dass die Mitarbeitenden in den meisten Fällen genau vorhersagen konnten, bei wem die Krankheit diagnostiziert werden würde und bei wem nicht. »Ich fürchte, diese Person hat ALS, sie ist zu nett«, vermerkten sie in der Patientenakte. Oder: »Diese Person kann kein ALS haben, sie ist nicht freundlich genug.« Die Neurologen waren verblüfft. »Trotz der Kürze des Kontakts mit den Patientinnen und Patienten sowie der offensichtlich unwissenschaftlichen Methode, anhand derer sie sich ihre Meinung bilden, liegen sie fast ausnahmslos richtig«, bemerkten sie.

Ich befragte Dr. Asa J. Wilbourn, den Seniorautor des Aufsatzes. »Es ist nahezu universell«, sagte er zu mir. »Bei uns im Labor, wo wir eine große Anzahl von ALS-Patientinnen und -Patienten untersuchen, ist das allgemein bekannt. Ich denke, jeder, der sich mit ALS befasst, kennt dieses Phänomen.« Solche anekdotischen Beobachtungen wurden inzwischen durch formellere Forschungsarbeiten bestätigt. Das zeigt der Titel eines Aufsatzes in einer neurologischen Fachzeitschrift, dessen Überschrift ins Deutsche übersetzt so viel heißt wie »›Patienten mit Amyotropher Lateralsklerose (ALS) sind in der Regel überaus freundliche Menschen‹ – Wie ALS-erfahrene Ärzte die Persönlichkeitsmerkmale ihrer Patienten sehen«.[26]

In einer Studie mit Männern mit Prostatakrebs wurde die Unterdrückung von Wut mit einer verminderten Wirksamkeit der natürlichen Killerzellen (NK) in Verbindung gebracht. Sie sind eine der wichtigsten Abwehrfunktionen des Immunsystems gegen bösartige Erkrankungen und Eindringlinge. Diese Zellen spielen eine Schlüsselrolle bei der Tumorresistenz.[27] In früheren Untersuchungen wurde festgestellt, dass die Aktivität der NK-Zellen bei gesunden jungen Menschen schon bei relativ geringem Stress abnimmt – insbesondere bei denjenigen, die emotional isoliert sind, was eine bedeutende Quelle für chronischen Stress darstellt.

Auch Trauer hat eine ausgeprägte physiologische Dimension. Eine aufschlussreiche Studie in der britischen Fachzeitschrift *Lancet Oncology* schildert die Auswirkungen psychologischer Faktoren – wie etwa einem Trauerfall – auf die komplexen Vernetzungen zwischen dem Immunsystem, den Hormonen und dem Nervensystem. Bei Eltern, die einen erwachsenen Sohn durch einen Unfall oder einen militärischen Konflikt verloren hatten, berichteten die Autoren über ein erhöhtes Auftreten von lymphatischen und hämatologischen Malignomen – Krebserkrankungen des Blutes, des Knochenmarks und der Lymphknoten – sowie von Haut- und Lungenkrebs.[28] Krieg kostet Leben, ein tiefer emotionaler Verlust scheinbar auch. Was für Krebs gilt, gilt auch für andere Krankheiten. In einer landesweiten dänischen Studie zeigten trauernde Eltern ein doppelt so hohes Risiko, an Multipler Sklerose zu erkranken.[29]

(Trotz dieser eindrucksvollen Indizien glaube ich nicht, dass der Verlust eines geliebten Menschen, wie tragisch er auch sein mag, für sich genommen zwangsläufig ein Gesundheitsrisiko darstellt. Ich glaube, entscheidend ist, wie die Menschen ihren Verlust verarbeiten können. Das wiederum hängt davon ab, welche Unterstützung sie suchen und empfangen können. Es sind nicht nur die Ereignisse als solche, sondern auch unsere emotionalen Reaktionen und die Art und Weise, wie wir sie verarbeiten, die unsere Physiologie beeinflussen).

Allein eine Studie aus dem Jahr 2019, die in *Cancer Research* veröffentlicht wurde, sollte jeden Mediziner dazu veranlassen, sich schnellstens mit der Körpergeist-Theorie zu befassen. Bei Frauen mit schwerer posttraumatischer Belastungsstörung (PTBS) wurde ein doppelt so hohes Risiko für Eierstockkrebs festgestellt als bei Frauen ohne bekannte Traumaexposition.[30] In der von der Universität Harvard – dort wurde die Studie durchgeführt – herausgegebenen *Daily Gazette* hieß es: »Die Ergebnisse deuten darauf hin, dass ein erhöhtes Maß an posttraumatischen Symptomen, wie beispielsweise Schreckhaftigkeit bei alltäglichen Geräuschen oder das Vermeiden von Erinnerungsfaktoren, die mit dem traumatischen Erlebnis assoziiert werden, mit einem erhöhten Risiko für Eierstockkrebs in Verbindung gebracht werden kann – selbst Jahrzehnte nach dem traumatischen Erlebnis selbst.« Je schwerer die Traumasymptome ausfielen, desto aggressiver war der Krebs.

Diese Forschungsarbeit aus Harvard lieferte einen weiteren treffenden Beleg dafür, dass emotionale Belastungen untrennbar mit unserem physischen Befinden verbunden sind. In früheren Arbeiten wurde bereits auf den Zusammenhang zwischen Depressionen und erhöhtem Eierstockkrebsrisiko eingegangen. Auch die Auswirkungen von Stress waren bereits Gegenstand früherer Untersuchungen: Labormäusen wurden Eierstockkrebszellen in die Bauchhöhle injiziert. Diejenigen Tiere, die einer emotionalen Belastung ausgesetzt waren – wie zum Beispiel körperlicher Einschränkung oder Isolation –, zeigten eine wesentlich höhere Inzidenz des Tumorwachstums und der Tumorausbreitung als die Kontrollgruppe: Tiere, deren Bewegungsfreiheit nicht eingeschränkt war.[31] Die Harvard-Wissenschaftler stellten die Theorie auf, dass Stress »die Entwicklung von Eierstockkrebs begünstigen kann, indem er wichtige Abwehrmechanismen gegen unkontrolliertes Zellwachstum beeinträchtigt«. Mit anderen Worten: Stress kann die Fähigkeit unseres Immunsystems schwächen, bösartige Erkrankungen zu kontrollieren und abzuwehren.

Die Auswirkungen gehen weit über die PTBS hinaus. In unserer Kultur betreffen Stress und Trauma viele Menschen, auf die diese Diagnose nicht zutrifft. Finnische Forscher formulierten 2005 in einem Artikel im *British Journal of Psychiatry* eine bemerkenswerte Beobachtung: Menschen, die »Zwischenfällen des alltäglichen Lebens«[32] ausgesetzt sind, weisen mehr PTBS-ähnliche Symptome wie Albträume oder emotionale Abstumpfung auf als offenkundig traumatisierte Menschen, die Kriege oder Naturkatastrophen durchlitten haben.[33]

Die Harvard-Studie über Eierstockkrebs wies auf einige vielversprechende Behandlungsmöglichkeiten hin. Sie zeigte, dass Frauen, deren PTBS-Symptome – beispielsweise aufgrund einer wirksamen Psychotherapie – abgeklungen waren, ein geringeres Risiko für eine bösartige Erkrankung hatten als Frauen mit aktiven Symptomen. Es ist faszinierend, über die präventiven und heilenden Potenziale sowie die sozialen Auswirkungen einer Gesundheitsperspektive nachzudenken, die Emotionen als die realen und relevanten »Dinge« betrachtet, die sie sind.

Dieser Diskurs erscheint sehr zeitgemäß und die wissenschaftlichen Erkenntnisse liegen noch nicht lange zurück. Die grundlegenden Überlegungen sind aber durchaus nicht neu. In einer Veröffentlichung im *Journal of the American Medical Association* (*JAMA*) aus dem Jahr 1939 teilte Dr. Soma Weiss seiner Leserschaft mit, dass »soziale und psychische Faktoren nicht nur bei jeder Krankheit eine Rolle spielen, *sondern bei vielen Krankheitsbildern einen entscheidende Einfluss haben.*«[34] Der renommierte ungarisch-amerikanische Wissenschaftler fügte hinzu, dass »psychische Faktoren bei der Behandlung von Patienten eine ebenso aktive Rolle spielen wie chemische Substanzen und physikalische Einflüsse«. Hier spricht wohlgemerkt kein psychoanalytischer Theoretiker, sondern ein angesehener Praktiker der Pathophysiologie und Pharmakotherapie, also des Einsatzes von Medikamenten zur Behandlung von Krankheiten. An der Harvard Medical School wird das Andenken an Weiss durch einen jährlichen Forschungstag zu seinen Ehren wachgehalten. Seine integrative Sichtweise und die umfangreiche wissenschaftliche Literatur, die diese inzwischen stützt, haben jedoch noch immer keinen Einzug in das konventionelle medizinische Denken gehalten. »Der Körpergeist-Kram ist historisch gesehen etwas, das man in Harvard nur unter großer Gefahr für die eigene Karriere verfolgen kann«, erklärte mir kürzlich ein führender Arzt und Wissenschaftler dieser ehrwürdigen Institution. »Das beginnt sich zu ändern, aber es ist eine sehr schwierige Angelegenheit.«[35]

In der Tat schwierig. Wenn ich Vorträge halte, bitte ich die Zuhörer oft, die Hand zu heben, wenn sie in den letzten fünf Jahren einen Neurologen, Kardiologen, Pneumologen, Rheumatologen, Gastroenterologen, Dermatologen oder Immunologen aufgesucht haben, also »irgendeinen medizinischen -Ologen«. Viele Hände schießen in die Höhe. »Lassen Sie die Hände oben«, fahre ich fort, »wenn diese Fachleute Sie nach Folgendem gefragt haben: nach Belastungen oder Traumata in Ihrer Kindheit, nach Ihrer Beziehung zu Ihren Eltern, nach der Qualität Ihrer gegenwärtigen Beziehungen, nach Ihrem Grad an Einsamkeit oder Geselligkeit, nach Ihrer Zufriedenheit am Arbeitsplatz und Ihrer Beziehung zu Ihrem Beruf, nach Ihren Gefühlen gegenüber Ihrem Chef oder der Art und Weise, wie Ihr Chef Sie behandelt, nach Ihren Erfahrungen mit Freude oder Wut, nach gegenwärtigen Belastungen oder schlichtweg danach, wie Ihnen ganz persönlich aktuell zumute ist.« Danach kann man in Räumen, in denen Hunderte von Menschen dicht gedrängt sitzen, die erhobenen Hände meist an den Fingern eines Einzelnen abzählen. »Dabei«, füge ich dann hinzu, »stehen diese nicht gestellten Fragen in engstem Zusammenhang mit dem Grund, aus dem die meisten von Ihnen einen Arzt aufgesucht haben.«

Trotz alledem zeichnet sich ein klares Bild ab, da die moderne Forschung die traditionellen Weisheiten bestätigt. Die Psychoneuroimmunologie, eine (relativ) neue Wissenschaft, kartografiert die unzähligen Wege der Einheit von Körper und Geist. Ihr Forschungsgebiet umfasst die Zusammenhänge zwischen Emotionen und unserem Nerven- und Immunsystem sowie die Frage, wie Stress zu Krankheiten führen kann. Dabei ist »Zusammenhang« an dieser Stelle ein irreführendes Wort: An sich können nur voneinander getrennte Entitäten miteinander zusammenhängen, während die Realität nur Einheit kennt. Diese neue Disziplin wird manchmal noch etwas sperrig als Psychoneuroimmunoendokrinologie bezeichnet und basiert auf der Einheit *all* unserer Bestandteile: Geist, Gehirn, Nerven- und Immunsystem sowie unseres Hormonapparats (das ist der »endokrine« Teil). Die einzelnen Teilbereiche können separat untersucht werden, aber wir können keinen von ihnen vollständig verstehen, ohne das Gesamtbild zu erfassen. Von der Großhirnrinde über die emotionalen Zentren des Gehirns bis hin zum autonomen Nervensystem, von den festen oder flüssigen Aspekten des Immunapparats bis hin zu den hormonellen Organen und Sekreten, vom Stressreaktionssystem bis hin zum Verdauungstrakt ... Alles ist Teil eines Ganzen.

Dass die Evolution uns mit Instinkten, Emotionen, komplexen Verhaltensmustern und individualisierten Organen und Systemen ausgestattet hat, schmälert die Relevanz dieses Einheitsverständnisses nicht im Geringsten. Ganz gleich, wie ausgeklügelt unser Verstand auch sein mag, folgende Tatsache bleibt bestehen: Sein grundlegender Inhalt – was wir denken, bewusst oder unbewusst glauben, fühlen und verdrängen – beeinflusst unseren Körper auf Gedeih und Verderb – und zwar stark. Im Umkehrschluss bedeutet das, dass die Erfahrungen, die unser Körper vom Augenblick der Empfängnis an macht, zwangsläufig Einfluss darauf haben, wie wir denken, fühlen, wahrnehmen und uns verhalten. Das ist die wesentliche Kernaussage der Psychoneuroimmunologie.

Ein faszinierendes Beispiel ist der nachgewiesene Zusammenhang zwischen dem Angstzentrum des Gehirns, der Amygdala, und Herz-Kreislauf-Erkrankungen. Je mehr Stress jemand empfindet oder erlebt, desto höher ist die Ruheaktivität der Amygdala und desto größer ist das Risiko von Herzerkrankungen. Der Weg von einer Überaktivierung der Amygdala zu Herzproblemen führt über eine erhöhte Aktivität des Knochenmarks und eine Entzündung der Arterien.[36] Emotionaler Stress wirkt sich auch in einem allgemeineren Sinne auf das Herz aus. Im Jahr 2012 zeigte eine Studie der Harvard Medical School, dass Frauen mit hoher beruflicher Belastung ein um 67 Prozent höheres Risiko tragen, einen Herzinfarkt zu erleiden, als Frauen in weniger stressbeladenen Berufen.[37] Eine kanadische Studie der Universität Toronto aus demselben Jahr ergab, dass Männer, die als Kinder sexuell missbraucht wurden, eine dreifach höhere Rate an Herzinfarkten aufwiesen als die Kontrollgruppe.[38] Die Forscher gingen davon aus, dass missbrauchte Männer zu risikoreichem Verhalten wie Rauchen und Trinken neigen könnten, was ihre höhere Herzinfarktrate erklären würde. Zur Überraschung des Teams waren die Auswirkungen des Missbrauchs jedoch weitaus unmittelbarer und ziemlich unabhängig von verhaltensbedingten Faktoren.

## Die Maschinerie des Stresses

Wenn wir den Stress und seine Mechanismen verstehen, können wir besser nachvollziehen, wie sich die Einheit von Körper und Geist räumlich und zeitlich konkret darstellt.

Wie sein Vetter – der Schmerzreiz – ist Stress eine unerlässliche Überlebensfunktion für jedes Lebewesen. Wenn unser Stressapparat aktiviert wird, versetzt er uns sofort in die Lage, Bedrohungen für unsere Existenz (oder für die Existenz oder das Wohlergehen derer, die uns wichtig sind) entgegenzutreten oder ihnen zu entkommen. Er ist ein eindrucksvolles Ganzkörperereignis, an dem praktisch alle Organe und Systeme beteiligt sind.

Stress kann in zwei Formen auftreten: als unmittelbare Reaktion auf eine Bedrohung oder als anhaltender Zustand, der durch äußeren Druck oder innere emotionale Faktoren ausgelöst wird. *Akuter* Stress ist eine notwendige Reaktion, die dazu beiträgt, unsere körperliche und geistige Unversehrtheit zu bewahren. Kontinuierlich ungelöster Stress jedoch wird diese untergraben. Situationsbedingter Zorn ist ein Beispiel dafür, dass akuter Stress für einen positiven Zweck mobilisiert werden kann – z. B. zur Selbstverteidigung oder um anderen Menschen Grenzen zu setzen. Er macht uns geistig wacher, schneller und widerstandsfähiger. Chronische Wut hingegen überschwemmt das Nervensystem mit Stresshormonen, und zwar weit über jede vorgesehene Zeit hinaus. Auf lange Sicht kann ein solcher Hormonüberschuss, was auch immer ihn ausgelöst haben mag,

- uns ängstlich oder depressiv machen,
- das Immunsystem schwächen,
- Entzündungen begünstigen,
- die Blutgefäße verengen und damit Gefäßerkrankungen im ganzen Körper verursachen,
- das Krebsrisiko erhöhen,
- die Knochen ausdünnen,
- uns resistent gegen unser körpereigenes Insulin machen, was zu Diabetes führen kann,
- zu abdominaler Fettleibigkeit beitragen, was das Risiko von Herz-Kreislauf- und Stoffwechselproblemen erhöht,
- wichtige kognitive und emotionale Schaltkreise im Gehirn beeinträchtigen,
- den Blutdruck erhöhen und die Blutgerinnung erschweren, was das Risiko von Herzinfarkten und Schlaganfällen erhöht.

Die Schaltzentrale unseres körpereigenen Systems zur effizienten Stressbewältigung wird als HPA-Achse bezeichnet. Diese Abkürzung beschreibt Pfade und Rückkopplungsschleifen. Sie verbinden den *Hypothalamus* – den kleinen, bedeutenden Bereich im Zentrum unseres Gehirns, dessen Aufgabe es ist, unseren Körper in einem gesunden, ausgeglichenen Zustand zu halten – mit der Hypophyse am oberen Ende unseres Hirnstamms und der Nebenniere, die auf den Nieren sitzt. Um sich ein Bild davon machen zu können, stellen Sie sich einen viel befahrenen Verkehrsweg mit vielen Auffahrten, Ausfahrten und Knotenpunkten vor, der drei große Ballungsräume miteinander verbindet.

Obwohl unsere Spezies in einem breiten Spektrum von *externen* Umgebungen überleben kann – weitaus mehr als fast jedes andere Tier –, muss sich unser Innenleben in einem relativ engen Rahmen physiologischer Parameter abspielen. Unsere Temperatur, der Säuregehalt unseres Blutes oder unser Blutdruck, unsere Herzfrequenz und viele andere körperliche Werte sind von der Natur unter Todesgefahr dazu verpflichtet, innerhalb definierter und nicht verhandelbarer Grenzen zu verbleiben.

Der renommierte US-amerikanische Stressforscher Bruce McEwen war langjähriger Leiter des Harold and Margaret Milliken Hatch Laboratory of Neuroendocrinology an der Rockefeller University (gest. 2020). Er hat den Begriff der »Allostase« geprägt, der den Versuch des Körpers beschreibt, das innere Gleichgewicht aufrechtzuerhalten, wenn sich die Umstände verändern. Der Begriff setzt sich aus den griechischen Wörtern *allo* für »variabel« und *stasis* für »stehen« oder »Stillstand« zusammen und bedeutet so viel wie »inmitten von Veränderungen bestehen bleiben«. Die Allostase ist für uns unverzichtbar. Unser Körper wird alles in Kauf nehmen, um sie aufrechtzuerhalten – bis hin zu bleibenden Schäden.

McEwen bezeichnet eine solche Überlastung der körpereigenen Regulationsmechanismen als »allostatische Belastung«. Sie führt zu einer übermäßigen und anhaltenden Ausschüttung der Stresshormone Adrenalin und Cortisol, zu nervlicher Anspannung, zu Fehlfunktionen des Immunsystems und in vielen Fällen zur Überlastung des gesamten Stressapparats selbst.

Wir wissen heute, dass die Infrastruktur der HPA-Achse schon früh im Leben angelegt wird. Der Prozess beginnt in der Gebärmutter und reicht bis in die frühe Kindheit. Belastungen oder Misshandlungen in dieser heiklen Phase können den Stresshormonapparat ein Leben lang beeinträchtigen. Einmal mehr zeigt sich, wie vermeintlich immaterielle »Nichtigkeiten« wie Emotionen sich auf der materiellen Ebene auswirken, und zwar ganz entscheidend.

Stress zu reduzieren, wo immer es möglich ist, sowohl auf offenkundige als auch auf unterdrückte Emotionen einzugehen und sich um unser psychisches Wohlbefinden zu kümmern, kann tiefgreifende Auswirkungen auf unsere körperliche Gesundheit haben – das ist für viele Menschen intuitiv ersichtlich. Doch trotz ihres blendenden physiologischen und technischen Fachwissens werden Ärzte im Allgemeinen im Rahmen ihrer Ausbildung weder in die alte Weisheit noch in die neue Wissenschaft der Einheit von Körper und Geist eingeweiht. Mediziner tun oft wenig – und sträuben sich mitunter sogar dagegen –, um Menschen zu ermutigen, ihrer eigenen Intuition zu vertrauen, die die Signale von Körper und Geist tendenziell miteinander in Verbindung bringt.

## Flammende Erinnerungen: Glendas Geschichte

So erging es auch Glenda, einer heute 58-jährigen Frau aus Montreal. Vor dreißig Jahren mussten ihr aufgrund von Morbus Crohn, einer schmerzhaften, entzündlichen und geschwürbildenden Darmerkrankung, Teile ihres Darms entfernt werden. Im Jahr 2010 traf Glenda eine weitere Hiobsbotschaft, als bei ihr aggressiver Brustkrebs im zweiten Stadium diagnostiziert wurde. Auf dem Weg der Heilung wurden verdrängte Erinnerungen an eine Vergewaltigung als junges Mädchen wach. »Durch den Prozess des Tagebuchschreibens und der Auseinandersetzung mit meinen Träumen«, so erzählte sie mir, »kamen unbewusste Erinnerungen an meine Kindheit zum Vorschein, zusammen mit Gefühlen von purer Panik und Entsetzen.« Aus Angst vor der Wahrheit versuchte sie, die Erinnerungen auf Abstand zu halten, aber sie ließen sich nicht abschütteln. »Jedes Mal, wenn die Erinnerungen an das Trauma auftauchten«, fuhr sie fort, »wurden sie von sehr heftigen Emotionen und körperlichen Symptomen wie Verdauungsstörungen, Übelkeit und Bauchschmerzen begleitet.«

Diese Erinnerungen sind so erschütternd, dass sie selbst einem Außenstehenden den Magen umdrehen. Die 8-jährige Glenda und eine jüngere Freundin wurden von vier Teenagern aus der Nachbarschaft vergewaltigt. Die Ersthelferin war ihre Mutter, die Glenda so schnell wie möglich nach Hause brachte. »Sie steckte mich direkt in die Badewanne und sagte mir, dass wir niemals jemandem davon erzählen oder jemals wieder darüber sprechen würden. Sie sagte, es würde immer ›unser kleines Geheimnis‹ bleiben, und brachte mich ins Bett.«

Als die Erinnerungen im Alter von dreiundfünfzig Jahren zurückkehrten, manifestierten sie sich als »dieses intensive, klare Bild« ihres jungen Ichs in der Badewanne. Ihre Mutter hockte neben ihr auf dem Boden und »versuchte, die Vergewaltigung wegzuwaschen«. Ich fragte Glenda vorsichtig, ob sie irgendwelche unabhängigen Beweise für diese wiedergewonnenen Erinnerungen habe. Sie nickte. »Meine ältere Schwester erinnert sich, dass sie an diesem Tag auch ins Bad kam. Als sie nach Hause kam und hörte, wie meine Mutter sich die Seele aus dem Leib schluchzte, kam sie und öffnete die Tür. Ich saß mit dem Rücken zu ihr und sie fragte: ›Was ist denn mit Glenda los?‹ Meine Mutter sagte: ›Nichts, sie wird schon wieder. Geh raus.‹ [Meine Schwester] sagte mir, dass ich ganz zerzaust ausgesehen – meine Mutter ließ uns nie unordentlich aus dem Haus gehen – und am ganzen Körper gezittert habe.«

Als ob diese Szene nicht schon intensiv genug wäre, erzeugte Glendas intuitives Erkennen – nach einem Leben der Verdrängung aus Selbstschutz – eine zusätzliche visuelle Erinnerungsebene. »Sobald ich die Erinnerung an das Badezimmer wiedererlangt hatte«, sagte sie, »sah ich meinen Körper. Ich war durchsichtig ... Ich sah meinen gesamten Verdauungstrakt vom Mund bis zum Rektum. In meinem gesamten Verdauungssystem waren rote, blasige Geschwüre erkennbar. Da war eine flammend rote, fließende, heiße Lava, die das Feuer weiter anheizte. Es brannte förmlich, und das war für mich ein Hinweis darauf, dass diese beiden Dinge zusammenhängen: die Vergewaltigung und mein Morbus Crohn.« Man muss weder Psychoanalytiker noch Professor für Lyrik sein, um in dem Bild des »wütenden« Feuers eine starke Analogie für die Wut und den Schmerz zu sehen, die Glenda in ihrem tiefsten Inneren vergraben musste – angesichts der völligen Unfähigkeit ihrer Mutter, emotional für sie da zu sein.

Glendas Visualisierung ist nicht nur metaphorisch treffend, sondern auch wissenschaftlich. Um nur eine von vielen relevanten Untersuchungen zu zitieren: »Es liegen eindeutige Beweise dafür vor, dass sich traumatische Ereignisse in der Kindheit erheblich auf das entzündliche Immunsystem auswirken ... ein möglicher Pfad auf molekularer Ebene, über den frühe Traumata die Anfälligkeit für die Entwicklung psychischer und körperlicher Störungen im späteren Leben erhöhen.«[39] Keiner von Glendas zahlreichen Ärzten, nicht einmal ihr Psychiater – ihrer Darstellung nach »sehr wissenschaftlich und medizinisch« – hat sie jemals nach möglichen frühkindlichen Ursachen für ihre psychischen Probleme gefragt.

Candace Pert stellte sich den Geist als den unbewussten Informationsfluss »zwischen den Zellen, Organen und Systemen des Körpers vor, der unterhalb der Bewusstseinsebene stattfindet«. So meinte sie, dass »der Geist, wie wir ihn erleben, gegenstandlos ist, aber ein physisches Substrat hat, das sowohl im Körper als auch im Gehirn besteht«. Mit »gegenstandslos« meinte sie nicht die Konnotation des

Wortes »unbedeutend« oder »irrelevant«, sondern – ganz im Gegenteil –, dass der Geist, anders als das Gehirn, kein materieller Gegenstand ist: Wir können ihn nicht in die Hand nehmen, ihn nicht in ein Reagenzglas oder eine Petrischale stecken und ihn auch nicht unmittelbar »sehen«. Seine Einflussbereiche und Auswirkungen sind jedoch sehr wohl materieller Natur.

Heute bietet sich uns eine Chance. Sie besteht in der Entwicklung eines multivalenten Gesundheitskonzepts, das die Auswirkungen von »Nicht-Dingen« auf die uns so gut bekannten »dingähnlichen« Körper würdigt. Der »immaterielle« Geist und sein »physisches Substrat«, das Gehirn und der Körper, sind in einem ständigen Tanz, der ebenso intim wie komplex ist, ineinander verschlungen.

Bei näherer Untersuchung zeigt sich, dass diese Choreografie von Psyche und Soma weit mehr umfasst als zwei »Partner« in einer Person: Es besteht außerdem eine wichtige und unterschätzte *zwischenmenschliche* Komponente. Letztlich existieren Geist und Körper unausweichlich im Kontext von Beziehungen, sozialen Umständen, Geschichte und Kultur. Wenn wir ein klares und genaues Bild der menschlichen Verfassung gewinnen wollen, müssen wir unser Verständnis von »Körpergeist« erweitern. Wir müssen die unzähligen Rollen einbeziehen, die *andere* Seelen und *andere* Körper bei der Gestaltung unseres Wohlbefindens, ja unseres Selbstverständnisses spielen. Die Einheit geht, wie sich herausstellt, weit über das Individuum hinaus.

# Kapitel 3
## Du verdrehst mir den Kopf
## Unsere hochgradig interpersonelle Biologie

*»Denn jedes Atom, das mir gehört, gehört auch euch!«*[40]

Walt Whitman, »Gesang von mir selbst« in *Grashalme*

»All meine Beziehungen.« Diese Formulierung habe ich oftmals während meinen Besuchen bei indigenen Gemeinschaften in Kanada als Bestandteil von Begrüßungen gehört. An diesen Orten hat mein Land zu seiner Schande die höchsten Raten an körperlichen und geistigen Erkrankungen, Suchtproblemen und vorzeitigen Todesfällen zu verzeichnen – eine tragische Situation. Sie ist mit jener der ähnlich kolonialistisch unterjochten Ureinwohner in den Vereinigten Staaten und in Australien vergleichbar. Nach meinem Verständnis bezieht sich diese Formulierung auf die multidimensionale Verbundenheit des Einzelnen mit der gesamten Welt, einschließlich der Menschen – von nahen Verwandten bis hin zu Fremden, von den Lebenden bis hin zu den Ahnen aus vergangenen Zeiten. Aber sie meint auch die Felsen, die Pflanzen, die Erde, den Himmel und alle Lebewesen. Traditionelle Kulturen haben schon lange verstanden, dass wir in Beziehung zu allem existieren, von allem beeinflusst werden und alles beeinflussen.

In der Hindu-Schrift Bhagavad Gita verkündet der göttliche Avatar Krishna: »Diejenigen leben in Weisheit, die sich selbst in allem und alles in sich selbst erkennen.« Der Kleriker und Dichter John Donne schrieb im frühen siebzehnten Jahrhundert: »Kein Mensch ist eine

Insel, ganz für sich allein.« Vielleicht war es kein Zufall, dass er diese Zeile in einer Zeit der Krankheit und Rekonvaleszenz schrieb. Walt Whitman, der Mitte des neunzehnten Jahrhunderts in den USA lebte und wirkte, könnte den zitierten Vers aus der zeitgenössischen Quantenphysik entlehnt haben.

Dann ist da noch der Mann, der vor 2500 Jahren als Siddhartha Gautama geboren wurde. »Betrachte die Natur des voneinander abhängigen gemeinsamen Entstehens in jedem Augenblick«, so der Weisheitslehrer. »Wenn du ein Blatt oder einen Regentropfen betrachtest, meditiere über die nahen und fernen Bedingungen, die zur Existenz dieses Blattes oder dieses Regentropfens beigetragen haben. Wisse, dass die Welt aus miteinander verbundenen Fäden gewoben ist. Das eine ist, weil das andere ist. Das eine ist nicht, weil das andere nicht ist. Dies wird geboren, weil jenes geboren wird. Dieses stirbt, weil jenes stirbt.« Das Blatt ist, wie der als »historischer Buddha« bezeichnete Lehrer andeutete, eine eigenständige Einheit – ein Ding – *und* ein Prozess, der sich aus Sonne, Himmel und Erde ergibt: aus Licht, Photosynthese, Regen, organischer Materie, Mineralien und möglicherweise sogar den Einflüssen von Menschen und Tieren. »Das Eine enthält das Viele und das Viele enthält das Eine. Ohne das Eine kann es das Viele nicht geben. Ohne die Vielen kann es das Eine nicht geben.« Dies sind nicht nur esoterische Weisheitslehren. Sie beschreiben exakt das physische und organische Universum, einschließlich Gesundheit und Pathologie. In der Tat nannte Friedrich Nietzsche den Buddha einmal »den tiefgründigsten Physiologen«.

Der wegweisende US-amerikanische Internist und Psychiater George Engel stellte vor fast einem halben Jahrhundert die These auf, dass der »entscheidende Schwachpunkt« der modernen Medizin darin bestehe, »dass sie den Patienten als Person und seine Wesenszüge nicht berücksichtigt. Dabei ist bei der täglichen Arbeit des Arztes immer ein Mensch das wichtigste Ziel der Untersuchung«. Wir müssten den Menschen ganzheitlich in seiner »psychischen und sozialen Natur«[41] erfassen, forderte er und plädierte für einen *biopsychosozialen* Ansatz, der die Einheit von Emotionen und Physiologie anerkennt. Er solle beide als dynamische Prozesse begreifen, die sich vom Persönlichen zum Kulturellen in einem Beziehungsgeflecht entfalten.[42]

Dr. Bessel van der Kolk hat festgestellt, dass »unsere Kultur uns lehrt, uns auf unsere persönliche Einzigartigkeit zu konzentrieren. Auf einer tieferen Ebene existieren wir aber kaum als individuelle Organismen.«[43] Dies wird für das durchschnittliche Ego sicherlich neu sein. Das Wort »Ego«, wie ich es hier verwende, bezieht sich nicht auf den Charakterzug der Arroganz oder Einbildung bei bestimmten »egoistischen« Menschen. Mir geht es um das innerlich wahrgenommene, eigenständige Selbst, mit dem sich jeder von uns identifiziert: das »Ich« und »Mich«, das wir meinen, wenn wir diese Personalpronomen verwenden, wie wir es etliche Male am Tag tun. Selbst ein gesundes Ich ist von seiner Unabhängigkeit überzeugt. Eine durchaus vernünftige Wahrnehmung: Die Fähigkeit, das individuelle Selbstsein in all seinen Facetten (körperlich, psychologisch, biografisch usw.) zu erleben, ist Teil des Menschseins. Die Schwierigkeiten beginnen, wenn wir die andere Seite der Gleichung aus den Augen verlieren, die ebenso real ist, wenn auch weniger augenfällig.

Die Verflechtung scheinbar isolierter Organismen wurde inzwischen bei Bäumen nachgewiesen. Sie bilden lebendige Netzwerke und kommunizieren miteinander: durch elektrische Impulse, die den Nervensystemen von Tieren und Menschen ähneln, sowie durch Hormone, chemische Signale und Gerüche. In einem Artikel des Magazins *Smithsonian* heißt es: »Bäume der gleichen Art sind gemeinschaftlich und schließen oft auch Bündnisse mit Bäumen anderer Arten.« Peter Wohlleben, der deutsche Förster, der durch die Popularisierung dieser Erkenntnisse bekannt geworden ist, spricht scherzhaft vom »woodwide web«.[44]

Dass unser individueller Geist und unser Körper eng miteinander verbunden sind, ist ziemlich einfach zu begreifen. Weniger offensichtlich, aber nicht minder wahr ist die Tatsache, dass jener Geisteskörper auf unterschiedlichste Arten von äußeren Einflüssen geprägt wird, und zwar von Anfang an und während unseres gesamten Lebens. Auch wenn die moderne Medizin mit ihrer Konzentration auf den einzelnen Organismus und seine inneren Prozesse an sich nicht falsch liegt, übersieht sie doch etwas Entscheidendes: den maßgeblichen Einfluss der gedanklichen, emotionalen, sozialen und natürlichen Umgebung, in der wir leben. Unsere Biologie selbst ist interpersonell.

Das Konzept der *interpersonellen Neurobiologie* wurde vor einigen Jahren von Dr. Daniel Siegel[45], einem Psychiater, Forscher und enorm produktiven Autor, eingeführt. Wie ich selbst und viele unserer Kollegen wurde auch Dr. Siegel mit den Schranken seiner Ausbildung immer unzufriedener. »Als ich Medizin studierte«, schreibt er, »traten viele unserer geschätzten Lehrer an ihre Patienten und Studenten heran, als ob sie kein Zentrum innerer Erfahrung hätten – keinen subjektiven inneren Kern, den wir unser geistiges Leben nennen könnten. Es war, als wären wir nur Säcke voller Chemikalien und Körperorgane ohne ein Selbst und ohne einen Geist.«[46] Er spürte, dass es sowohl in der Forschung als auch in der Praxis an einer einheitlichen Definition von »Gesundheit« fehlte. Im Bereich der psychischen Gesundheit gab es erstaunlicherweise nicht einmal eine gemeinsame Vorstellung davon, was der Begriff »Geist« zu bedeuten habe, geschweige denn eine allgemeingültige Interpretation der Beziehung zwischen Geist und Gehirn. Er rekrutierte Mitarbeitende aus den Bereichen Medizin, Neurologie, Psychiatrie, Psychologie, Anthropologie, Soziologie, Geschichte, Physiologie, Biologie, Physik und verwandten Disziplinen, die sich mit der menschlichen Erfahrung befassen. Mit ihnen machte er sich daran, zu erkunden, wie ein solcher Konsens aussehen könnte. Die Erkenntnisse des Teams bestätigen, dass unser Gehirn und unser Denken nicht unabhängig von anderen Gehirnen und Gedanken funktionieren. Tatsächlich lässt sich nichts an uns, weder in geistiger noch in körperlicher Hinsicht, losgelöst von dem vielschichtigen Milieu begreifen, in dem wir existieren. In einer künstlichen Umgebung wie einem medizinischen Labor oder einem Pathologiesaal können wir die menschliche Biologie vielleicht als streng in sich geschlossenes System betrachten, nicht aber im wirklichen Leben. »Die interpersonelle Neurobiologie ist sowohl ein Ansatz, um die Welt anhand verschiedenster Disziplinen zu verstehen, als auch die Grundlage für die Realität unserer vernetzten Natur«, erklärte mir Dan in einem Interview. Mein Änderungsvorschlag besteht darin, die Vorsilbe »neuro« zu streichen und uns mit der umfassenderen »interpersonellen Biologie« zu begnügen. Sie begreift nicht nur das Gehirn und das Nervensystem als »interpersonell«, sondern unsere gesamte geistig-körperliche Ausrüstung.

Das Gehirn selbst ist das zentrale Organ eines übergeordneten Systems, das sich über den gesamten Körper erstreckt. Es beeinflusst jeden Aspekt des körperlichen Gleichgewichts: vom Kaliber der Blutgefäße bis zu den Kontraktionen unseres Darms, dem Schlagen unseres Herzens, der Herstellung von Immunzellen in unserem Knochenmark, der Hormonausschüttung unserer Geschlechtsdrüsen und der Funktion unserer Nieren. Alles ist als eins zu begreifen: Emotionen wirken auf Nerven ein und umgekehrt. Nerven beeinflussen Hormone. Hormone wiederum reagieren auf das Immunsystem. Dieses wirkt auf das Gehirn ein, das Gehirn auf den Darm, der Darm auf das Gehirn – und all diese Faktoren beeinflussen das Herz, wie auch umgekehrt. Im Gegenzug beeinflusst unser Körper unser Gehirn und unsere Psyche – und zwangsläufig auch das Gehirn, die Psyche und den Körper anderer Menschen.

Wir alle kennen die Macht der interpersonellen Biologie aus lebenslangen persönlichen Erfahrungen. Denken Sie an die Wirkung, die andere Menschen auf Sie haben können: Sie kann buchstäblich durch Mark und Bein gehen. Gedichte und Songs berichten von weichen Knien, einem Stoß ins Herz oder sogar, wie in Bruce Springsteens anschaulichem Bild aus »I'm On Fire«, von einer stumpfen, gezackten Klinge, die ins Gehirn fährt. Jerry Lee Lewis hatte mit seinem Rock'n'Roll-Klassiker »Great Balls of Fire« recht: Wir schütteln uns wirklich gegenseitig die Nerven durch und verdrehen einander den Kopf.

Es überrascht wenig, dass unsere Physiologie umso mehr mit der Physiologie eines anderen Menschen interagiert, je näher wir ihm stehen. Entsprechend ist das Phänomen der interpersonellen Biologie in engen Beziehungen gut untersucht worden. Verheiratete haben eine niedrigere Sterblichkeitsrate als ihre gleichaltrigen alleinstehenden Altersgenossen, unabhängig davon, ob letztere getrennt, geschieden oder verwitwet sind oder nie verheiratet waren.[47] Alleinstehende zeigen ein erhöhtes Risiko für Herzkrankheiten und Krebs, für Infektionskrankheiten wie Lungenentzündung und Grippe sowie für solche lebensstilbedingten Erkrankungen wie Leberzirrhose und Lungenkrankheiten. Es ist bezeichnend, dass der Grad des Schutzes, den der Ehestatus bietet, für Männer fünfmal so hoch ist wie für Frauen – ein Ergebnis, das auf die jeweiligen kulturellen Geschlechterrollen schließen lässt. Es hat weitreichende Implikationen für die Gesundheit. Ein Thema, auf das ich in Kapitel 23 zurückkommen werde. Interessanterweise geht es »unglücklich verheirateten Personen schlechter als unverheirateten«.[48]

In anderen Studien mit glücklich verheirateten Paaren war der Stresshormonspiegel bei denjenigen erhöht, die während einer Auseinandersetzung ein höheres Maß an Aggression an den Tag legten. Zugleich war ihr Immunsystem geschwächt. Die Ergebnisse waren bei frisch Vermählten die gleichen wie bei Siebzigjährigen.[49]

Aufgrund ihrer Verwundbarkeit und Abhängigkeit reagiert die Physiologie von Kindern besonders empfindlich auf die emotionale Verfassung ihrer Bezugspersonen. Der Stresshormonspiegel von Kleinkindern wird beispielsweise stark von der emotionalen Atmosphäre im Elternhaus beeinflusst, sei es durch offene Konflikte oder brodelnde Spannungen.[50] Asthma ist ein gut untersuchtes Beispiel: Die Entzündung der kindlichen Lunge wird unmittelbar von den Emotionen der Eltern beeinflusst.[51] In einem kürzlich erschienenen Bericht heißt es: »Es hat sich wiederholt gezeigt, dass nachteilige psychische Zustände der Eltern wie ›Depression‹, ›Angst‹, ›Stress‹ oder ›chronische Reizbarkeit‹ eine aggressivere Ausprägung der asthmatischen Erkrankung des Kindes erwarten lassen können.«[52]

Rassismus ist ein weiterer Risikofaktor für Asthma. In einer großen Fallgruppe Schwarzer US-amerikanischer Frauen wurden Erfahrungen mit rassistischer Diskriminierung damit in Verbindung gebracht, dass die Krankheit im Erwachsenenalter ausbricht.[53] Das wirft eine unausweichliche Frage auf, über die wir alle nachdenken sollten: Handelt es sich bei der Entzündung und Verengung der Atemwege dieser Frauen um eine individuelle Pathologie? Oder sind sie die Manifestation eines sozialen Missstandes?

Je mehr wir erfahren, desto deutlicher wird, dass unsere Gesundheit eine komplexe Folge »all unserer Beziehungen« ist, nicht nur jener zu den uns am nächsten stehenden Personen (Familie, Freunde, andere Vertraute usw.). Die führenden US-amerikanischen Stressforschenden, Teresa Seeman und Bruce McEwen, stellten 1996 fest, dass die menschliche Biologie auch auf Faktoren »sehr empfindlich zu reagieren scheint«,[54] die den eigenen gesellschaftlichen Status im Verhältnis zu anderen und sogar darauf, wie stabil oder prekär sich die soziale Ordnung darstellt, betreffen. In einer britischen Studie wiesen Arbeitslose höhere Entzündungswerte auf und hatten somit ein erhöhtes Krankheitsrisiko: Je länger die Arbeitslosigkeit andauerte, desto größer das Risiko. Die höchsten Entzündungswerte wurden in Schottland gemessen, dem Teil des Vereinigten Königreichs, in dem die Arbeitslosigkeit am weitesten und chronischsten verbreitet ist.[55] Aber auch bei Erwerbstätigen können physiologische Belastungen entstehen. In einer Studie über den öffentlichen Dienst in Großbritannien war ein niedrigerer Dienstgrad ein Prädiktor für den Tod durch eine Herzerkrankung. Er wirkte sich sogar massiver aus als die üblicherweise aufgeführten Risikofaktoren wie Rauchen, Cholesterin oder Bluthochdruck. Mit vergleichbaren Methoden fanden australische Forscher heraus, dass ein mieser Job schlechter für die psychische Gesundheit ist als Arbeitslosigkeit.[56] Wenn sich also das nächste Mal ein Kollege bei Ihnen beschwert: »Dieser Job bringt mich um«, können Sie ihm getrost sagen, dass er damit möglicherweise sogar recht hat.

Die interpersonelle Biologie erklärt auch, warum Einsamkeit tödlich sein kann, insbesondere bei älteren Menschen, die von Alltagsfreuden, sozialen Kontakten und zwischenmenschlicher Unterstützung abgeschnitten sind. Eine umfassende Analyse zahlreicher Studien mit mehr als dreihunderttausend Teilnehmenden kam zu folgendem Schluss: Die tödliche Wirkung mangelnder zwischenmenschlicher Beziehungen ist mit Risikofaktoren wie Rauchen und Alkohol vergleichbar und stellt sogar die Gefahren von Bewegungsmangel und Fettleibigkeit in den Schatten.[57]

Der kürzlich verstorbene buddhistische Mönch und bekannte spirituelle Lehrer Thich Nhat Hanh lehrte über lange Zeit das Konzept des »Zwischen-Seins«. Es gehe nicht nur darum, dass wir sind, sagte er, sondern dass wir »miteinander sind«. »Es gibt keine getrennten Entitäten«, schrieb er, »nur Manifestationen, die aufeinander angewiesen sind, um überhaupt existieren zu können.«[58] Auch hier wären wir auf dem Holzweg, wenn wir diese Beobachtungen als mystische Glaubenssätze abtun würden. Selbst ein Wissenschaftler, der nicht einen einzigen spirituellen Knochen in seinem Körper hat, aber mit der wachsenden Menge an Belegen vertraut ist, würde zustimmend nicken: »Ja, das trifft es ziemlich gut.«

# Kapitel 4
## Alles, was mich umgibt
## Beiträge aus der neuen Wissenschaft

> *»Was die Menschen krank oder gesund macht, geht zu einem großen Teil nicht aus ihnen selbst hervor, sondern hängt mit ihren Lebensumständen zusammen. Das lässt mich viel mehr über soziale Gerechtigkeit und die übergeordneten Themen nachdenken, die über Einzelschicksale hinausgehen.«*[59]
>
> Elizabeth Blackburn, PhD

Im Jahr 2009 erhielt Dr. Elizabeth Blackburn, emeritierte Professorin der Abteilung für Biochemie und Biophysik an der University of California, San Francisco, den Nobelpreis für Physiologie oder Medizin für ihre Arbeit über Telomere. Dabei handelt es sich um winzige DNA-Strukturen am Ende von Chromosomen. Sie ähneln den Plastikhütchen am Ende von Schnürsenkeln, die das Ausfransen der Schnürsenkel verhindern sollen: Diese winzigen Hüllen tragen dazu bei, die Integrität der Chromosomen zu schützen. Das ist auch gut so, denn wenn sich die Chromosomen auflösen, tun wir das auch. Es hat sich gezeigt, dass die Beobachtung der Länge und Stabilität der Telomere über die gesamte Lebensspanne hinweg viel über Gesundheit und Lebenserwartung aussagen kann.

Ein kurzer Blick auf sie würde das kaum vermuten lassen, aber was man über diese winzigen biologischen Strukturen herausfinden konnte, hat auch enorme soziale Implikationen. Eine von Dr. Blackburns Entdeckungen war, dass Telomere konkrete Spuren – oder besser gesagt: Marker – der Umstände aufweisen, unter denen wir unser Leben verbringen. Erstaunlicherweise konnte sie nachweisen: Faktoren wie Armut, Rassismus und urbane Missstände können direkte Auswirkungen auf unsere genetischen und molekularen Mechanismen haben. Wie die Psychologin Elissa Epel, eine Mitarbeiterin von Dr. Blackburn und Mitautorin des Buches *Die Entschlüsselung des Alterns: Der Telomer-Effekt* in einem Interview sagte: »Diese Auswirkungen sind alles andere als marginal.«

Die Neurowissenschaftlerin Candace Lewis, die selbst im Bereich der Epigenetik[60] forscht, sieht das ähnlich. »Die Wissenschaft bestätigt mehr und mehr ein ganzheitliches Modell dessen, was den Menschen ausmacht«, sagte sie mir. »Es geht um mehr als nur um das, was unter meiner Haut vor sich geht – nämlich um alles, was mich umgibt. Das zu ignorieren hieße, der Medizin das Potenzial zur Heilung zu verbauen.« Während Dr. Lewis Moleküle und DNA-Stränge unter die Lupe nahm, richtete auch sie ihren Blick auf den ganzen Menschen, weg von der Einzelperson, hin zu umfassenderen sozialen Themen. »Als Spezialistin für die Komplexität von Gehirn und Verhalten weiß ich, dass Gehirn und Verhalten allein nicht ausschlaggebend sind«, so die ehemalige Fulbright-Stipendiatin. »Eine der wichtigsten Botschaften, die ich aus meiner Arbeit mitnehme, ist die Erkenntnis unserer Formbarkeit als Organismen, und die Tatsache, dass wir während unserer gesamten Lebensspanne auf Umweltreize reagieren.«

In unserer Kultur herrscht die Annahme vor, dass die genetische Vererbung den größten Teil unseres Schicksals bestimmt: wer wir sind, worunter wir leiden und zu welchen Leistungen wir fähig sind. Im Jahr 2000 bezeichnete Bill Clinton bei einem Briefing im Weißen Haus die Ergebnisse des Humangenomprojekts als »die wundersamste Landkarte, die die Menschheit je hervorgebracht hat« und fügte hinzu, dass »wir heute die Sprache lernen, in der Gott das Leben geschaffen hat«. Die neue Wissenschaft, so prophezeite der damals angehende Ex-Präsident, »wird die Diagnose, Vorbeugung und Behandlung der meisten, wenn nicht aller menschlichen Krankheiten revolutionieren« und zur Ausmerzung von Krankheiten wie Alzheimer, Parkinson und Krebs führen, »indem sie ihre genetischen Wurzeln angeht«.[61]

Zwei Jahrzehnte später müssen wir feststellen, dass wenig dergleichen geschehen ist.[62] Und das aus gutem Grund: Gene sind nicht die Sprache des Lebens. Genauso wenig wie ein zusammengewürfeltes Alphabet oder ein willkürlich arrangiertes Wörterbuch einem Stück von Shakespeare oder eine musikalische Tonleiter einem Solo von John Coltrane entspricht. Damit Buchstaben oder Wörter zur Sprache werden, müssen sie geordnet, artikuliert, eingebunden, durch Pausen akzentuiert, BETONT oder abgemildert werden. Wie alle Bausteine tragen auch die Gene dazu bei, die Sprache des Lebens zu bilden. Aber erst durch die Epigenetik werden sie aktiviert, akzentuiert oder gedämpft. Zu den Mechanismen der Epigenetik gehören unter anderem das Hinzufügen bestimmter Moleküle zu den DNA-Sequenzen, um die Genfunktion zu verändern, die Anzahl der Rezeptoren für bestimmte Botenstoffe anzupassen und die Wechselwirkungen zwischen den Genen zu beeinflussen.[63]

Mit anderen Worten: Letztlich bestimmt die Erfahrung, wie sich unser genetisches Potenzial entfaltet. Damit befasst sich das Gebiet der Epigenetik, was so viel wie »auf den Genen« bedeutet. Epigenetische Prozesse wirken auf die Chromosomen ein und übermitteln und übersetzen Botschaften aus der Umwelt, die den Genen »vorschreiben«, was sie zu tun haben. All das geschieht, ohne dass die Gene selbst in irgendeiner Weise verändert werden. Wie Martha Henriques von der BBC erklärt, bietet die Epigenetik »eine Möglichkeit, sich an veränderte Bedingungen anzupassen, ohne eine dauerhafte Veränderung unseres Genoms vorzunehmen«.[64]

Nicht, dass Gene keine Rolle spielen – das tun sie sehr wohl –, aber sie können nicht einmal die elementarsten Verhaltensmuster diktieren, geschweige denn die meisten Krankheiten erklären oder mögliche Heilmethoden für sie aufzeigen. Gene sind weit davon entfernt, autonom über unser Schicksal zu entscheiden. Sie reagieren auf ihre Umwelt und könnten ohne deren Signale nicht funktionieren. Ohne die epigenetischen Mechanismen, die Gene als Reaktion auf Signale aus dem Körperinneren und -äußeren »ein-« oder »ausschalten«, wäre unsere Existenz undenkbar.[65]

Die Epigenetik verändert unser Verständnis der menschlichen Entwicklung vom Embryo bis zum Erwachsenen und sogar der Entstehung unserer Spezies. Ich unterhielt mich mit einem der führenden Forscher auf diesem Gebiet, Dr. Moshe Szyf, von der renommierten medizinischen Fakultät der McGill University. »Die Evolutionstheorie ist schwer zu reformieren, weil sie quasi zu einer Glaubenslehre geworden ist, zu einer Wissenschaftsreligion«, sagte er. »Und jede Hinterfragung dieser Theorie wird als ketzerische Anfechtung des gesamten Systems angesehen – was sie natürlich nicht ist. Die Epigenetik leugnet die Evolution nicht. Sie ist Teil des Evolutionskonzepts, aber sie erfordert einen neuen Denkansatz bezüglich der Funktionsweise der Evolution.« Die neue Biologie erweitert die gängige darwinistische Vorstellung von spontanen Mutationen und zufälliger Auslese als Motor für die Anpassung der Arten. Sie verdeutlicht den Einfluss der konkreten Lebensumstände darauf, wie sich die Gene an die Umwelt anpassen.

Anders ausgedrückt: Unser Leben ist das, was passiert, wenn Leben auf Leben einwirkt.

Dr. Szyf und sein Team in Montreal führten eine der epigenetischen Studien durch, die am häufigsten zitiert werden. Ihre Ergebnisse haben einen erheblichen Einfluss darauf, wie wir die Bereiche Entwicklung, Verhalten und Gesundheit verstehen. In ihrer Arbeit mit Laborratten untersuchten die Forschenden, wie sich die Interaktionen der Mutter mit ihrem Nachwuchs in den ersten Tagen nach der Geburt darauf auswirkten, wie die Nachkommen für den Rest ihres Lebens auf Stress reagierten – ob angemessen und zuversichtlich oder ängstlich und überreaktiv. Im Mittelpunkt stand die HPA-Achse, die stressregulierende Rückkopplungsschleife zwischen Hypothalamus, Hypophyse und Nebennieren (siehe Kapitel 2). Die Forscher untersuchten insbesondere Rezeptormoleküle im Gehirn. Deren Aufgabe ist es, Stress zu modulieren, das heißt, unter Stress für ein adäquates Verhalten zu sorgen. Lebewesen mit schlecht selbstregulierten Stressreaktionen sind ängstlicher, weniger fähig, sich normalen Umweltanforderungen zu stellen und selbst unter Normalbedingungen übermäßig gestresst.

Die Studie zeigte, dass die Qualität der frühen mütterlichen Fürsorge einen kausalen Einfluss auf die biochemische Fähigkeit der Gehirne der Jungtiere hat, sodass sie in gesunder Weise auf Stress reagieren – und zwar bis ins Erwachsenenalter. Zentrale epigenetische Marker – die Ausdrucksform bestimmter Gene – fielen in den Gehirnen von Ratten, die entweder mehr oder weniger Fürsorge von ihren Müttern erhalten hatten, unterschiedlich aus.[66] Auffällig war, dass die Nachkommen wiederum die ihnen zuteil gewordene Art der mütterlichen Fürsorge bei ihrem *eigenen* Nachwuchs reproduzierten. Szyf und sein Team zeigten auch, dass die Qualität der mütterlichen Fürsorge die Rezeptoraktivität für das Schlüsselhormon Östrogen bei den weiblichen Nachkommen beeinflusst, was wiederum Auswirkungen auf das Erziehungsverhalten hat – und zwar über Generationen hinweg.[67] Durch eine ausgeklügelte Manipulation der untersuchten Rattenpopulation – die in der Humanforschung undenkbar wäre – wurde festgestellt, dass sowohl die physiologischen als auch die verhaltensspezifischen Auswirkungen der frühen Erziehungsmuster *nicht genetisch* bedingt sind. Das heißt, sie werden nicht über den sogenannten genetischen Code weitergegeben, der unverändert bleibt. Vielmehr waren sie *epigenetischer* Natur, mit anderen Worten: Sie wurden dadurch bestimmt, wie die verschiedenen mütterlichen Erziehungsweisen die Genaktivität im Gehirn des Nachwuchses beeinflussten. (Das spezifische mütterliche Verhalten, das die Forscher beobachteten, bestand darin, wie »liebevoll« die Mütter ihre Säuglinge »pflegten« beziehungsweise ableckten.)

»Okay, aber das sind Nagetiere in einem Labor«, werden Sie vielleicht sagen. »Was sagen diese Ergebnisse über die Menschen in der realen Welt aus?« Eine berechtigte Frage. Die Natur gab darauf eine beredte Antwort in Form eines verheerenden Schneesturms im Januar 1998 – und zwar in derselben Provinz, in der Dr. Szyf und sein Team ihre Arbeit durchführten.[68] Der Sturm, der als eine der schlimmsten Naturkatastrophen Kanadas in die Geschichte eingegangen ist, sorgte bei vielen Bewohnern Quebecs für den Ausfall von Heizung und Strom. Je mehr »objektiven Stress« schwangere Frauen in diesen schwierigen Tagen durchleben mussten – also konkrete, messbare Faktoren wie Dunkelheit, Kälte und Wohnungsschäden[69] –, desto stärker war die Physiologie ihrer Kinder von diesen Widrigkeiten geprägt, selbst bis kurz vor der Pubertät. (Die Probanden hatten einen ähnlichen sozioökonomischen, kulturellen und ethnischen Hintergrund und lebten in derselben Vorstadtgegend.) »Im Laufe der Jahre [der Beobachtung der Kinder]«, so Suzanne King, Professorin für Psychiatrie an der McGill University, »fanden wir heraus, dass die jeweilige Intensität dieser objektiven mütterlichen Stressepisode erklärte, wie sich die Kinder in einer ganzen Reihe von Aspekten voneinander unterschieden: Sprachkompetenz, BMI [Body-Mass-Index] und Fettleibigkeit, Insulinproduktion, Immunkompetenz.«[70] Sogar der IQ war betroffen. »Wir konnten auch vermehrt Fälle von Asthmaerkrankungen feststellen«, fügte Dr. Szyf hinzu, »sowie vermehrt entzündungsfördernde Gene und Immungene, die mit Autoimmunität zusammenhängen.«

Ich sollte noch betonen, dass nicht nur Mütter chronische Störungen des körpereigenen Stressapparats an ihre Nachkommen weitergeben. In einem Experiment wurden gesunde männliche Mäuse durch eine Reihe von Stressfaktoren belastet: häufige Käfigwechsel, permanente künstliche Beleuchtung oder weißes Rauschen, Fuchsgeruch, beengte Haltung in einer schmalen Röhre und so weiter. Anschließend wurden sie mit nicht gestressten Weibchen zusammengebracht, die ihre Jungen perfekt bemutterten. Die Jungtiere zeigten ein gestörtes Stressreaktionsverhalten und abgestumpfte Stresshormonmuster. Mit anderen Worten: Trotz der besten Bemühungen der Mütter gaben die Väter die schädlichen Effekte durch ihre Spermien weiter.[71] Auch beim Menschen kann väterlicher Stress in den ersten Lebensjahren eines Kindes langfristige Auswirkungen haben, mindestens bis ins Jugendalter. Eine Forschungsgruppe kam zu dem Schluss, dass Stress bei Müttern und Vätern »verlässliche Rückschlüsse« auf die epigenetischen Profile der Kinder zulässt.[72]

Auch sozioökonomische Umstände können das Epigenom – das Netz epigenetischer Einflüsse auf das Erbgut – verändern. Der unermüdliche Dr. Szyf untersuchte zusammen mit Wissenschaftlerinnen und Wissenschaftlern aus Kanada und dem Vereinigten Königreich die epigenetische Funktionsweise eines breiten Spektrums von Genen in Blutproben britischer Männer mittleren Alters. Die Studienteilnehmer hatten ihr Leben an entgegengesetzten Enden des Wohlstandsspektrums begonnen, einige arm, andere reich. Die Genexpression derjenigen, die wohlhabend geboren wurden, unterschied sich deutlich von jener ihrer Altersgenossen, die in schwierigen Verhältnissen aufgewachsen waren.[73]

In einer anderen Studie wurden bei Afroamerikanern aus den USA höhere Entzündungsraten beobachtet als bei *Weißen* – ein epigenetischer Effekt, der auch beim Vergleich von Menschen mit demselben sozioökonomischen Status bestehen blieb.[74] »Wir fanden heraus, dass Erfahrungen mit Rassismus und Diskriminierung in Bezug auf die Aktivität von entzündungsfördernden Genen für mehr als 50 Prozent des Unterschieds zwischen Schwarzen und *Weißen* verantwortlich sind«, schrieb die Hauptautorin Dr. April Thames in einem Artikel mit dem Titel (der übersetzt lauten würde): »Rassismus verkürzt das Leben und schadet der Gesundheit von Schwarzen durch die Förderung von Genen, die für Entzündungen und Krankheiten verantwortlich sind«.[75]

Ähnlich wie bei der Genexpression zeigen sich auch bei den Telomeren die Unwägbarkeiten des Schicksals und der Geschichte, der Klasse und *Race* sowie von Stress und Trauma. Wie das? Bei der Geburt bestehen Telomere aus vielen »Einheiten«: den DNA-Basenpaaren, aus denen sie zusammengesetzt sind. Im Alter nimmt die Anzahl dieser Einheiten erheblich ab. »Als Baby haben wir anfangs etwa zehntausend. Wenn wir sterben, sind es nur noch um die viertausend«, erklärte mir Elissa Epel. Jedes Mal, wenn sich eine Zelle in unserem Körper teilt, verkürzen sich die Telomere. Werden sie zu kurz, stirbt ihre Wirtszelle oder kann sich zersetzen und dysfunktional werden. Durch die Verkürzung der Telomere wird die Immunfunktion beeinträchtigt, Entzündungen nehmen zu, und wir werden anfälliger für Krankheiten.

Telomere werden als »genetische Uhren« bezeichnet, da sie ein Maß für das biologische statt für das chronologische Alter sind. Zwei Menschen, sogar eineiige Zwillinge, können in Jahren, Monaten, Wochen und Tagen gleich alt sein, aber einer von ihnen kann biologisch älter sein als der andere. Es kommt darauf an, wie viel Stress, Widrigkeiten oder Traumata er oder sie erlebt hat. Das liegt daran, dass Stress die Telomere verkürzt. (Ärzte sollten dies besonders berücksichtigen: Die Telomere von Assistenzärztinnen und -ärzten unterliegen einem stärkeren Verschleiß als die anderer junger Erwachsener in ihrer Altersgruppe.)[76] Eine von Dr. Epels Studien ergab, dass pflegende Mütter chronisch kranker Kinder kürzere Telomere hatten als ihre Altersgenossinnen. Dieser biologische Altersunterschied stand im Verhältnis sowohl zur Anzahl der Jahre der Pflege als auch zum Ausmaß des von den Müttern empfundenen Stresses.[77] Ähnliche Ergebnisse wurden bei Pflegenden von Demenzkranken festgestellt: verkürzte Telomere und beeinträchtigte Immunität. Das untermauert die Vorstellung, dass »chronisch psychischer Stress sich negativ auf die Funktion der Immunzellen auswirkt und deren Alterung beschleunigen kann«.[78] Mit anderen Worten: Stress lässt unsere Chromosomen altern – und damit auch uns.

So wie Armut und Rassismus die epigenetische Aktivität beeinflussen, so verkürzen diese Faktoren auch die Telomere und damit die Lebensdauer. Dieser ernüchternde Zusammenhang wurde in einer Studie über Schwarze US-amerikanische Männer aus dem Jahr 2014 anschaulich dargelegt. »Unsere Ergebnisse zeigen im wahrsten Sinne des Wortes, dass Rassismus alt macht«, kommentierte der Hauptautor.[79] Auf Frauen trifft das Gleiche zu. Im Rahmen der Study of Women's Health Across the Nation (SWAN), die in den USA durchgeführt wurde, wurden die Telomere Schwarzer und *weißer* Frauen mittleren Alters verglichen. Die Ergebnisse waren schockierend: Schwarze Frauen waren biologisch im Durchschnitt über sieben Jahre mehr gealtert als ihre *weißen* Geschlechtsgenossinnen, was mit höheren Raten von Armut, Stress, Bluthochdruck, Fettleibigkeit und damit zusammenhängenden Gesundheitsstörungen einherging.[80]

Wie Dr. Epel mir erklärte, sind die Auswirkungen unseres sozioökonomischen Umfelds in unseren Zellen sichtbar, wenn man weiß, wonach man Ausschau halten muss. »Die Verelendung im Wohnviertel, die Kriminalität, das Durchschnittseinkommen im jeweiligen Bezirk«, sagte sie, »all das hängt mit der Alterung der Zellen zusammen. Das ist für mich einer der aussagekräftigsten Belege dafür, dass unsere Gesundheit von Faktoren, die mit unserem Körper nichts zu tun haben, bestimmt wird.« Dr. Szyf war ähnlicher Meinung: »Ein Jahrhundert lang waren wir von chemischen Vorgängen besessen und dachten, alles Chemische sei wahr und alles, was nicht chemisch ist, sei unwahr. Die Epigenetik hat uns gelehrt, dass sich soziale Veränderungen nicht wirklich von chemischen Veränderungen unterscheiden.« Das eine manifestiert sich im anderen.

Glücklicherweise ist die Wirkung von Umwelteinflüssen in beide Richtungen möglich: Es hat sich herausgestellt, dass Erfahrungen, die Stressresistenz aufbauen können – selbst in Zeiten von Krankheit und Not –, unsere Telomere *verlängern* können. Das haben die Arbeiten von Dr. Epel und Kollegen mit Meditationspraktikern ergeben, ebenso wie die Arbeit von Dr. Gene Brody mit benachteiligten Schwarzen US-amerikanischen Teenagern und andere Forschungsbeiträge über Männer mit Prostatakrebs.[81] Dieser Aspekt wird im weiteren Verlauf dieser Arbeit immer wieder zur Sprache kommen: Vermeintlich schlechte

Nachrichten können positiven Erkenntnissen weichen, wenn wir es klug angehen. Indem wir etwas über die Folgen von Widrigkeiten lernen, können wir Wege zur Heilung erschließen.

# Kapitel 5
# **Meuterei im Körper**
## Das Mysterium eines rebellischen Immunsystems

> *»Ich musste oft so tun, als ginge es mir gut, obwohl ich mich schrecklich fühlte.«*[82]
>
> Venus Williams

»Ich habe mich gewissermaßen selbst verletzt«, erzählte mir Mee Ok[83] vor Kurzem, »denn es ging mir eigentlich sehr gut. Und dann bin ich, als ich eine Treppe hinaufrannte, gestolpert und habe mir den Zeh gestoßen.« Während sie erzählt, versprüht sie einen warmen verschmitzten Humor und einen gewissen Stolz. Die meisten von uns würden das als eine merkwürdige Reaktion auf ein derart schmerzhaftes Missgeschick sehen. Aber der Mee Ok von vor sieben Jahren wäre eine derartige Verletzung, die sie sich zuzog, als sie der Schwerkraft trotzte, wie ein unmöglicher Traum vorgekommen. Im Alter von siebenundzwanzig Jahren wurde Sklerodermie bei ihr diagnostiziert. Sie konnte sich trotz all dem, was die Schulmedizin zu bieten hatte, überhaupt nicht mehr bewegen. Sie lebt in der Gegend von Boston und wurde in einem der renommiertesten Zentren der westlichen Medizin untersucht und auch behandelt.

Sklerodermie – aus dem Griechischen: »harte Haut« – ist eine Autoimmunkrankheit, die sich in schwächenden Gelenkentzündungen und einer schmerzhaften Verhärtung des Bindegewebes äußert. Die umfassendere Bezeichnung für diese Krankheit lautet systemische

Sklerose, da sich das Gewebe auch in vielen Organen, einschließlich der Speiseröhre, der Blutgefäße und der Lungen, verhärten kann. Bei Mee Ok äußerte sich die Krankheit in qualvollem Anschwellen der Hände, Schultern und Knie. »Es tat überall weh«, erinnert sie sich. »Der Schmerz durchströmte meinen gesamten Körper.« Bald darauf musste sie ihren Job als Assistentin einer bedeutenden Lehrkraft an der Harvard University aufgeben. Früher war sie in der Lage gewesen, 120 Wörter in der Minute zu tippen, jetzt waren ihre Hände krallenartig und steif, fast schon gelähmt. Schon die Berührung der Tastatur war zur Qual geworden. Als ich im Jahr 2014 zum ersten Mal mit ihr sprach, war ihr Gesicht eine grimmig erscheinende, starre Maske und ihre straff gespannten Lippen bedeckten kaum ihre Zähne. Sie erkannte sich selbst nicht mehr und ähnelte ganz und gar nicht der Person mit dem schnellen entgegenkommenden Lächeln, der man heute gegenübersitzt.

Wenige Jahre nach dem Ausbruch ihrer Krankheit wollte Mee Ok, die erst Anfang dreißig war, ihrem Leben nur noch ein Ende setzen. Eine Diagnose, die einem Todesurteil gleichkam: an den Rollstuhl gefesselt, unfähig, ohne Hilfe das Bett zu verlassen, und vorausahnend, dass ihre Qualen im Laufe der Zeit nur schlimmer werden würden. Sie erkundigte sich nach den Möglichkeiten eines ärztlich assistierten Suizids. »Hätte ich in einem Land gelebt, in dem Sterbehilfe legal gewesen wäre, hätte ich sämtliche Kriterien erfüllt. Die Schmerzen waren unglaublich stark«, erzählt sie mir. »Es gab keine Prognose, die mir einen Grund gab weiterzuleben. Ich habe die Gewalt über meinen Körper so schnell verloren, dass ich wusste: Ich säße in der Falle und könnte nicht mehr auf den Knopf drücken, wenn ich noch länger warten würde.«

Heute kann Mee Ok entgegen aller herkömmlichen medizinischen Logik – und ganz ohne Medikamente – selbstständig spazieren gehen, reisen und wandern. Sie schreibt derzeit ihre Memoiren, wenn auch mit einer Geschwindigkeit von 50 Wörtern in der Minute. Im

Vergleich zu dem Zustand, in dem sie sich noch vor Kurzem befand, ist das ein echter Sieg. Sklerodermie gehört zu den achtzig oder mehr Krankheiten, die miteinander verwandt sind und als autoimmun bezeichnet werden. Jede einzelne von ihnen löst quasi einen Bürgerkrieg im Körper aus. Die Autoimmunität ist in der Tat ein Angriff des Immunsystems auf den eigenen Körper, den es verteidigen sollte. Die jeweilige Form der Krankheit hängt davon ab, welche Gewebe oder Organe zur Zielscheibe dieses katastrophalen inneren Aufstands werden. Wird das Nervensystem angegriffen, kann eine Multiple Sklerose entstehen, ist es der Darm, kann es zu einer Zöliakie oder chronisch-entzündlichen Darmerkrankungen (IBD) wie Morbus Crohn oder Colitis ulcerosa kommen. Sind die Gelenke und das Bindegewebe betroffen, sind systemischer Lupus erythematodes (SLE), rheumatoide Arthritis (RA) oder Sklerodermie die Folge. Wird die Haut angegriffen, kann es zu einer Schuppenflechte oder autoimmunen Ekzemen kommen, bei der Bauchspeicheldrüse zu Typ-1-Diabetes, bei den Lungen zu einer Lungenfibrose, ist es das Gehirn, kann Alzheimer entstehen. Bei vielen dieser Erkrankungen sind mehrere Regionen des Körpers gleichzeitig betroffen. Das Chronische Fatigue-Syndrom – auch bekannt als myalgische Enzephalomyelitis (ME) –, von dem Millionen Menschen weltweit betroffen sind, gehört zu den bekanntesten Neuerscheinungen auf dieser Liste.

Typisch für praktisch alle Autoimmunerkrankungen ist eine Entzündung der betroffenen Gewebe, Organe oder Körperteile. Daher beginnen medizinische Maßnahmen zunächst oft mit entzündungshemmenden Medikamenten. Wenn nicht-steroidale Entzündungshemmer wie Ibuprofen oder schwerere Geschütze wie Steroide sich als unzureichend erweisen, können Ärzte Medikamente zur Unterdrückung der Immunaktivität des Körpers verschreiben.

Da zuerst Mee Oks Gelenke von der Krankheit betroffen waren, hielten die Ärzte diese für eine rheumatoide Arthritis. Sie verschrieben ihr Steroide: künstlich im Labor hergestellte Substanzen.

Sie ähneln dem natürlichen Stresshormon Cortisol, einem von der Nebenniere als Reaktion auf eine Bedrohung ausgeschiedenem Sekret. Letztlich war es das Versagen sowohl der Steroide als auch der Immunsuppressiva, das Mee Ok in die Verzweiflung und zu Selbstmordgedanken trieb. Ihre Ärzte konnten ihr nichts mehr verschreiben. (Ich sollte hinzufügen, dass Mee Oks Krankheit so extreme Ausmaße angenommen hatte, dass ihre Genesung aus medizinischer Sicht völlig unerwartet, ja sogar unerklärlich ist. Ihr Hausarzt in Boston bestätigte mir die Details.)

Obwohl sie oft störend und sehr belastend sind, können Symptome einer Autoimmunerkrankung anfangs vage und schwer festzumachen sein – weniger für den Patienten, der unter ihnen leidet und nach Bestätigung und Unterstützung sucht, als für den Arzt auf der Suche nach einem genauen Befund. Daher ist es nicht ungewöhnlich, dass solche Krankheiten, die sich nicht selten überschneiden, vom diagnostischen Radar nicht erfasst werden. Diese Erfahrung machte der Tennisstar Venus Williams. Ihre Krankheit äußerte sich in geschwollenen Händen, ständiger Müdigkeit und unförmigen Gelenken: Symptome, die für jeden ein Alarmsignal wären, erst recht aber für eine Spitzensportlerin. »Ich ging zu mehreren Ärzten, bekam aber nie eine Antwort. Es blieb mir also nichts anderes übrig, als einfach weiterzumachen«, sagte sie zu einer Zeitungsreporterin. »Du gewöhnst dich fast daran, all diese Symptome zu haben«, sagte sie. »Du sagst dir, dass du sie überwinden musst und machst einfach weiter. Mit der Zeit fragst du dich, was los ist und ob du vielleicht verrückt wirst.«[84] Schließlich wurde bei ihr das Sjögren-Syndrom diagnostiziert, eine Erkrankung der feuchtigkeitsproduzierenden Drüsen, die bei den Betroffenen zu Mund- und Augentrockenheit führt. Dieses Syndrom kann jedoch auch zu Fehlfunktionen in vielen Organen wie Lunge, Nieren, Bauchspeicheldrüse und Blutgefäßen führen. Wie viele andere war Williams erleichtert, als sie endlich erfuhr, dass es eine Ursache und sogar einen Namen für ihre körperlichen Beschwerden gab.

In Mee Oks Fall war es die Patientin selbst, die ihre Diagnose stellte: Eine im Zeitalter des Internets nicht ungewöhnliche Umkehrung der Rollen, vor allem dann, wenn die Ärzte bereits frustriert aufgegeben haben. »Mein Körper wurde einfach immer steifer«, erinnert sie sich. »Es war, als würde ich mich allmählich selbst mumifizieren. Es breitete sich immer weiter in meinem Körper aus und die Schmerzen waren einfach unglaublich ... Sie haben mir Steroide gegeben und gesagt, dass ich sie weiter einnehmen müsse, dass die Arthritis nicht geheilt werden könne – sie sei unheilbar. Ich bestand darauf, auf Sklerodermie getestet zu werden. Und dann habe ich endlich meine Diagnose bekommen: sechs Monate nach Ausbruch der ersten Symptome.«

Autoimmunerkrankungen gehören zu den großen ungelösten Rätseln der Medizin. Die meisten werden als »idiopathisch« angesehen, was einfach »von unbekannter Herkunft« heißt. Wenn wir die *Ursache* einer Erkrankung nicht feststellen können, sind unsere Bemühungen, sie zu heilen oder umzukehren, vergeblich. In vielen Fällen sind die Unterdrückung von Symptomen oder die chirurgische Reparatur oder Entfernung von geschädigtem Gewebe das Beste, was die moderne Medizin zu bieten hat. Solche Maßnahmen bedeuten für viele eine willkommene Erleichterung, aber sie können den Verlauf der Krankheit nicht umkehren. Sie lassen viele Menschen – wie auch Mee Ok – in einem Zustand zurück, der sich immer weiter verschlechtert und sie immer weiter schwächt.

So problematisch dieser Mangel an Klarheit für Ärzte sowie für Patienten auch sein mag, diese Erkrankungen bereiten auch aus wissenschaftlicher Sicht einiges Kopfzerbrechen.

Zunächst ist rätselhaft, warum sie immer häufiger auftreten. Die Arbeit der Forscher wird erschwert, weil in vielen westlichen Ländern die Raten von Zöliakie bis IBD, von Lupus bis Typ-1-Diabetes und sogar Allergien immer weiter ansteigen.[85] »In den letzten 50 Jahren hat die Verbreitung von Autoimmunerkrankungen ... in der entwickelten Welt stark zugenommen«, war in einem Artikel der *New York Times* aus dem Jahr 2016 zu lesen. »Einer von dreizehn US-Amerikanern leidet schätzungsweise an einer dieser häufig kräftezehrenden, in der Regel ein Leben lang andauernden Erkrankungen.«[86] Im Vereinigten Königreich hat sich die Diagnose von Morbus Crohn zwischen den Jahren 1994 und 2014 mehr als verdreifacht,[87] während in Kanada die Rate von IBD bei Kindern zwischen 1999 und 2010 jährlich um mehr als sieben Prozent gestiegen ist. Das bedeutet, dass mein Land zu den Ländern mit der höchsten Rate dieser Krankheit weltweit gehört.[88]

Solche Entwicklungen schließen medizinische Erklärungen, die sich auf genetische Ursachen stützen, sofort aus. Welchen Einfluss die Erbanlagen auch immer haben mögen, sie können logischerweise nicht für den Anstieg der Verbreitung von Autoimmunkrankheiten verantwortlich sein. »Gene verändern sich nicht in einem derart kurzen Zeitraum«, äußerte Virginia Ladd, die Geschäftsführerin der American Autoimmune Related Diseases Association, 2012 in *Medical News Today*. »Der rasante Anstieg von Autoimmunerkrankungen ... ist ein eindeutiges Zeichen dafür, dass Umweltfaktoren im Spiel sind.«[89] Anders ausgedrückt: Etwas in unserer Umwelt – oder eine Kombination aus mehreren Faktoren – löst eine Entzündung in unserem Körper aus.

Ist im Zusammenhang mit Krankheiten von »Umweltfaktoren« die Rede, denken die meisten von uns in der Regel an die weithin bekannten, wesentlichen Faktoren wie Luftverschmutzung, Bleifarbe und Mobilfunkstrahlung. Eine interessante, aber unbewiesene Theorie besagt, dass der gestiegene Konsum von Junkfood für die weltweit zunehmende Verbreitung von Autoimmunität verantwortlich sei.[90] Anhand von Studien konnte dieser Zusammenhang bislang noch nicht festgestellt werden.[91] In jedem Fall erfordert ein ganzheitliches Verständnis von Gesundheit und Krankheit eine weitaus umfassendere Sicht des Begriffs »Umwelt«: eine biopsychosoziale Sicht.

Das zweite Rätsel ist die ausgeprägte geschlechtsspezifische Verteilung von Autoimmunerkrankungen. Etwa 70 bis 80 Prozent der Betroffenen sind Frauen. Bei ihnen sind Erkrankungen dieser Art eine der Hauptursachen für Behinderungen und Tod. So erkranken Frauen zum Beispiel dreimal häufiger an rheumatoider Arthritis als Männer und auch an Lupus mit einem überproportionalen Faktor von neun. Mee Oks Erkrankung, die systemische Sklerose, tritt bei Frauen dreimal häufiger auf.[92] Noch rätselhafter ist, warum das Geschlechterungleichgewicht zum Beispiel bei Multipler Sklerose, einer chronischen, stark beeinträchtigenden und potenziell lebenslangen Erkrankung des Nervensystems, *zunimmt*.

In den 1930er-Jahren war das Geschlechterverhältnis in Kanada bei MS ungefähr ausgewogen, während heute auf mehr als drei Frauen mit der Diagnose ein Mann kommt.[93] »In Dänemark ist ein erhöhtes Auftreten von Multipler Sklerose bei Frauen zu verzeichnen. Das Risiko dänischer Frauen, an MS zu erkranken, hat sich in 25 Jahren mehr als verdoppelt, während es für Männer nahezu unverändert blieb«, hieß es vor Kurzem in einem Artikel im *Danish Medical Journal*. Dann, in Übereinstimmung mit Dr. Ladds Beobachtungen: »Die Erklärung für diese epidemiologischen Veränderungen *sollte in der Umwelt gesucht werden*, da die Erbanlagen nur einen kleinen Teil des MS-Risikos erklären. Die Veränderungen finden zu schnell statt, um Genveränderungen als Erklärung heranzuziehen.«[94]

Keiner der Spezialisten, die Mee Ok behandelten, erkundigte sich nach ihrem körperlichen und emotionalen Befinden vor der Erkrankung, die ihr das Leben zur Qual machte. Und dies obwohl zahlreiche Forschungsarbeiten einen Zusammenhang zwischen Stress, Trauma und Entzündungen herstellen, und viele Studien solche Zusammenhänge bei rheumatoider Arthritis, Multipler Sklerose und anderen Autoimmunerkrankungen erforscht haben. Solche möglichen Fragen werden nicht nur nicht gestellt, sie scheinen auch in den Kreisen der Schulmedizin streng verboten zu sein. »Ich habe das Gefühl, ein wenig merkwürdig zu sein, wenn ich über diese Themen spreche«, sagte mir eine Spezialistin für rheumatische Erkrankungen an einem der bekanntesten US-Lehrkrankenhäuser. »Seit meinem Examen habe ich meine Art zu praktizieren deutlich verändert, da ich bei meinen Patienten zunehmend die Verbindung zwischen Stress und Krankheitsausbruch beobachtet habe. Ich habe festgestellt, welche wichtige Rolle psychische und physische Traumata in ihrer Krankheit spielen.« Diese Ärztin möchte aus Angst, bei ihren Kollegen für Befremden zu sorgen (!), anonym bleiben. Sie hat aus erster Hand – wie sie es nannte – bei ihren Patienten »bemerkenswerte Ergebnisse« beobachtet, und zwar nicht nur in Bezug auf die Genesung, sondern auch auf den vollständigen Verzicht jeglicher Medikamente. Und doch fühlt sie sich in den Reihen ihrer eigenen Kolleginnen und Kollegen wie eine Abtrünnige. »Ich bin umgeben von all meinen, nun ja, geschätzten Kollegen an der Universität, die in der Forschung tätig sind, und niemand achtet auf diese Dinge.« Als ich das hörte, musste ich an den Arzt in Harvard denken, der mir sagte, dass Ärzte sich mit dieser Art von Themen »auf eigene Gefahr« beschäftigten – obwohl er meinte, dass sich das ändere.

Wenn sich selbst Ärzte, die sich außerhalb der Grenzen der Schulmedizin bewegen, eingeschüchtert und missverstanden fühlen können, was erleben dann erst die Patientinnen und Patienten? Ein weiteres bedauernswertes Merkmal westlicher Schulmedizin – nicht überall, aber allzu häufig zu beobachten – ist eine Machthierarchie. Sie macht die Ärztinnen und Ärzte zu verherrlichten Experten und Patienten zu passiven Pflegeempfangenden. Obwohl Ärzte engagiert und guten Willens sind, beeinträchtigt dieses Ungleichgewicht die Handlungsfähigkeit der Patienten, wenn es um ihre eigene Gesundheit und Heilung geht. Wesentliche Fragen zu ihrem Leben werden nicht gestellt. Im Gegenzug fehlt den Patienten das Selbstvertrauen, darauf zu bestehen, dass ihre Intuition und ihr Wissen über sich selbst zum Heilungsprozess beitragen, ihn gewissermaßen lenken.

Hätten Mee Oks Ärzte in diese Richtung weitergeforscht, als sie ihnen ihre beunruhigenden Symptome mitteilte, hätten sie erfahren, dass sie am Ende ihres ersten Lebensjahres bereits zweimal von wichtigen Menschen verlassen worden war. Sie wurde in Korea als Kind einer alleinstehenden Mutter geboren, die sie in ein Waisenhaus gab, als sie sechs Monate alt war. Als sie ein Jahr alt war, wurde sie von einem evangelischen Paar adoptiert, das sie mit in die USA nahm und nach strengsten fundamentalistischen Grundsätzen erzog. Bevor Mee Ok zehn Jahre alt war, erlitt ihre Mutter einen Nervenzusammenbruch. Irgendwann in ihren Teenagerjahren gestand ihr Vater ihr in einem Anfall gottesfürchtiger Gewissensbisse, dass er sie als Kind über einen langen Zeitraum sexuell missbraucht hatte. Sie hatte diese Erinnerungen vollständig verdrängt und alle Empfindungen, die damit verbunden waren – Schmerz, Schrecken, Wut –, tief unter der Oberfläche ihres Bewusstseins verborgen gehalten. Wie wir später, wenn es um Heilung geht, sehen werden, verdankte Mee Ok ihre unwahrscheinliche Heilung – wahrhaftig eine Auferstehung vom Totenbett – in erster Linie der Auseinandersetzung mit diesen lange vergrabenen Verletzungen.

Auf dem emotionalen Friedhof all dessen, was sie sich nicht leisten konnte zu fühlen, errichtete Mee Ok ein beeindruckendes Bauwerk: eine positive, zuversichtliche Person. Sie hielt sich davon ab, ihre Verzweiflung zu spüren, und trieb sich dazu, ihre eigenen Bedürfnisse zu ignorieren. Das brachte ihr sogar einen Erfolg ein, der all das übertraf, was ihr ihrer Meinung nach zustand. Ihren Job als Assistentin des weltberühmten Professors empfand die erwachsene Mee Ok als aufreibend: Ständig lud sie die Spannungen und den Druck aller Personen in ihrem Umfeld auf ihre eigenen Schultern. »In meiner Zeit dort war ich wirklich nicht ich selbst«, sagte sie. »Ich musste immer so arbeiten, als wäre ich eine Person, die viel besser funktionierte, als ich es wirklich tat.« Ein solches Hyperfunktionieren, das zusätzlich zu verborgener innerer Verzweiflung auftritt, ist bei vielen Autoimmunpatienten, denen ich in den Jahren meiner Praxis und Lehrtätigkeit begegnet bin, ein wiederkehrendes Thema.

Kurz vor Ausbruch ihrer qualvollen Gelenkentzündung befand sich

Mee Ok in einer komplizierten Liebesbeziehung. Deren viele Hochs und Tiefs forderten ihren psychischen Tribut und gipfelten in einer herzzerreißenden Trennung. All der lebenslange Schmerz, den sie nicht zulassen konnte, all der Terror des Verlassenwerdens zeigten sich in ihren Reaktionen auf den Verlust der Beziehung. Der gesamte Körper reagierte mit Kummer. Abermals ließen die hoch qualifizierten Experten, die ihre Sklerodermie behandelten, nichts von ihrer Vorgeschichte, von der Kindheit bis zum heutigen Tag, als zulässige Beweismittel gelten. »Mein Körper glich wirklich einem Schlachtfeld, und ich war eindeutig auf der Verliererseite«, erzählte mir Mee Ok. Ihre Sprache brachte etwas in mir zum Klingen: Ich stelle mir Autoimmunerkrankungen seit Langem als mächtige Armee vor, die in ihr eigenes Vaterland einmarschiert und eine heftige Meuterei gegen den eigenen Körper beginnt. Ohne bewusstes Ventil und in Ermangelung einer Lösung rebellierten Mee Oks entzündete Emotionen und manifestierten sich in der Entzündung ihres Körpergewebes.

Heutzutage sprechen Mikrobiologen von einer »neurogenen Entzündung«, das heißt, von einer Entzündung, die durch Stress herbeigeführt und durch Entladungen des Nervensystems ausgelöst wird – eines Systems, von dem wir heute wissen, dass es stark von Emotionen beeinflusst wird.[95] Es gibt exzellente Forschungsarbeiten, die frühe Belastungen wie die Traumata, die Mee Ok in ihrer Kindheit erleiden musste, mit Entzündungen im Erwachsenenleben in Verbindung bringen. Im Rahmen einer jüngeren US-amerikanischen Studie wurde festgestellt, dass emotionaler und physischer Missbrauch in der Kindheit das Risiko, an systemischem Lupus erythematodes zu erkranken, mehr als verdoppelt. Entzündungen sind dabei einer der anzunehmenden Pfade.[96] Weitere Zusammenhänge zwischen Stress und einer beeinträchtigten Autoimmunität wurden auch in anderen Studien festgestellt.[97] Im Jahr 2007 fanden britische Wissenschaftler heraus, dass Kinder, die in der Kindheit misshandelt wurden, höhere Blutwerte bestimmter Entzündungssignalstoffe, zum Beispiel das C-reaktive

Protein (CRP), aufweisen. Sie werden unabhängig von persönlichen Verhaltensweisen und Lebensgewohnheiten in der Leber produziert. »Misshandlung in der Kindheit ist ein bislang nicht beschriebener eigenständiger und vermeidbarer Risikofaktor für Entzündungen im Erwachsenenalter«, schrieben die Forscher.[98] »Entzündungen sind *vielleicht* ein wichtiger Entwicklungsvermittler, der negative Erfahrungen im Kindesalter mit einer schlechten Gesundheit im Erwachsenenalter in Verbindung bringt«, fügten sie vorsichtig hinzu. Viele Studien haben seitdem belegt, dass von »vielleicht« keine Rede sein kann.

Einige Klinikärzte haben eine Beziehung zwischen rheumatoider Arthritis und bestimmten Persönlichkeitstypen oder -merkmalen festgestellt. In Kapitel 7 werden wir uns intensiver mit der Persönlichkeit beschäftigen. Um Missverständnisse zu vermeiden, ist eine kurze Erklärung hier angebracht: Was wir als Persönlichkeitsmerkmale bezeichnen, ist nicht nur Ausdruck des Temperaments und der Eigenschaften, die angeboren sind. Sie zeigen auch die Art und Weise, wie sich jemand als Kind an seine emotionale Umgebung anpassen musste. Sie spiegeln vieles wider, was weder angeboren noch unveränderlich ist, egal wie sehr die Person sich mit ihnen identifiziert. Ebenso wenig handelt es sich um Charaktermängel. Auch wenn sie uns heute Schwierigkeiten bereiten mögen, waren sie ehemals ein Mittel zum Überleben.

Bereits im Jahr 1892 hatte der herausragende William Osler[99] »die Verbindung von Krankheit und Schock, Sorgen und Kummer« festgestellt. Viele Jahre später war in einer Untersuchung von 1965 zu lesen, dass bei Menschen, die für rheumatoide Arthritis anfällig sind, eine Reihe von Merkmalen der Selbstverleugnung vorherrschen: ein »zwanghaftes und selbstaufopferndes Handeln für andere, die Unterdrückung von Wut und eine übermäßige Besorgtheit um soziale Akzeptanz«.[100] Ein ungewöhnlich scharfsichtiger kanadischer Spezialist für Autoimmunerkrankungen, Dr. C.E.G. Robinson schrieb 1957, dass seine Patienten mit rheumatoider Arthritis »in der Regel sehr bemüht sind, sowohl in beruflichen als auch in privaten Kontakten zu gefallen, und Feindseligkeiten entweder kaschierten oder indirekt zum Ausdruck brachten. Viele von ihnen waren perfektionistisch«. Dem Ausbruch der Krankheit ging häufig Stress voraus. Er fügte klug hinzu: »Häufig nimmt es genauso viel Zeit in Anspruch, sich um die emotionalen Probleme der Patienten mit chronischer rheumatoider Arthritis zu kümmern wie um deren Gelenke oder systemische Störungen ... Ich denke, der emotionale und psychologische Aspekt ist bei vielen Rheumapatienten von größter Bedeutung.«[101] Vier Jahrzehnte nach Dr. Roberts Veröffentlichung stellten US-amerikanische Forscher ebenfalls fest, dass in einer Gruppe von Frauen mit rheumatoider Arthritis der Schweregrad des zwischenmenschlichen Stresses mit der Schwere ihrer Krankheit korrelierte.[102]

Ein treffendes Beispiel hierfür ist die 42 Jahre alte Julia aus einer der kanadischen Prärieprovinzen, bei der im Alter von neunundzwanzig Jahren eine rheumatoide Arthritis diagnostiziert wurde. Sie war in einen Auffahrunfall verwickelt gewesen und spürte am darauffolgenden Tag Schmerzen in der linken Schulter. Sie verschwanden schnell wieder, flammten dann aber verwirrend unvorhersehbar in verschiedenen Gelenken in ihrem ganzen Körper immer wieder auf. »Sie zeigten sich in einem Gelenk und lösten sich wieder in Luft auf«, erzählte sie mir. »Dann waren auf einmal sechsundzwanzig Gelenke gleichzeitig entzündet.« Da Bluttests ergaben, dass einer der Indikatoren für rheumatoide Arthritis stark erhöht war, war die Diagnose besiegelt. Ihr emotionales Profil passte zu dem, was in der Literatur beschrieben wird: übermäßig verantwortungsbewusste und Ärger unterdrückende Persönlichkeit. Sie hatte die Eigenschaften in einer Herkunftsfamilie mit einem alkoholkranken Vater und einer emotional abhängigen Mutter entwickelt. Letzterer konnte sie nicht anvertrauen, dass sie von einem Freund der Familie missbraucht wurde, der auch die jüngere Schwester schikanierte, die Julia zu schützen versuchte.

Keiner von Julias behandelnden Ärzten hatte sie jemals gefragt, wie es in ihrem Inneren aussah. Warum spielt das eine Rolle? Weil solche Persönlichkeitsmuster, die Dr. Robinson und andere beobachtet haben, umkehrbar sind und mit ihnen vielleicht auch die Krankheit. Obwohl Julia gesagt wurde, ihre Krankheit würde unvermeidlich voranschreiten, lebt sie heute ohne Symptome und ohne Medikamente. »Ich führe heutzutage wunderbare Gespräche mit meiner rheumatoiden Arthritis – ich könnte weinen, wenn ich mit Ihnen darüber spreche«, sagte sie zu mir. »Mir geht es ausgezeichnet.« Was könnte eine solche Aussage bedeuten und warum löst sie in Julias Fall so tiefe Emotionen aus? Wir werden später, wenn wir uns mit der Heilung beschäftigen, zu diesen »wunderschönen Gesprächen« zurückkehren (siehe Kapitel 27).

## Kummer und Ärger: Miray, Bianca und Multiple Sklerose

Miray, eine 51-jährige Ärztin aus der Türkei, arbeitet heute als Koordinatorin für klinische Versuche an einem kanadischen Krankenhaus. Mit achtzehn Jahren trat bei ihr zum ersten Mal Diplopie – Doppeltsehen – auf. Doch ohne die modernen bildgebenden Verfahren, die uns heute zur Verfügung stehen, blieb die Störung unerkannt. »Ich habe einen Augenarzt aufgesucht, aber der sagte: ›Oh, das ist nur eine vorübergehende Sache‹«, erinnerte sie sich. »Also nahm ich sechs Wochen lang Kortikosteroide ein und das Doppeltsehen verschwand. Mit zweiundzwanzig hatte ich mehrere Schübe. *Immer wenn ich meine Mom sah, sah ich sie doppelt.* Ich studierte in einer anderen Stadt und dort ging es mir ausgezeichnet. Aber wenn ich nach Istanbul zurückkehrte, hatte ich beim Anblick meiner Mutter jedes Mal eine neue Attacke.« Als Miray vierundzwanzig Jahre alt war, ergab eine MRT-Untersuchung, dass sie an Multipler Sklerose litt. Nach ihrer Einwanderung nach Kanada war sie jahrelang symptomfrei. Aber während ihrer Schwangerschaft fing ihr Mann an, sie schlecht zu behandeln, als er beruflich in Schwierigkeiten steckte. »Er hatte diese Wut und diesen Hass auf Frauen«, sagte sie, »und er projizierte sie auf mich.« Ein Stress jagte den nächsten. »Er nahm nicht genug Geld ein, um Leute einzustellen, also arbeitete ich von morgens bis nachmittags im Krankenhaus und musste mich danach bis Mitternacht um den Laden kümmern. Nach der Geburt unseres Kindes wurde alles noch schlimmer. Er war extrem wütend und schrie herum. Er hat mich immer runtergemacht, mich verspottet und lächerlich gemacht.« Schließlich verließ Miray ihren Mann und sah nach vielen Jahren ihre Eltern wieder. Schon bald konnte sie nicht mehr gehen, was sich bis heute nicht geändert hat. Die emotionalen Auslöser unterdrückter Angst und Wut, die ihr in ihrer Kindheit eingeflößt wurden, wurden im Kreis ihrer Familie aktiviert. Das wiederum zog eine Entzündung ihres Nervensystems nach sich. Multiple Sklerose ist eine weitere Autoimmunerkrankung, für die die persönliche Vorgeschichte, Kindheitsbelastungen und der entscheidende Einfluss von Stress ausführlich untersucht wurden. Der französische Arzt Jean-Martin Charcot, der bisweilen als Vater der modernen Neurologie bezeichnet wird, hat diese Krankheit als Erster beschrieben. Im Jahr 1872 stellte er zur Debatte, MS resultiere aus »lang anhaltendem Kummer und Ärger«. Viele neue Informationen sind seitdem hinzugekommen, die Charcots bahnbrechende These unterstützen, ähnlich wie bei den Erkenntnissen seines jüngeren Zeitgenossen und bekannten Mediziners William Osler über rheumatoide Arthritis. »Die Mehrheit der MS-Patienten wuchs in einem unglücklichen familiären Umfeld auf«, heißt es in einer Studie aus dem Jahr 1958, die an zwei Krankenhäusern in Montreal durchgeführt wurden. »Ehestreitigkeiten, zerrüttete Familien, Alkoholismus und der Mangel an elterlicher Liebe und Zuneigung wurden als Gründe für das Unglücklichsein angegeben.« Die große Mehrheit hatte vor dem Ausbruch der Krankheit an lang anhaltendem Stress gelitten. Weitere wichtige Auslöser waren Belastungen wie »finanzielle Sorgen, ein unglückliches Familienleben, vermehrte Verantwortung, die entweder für sich genommen oder in Kombination mit anderen Faktoren wie

Müdigkeit, Überanstrengung, Überarbeitung, Unfällen, Verletzungen und Geburten auftraten«.[103] Ein Jahrzehnt später kam eine andere Studie (an der Dr. George Engel aus der »biopsychosozialen Ecke« beteiligt war) ebenfalls zu dem Schluss, dass »die Mehrheit der Patienten ... über psychisch belastende Stresserfahrungen vor dem Ausbruch der Symptome berichtete, die schließlich zur Diagnose Multipler Sklerose führten. Diese Ergebnisse wurden von Familienmitgliedern bestätigt, sofern diese zur Verfügung standen«.[104]

Die Belege hierfür werden immer zahlreicher. Bei MS-Patienten, die in ihrem Leben starkem Stress ausgesetzt waren, wurde festgestellt, dass ihre Krankheitsschübe fast viermal häufiger auftraten.[105] Schließlich ergab eine größere Überprüfung der Literatur, die auf einer internationalen Konferenz im Jahr 2013 in Portugal präsentiert wurde, eine ganze Reihe von Mustern unter MS-Patienten, darunter

- mehr ungewollter Stress oder traumatische Ereignisse im Zeitraum von sechs Monaten bis zwei Jahren vor Ausbruch der Krankheit;
- ein kumulativer Zusammenhang zwischen Stress und Rückfall: Das Rückfallrisiko verdoppelt oder verdreifacht sich nach einem nervenaufreibenden Ereignis. Nach zwei oder mehr Ereignissen dieser Art steigt das Risiko um das Fünf- bis fast Siebenfache;
- Geschichten von Kindheitstraumata, die doppelt oder dreimal so häufig vorhanden sind wie in der Gesamtbevölkerung;
- physischer und sexueller Missbrauch, die mit einer höheren Rückfallrate in Zusammenhang standen;
- die Tatsache, im Allgemeinen weniger Kontakt zu seinen Gefühlen zu haben und daher weniger in der Lage zu sein, sich vor Stress zu schützen;
- soziale Unterstützung, die die Auswirkungen von belastenden Ereignissen lindert.[106]

Im Laufe der Jahre habe ich mit Dutzenden von Menschen mit MS gesprochen und mit vielen von ihnen, lange bevor ich solche Studien überhaupt kannte. Eine Ausnahme von diesen allgemeinen Erkenntnissen habe ich bis jetzt noch nicht gefunden. Der »lang anhaltende Kummer und Ärger«, von dem Jean-Martin Charcot vor 150 Jahren sprach, spielt eine wichtige Rolle in Bezug auf das Auftreten und die Schwere der Krankheit. Wie bei den anderen Autoimmunerkrankungen wurde in praktisch jedem einzelnen Fall deutlich, dass die Strukturierung in der Kindheit zur Folge hatte, dass die Menschen übertrieben bemüht, übermäßig verantwortungsbewusst und emotional gleichmütig gegenüber ihren eigenen Bedürfnissen waren. Ebenso wichtig waren Belastungen, die der Erkrankung vorausgingen: beispielsweise zwischenmenschliche Konflikte, Familienkrisen, Beziehungsverluste oder zusätzliche Pflichten im Beruf.

Das erste MS-Symptom war bei Bianca – wie Miray eine Ärztin – das Doppeltsehen (Diplopie). Zum ersten Mal trat es bei der heute 37-Jährigen auf, als sie in ihren Zwanzigern war und sich wegen ihrer Prüfungen in der Schule unter Druck setzte. »Im Lauf der Jahre«, erzählte sie mir, als wir online miteinander sprachen – sie war in ihrem Haus in Bukarest, ich in Vancouver –, »litt ich immer dann an Doppeltsehen, wenn ich mich auf Prüfungen vorbereitete oder viel beruflichen Stress hatte. Die anderen Symptome, die ich damit verbinde, wie Taubheit und Kribbeln, Stechen oder Lähmungsgefühle, treten für gewöhnlich auf, wenn ich persönliche und emotionale Probleme habe.« Im Gegensatz zu den Erwartungen der Ärzte ließ Bianca die Krankheit für sich arbeiten. Sie hat gelernt, sich mit der Krankheit anzufreunden und sich von ihr Anweisungen geben zu lassen, die die meisten von uns normalerweise als pures Unglück ansehen würden. »Ich habe mein ganzes Leben lang überkompensiert, habe hart gearbeitet und versucht, es den Leuten recht zu machen«, sagte sie zu mir. »Mit MS hatte ich endlich einen Grund, mich zu entspannen und mich auf mich selbst zu konzentrieren.«

## Warum nehmen Autoimmunerkrankungen immer mehr zu?

Da genetische Erklärungen am Ziel vorbeischießen, geht die Jagd nach schwer festzumachenden »Umweltfaktoren« weiter. In unserer modernen Welt sind viele davon praktisch vorprogrammiert.[107] Ich glaube jedoch, dass einer dieser Faktoren ins Auge springt. Er ist allgegenwärtig und wird bedauerlicherweise größtenteils übersehen. Hier bietet gerade die Behandlung von entzündlichen Erkrankungen einen wesentlichen, ja sogar offensichtlichen Hinweis auf deren Ursprung. Dieser Hinweis könnte dazu beitragen, das Rätsel zu lösen, woher diese Krankheiten kommen. Bei Entzündungen der Haut, der Gelenke, des Gehirns, des Darms, der Lunge, der Nieren und so weiter verschreiben wir Ärzte häufig hohe Dosen an synthetisch hergestellten Stresshormonen. Wir tun das aus einem guten Grund: Trotz vieler potenziell gefährlicher Nebenwirkungen lindern oder verbessern Hormone oft die Symptome. Wir denken jedoch selten daran, uns oder unsere Patienten zu fragen, ob eventuell der Stress selbst etwas mit der Erkrankung, die wir behandeln, zu tun haben könnte.

Für eine solche Sichtweise gibt es zahlreiche Belege. Eine schwedische Studie, die vor Kurzem im *Journal of the American Medical Association* erschienen ist, hat gezeigt, dass Menschen mit stressbedingten Störungen ein signifikant höheres Risiko für Autoimmunerkrankungen aufweisen.[108]

Wegen ihrer psychischen Störungen, die auf Stress zurückzuführen waren, wurden einige von ihnen mit Medikamenten des Typs SSRI – die am häufigsten verschriebenen Antidepressiva[109], von denen Prozac vermutlich das bekannteste ist – behandelt. Bezeichnenderweise hatten gerade sie ein geringeres Risiko für eine Autoimmunerkrankung. Dies ist ein klarer Hinweis auf den *Körpergeist*, um Dr. Candace Perts Bezeichnung für das Zusammenspiel von Psychologie und Physiologie beim Menschen und die Rolle von Emotionen bei Krankheit zu verwenden.

Und zwar nicht nur beim Menschen. In einer Studie aus dem Jahr 2013 wurden Labormäuse drei Wochen lang Stress ausgesetzt, um »die Vielfalt belastender Ereignisse im Alltagsleben von Menschen« nachzuahmen. Dazu gehörte, die Mäuse in kaltes Wasser zu tauchen, sie Raubtiergerüchen oder grellem Licht auszusetzen, sie zu fesseln oder zu isolieren – unvorhersehbare Belastungen von unterschiedlicher Dauer, an die sie sich nicht problemlos anpassen konnten. Die Forscher bezeichneten es als »chronischen variablen Stress«. Mäuse, die solchen Belastungen ausgesetzt waren, wiesen nachweislich ein erhöhtes Risiko für krankhafte Autoimmunität auf – mit anderen Worten: für eine Immunaktivität, die sich gegen den eigenen Körper richtete.[110]

Ich glaube, dass das Leben in unserer gegenwärtigen Kultur viele von uns zu Labormäusen macht, die »chronischem variablem Stress« ausgesetzt sind, den wir nicht unter Kontrolle haben.[111]

Eine notwendige Mahnung: Rücken wir bei Krankheiten die Rolle biografischer Faktoren in den Vordergrund, müssen wir unbedingt vermeiden, anderen oder uns selbst die Schuld zu geben. »Einige Menschen sehen Lupus als einen Angreifer, der von außen kommt«, schrieb eine britische Patientin mit Lupus. »Aber ich ziehe es vor zu denken, dass ich mir die Krankheit selbst zugefügt habe … Zu viel Strebsamkeit, zu viel Leben am Abgrund, zu viel Stress. Doch trotz der Folgen, die das hatte, würde ich mein Leben nicht anders leben, als ich es gelebt habe. Es ist, was ich bin, also ist meine Krankheit auch das, was ich bin.«[112]

Diese Sichtweise entbehrt nicht einer gewissen Weisheit, aber ich kann auch eine ungerechtfertigte Selbstanklage und einen nur allzu typischen Mangel an Selbstmitgefühl heraushören. Niemand ist seine Krankheit und niemand hat sie sich selbst *angetan*, weder bewusst noch absichtlich noch schuldhaft. Krankheit ist eine Folge von generationsübergreifendem Leid, von sozialen Bedingungen, von kultureller Konditionierung, von Kindheitstraumata, von einer Physiologie, die

die Hauptlast der Belastungen und der emotionalen Geschichte eines Menschen in Wechselwirkung mit seiner physischen und psychischen Umgebung trägt. Sie ist häufig ein Ausdruck tief verwurzelter Persönlichkeitszüge, ja. Aber diese Persönlichkeit ist ebenso wenig das, was wir sind, wie die Krankheiten, für die sie uns anfällig machen kann.

Selbst wenn unsere britische Patientin im Irrtum ist, sich gänzlich mit ihrer Krankheit zu identifizieren, führt sie uns doch geschickt zu einer Reihe fundierter und nützlicher Fragen. Könnte es sein, dass Krankheit als »externer Angreifer« nicht einmal dann existiert, wenn es um solch chronische selbstzerstörerische Krankheiten geht, wie wir sie in diesem Kapitel gesehen haben?[113] Was wäre, wenn Krankheit tatsächlich keine feste Größe wäre, sondern ein *dynamischer Prozess*, der Ausdruck des realen Lebens in konkreten Situationen ist? Welche neuen (oder alten) Wege zur Heilung, die vom vorherrschenden medizinischen Standpunkt aus undenkbar sind, könnten sich aus einem solch beispielhaften Perspektivwechsel ergeben?

## Kapitel 6
# Krankheit ist keine Sache
# Krankheit ist ein Prozess

> *»Krebs ist ebenso wenig eine Krankheit der Zellen wie ein Verkehrsstau eine Krankheit der Autos ist. Eine lebenslange Überprüfung des Verbrennungsmotors würde niemandem helfen, unsere Verkehrsprobleme zu verstehen … Ein Verkehrsstau wird durch eine Störung der normalen Beziehung zwischen fahrenden Autos und ihrer Umgebung verursacht und kann unabhängig davon auftreten, ob sie selbst normal laufen oder nicht.«*
>
> Sir David Smithers, *Lancet*, 1962

V, früher bekannt als Eve Ensler[114], wurde in den 1990er-Jahren als Autorin der *Vagina-Monologe* berühmt. Das Theaterstück wurde von der *New York Times* als »vermutlich wichtigstes politisches Theaterstück des letzten Jahrzehnts« bezeichnet. Ihr enormer Erfolg auf der Bühne ließ sie zur Aktivistin werden. Als furchtlose Verfechterin und Verteidigerin der Rechte von Frauen hat sie die ganze Welt bereist. Sie hat die blutigen Nachwirkungen der Massenvergewaltigungen und frauenfeindlichen Brutalität in Bosnien sowie in der vom Krieg gebeutelten Demokratischen Republik Kongo miterlebt.

Für V ist Politik eine persönliche Sache. In ihren herzzerreißenden und dennoch triumphierenden Memoiren beschriebt sie, wie sie ihren lebensbedrohlichen Gebärmutterkrebs im vierten Stadium überlebte: *In the Body of the World*. Außerdem stellt sie eine Frage von erstaunlicher Offenheit und Einsicht: »Ist mein Krebs die Folge von Vergewaltigung?« Schon als kleines Mädchen und über viele Jahre hinweg wurde sie von ihrem Vater sexuell missbraucht – eine chronische Verletzung, zu der schwerer emotionaler Missbrauch und später entsetzliche körperliche Gewalt hinzukamen. Ihre Mutter, die durch ihr eigenes Leid als Kind beeinträchtigt war, bemerkte die ganze Zeit über nichts und/oder schwieg. Das Kind Eve hatte das Gefühl, seine Mutter zu hintergehen, da es eine Affäre mit seinem eigenen Vater hatte. »Wenn dein Vater dich als Kind sexuell missbraucht, hast du das Gefühl, du wärst die Verräterin«, sagte sie zu mir in einem Online-Interview. »Meine Mutter hasste mich deswegen. Sie hasste mich dafür, wie vernarrt er in mich war.« Toxische Selbstvorwürfe gehören zu den Qualen, unter denen traumatisierte Kinder zu leiden haben. Wie so viele Opfer frühen Missbrauchs konnte sie sich selbst nicht leiden. »Wie habe ich den Krebs bekommen?«, schrieb sie über den Ausbruch ihrer Erkrankung. »War es siebenundfünfzig Jahre lang die Sorge, nicht gut genug zu sein? … War es der Druck, den Madison Square Garden mit achtzehntausend oder den Superdome mit vierzigtausend Menschen zu füllen? Waren es die zweihundert Frauen in hunderten von Kleinstädten, die sich viele Jahre lang nach jeder Vorstellung und nach jeder Rede in einer Reihe aufstellten, um mir ihre Narben, Wunden oder Krieger-Tattoos zu zeigen? Waren es die Pestizide in den Rasenflächen der Vorstadt? … War es mein erster Ehemann, der mit einer engen Freundin von mir schlief? … War es die Tatsache, dass ich mit verheirateten Männern geschlafen hatte? … Waren es nicht genug Grenzen? … Waren es zu viele Mauern?«

Als ich sie fragte, was sie heute denkt, lachte V – möglicherweise voller Bitterkeit –, bevor sie antwortete: »Ich denke, es ist eine Kombination aus allen oben genannten möglichen Gründen. Aber wenn es eine eigentliche Ursache für meine Krankheit gab, blieb sie im Verborgenen, ich hatte bei der Verarbeitung meines Traumas nicht tief genug gegraben.« Dann äußerte sie eine tiefgründige Beobachtung über das Wesen von Krankheit selbst: »Eine Krankheit *ist keine Sache*. Sie ist ein Fluss von Energie, eine Strömung. Sie ist Evolution oder Devolution, die auftritt, wenn du nicht wach und verbunden bist und im Wesentlichen ein Trauma dein Leben beherrscht. Ich halte es für einen großen Fehler, sie zu einer Sache zu machen, weil sie dadurch zu einer Materie wird, während sie doch in Wirklichkeit ein eher psychischer, spiritueller und emotionaler Zustand ist.«

Diese hart erkämpfte Perspektive wirft einige ungewohnte, möglicherweise nützliche Fragen auf. Was wäre, schreibt sie, »wenn du dich, wenn du krank wirst, nicht in einem Stadium [einer Krankheit], *sondern in einem Prozess* befindest? Wenn der Krebs uns, genau wie ein gebrochenes Herz, ein neuer Job oder der Schulanfang, etwas lehren würde? Was wäre, wenn man, anstatt ausgestoßen und als unheilbar eingestuft zu werden, als jemand gesehen würde, der sich mitten in einem Umwandlungsprozess befindet, der die Seele stärken und das Herz öffnen könnte?«

Dass V nach der Diagnose ihrer fast unheilbaren Krankheit überlebte, verdankt sie zum großen Teil den heldenhaften Bemühungen und Fähigkeiten der modernen Medizin, einschließlich mehrerer schwieriger Operationen und einer Chemotherapie. Aber ihrer Meinung nach war nicht nur das ihre Rettung. V selbst hat diese Eingriffe durch ihre eigene Art und Weise, ihre Heilung anzugehen, äußerst wirksam ergänzt: die Bereitschaft, Krankheit nicht als eine »Sache«, einen Feind von außen, zu erleben, sondern als einen Prozess, der ihr ganzes Leben umfasste – die Gegenwart, Vergangenheit und Zukunft – und letztlich sogar als einen Lehrmeister.

## Über die Kriegsmetapher hinaus

Wir sind daran gewöhnt, Krankheit als eine Sache anzusehen, derer man sich entledigen muss, oder als einen Feind, den man bekriegen muss – wie zum Beispiel im »Kampf gegen den Krebs«. (Ein Kampf, der, nur um es einmal gesagt zu haben, alles andere als siegreich war.)[115] Irgendwann einmal, so sagen wir uns, mit ausreichender Forschung, werden wir als Gesellschaft den Krebs »besiegen« und ihn ausrotten. Inzwischen bleiben wir beharrlich uneinsichtig, wie in dem viralen Hashtag #FuckCancer zum Ausdruck kommt. Unsere Alltagssprache zeigt unsere angriffslustige Einstellung: Wir hören von einem Freund oder einem Familienmitglied, das tapfer »gegen MS« oder eine andere Krankheit »kämpft«. Entweder gewinnt er oder sie die Oberhand oder erliegt dem Gegner in diesem Kampf.

Es kann sein, dass diese Kriegsmetaphern so beliebt sind, weil ihre Ausdruckskraft gut zu unseren Gefühlen der Wut und Verzweiflung passt. Dadurch werden sie jedoch nicht zu einer Hilfe. In einer früheren Arbeit habe ich die kanadische Onkologin Karen Gelman zitiert, eine führende Brustkrebsspezialistin. Sie kann der militärischen Darstellung der Krebsbehandlung und -forschung nicht viel abgewinnen. »Im Körper findet ein Fluss statt – es gibt einen Input und einen Output«, sagte sie, »und man kann nicht jeden einzelnen Aspekt davon kontrollieren. Wir müssen diesen ›Flow‹ verstehen und wissen, dass wir einige Dinge beeinflussen können und andere nicht. Es ist kein Kampf, sondern ein Push-und-Pull-Phänomen, bei dem es darum geht, Ausgeglichenheit und Harmonie zu erreichen und gegensätzliche Kräfte zu einem Ganzen werden zu lassen.«[116] Mir ist aufgefallen, wie stark die Verwendung von »Flow« Vs Sprache widerspiegelt – bei der einen ist medizinisches Fachwissen der Hintergrund, bei der anderen hart erarbeitete, subjektiv gewonnene Erkenntnis.

Über die Kriegserklärungen hinaus gibt es eine weitere, sogar noch weiter verbreitete Kategorie von Missverständnissen, die unseren Blick auf Krankheiten vernebelt: »Ich *habe* Krebs.« »Sie *hat* MS.« »Mein Neffe *hat* ADS.« Jede dieser Aussagen enthält die nicht hinterfragte Annahme, dass es ein »Ich« (oder *jemanden*) gibt, das (oder der) unabhängig von der *Sache* ist, von der Krankheit, an der das »Ich« leidet – genau wie in der Aussage: »Ich habe einen Flachbildfernseher.« Dies hier ist mein Leben und dort drüben ist die Krankheit, die in dieses Leben eingedrungen ist. Betrachtet man Krankheit auf diese Weise, ist sie eine externe Sache mit eigener Natur. Sie existiert dann unabhängig von der Person, in der sie sich zeigt. Angesichts der Tatsache, wohin uns diese Sichtweise gebracht hat, ist es an der Zeit, neue Sichtweisen in Betracht zu ziehen.

Wir haben bereits einen flüchtigen Blick auf die zahllosen hormonellen, immunologischen neurologischen, molekularen, intrazellulären und epigenetischen Prozesse geworfen, die unsere Physiologie untrennbar mit unserem emotionalen, psychischen, spirituellen und sozialen Leben verbinden. V verstand Trauma und Stress als wichtigste Ursachen des Prozesses, der sie schließlich fast das Leben kostete. Damit war sie völlig auf einer Linie mit der modernen Wissenschaft. Eine Studie, die fast zehntausend Menschen von der Geburt bis zum Alter von fünfzig Jahren begleitete, deckte auf, dass Widrigkeiten in der Kindheit – zum Beispiel Missbrauch, sozioökonomische Nachteile, Streitigkeiten in der Familie – das Risiko stark erhöhten, vor dem fünfzigsten Geburtstag an Krebs zu erkranken. Frauen, die zwei oder mehr dieser widrigen Umstände durchleben mussten, waren im mittleren Lebensalter einem doppelt so hohen Risiko ausgesetzt.[117]

»Diese Ergebnisse lassen vermuten, dass das Krebsrisiko dadurch, dass man in der frühen Kindheit stressreichen Bedingungen und Erlebnissen ausgesetzt war, beeinflusst werden kann«, schrieben die Forschenden, die auch hier vorsichtig und zurückhaltend mit »vermuten« und »kann« formulierten. Für jemanden mit meinem klinischen Empfinden, der sich damit beschäftigt, wie Menschen krank werden und/oder Heilung finden, führen solche Ergebnisse nicht zu *Vermutungen*.

Sie zeigen sich wieder und wieder in zahlreichen anderen Studien und schreien nach Aufmerksamkeit. Die Chaos erzeugende Wirkung von Stresshormonen auf das Immunsystem als Krebsrisiko ist alles andere als ein wissenschaftliches Geheimnis. Wir haben darüber hinaus gesehen, dass Stress und Trauma Entzündungen wesentlich antreiben – ein weiterer zentraler Faktor in der Krebs verursachenden Maschinerie. Parallel dazu sind Mädchen, die sexuell und körperlich missbraucht werden, im Erwachsenenalter einem viel höheren Risiko ausgesetzt, an Endometriose zu erkranken. Dieses schmerzhafte und oft stark beeinträchtigende Leiden, dessen Ursache in den Reihen der Schulmediziner für Verwirrung sorgt, erhöht das Risiko für Eierstockkrebs.[118] Aus der psychoneuroimmunologischen Körpergeist-Perspektive ist das Problem weniger verwirrend.[119]

Um eine Frage, die für unser Thema wesentlich ist, neu zu formulieren: Was wäre, wenn wir Krankheit als ein Ungleichgewicht im gesamten Organismus sehen würden? Nicht nur als eine Erscheinungsform von Molekülen, Zellen oder Organen, die von Krankheiten befallen oder in ihrer Natur verändert wurden. Was wäre, wenn wir die Ergebnisse der westlichen Forschung und der medizinischen Wissenschaft in einem systemischen Rahmen anwenden würden, um nach allen Verbindungen und Umständen zu suchen, die zu Krankheit und Gesundheit beitragen?

Eine solche Neustrukturierung würde unsere Art und Weise, Medizin zu praktizieren, revolutionieren. Anstatt Krankheit als eine feste Einheit zu behandeln, die dem Körper ihren kranken Willen auferlegt, hätten wir es mit einem *Prozess* zu tun. Dieser kann nicht getrennt von unserer persönlichen Geschichte und dem Kontext und der Kultur, in der wir leben, betrachtet werden. Eine solche Veränderung der Sichtweise ist nicht nur deshalb empfehlenswert, weil sie der interpersonellen Biologie Rechnung trägt. Wenn wir aufhören, Krankheit als eine konkrete, autonome Sache mit einem vorherbestimmten Verlauf zu sehen – und wenn wir bereit sind und darin bestärkt werden, sowohl nach innen als auch nach außen zu blicken –, können wir anfangen, in dieser Angelegenheit zu handeln. Wenn Krankheit eine Manifestation von etwas in unserem Leben ist und nicht nur ein grausamer Störenfried von außen, haben wir die Wahl: Wir können uns um ein neues Verständnis bemühen, neue Fragen stellen und vielleicht neue Entscheidungen treffen. Wir können unseren rechtmäßigen Platz *als aktive Mitwirkende in dem Prozess* einnehmen, anstatt dessen Opfer zu sein, die hilflos auf das Wunder wirkende, medizinische Personal angewiesen sind.

Krankheit selbst ist sowohl der Gipfel dessen, was vorher war, als auch ein Hinweis darauf, wie sich die Dinge in der Zukunft entwickeln könnten. Unsere emotionale Dynamik, einschließlich unserer Beziehung zu uns selbst, kann die Zukunft entscheidend mitbestimmen. So hat sich zum Beispiel gezeigt, dass sich eine Haltung der Hilf- und Hoffnungslosigkeit zum Zeitpunkt der Diagnose auch noch zehn Jahre später deutlich negativ darauf auswirkt, ob Frauen mit Brustkrebs überleben.[120] Umgekehrt lassen depressive Symptome nach, wenn sich die Lebensdauer verlängert.[121] In einer Studie über Frauen musste aufgrund von Unregelmäßigkeiten am Gebärmutterhals nach einem routinemäßigen Pap-Abstrich eine Biopsie durchgeführt werden. Die Wahrscheinlichkeit, eine Krebsdiagnose zu erhalten, war bei den Frauen, die *vor* der Diagnose deprimiert waren, viel höher.[122] Das Immunsystem von Männern konnte nur vermindert auf Prostatakrebs reagieren, wenn sie dazu neigten, ihre Wut zu unterdrücken.[123] Im Rahmen einer weiteren Studie zur Prostata stellte man fest, dass soziale Unterstützung das Risiko reduzierte.[124]

Dr. Steven Cole, Professor für Medizin, Psychiatrie und Verhaltenswissenschaften an der UCLA School of Medicine, ist ein erfolgreicher Forscher, dessen Arbeit Licht ins Dunkel des Krankheitsprozesses gebracht hat. »Wir wissen heute, dass Krankheit ein langfristiger Prozess ist«, sagte er zu mir, »ein physiologischer Prozess, der sich in unserem Körper abspielt. Die Art und Weise, wie wir leben, beeinflusst, wie schnell wir zu einem klinischen Fall werden ... Je mehr wir über Krankheit wissen, desto weniger wird klar, wann man sie hat und wann nicht.« Innerhalb des Mythos der Normalität ist diese Nuance natürlich kaum zu verstehen. Man ist entweder »krank« oder es geht einem »gut« – es sollte klar sein, auf welcher Seite man sich befindet. Aber es ist tatsächlich so, dass es keine eindeutigen Trennlinien zwischen Krankheit und Gesundheit gibt. Niemand »bekommt« urplötzlich eine Autoimmunerkrankung oder Krebs – obwohl diese sich vielleicht plötzlich und mit gewaltiger Wirkung bemerkbar machen.

Vor einigen Jahren erschien im *New Yorker* ein Artikel, dessen Überschrift die Frage aufwarf: »Was stimmt mit mir nicht?«: ein eindrücklicher Bericht in der Ich-Form über eine weitere »idiopathische« Autoimmunerkrankung.[125] Es wurde perfekt beschrieben, dass Krankheit eher ein langfristiger Prozess als eine eigenständige Einheit ist. »Ich wurde krank«, schreibt die Verfasserin mit gequältem Humor, »so wie Hemingway sagt, wenn man pleitegeht: ›Zunächst ganz langsam und dann ganz plötzlich.‹ Eine Möglichkeit, die Geschichte zu erzählen, ist zu sagen, dass ich lange Zeit krank war – mindestens sechs Jahre lang –, bevor irgendein Arzt, den ich aufsuchte, überhaupt glaubte, dass ich eine Krankheit hatte. Die andere Möglichkeit ist, zu sagen, dass es im Jahr 2009 begann, in dem belastenden Jahr nach dem Tod meiner Mutter, als mich eine kräftezehrende Müdigkeit überkam, meine Lymphknoten monatelang schmerzten und ein Test vermuten ließ, dass ich erst kürzlich das Epstein-Barr-Virus gehabt hatte.«

Verdächtige Kennzeichen des Krankheitsprozesses sind: der sich in die Länge ziehende Verlauf, die Verwirrung der Ärzte angesichts des Fehlens bestimmter Kennzeichen bei körperlichen Untersuchungen, Bluttests oder bildgebenden Untersuchungen sowie der plötzliche zwischenmenschliche Stress, der schließlich zum vollen Ausbruch der Krankheit führt. Gegen Ende des Artikels gibt die Verfasserin einen aufschlussreichen Hinweis darauf, was ihre schwächende Krankheit verursacht haben könnte. Für ihre behandelnden Ärzte hätte er Signalwirkung haben müssen. »Im Mai vermutete mein Endokrinologe nach verschiedenen MRTs, dass ich eine ›idiopathische‹ Störung im Hypothalamus hätte, die wahrscheinlich nicht behandelt werden könne.«

Der Hinweis? Wir haben es bereits gesehen: Der Hypothalamus ist das Drehkreuz des Stressapparats des Körpers und des Gehirns. Er regelt die Immunaktivität und ist das Zentrum des autonomen Nervensystems. Er wandelt unser emotionales Funktionieren und damit unsere zwischenmenschlichen Beziehungen und unsere Beziehung zu uns selbst in physiologische Daten um. Er übersetzt Angst, Verlust, Trauer und Stress in Reaktionen in unserem Blutkreislauf, in Organen, Zellen, Nerven, Lymphknoten, Botenstoffen und Molekülen im gesamten Organismus. Aus einer breiteren Sicht, die die interpersonelle Biologie einbezieht, ist ihre Krankheit alles in allem vielleicht doch nicht so idiopathisch, sondern die verständliche Folge von chronischem und akutem Stress. Selbst wenn sie mit den gegenwärtigen medizinischen Verfahren nicht zu behandeln ist, muss sie nicht unheilbar sein. Vor allem dann nicht, wenn wir uns bemühen, auf kluge und wissenschaftlich fundierte Weise zu verstehen, wie die vernetzte Komplexität des Krankheitsprozesses und die Körpergeist-Einheit zusammenwirken.

In Bezug auf Krebs hat die Arbeit von Dr. Cole und Kollegen gezeigt, dass die aktive Stressreaktion des Körpers das Wachstum und die Streuung von Tumoren fördern kann. Seiner Warnung zufolge ist es wichtig zu beachten, »dass Stress *per se* keinen Krebs verursacht. Klinische und experimentelle Daten weisen jedoch darauf hin, dass Stress und andere Faktoren wie Stimmungen, Bewältigungsmechanismen und soziale Unterstützung die zugrunde liegenden zellulären und molekularen Prozesse, die das Wachstum bösartiger Zellen erleichtern, signifikant beeinflussen können.«[126]

Das greift einen wichtigen Punkt auf. Stress kann keinen Krebs »verursachen«, weil unser Körper von Natur aus immer potenziell bösartige Zellen beherbergt. Im Körper befinden sich mehr als siebenunddreißig Billionen Zellen in unterschiedlichen Stadien der Entwicklung, der Reife und des Verfalls. Bösartige Transformationen kommen regelmäßig als zufälliges Nebenerzeugnis der natürlichen Zellteilung vor. Unter normalen Bedingungen werden solche Bedrohungen des Wohlergehens abgewehrt. Wir wissen zum Beispiel von Autopsien, dass viele Frauen Brustkrebs- und genauso viele Männer Prostatakrebszellen haben, ohne jemals an Krebs zu erkranken. Die Frage ist: Was treibt die Weiterentwicklung dieser Zellen zu einer klinischen Erkrankung an? Was hält das Immunsystem davon ab, die innere Gefahr erfolgreich zu bekämpfen? Genau hier kommen der Stress und seine Rolle als Aufwiegler ins Spiel: zum Beispiel wenn entzündungsfördernde Proteine in den Blutkreislauf geschwemmt werden. Sie können Schäden an der DNA verursachen und die DNA-Reparatur erschweren, wenn eine bösartige Transformation vorliegt. Diese Proteine, die als Zytokine bezeichnet werden, können darüber hinaus Gene lahmlegen, die normalerweise das Tumorwachstum unterdrücken, und chemische Botenstoffe aktivieren, die das Wachstum und Überleben von Tumorzellen unterstützen und die Verzweigungen von Blutgefäßen anregen, die den Tumor mit Nährstoffen versorgen und das Immunsystem schwächen. Sogar auf zellulärer und molekularer Ebene ist die Entstehung von Krankheiten ein vielschichtiger, mehrstufiger Prozess.

Der führende britische Krebsforscher David Smithers veröffentlichte im Jahr 1962 einen Aufsatz von prophetischer Aussagekraft. Er erforschte Krebs als einen Prozess, nicht als eine Krankheit einzelner Zellen, die abtrünnig werden. Er sah ihn als Manifestation einer aus dem Gleichgewicht geratenen Umgebung, als »lediglich das letzte [Ereignis] in einer viel längeren, fortlaufenden Kette von Umständen ohne bestimmten Ausgangspunkt«. Ärzte und Forscher, so schrieb er, nehmen die »grundlegend dynamische Qualität des Krebses nicht wahr. Sie sehen dessen statische Auswirkungen, nicht den Prozess in Aktion«.[127] Die Aktivität von Zellen, betonte Smithers, »ist nur in Bezug auf ihre Umgebung möglich, und keine ihrer Aktionen kann einzig durch Gesetze erklärt werden, die in der Zelle selbst begonnene Ereignisse regeln«. Diese vorausschauende Behauptung hat sich in den fünfzig Jahren Forschung seither mehr als bewahrheitet.

»Ich habe jetzt einen viel komplexeren Blick auf die Ursachen«, sagte Steve Cole zu mir. »Wenn man krank wird, muss eine ganze Reihe von Dingen aus dem Ruder gelaufen sein. Einiges davon mag mit unseren Genen zu tun haben, anderes mit der Belastung durch Krankheitserreger. Einiges ist auf ein hartes Leben zurückzuführen – die Art und Weise, wie ein Körper und sonst so widerstandsfähiges Gewebe abgenutzt werden können. Es ist besser, sich das Ganze als einen mehrstufigen Kausalzusammenhang vorzustellen ... Was viele Krankheiten gemeinsam haben, ist die Entzündung, die als eine Art Dünger für die Entwicklung von Krankheiten fungiert. Wir haben festgestellt, dass unser Körper darauf programmiert ist, Entzündungsgene einzuschalten, wenn Menschen sich – vor allem über einen längeren Zeitraum – bedroht oder unsicher fühlen.«

## Eine Ärztin heilt sich selbst

Bedroht und verunsichert – so fühlte sich die Gynäkologin und Geburtshelferin Lissa Rankin seit ihrer Kindheit, ein emotionaler Zustand, der durch ihre Ausbildung zur Ärztin nur verschlimmert wurde. Ihr Buch, *The Anatomy of a Calling*, beginnt mit einem beklemmenden Bericht darüber, wie sie als Assistenzärztin die ganze Nacht über von einem Kreißsaal in den nächsten eilen, eine schwierige Entbindung nach der anderen betreuen und Eltern nach dem Tod von vier Babys unterstützen musste. Die ganze Zeit über wurde sie von ihren Vorgesetzten beschimpft, sie solle ihren eigenen Kummer sogar in der Umkleidekabine für Frauen unterdrücken. »Ärzte«, schreibt sie, »werden zu Meistern in der Unterdrückung ihrer Gefühle. Wir dürfen nicht weinen, wenn wir Kummer haben, wenn jemand unsere Gefühle verletzt hat oder wenn wir traurig sind.« Vor Kurzem habe ich mit der Ärztin, die in Kalifornien lebt, gesprochen. »Während des Medizinstudiums«, erzählte sie mir, »wurde ich ständig von meinen Professoren in der Chirurgie sexuell belästigt. Ständig. Mir blieb nichts anderes übrig, als es hinzunehmen ... Ich habe mich nie an die Leitung der medizinischen Fakultät gewandt, ich habe es niemandem erzählt oder um Schutz gebeten, weil das ein Teil meiner Verwundung war: Ich durfte nicht um Hilfe bitten, durfte nicht ›hilfsbedürftig‹ sein, durfte mich nicht beklagen.«

Mit siebenundzwanzig wurde Dr. Rankin auf die Herzstation ihres Krankenhauses eingewiesen, weil ihr Herz beunruhigend schnell schlug und die üblichen nichtinvasiven Maßnahmen keine Besserung bewirkten. Nach einer Behandlung mit Elektroschocks, um ihren normalen Herzschlag wiederherzustellen, wurde sie direkt zurück an die Arbeit geschickt. Im Alter von dreiunddreißig Jahren nahm sie mehrere Medikamente gegen eine Reihe von Krankheiten ein, darunter drei Medikamente gegen Bluthochdruck und Herzklopfen, Antihistaminika und ein Steroid – wiederum ein Stresshormon – und bekam wöchentliche Injektionen gegen Allergien. Diese müsse sie, so sagte man ihr, für den Rest ihres Lebens bekommen. Außerdem wurde sie wegen einer Anomalie am Gebärmutterhals behandelt, einer Vorstufe von Krebs, die bald nach der Operation wieder auftrat. Die ganze Zeit über – und das wird Ihnen bekannt vorkommen – fragte kein Arzt danach, ob sie irgendetwas belaste, das ihre Immunprobleme verstärken und eine bösartige Erkrankung begünstigen könnte.

Heute ist Dr. Rankin völlig gesund und nimmt kein einziges Medikament mehr ein. Sie hat ihre Heilung in keiner Weise einer konventionellen medizinischen Behandlung zu verdanken, sondern der persönlichen Veränderung, auf die sie sich mit Unterstützung einließ. Sie trat eine Reise an, als sie fünfunddreißig Jahre alt und selbstmordgefährdet war. »Innerhalb von sechs Monaten, nachdem ich meinen Job gekündigt hatte, brauchte ich kein einziges Medikament mehr«, berichtete sie. Heute ist sie Mutter, Heilerin, Seminarleiterin und die Autorin mehrerer Bücher. Ihre entscheidende Erkenntnis war, dass ihr gesamtes Leben die Grundlage für ihre zahlreichen physischen und psychischen Erkrankungen war. Diese waren keine getrennten Einheiten, sondern dynamische Prozesse, die ein Ausdruck ihrer Interaktion mit ihrer Welt waren. »Ich war ein stereotyp gutes Mädchen, eine Streberin und Klassenbeste. Ich strebte immer danach, mein Talent und meinen Intellekt zu vervollkommnen, nicht um mich selbst zu befriedigen, sondern um von anderen akzeptiert zu werden«, erzählte sie mir. Dieser erbarmungslose Druck, so lernte sie, zeigte sich in ihrem Gesundheitszustand. Sie musste loslassen.

Wie Lissa Rankin erkannte, kann eine unvoreingenommene Beschäftigung mit dem Prozess, den Krankheit darstellt, viel Gutes bewirken. Es ist vielleicht nicht der Gast, den wir jemals sehen möchten, aber ein Fünkchen Gastfreundschaft – sozusagen das Unwillkommene willkommen heißen – kostet uns nichts. Es kann uns die Gelegenheit geben herauszufinden, warum genau dieser Gast uns besucht hat und was er uns über unser Leben erzählen kann.

# Kapitel 7
# Ein traumatisches Spannungsverhältnis
## Bindung versus Authentizität

> *»Die meisten unserer Konflikte und Enttäuschungen rühren von dem zwanghaften Bedürfnis her, die Rolle eines Menschen zu spielen, der wir nicht sind.«*[128]
>
> János (Hans) Selye, M.D., *Stress beherrscht unser Leben*

Für Anita Moorjani war die Krankheit, die sie fast getötet hätte, kein zufälliges Unglück. »Die Person, die ich vor meiner Krebserkrankung war«, so die Bestsellerautorin, »hatte Angst, andere Menschen zu enttäuschen. Ich war harmoniesüchtig. Ich habe mich völlig darin verloren, andere Menschen zufriedenzustellen und war komplett ausgelaugt. Nein sagen konnte ich nicht, ich war eine Retterin, und ich war für alle da. Nicht einmal als ich Krebs bekam, habe ich gelernt, dass es okay ist, ich selbst zu sein. Dazu musste ich erst ins Koma fallen.« Heute ist die lebensfrohe Sechzigjährige davon überzeugt, dass eine der Ursachen für ihr metastasierendes Lymphom der chronische Stress war, der dadurch ausgelöst wurde, dass sie ihre eigenen Bedürfnisse zwanghaft unterdrückte. Man nahm an, dass es tödlich sei, als es im Alter von dreiundvierzig Jahren bei ihr diagnostiziert wurde. »Meine Persönlichkeit war so gestrickt, dass ich etwas so Drastisches wie Krebs als Grund brauchte, um mich um mich selbst zu kümmern.«

Viele von uns haben solche Sätze schon einmal gehört. Der Gedanke des Glücks im Unglück ist keineswegs ungewöhnlich und auch nicht auf den Bereich der medizinischen Krisen beschränkt. Aber die Vorstellung, dass unsere Persönlichkeit dazu beitragen könnte, dass eine Krankheit ausbricht, ist für viele ein Unding. Das Essay »Krankheit als Metapher« der verstorbenen Filmemacherin, Aktivistin und brillanten Literatin Susan Sontag aus dem Jahr 1978 ist immer noch richtungsweisend. Damals war sie fünfundvierzig Jahre alt und hatte bereits eine Krebserkrankung überstanden. Trotzdem wies sie die Möglichkeit, dass das Phänomen Krankheit über rein körperliches Unglück hinausgehen könnte, entschieden zurück. »Theorien, die Krankheiten auf mentale Zustände zurückführen, ... sind immer ein Indikator dafür, wie viel wir über das physische Terrain der jeweiligen Krankheit nicht verstehen«, schreibt sie.[129] Die Annahme, dass Emotionen zu Krankheiten beitragen können, bedeutete für sie, »sentimentale Schuldfantasien« zu propagieren und mit »reißerischen Metaphern« und ihren »Fallstricken« zu operieren. Sie empfand diese Sichtweise als besonders geschmacklos, weil sie darin eine Form der Schuldzuweisung gegenüber dem Patienten sah. »Ich beschloss, mich nicht zum Sündenbock machen zu lassen.«[130]

Sontags scharfe Ablehnung der Beziehung zwischen Geist und Körper fand nicht nur in intellektuellen Kreisen Anklang, sondern auch in einigen der ehrwürdigsten Einrichtungen des medizinischen Denkens. Einige Jahre später wurde sie von Dr. Marcia Angell, der späteren ersten weiblichen Herausgeberin des *New England Journal of Medicine*, zustimmend zitiert. Sie verhöhnte die Vorstellung, der mentale Zustand könne bestimmte Krankheiten verursachen oder heilen, als »Folklore«, als »Mythos«, für den die Beweise bestenfalls »anekdotisch« seien. Wie Sontag erkannte auch Dr. Angell in dieser Denkweise eine heimtückische Tendenz zur Patientenbeschuldigung: »In einer Zeit, in der die Patienten bereits durch die Krankheit schwer beansprucht sind, sollten sie nicht noch zusätzlich dadurch belastet werden, dass sie die Verantwortung für den Ausgang übernehmen müssen.«[131]

Ich stimme uneingeschränkt zu, dass sich absolut niemand für das, was mit oder in seinem Körper geschieht, schuldig fühlen sollte – unabhängig davon, ob dieses Schuldgefühl aus der Person selbst heraus entsteht oder von außen auferlegt wird. Wie ich bereits sagte, sind Schuldzuweisungen unangemessen, ungerechtfertigt und grausam. Außerdem sind sie unwissenschaftlich. Allerdings sollte man einen Trugschluss vermeiden, der leicht zu übersehen ist: Die Feststellung, dass Persönlichkeitsmerkmale zum Ausbruch von Krankheiten beitragen, sowie ganz allgemein das Verständnis davon, wie Charaktereigenschaften, Emotionen, Entwicklungsgeschichte und Krankheit zusammenhängen, dienen *nicht* der Schuldzuweisung. Vielmehr geht es zum Zweck der Prävention und Heilung darum, das Gesamtbild zu verstehen – und zwar letztlich um der Selbstakzeptanz und Selbstvergebung willen.

Meine Absicht bei der Neuausrichtung von Sontags Position ist es also, eine konstruktivere Perspektive anzubieten. Ich kann ihre Befürchtung nachvollziehen, dass Krankheit mit Eigenverschulden assoziiert werden könnte. Ihre Widerlegung des Zusammenhangs zwischen Körper und Geist halte ich allerdings für fehlgeleitet und wissenschaftlich nicht vertretbar. Ein klarer und ehrlicher Blick auf die biografischen Faktoren, die unser biologisches Wohlbefinden stören können, erleichtert es uns, intelligent und effektiv auf Krankheiten zu reagieren – oder besser noch: die Risiken von vornherein zu minimieren. Das gilt für den Einzelnen ebenso wie für die Gesellschaft.

Der Gedanke, dass bestimmte Persönlichkeitsmerkmale ein Krankheitsrisiko darstellen können, ist nicht radikal. Tatsächlich handelt es sich dabei um eine zeitgemäße wissenschaftliche Aufarbeitung von Erkenntnissen, die weit in die Vergangenheit zurückreichen. Die physiologischen Zusammenhänge zwischen einem aufbrausenden Temperament und Herzkrankheiten sind zum Beispiel seit Langem bekannt. Dazu gehören unter anderem ein erhöhter Blutdruck und eine gesteigerte Herzfrequenz, eine verstärkte Blutgerinnung und eine Verengung der Blutgefäße.[132] Bereits in der Antike sprach Hippokrates vom »cholerischen« Temperament, von dem angenommen wurde, dass es aus einem Übermaß an *choler* (»gelber Galle«) resultiere. Wem die sprichwörtliche Galle hochkommt, der hat auch im heutigen Sprachgebrauch noch mit Gefühlen des Zorns zu kämpfen. Auch in der traditionellen chinesischen Medizin wird die Leber – die Quelle der Galle – mit Ärger, Bitterkeit und Groll in Verbindung gebracht. 1896 erklärte der berühmte Internist und Medizinpädagoge Sir William Osler, der oft als Vater der modernen Medizin bezeichnet wird, vor Studenten des Johns Hopkins Hospitals, dass »nicht der zarte, neurotische Mensch zu Angina pectoris [Kardinalsymptom der koronaren Herzkrankheit] neigt, sondern der robuste, geistig und körperlich kräftige, eifrige und ehrgeizige Mensch … dessen Motor immer auf Hochtouren läuft«. Er nahm damit das moderne Bild des getriebenen Typus vorweg, der zwanghaft beschäftigt, ungeduldig sowie leicht reizbar ist und zu Herzkrankheiten neigt. Eine Persönlichkeit – ein biopsychosoziales Charaktergeflecht –, die sowohl wissenschaftlich als auch »anekdotisch« leicht zu fassen ist.

1987 schlug die Psychologin Dr. Lydia Temoshok, damals Leiterin des Programms für Verhaltensmedizin an der medizinischen Fakultät der University of Maryland, die sogenannte »Typ-C-Persönlichkeit« vor. Die Klassifizierung bezieht sich auf Eigenschaften, die häufig mit dem Ausbruch einer bösartigen Erkrankung in Verbindung gebracht werden[133] und könnte auf dem Spektrum der Temperamente nicht weiter von den Eigenschaften des Typs A entfernt sein. Dazu gehören: kooperativ und versöhnlich, nicht durchsetzungsfähig, geduldig, keine negativen Emotionen zeigend (insbesondere Wut) und gefügig gegenüber externen Autoritäten. Sie befragte 150 Menschen mit Melanomen und stellte fest, dass diese Patienten »außerordentlich liebenswürdig, durch und durch angenehm, klaglos und zurückhaltend« waren. Sie wurden als »pleasers« bezeichnet: Sie waren zwar besorgt über den Verlauf ihrer Krankheit, aber ihre Sorgen konzentrierten sich ausdrücklich auf die Außenwelt, weg von ihnen selbst, und auf die Auswirkungen ihrer Krankheit auf ihre Familien. Diese

Selbstverleugnung wurde in einem Artikel, den ich einmal in der *Globe and Mail* gelesen habe, nur zu gut veranschaulicht. Er stammte von einer Frau, bei der gerade Brustkrebs diagnostiziert worden war. »Ich mache mir Sorgen um meinen Mann«, teilte sie ihrem Arzt umgehend mit. »Ich werde nicht die Kraft haben, für ihn da zu sein.«[134]

Ungefähr zur gleichen Zeit, etwa zehn Jahre nach Beginn meiner ärztlichen Tätigkeit, begann ich, ähnliche Muster im Verhalten vieler meiner Patientinnen und Patienten mit allen möglichen Krankheitsbildern zu bemerken. Damals kannte ich die umfangreiche Forschungsliteratur des vergangenen halben Jahrhunderts noch nicht. Sie belegt, dass Stress – einschließlich des Stresses der Selbstverleugnung – unsere Physiologie, darunter das Immunsystem, negativ beeinflussen kann. Obwohl ich also damals die Arbeit von Dr. Temoshok nicht kannte, kam ich zu ähnlichen Schlussfolgerungen. Sie drängten sich mir geradezu auf. Ich konnte nicht umhin zu sehen, wie sich mir die Zusammenhänge darstellten. Immer wieder tauchten die »netten« Menschen, die zwanghaft die Erwartungen und Bedürfnisse anderer über ihre eigenen stellten und ihre sogenannten negativen Emotionen verdrängten, mit chronischen Krankheiten in meiner Hausarztpraxis auf oder wurden auf der von mir geleiteten Palliativstation im Krankenhaus betreut. Mir fiel auf, dass diese Patienten eine höhere Wahrscheinlichkeit hatten, an Krebs zu erkranken, und dass ihre Prognosen schlechter waren.

Der Grund dafür ist meiner Meinung nach einfach: Verdrängung beeinträchtigt die Fähigkeit, sich vor Stress zu schützen. In einer Studie wurden die physiologischen Stressreaktionen der Teilnehmenden anhand der elektrischen Reaktion ihrer Haut auf unangenehme emotionale Reize gemessen. Die Patientinnen und Patienten berichteten, wie sehr diese Reize sie belasteten. Auf einem Bildschirm wurden beleidigende oder erniedrigende Aussagen eingeblendet, zum Beispiel: »Du hast es verdient zu sterben«, »Du bist hässlich«, »Niemand liebt dich« und »Du bist selbst schuld«. Drei Gruppen von Teilnehmenden wurden auf diese Weise untersucht: Menschen mit Melanomen, Menschen mit Herzerkrankungen und eine gesunde Kontrollgruppe. Bei der Gruppe mit Melanomen gab es durchweg eine große Diskrepanz zwischen dem, was sie berichteten – das heißt, inwieweit sie sich durch diese verächtlichen und herabsetzenden Botschaften bewusst gestört fühlten – und dem Grad der körperlichen Belastung, den ihre Hautreaktionen verrieten. Mit anderen Worten: Sie verdrängten ihre Gefühle, sodass sie sie nicht mehr bewusst wahrnahmen. Wenn man gestresst durchs Leben geht *und nicht weiß, dass man gestresst ist*, kann man wenig tun, um sich vor den langfristigen physiologischen Folgen zu schützen. Dementsprechend kamen die Wissenschaftlerinnen und Wissenschaftler zu dem Schluss, dass die emotionale Repression »als ein geistig-körperliches und nicht als ein rein mentales Phänomen betrachtet werden sollte«.[135]

Einige Jahre später untersuchten Psychologen an der University of California, Berkeley, nicht die physiologischen Auswirkungen des weitgehend unbewussten Prozesses der Verdrängung, sondern den der *Unterdrückung*. Er wird als *»bewusste* Sperrung des eigenen emotionalen Ausdrucksverhaltens bei emotionaler Erregung« definiert. Wenn ich meine mir bewusste Angst vor einem tollwütigen Hund verberge, der »Angst riechen« kann, unterdrücke ich meine Gefühle. Im Gegensatz dazu tut man bei der Verdrängung so, als würde man Meinungen zustimmen, die man eigentlich ablehnt. Dessen wird man sich erst später bewusst. In der Berkeley-Studie wurden den Teilnehmenden Filme gezeigt, von denen man normalerweise erwartet, dass sie Abscheu erzeugen, zum Beispiel die Versorgung von Brandopfern oder die chirurgische Amputation eines Arms. Einige Teilnehmende wurden ausdrücklich angewiesen, beim Anschauen keine Emotionen zu zeigen. Die Kontrollgruppe durfte ihre Gefühle durch Gestik und Mimik zum Ausdruck bringen. Bei einer Reihe physiologischer Messungen zeigte die Unterdrückungsgruppe eine erhöhte Aktivierung des sympathischen Nervensystems beziehungsweise des Kampf-oder-

Flucht-Reflexes, das heißt eine Stressreaktion.[136] Es mag bestimmte Situationen geben, in denen sich eine Person aus durchaus berechtigten Gründen bewusst dafür entscheidet, ihre Gefühle nicht zu zeigen. Geschieht dies allerdings gewohnheitsmäßig oder unter Zwang, sind die Auswirkungen mit hoher Wahrscheinlichkeit toxisch.

Ich habe anhand meiner eigenen Beobachtungen und der zahlreicher Kolleginnen und Kollegen meine eigene Liste von Persönlichkeitsmerkmalen, die bei Menschen mit chronischen Erkrankungen besonders häufig zu beobachten sind, zusammengestellt. Vielleicht erinnern Sie sich an einige der persönlichen Geschichten, die ich bisher geschildert habe. Unabhängig davon, welche dieser Persönlichkeitsmerkmale eine Person aufweist – ob es sich um eines, einige oder alle handelt –, deuten sie allesamt auf Selbstunterdrückung und/oder Verdrängung hin. Ich habe festgestellt, dass diese Merkmale bei Menschen mit allen möglichen chronischen Krankheiten nicht nur vorhanden, sondern sogar *besonders ausgeprägt* sind, von Krebs über Autoimmunerkrankungen, hartnäckige Hautkrankheiten bis hin zu Migräne, Fibromyalgie, Endometriose, myalgischer Enzephalomyelitis (ME), auch bekannt als chronisches Müdigkeitssyndrom, und vielen anderen Leiden.

Diese Eigenschaften, die in keiner besonderen Reihenfolge aufgeführt werden, sind:

- eine automatisierte und zwanghafte Besorgnis um die emotionalen Bedürfnisse anderer, während die eigenen ignoriert werden,
- starre Identifikation mit sozialen Rollen, Pflichten und Verantwortung (was eng mit dem nächsten Punkt zusammenhängt),
- übersteigerte, nach außen gerichtete Multitasking-Hyperverantwortung, die auf der Überzeugung beruht, dass man die eigene Existenz durch Tun und Geben rechtfertigen muss,
- die Verdrängung gesunder, selbstschützender Aggression und Wut,

- das Vertreten und die zwanghafte Umsetzung zweier Überzeugungen: »Ich bin dafür verantwortlich, wie sich andere Menschen fühlen« und »Ich darf niemanden enttäuschen«.

Diese Eigenschaften haben nichts mit Freiwilligkeit oder bewusster Entscheidung zu tun. Niemand wacht morgens auf und beschließt: »Heute stelle ich die Bedürfnisse der ganzen Welt in den Vordergrund und lasse meine eigenen außer Acht.« Oder: »Ich kann es kaum erwarten, meinen Ärger und meine Frustration in mich hineinzufressen und ein fröhliches Gesicht aufzusetzen.« Diese Eigenschaften sind auch nicht angeboren: Wenn Sie jemals ein Neugeborenes gesehen haben, wissen Sie, dass es keine Skrupel hat, seine Gefühle auszudrücken. Da wird kein Schrei unterdrückt, um andere nicht zu belästigen. Die Gründe für die Entwicklung und Ausprägung dieser Persönlichkeitsmerkmale, wie wir sie nennen könnten, sind sowohl faszinierend als auch ernüchternd. Im Grunde sind sie Bewältigungsmuster, Anpassungsstrategien, ursprünglich entwickelt, um etwas Essenzielles und Unveräußerliches zu bewahren.

Warum diese Merkmale und ihre auffällige Prävalenz in der Persönlichkeit chronisch kranker Menschen so oft ignoriert oder ganz übersehen werden, ist eine der Kernfragen unseres Themas. Sie gehören zu den am stärksten *normalisierten* Wesenszügen unseres Kulturkreises. Wie normalisiert? Vor allem dadurch, dass sie als bewundernswerte Stärken statt als potenzielle Belastungsfaktoren angesehen werden. Diese gefährlichen, selbstverleugnenden Eigenschaften bleiben uns meist verborgen, weil sie leicht mit ihren positiven Entsprechungen verwechselt werden: Mitgefühl, Ehre, Fleiß, Güte, Großzügigkeit, Mäßigung, Verantwortungsbewusstsein und so weiter. Wohlgemerkt: Die Qualitäten auf der letztgenannten Liste ähneln zwar oberflächlich betrachtet denen der ersten. Trotzdem implizieren oder erfordern sie *nicht*, dass eine Person das, was sie ist, fühlt und braucht, übergeht, ignoriert oder unterdrückt. Wahres Mitgefühl zum Beispiel ist ein Angebot der Chancengleichheit, das wir anderen gerade deshalb machen, weil wir wissen und anerkennen, was wir selbst fühlen. Wir können jemanden bewundern, der in einer Krise die Bedürfnisse eines anderen über seine eigenen stellt, oder den Anführer eines Kampfes für die Rechte vieler. Aber solche Opfer werden bewusst und zeitlich befristet erbracht, der jeweiligen Situation angemessen und im vollen Bewusstsein der Risiken.

Ich habe eine eher ungewöhnliche Angewohnheit, wenn es um das Lesen einer Zeitung geht: Seit Langem lese ich mit Vorliebe Nachrufe, in denen Freunde und Verwandte verstorbenen Angehörigen die letzte Ehre erweisen. Dabei fällt mir häufig ein bestimmtes, kurioses Paradoxon ins Auge. In diesen bewegenden Würdigungen, die mit Zuneigung und Trauer verfasst wurden, werden oft die selbst-verleugnenden Eigenschaften der Verstorbenen offenbart und unbewusst gewürdigt. Dabei wird verkannt, dass diese möglicherweise eine zentrale Rolle bei der Krankheit gespielt haben, die das Leben der Verstorbenen beendet hat. Nehmen wir zum Beispiel den Fall eines Arztes aus Ontario – nennen wir ihn Stanley. Er ist an Krebs gestorben. Stanleys enge Beziehung zu seiner Mutter wurde in seinem Nachruf in der kanadischen Tageszeitung *Globe and Mail* in der Rubrik »Lives Lived« anerkennend hervorgehoben: »Stanley und seine Mutter hatten eine ganz besondere Beziehung, ein Band, das bis zu ihrem Tod in allen Lebensbereichen spürbar war. Selbst als verheirateter Mann mit kleinen Kindern legte Stanley großen Wert darauf, jeden Tag mit seinen Eltern zu Abend zu essen, während seine Frau Lisa und ihre vier Kinder zu Hause auf ihn warteten. Wenn er nach Hause kam, wurde er mit einem weiteren Abendessen begrüßt. Da er keine der beiden Frauen in seinem Leben enttäuschen wollte, aß Stanley jahrelang zweimal am Tag zu Abend, bis seine allmähliche Gewichtszunahme Verdacht erregte.«[137]

In einem anderen Nachruf wurde eine Frau gewürdigt, die trotz ihrer metastasierenden Krebserkrankung »keine ihrer Rollen aufgab«, darunter »mehrere Eishockey-Trainingsstunden die Woche, den Sitz im Schulrat, Orchesterproben und andere Freizeitaktivitäten«. Sie übernahm sogar neue Aufgaben: alle mit dem Ziel, anderen zu helfen, während sich die Krankheit in ihrem Körper ausbreitete. Ich bin sehr dafür, dass man sich mit Begeisterung für seine Mitmenschen einsetzt. Aber es gibt so etwas wie Lebensfreude, und dann gibt es den Drang, sein Selbstwertgefühl aus permanenter Betriebsamkeit zu schöpfen – bis hin zur Unfähigkeit, im Katastrophenfall innezuhalten und sich um sich selbst zu kümmern.

Ein letztes Beispiel ist ein Witwer, der sich mit diesen Worten an seine Frau erinnerte (die im Alter von fünfundfünfzig Jahren an Brustkrebs starb): »In ihrem ganzen Leben hat sie sich nie mit jemandem gestritten ... Sie hatte kein Ego, sie fügte sich einfach ganz unaufdringlich in ihre Lebenswelt ein.« Die Formulierung »kein Ego« sollte uns aufhorchen lassen. Diese zwei kleinen Worte sollen liebevoll einen bewundernswerten Mangel an Arroganz oder Eitelkeit ausdrücken. Sie erzählen meiner Meinung nach aber eine viel tiefergehende Geschichte. Ein gesundes Ego – nicht im Sinne von Überlegenheitsdenken, sondern im Sinne einer stabilen Identität – ist ein lebenswichtiges Gut. Es ist die Grundlage für Selbstachtung, Selbstregulation, die Fähigkeit, gute Entscheidungen zu treffen, ein funktionierendes Gedächtnis und vieles mehr. Ohne dass es dem Gatten bewusst war, beschrieb er eben jene lebenslange Unterdrückung der eigenen Gefühle – insbesondere der gesunden Wut –, die das Immunsystem unterminiert und ein Risiko für Krebserkrankungen und andere Leiden birgt.

Woher kommt diese Selbstverleugnung? »Typ C«, so Lydia Temoshok, »ist keine Persönlichkeit, sondern eher ein Verhaltensmuster, das veränderbar ist.«[138] Ich bin da ganz ihrer Meinung. Gerade weil niemand mit solchen Charaktereigenschaften geboren wird, können wir sie auch wieder ablegen. Dies ist einer der Wege zur Heilung – beileibe kein leichter. Wir werden später noch ausführlich darauf eingehen. Zunächst aber wollen wir sehen, ob wir den Ursprüngen dieser Muster auf die Spur kommen können.

Ein immer wiederkehrendes Thema – vielleicht das Kernthema – in jedem meiner Vorträge und Workshops ist das unvermeidliche Spannungsverhältnis – und für die meisten von uns schließlich der Konflikt – zwischen zwei grundlegenden Bedürfnissen: *Bindung* und *Authentizität*. Dieser Konflikt ist der Ausgangspunkt für die am weitesten verbreitete Form des Traumas in unserer Gesellschaft: das »Trauma mit kleinem t«, das sich in einer Loslösung vom eigenen Selbst ausdrückt, selbst wenn kein Missbrauch oder keine schwerwiegende Bedrohung vorliegt.

Nach der Definition meines Kollegen und früheren Co-Autors, des Psychologen Dr. Gordon Neufeld, ist *Bindung* der drängende Wunsch nach Nähe zu anderen, nicht nur im physischen, sondern auch im emotionalen Sinne. Ihr primärer Zweck ist es zu ermöglichen, entweder anderen Menschen Fürsorge zukommen zu lassen oder selbst Fürsorge zu erhalten. Für Säugetiere und sogar Vögel ist dieser Drang überlebenswichtig. Vor allem für das menschliche Kleinkind, das bei der Geburt zu den unausgereiftesten, abhängigsten und hilflosesten Wesen gehört. Und das bleibt es auch für den weitaus längsten Zeitraum. Daher ist das Bindungsbedürfnis unabdingbar. Ohne zuverlässige Erwachsene, die sich um uns kümmern, und ohne unseren Drang, diesen Bezugspersonen nahe zu sein, könnten wir kaum einen Tag lang überleben. Wie wir im nächsten Kapitel sehen werden, kommt jeder von uns mit der Erwartung auf die Welt, Bindungen zu entwickeln, so wie unsere Lunge nach Sauerstoff verlangt. Unser Drang nach Bindung ist fest in unserem Gehirn verankert und wird durch ausgedehnte und komplexe neuronale Schaltkreise vermittelt. Sie steuern und fördern Verhaltensweisen, die uns denjenigen nahebringen sollen, ohne die wir nicht überleben können. Bei vielen Menschen überlagern diese Bindungsschaltkreise die Systeme, die uns Rationalität, objektive Entscheidungsfindung oder bewusste Willensentscheidungen ermöglichen – ein Umstand, der über unser Verhalten in vielen Lebensbereichen Aufschluss gibt.

Im Säuglingsalter ist unsere Abhängigkeit eine obligatorische und langwierige Angelegenheit. Alles, vom Weinen bis zur Niedlichkeit – zwei unübersehbare Signale, die Babys aussenden –, ist von der Natur angelegtes Verhalten. Es zielt darauf ab, die Fürsorge unserer Bezugspersonen zu gewährleisten. Aber das Bedürfnis nach Bindung erlischt nicht, sobald wir den Windeln entwachsen sind: Es motiviert uns während unseres gesamten Lebens. Wie wir in Kapitel 3 gesehen haben, können unbefriedigende Bindungsbeziehungen sogar der Physiologie von Erwachsenen schaden. Das Besondere an unseren frühesten Bindungsbeziehungen – und vor allem an den Bewältigungsstrategien, die wir entwickeln, um sie aufrechtzuerhalten – ist ihre Vorbildfunktion für *all* unsere wichtigen Beziehungen. Diese bleibt auch dann noch bestehen, wenn wir schon längst aus der »Do-or-die«-Phase herausgewachsen sind. Wir übertragen sie auf die Interaktionen mit Ehepartnerinnen und -partnern, Lebensgefährtinnen und -gefährten, Arbeitgeberinnen und -gebern, Freundinnen und Freunden, Kolleginnen und Kollegen. Kurz: auf alle Aspekte unseres persönlichen, beruflichen, sozialen und sogar politischen Lebens. Demzufolge ist Bindung ein Hauptanliegen der Kultur. Das erkennen wir in trivialer Form am populären Medienklatsch darüber, wer wen liebt, wer wen verlässt oder anlügt. Bindung ist ein ständiges Thema in unseren Köpfen – zusammen mit der entstehenden Frustration, wenn uns wie Mick Jagger die »Satisfaction« versagt bleibt.

Unser anderes zentrales Bedürfnis ist *Authentizität*. Die Definitionen des Begriffs gehen auseinander, aber die folgende lässt sich meiner Meinung nach am besten auf diese Diskussion anwenden: die Eigenschaft, sich selbst treu zu sein – und die Fähigkeit, das eigene Leben aus einer tiefen Kenntnis des eigenen Selbst heraus zu gestalten. Es mag nicht offensichtlich sein, dass Authentizität kein abstraktes Bestreben ist, kein bloßer Luxus für sich selbst optimierende New Ager.

Wie die Bindung ist sie ein Trieb, der im Überlebensinstinkt verwurzelt ist. In ihrer konkretesten und pragmatischsten Form bedeutet sie schlicht und einfach, unser Bauchgefühl zu spüren und es zu respektieren. Stellen Sie sich einen unserer afrikanischen Vorfahren in der Savanne vor: Er spürt die Anwesenheit eines Raubtiers. Wie lange wird er überleben, wenn er sein warnendes Gespür für Gefahr unterdrückt?

Die elementare Wurzel von »Authentizität« ist das griechische *autos* oder »Selbst«, das in enger Beziehung zu Begriffen wie »Autor« und »Autorität« steht. Authentisch zu sein bedeutet, einem echten Selbstgefühl treu zu bleiben. Es erwächst aus der eigenen einzigartigen und unverfälschten Wesenheit, mit diesem inneren Navigationssystem verbunden zu sein und von ihm ausgehend zu lenken. Ein gesundes Selbstverständnis schließt nicht aus, dass man sich um andere kümmert, von ihnen beeinflusst wird oder sich von ihnen beeinflussen lässt. Es ist kein starres Konstrukt, sondern weitreichend und umfassend. Das einzige Gebot der Authentizität besteht darin, dass wir – und nicht die von außen auferlegten Erwartungen – der wahre Autor und die Autorität unseres eigenen Lebens sind.

Die Wurzel des Übels liegt nicht darin, dass wir diese beiden Bedürfnisse haben, sondern in der Tatsache, dass das Leben nur allzu oft eine Konfrontation zwischen ihnen inszeniert. Das Dilemma lautet wie folgt: *Was geschieht, wenn unsere Bedürfnisse nach Bindung durch unsere Authentizität, unsere Verbindung zu unserem wahren Fühlen, infrage gestellt werden*? Mit anderen Worten: Was passiert, wenn ein nicht verhandelbares Bedürfnis durch die Umstände gegen das andere ausgespielt wird? Zu diesen Umständen können elterliche Suchtprobleme, psychische Erkrankungen, Gewalt und Armut in der Familie, offene Konflikte oder tiefgreifendes Unglück gehören – Kindern wie Erwachsenen von der Gesellschaft auferlegte Belastungen. Aber auch ohne diese Faktoren kann eine tragische Spannung zwischen Bindung und Authentizität entstehen. Es reicht aus, wenn wir nicht so gesehen und akzeptiert werden, wie wir sind.

Kinder erhalten oft die Botschaft, dass bestimmte Teile von ihnen akzeptabel sind, andere aber nicht. Wird diese Dichotomie verinnerlicht, führt dies unweigerlich zu einer Zerrüttung des eigenen Selbstverständnisses. »Brave Kinder schreien nicht«: Diese Feststellung, die verärgert geäußert wird, birgt eine unbeabsichtigte, aber äußerst wirkungsvolle Drohung in sich: »Wütende Kinder werden nicht geliebt.« »Nett« zu sein (sprich: seine Wut zu verbergen) und sich zu bemühen, für die Eltern akzeptabel zu erscheinen, kann für ein Kind zur Überlebensstrategie werden. Oder ein Kind verinnerlicht die Vorstellung, dass »ich nur liebenswert bin, wenn ich alles richtig mache«. Es bereitet sich so auf ein Leben in Perfektionismus und starrer Rollenidentifikation vor, abgeschottet von dem verwundbaren Teil seiner selbst, der wissen muss: Es gibt Raum zum Scheitern oder auch einfach nur dafür, unspektakulär gewöhnlich zu sein, und trotzdem bekomme ich noch die nötige Liebe.

Obwohl beide Bedürfnisse wesentlich sind, gibt es eine Hackordnung: In der ersten Lebensphase steht unweigerlich die Bindung an erster Stelle. Wenn diese beiden Bedürfnisse im Leben eines Kindes in Konflikt geraten, ist das Ergebnis also fast schon vorprogrammiert. Wenn ich die Wahl habe zwischen »ich verberge meine Gefühle, sogar vor mir selbst, und bekomme die Grundversorgung, die ich brauche« und »ich bin ich selbst und verzichte darauf«, werde ich mich immer für die erste Option entscheiden. So wird unser wahres Selbst Stück für Stück in einer tragischen Transaktion ausgehöhlt. Wir sichern unser physisches oder emotionales Überleben, indem wir aufgeben, wer wir sind und was wir fühlen.

Die Tatsache, dass wir uns nicht bewusst für diese Bewältigungsmechanismen entscheiden, macht diese nur umso zäher. Auch wenn sie uns nicht mehr dienen, können wir sie nicht ablegen, weil wir keine Erinnerung an ein Selbst *ohne sie* haben. Wir können uns nicht vorstellen, wie wir ohne sie wären. Sie fügen sich wie Tapeten in den Hintergrund ein. Sie sind unsere »neue Normalität«, unsere buchstäbliche *zweite* Natur – im Gegensatz zu unserer ursprünglichen beziehungsweise authentischen Wesensart. Je tiefer sich diese Muster in unser Nervensystem eingraben, desto mehr verstrickt sich das empfundene Bedürfnis, den Ansprüchen der Welt zu genügen, mit unserem Selbstverständnis und unserer Suche nach Liebe. Letztlich wird fehlendes authentisches Verhalten mit Überleben gleichgesetzt. Schließlich war beides in den ersten Lebensjahren gleichbedeutend– oder es stellte sich zumindest für unser junges Selbst so dar.

Hier sehen wir die gefährliche Kehrseite unserer viel gepriesenen und wundersamen Fähigkeit, uns an unterschiedliche und schwierige Umstände anzupassen. Schließlich dienen die meisten Anpassungsstrategien der Bewältigung bestimmter Situationen und sind nicht als dauerhaft anwendbare Lösungen für alle möglichen Fälle vorgesehen. Dazu eine Analogie aus der Presselandschaft. Als dieses Buch geschrieben wird, herrschen in Texas eisige Temperaturen (Februar 2021). Die Menschen passen sich an, indem sie zusätzliche Kleidung tragen, die Heizung aufdrehen, wenn die Energieversorgung gewährleistet ist, und sich in warme Decken einwickeln – alles notwendige Strategien, um den Winter zu überstehen. Diese vorübergehenden Anpassungsmaßnahmen würden Gesundheit und Leben gefährden, würde nicht wieder darauf verzichtet, bevor die glühende Sommerhitze wieder einsetzt. Die innerlichen Anpassungen, die wir an unserer eigenen Persönlichkeit vornehmen, um Widrigkeiten in den ersten Lebensjahren zu überstehen, bergen bei veränderten Bedingungen vergleichbare Risiken. Aber wir sind uns der Gefahr weit weniger bewusst. Ungeachtet der Wetterveränderungen kann man die Schutzkleidung, die mit der Persönlichkeit verschweißt ist, niemals ablegen.

Es ist ernüchternd zu erkennen, dass viele unserer als *charakteristisch* empfundenen Persönlichkeitsmerkmale, auf die wir vielleicht sogar stolz sind, eigentlich die Folgen davon sind, dass wir die Verbindung zu uns selbst verloren haben. Ein Verlust, den wir vor langer Zeit erlitten haben. Die Ursachen für diese Narben sind oft an ihrer

Form zu erkennen: In vielen Fällen lassen sich bestimmte Eigenschaften auf bestimmte Arten von Verletzungen zurückführen. Wenn wir beispielsweise nicht die bedingungslose Aufmerksamkeit erhalten, die wir benötigen, besteht eine Möglichkeit des Selbstschutzes darin, sich um körperliche Attraktivität oder andere aufmerksamkeiterregende Eigenschaften oder Leistungen zu bemühen, um diesen Entzug zu kompensieren. Ein Kind, das sich nicht als durchgängig und bedingungslos *liebenswert* erlebt, kann durchaus zu einem außergewöhnlich beliebten oder charmanten Menschen heranwachsen. Das ist bei vielen Persönlichkeiten aus Medien und Politik der Fall. Wer nicht schon früh im Leben für sein Wesen *geschätzt* oder *anerkannt* wird, kann einen übersteigerten Appetit auf Status oder Reichtum entwickeln. Wenn man uns nicht das Gefühl gibt, dass wir um unser selbst willen wertvoll sind, suchen wir womöglich nach Anerkennung, indem wir zu zwanghaften Helfenden werden – ein Syndrom, das mir sehr vertraut ist.

Der finale Akt dieses Verschwindens: Wie bereits erwähnt, werden viele dieser Eigenschaften, die das Verlorene kompensieren sollen, in unserer Kultur nicht nur als normal, sondern sogar als bewundernswert angesehen. Sie werden als »Stärken« geschätzt, ummanteln aber allzu oft das authentische Selbst und schotten es ab, indem sie dessen Gestalt annehmen.

Diese Eigenschaften und die Verhaltensmuster, die sich daraus ergeben, sind, wie Gordon Neufeld es ausdrückt, »unkontrollierbar suchtgefährdend«. Kurioserweise ist ihre Sogwirkung gerade deshalb so stark, weil sie *nicht* funktionieren. Genauer gesagt funktionieren sie nur vorübergehend. Mir gefällt die scharfsinnige Bemerkung des Arztes und Traumaforschers Vincent Felitti über Süchte: dass »es schwer ist, von etwas genug zu bekommen, das beinahe funktioniert«. Ähnlich wie der Rausch, den ein Süchtiger unmittelbar nach dem Konsum erlebt, hält die Erleichterung nicht an, die wir uns mit unseren kompensatorischen Pseudostärken erkaufen: Wir sehnen uns nach mehr und noch mehr, wieder und wieder und wieder. Tatsächlich ist die Analogie physiologisch völlig zutreffend. Denn zu den chemischen Stoffen, die im Gehirn freigesetzt werden, wenn wir uns geliebt, geschätzt oder akzeptiert fühlen, gehören körpereigene Opiate: die Endorphine. Und so wie ein Opiat wie Heroin niemals langfristig befriedigt, kann auch der vorübergehende Endorphinschub durch Wertschätzung, Anerkennung, Zustimmung oder Erfolg den seelischen Schmerz nicht lösen. Wir sind gezwungen, beharrlich nach diesen externen Quellen zu suchen, die uns flüchtige Erleichterung ohne dauerhafte Linderung verschaffen. Daraus ergibt sich auch das Selbstbild einer scheinbar stabilen Persönlichkeit: Wir durchleben immer wieder dieselben Emotionen und die damit assoziierten körperlichen Zustände und beharren auf den immer selben Reaktionen. Es kommt der Wahrheit jedoch näher, die Persönlichkeit eher als ein *wiederkehrendes* Phänomen zu begreifen. Sie ist nicht feststehend oder *dauerhaft*. Sie ähnelt eher einzelnen, mit hoher Geschwindigkeit projizierten Filmbildern, die die optische Illusion einer einheitlichen, kontinuierlichen Erzählung hervorbringen.

Für die meisten von uns bedarf es wohl erst einer Krise, bevor wir die Wahrhaftigkeit und Festigkeit des Selbstkonzepts, aus dem heraus wir handeln, infrage stellen. Erst dann kommt uns überhaupt in den Sinn, dass sich dahinter eine andere Wahrheit über uns verbergen könnte. Solche Krisen können die Form einer Beziehungskatastrophe annehmen, etwa eine Scheidung oder eine drohende Trennung. Eine auf diese Weise belastende Abhängigkeit beeinträchtigt unser Funktionieren derart, dass wir sie nicht länger ignorieren oder tolerieren können: die Ratlosigkeit in der Lebensmitte, die unsere Mittvierziger oder -fünfziger verunsichert. Eine plötzliche Depression, die uns auf unserem vermeintlich unbeschwerten Weg einholt. Oder ein medizinisches Leiden, wie es Anita Moorjani erlitt. All das kann – und oft scheint es auf unheimliche Weise so, als seien diese Ereignisse dazu bestimmt – auf die Notwendigkeit einer grundlegenden Neubewertung dessen hinauslaufen, was wir zu sein glauben.

Bemerkenswerterweise brachte Susan Sontag in ihren privaten Betrachtungen unwissentlich die emotionale Dynamik, die eine perfekte Metapher für ihre Krebserkrankung war, auf den Punkt. »Ich werde von Selbstmitleid und Selbstverachtung zermürbt«, schrieb sie in ihr Tagebuch.[139] Krebs ist natürlich eine zersetzende Krankheit – sie zerstört den Körper von innen heraus. Die Quelle ihres Selbsthasses verortete sie in ihrer schlimmen Kindheit. »Jeder, der eine schlimme Kindheit hatte, ist wütend. Ich muss sehr früh sehr wütend gewesen sein. Dann habe ich diese Wut in etwas umgewandelt. Sie verwandelte sich in – was? Selbsthass.« Erstaunlicherweise thematisierte Sontag die von ihr später so vehement abgelehnte Verbindung bereits kurz nach ihrer ersten Brustkrebsdiagnose im Jahr 1971, also etwa acht Jahre, bevor sie *Krankheit als Metapher* schrieb. »Das erste, was mir durch den Kopf ging, war: Womit habe ich das verdient? Ich habe ein falsches Leben geführt, ich habe mir zu wenig zugestanden.« Das Wort »falsch« ist hier natürlich eine heikle Sache, die sehr von dem Sinn abhängt, in dem es verwendet wird. Sontag hat kein *falsches* Leben geführt – das wäre eine harte und anklagende Sichtweise. Aber das Wort impliziert auch nicht, dass sie das Leben überhaupt hätte führen können, das sie sich für sich selbst gewünscht hätte.

Wenn ich *Krankheit als Metapher* jetzt noch einmal lese, stimmt der Text mich vor dem Hintergrund meiner Erkenntnisse traurig. Sontag hat die Verbindung zwischen Emotion, Persönlichkeit und Krankheit so eindringlich und deutlich wie keine andere dargestellt – und zwar mit bitterer und unbeabsichtigter Ironie. Das Leben und der Tod dieser großen, von Tragödien gezeichneten Denkerin haben uns viel zu sagen.

Als Säugling wurde sie von ihrer Mutter verlassen und einige Jahre später nach einem kurzen Wiedersehen erneut im Stich gelassen. Also lernte Sontag früh, ihre Wut zu unterdrücken: »Ich habe immer Entschuldigungen für sie gesucht. Ich habe meine Wut, meine Empörung nie zugelassen.« Als Erwachsene berichtete sie von sich selbst, dass sie »vor Wut kocht. Aber ich traue mich nicht, es zu zeigen«. »Als Kind schwer vernachlässigt, ignoriert und nicht wahrgenommen«, kompensierte sie das, indem sie Charaktereigenschaften entwickelte, die ihrem Erfolg in der Welt zuträglich waren. »Eine meiner gesündesten Eigenschaften – meine Fähigkeit zu überleben, zu bestehen, wieder auf die Beine zu kommen, etwas zu tun, Erfolg zu haben – ist eng mit meiner größten neurotischen Belastung verbunden: *Meiner Fähigkeit, mich von meinen Gefühlen abzukoppeln* ... Als kleines Kind fühlte ich mich verlassen und ungeliebt. Meine Reaktion darauf war, dass ich besonders gut sein wollte.«

»Schuld ist fürchterlich«, sagte Sontag mit Nachdruck – und ja, das ist sie. Aber wo es keine Wahl gibt, gibt es auch keine Schuld. Es gibt keinen denkbaren Zustand, in dem ein Mensch weniger Handlungsspielraum oder weniger Möglichkeiten hat als im Säuglingsalter und in der frühen Kindheit. Der Imperativ zu überleben steht über allem. Und dieses Überleben hängt von der Aufrechterhaltung der Bindung ab, koste es, was es wolle – und sei es die eigene Authentizität. Aus diesem Grund sind so viele Kindheiten, insbesondere in einer Kultur, die Stress erzeugt und sich von ihm ernährt, durch eine angespannte Pattsituation zwischen beiden Impulsen gekennzeichnet, in der das Ergebnis vorhersehbar ist und die Folgen ein Leben lang andauern.

Und noch etwas habe ich erfahren, das für Sie hoffentlich ebenso ermutigend ist wie für mich: Es ist nicht nur notwendig, auf dem Weg zur Heilung Schuld und Schuldgefühle hinter sich zu lassen, von der Selbstanklage zur Neugier zu gelangen, von der Scham zur »Reaktionsfreude« – es ist auch jederzeit möglich. »Was sich für mich verändert hat, ist die Erkenntnis, dass ich eine Wahl habe«, sagt Anita Moorjani. »Wenn man gezwungen ist, etwas zu tun, ist man sich nicht einmal bewusst, dass man es tut. Man ist sich nicht einmal bewusst, dass man sich selbst unterdrückt, weil man im Überlebensmodus ist.«

Bei einem frühkindlichen Verlust des authentischen Impulses ist man vielleicht machtlos, aber mit Achtsamkeit und Mitgefühl für die eigene Person ist ein authentisches Leben auch später noch möglich.

## Teil II

# Die Verzerrung der menschlichen Entwicklung

# Kapitel 8
# Wer sind wir wirklich?
## Die menschliche Natur und die menschlichen Bedürfnisse

> *»Eine Doktrin sozialer Ordnung oder sozialen Wandels basiert immer auf einem impliziten oder expliziten Konzept der menschlichen Natur.«*
>
> Noam Chomsky, *The Chomsky-Foucault Debate: On Human Nature*

Was ist unsere Natur?

Diese Frage ist zum Teil auch deshalb uralt, weil es so schwer ist, einen Zugang zu ihr zu finden. Nimmt man den weiten Horizont von Taten und Errungenschaften – von den lebensbejahenden bis hin zu den mörderischen – in Augenschein, so wirkt »Menschsein« plastisch und formbar.

Es liegt nicht unbedingt auf der Hand, warum es in einem Buch über Gesundheit im 21. Jahrhundert um ein so breit gefächertes und schwer fassbares Thema gehen sollte. Trotzdem bin ich der Ansicht, dass die Frage eine zentrale Bedeutung und weitreichende Auswirkungen hat. Die relative Gesundheit jeder Form von Leben ist davon abhängig, ob ihre Bedürfnisse erfüllt werden oder nicht. Zu wissen, welche Art von Lebewesen wir sind, heißt folglich zu wissen, was wir brauchen, um diese Lebewesen in vollem Umfang zu *sein*. Wie wir uns selbst einschätzen, diktiert, wie wir unser Leben individuell und gemeinschaftlich planen. Es legt fest, ob eine Kultur eine optimale Gesundheit und Funktionsweise ermöglicht oder nicht.

Jede Gesellschaft stellt Vermutungen über die menschliche Natur an; unsere ist da keine Ausnahme. »Das liegt in der menschlichen Natur«, sagen wir und zucken mit den Schultern, wenn sich jemand – häufig wir selbst – manipulativ oder selbstsüchtig verhält. »Interessanterweise«, schreibt der Pädagoge Alfie Kohn, »sind die Eigenschaften, für die wir auf diese Weise eine Erklärung suchen, fast immer unschön. Eine großzügige Tat wird selten mit der Begründung abgetan, sie liege eben ›in der menschlichen Natur‹.«[1] In dieser Kultur gibt es eine Tendenz, ob mit Zustimmung oder Entsetzen geäußert, Menschen als von Natur aus aggressiv, habgierig und unerschütterlich individualistisch anzusehen. Wir wissen Freundlichkeit, Nächstenliebe und Sinn für die Gemeinschaft vermutlich zu schätzen – sozusagen unsere bessere Natur –, aber gesprochen wird von ihnen häufig voller Wehmut, als wären sie die Ausnahmen einer fest verankerten Regel.

Nicht jede Kultur akzeptiert das als die Quintessenz menschlichen Seins. Der Anthropologe Marshall Sahlins, der Kulturen im gesamten Pazifikraum erforscht hat, schrieb: »Für den größten Teil der Menschheit ist Eigennutz, wie wir ihn kennen, unnatürlich ... er wird als Verrücktheit angesehen ... Anstatt als Ausdruck der menschlichen Natur wird eine solche Habsucht als Verlust der Menschlichkeit angesehen.«[2] Einige Völker geben dieser Verrücktheit sogar einen Namen. Das Cree-Wort *wétiko* (mit Varianten in anderen indigenen Sprachen wie Ojibwa und Powhatan) bezieht sich auf eine Kreatur, einen Geist oder eine Denkart der Gier und Herrschsucht. Sie frisst Menschen auf und bringt sie dazu, andere auszubeuten und zu terrorisieren. (Erstaunlicherweise wird in der Quechua-Sprache der peruanischen Anden ein ähnliches Phänomen – im Zusammenhang mit den goldgierigen und rücksichtslosen spanischen Kolonisatoren – *pishtako* genannt.) Weit davon entfernt, als Ausdruck unserer Natur angesehen zu werden, wird ein solches unablässiges Streben nach eng definierten eigenen Interessen als ihr Gegenteil angesehen: »eine sehr ansteckende und sich schnell verbreitende Krankheit«, so der indigene US-amerikanische Forscher Jack Forbes.[3]

Ich halte Diskussionen über eine festgelegte menschliche Natur für wenig hilfreich und sogar irreführend. Ein flüchtiger Blick auf unsere Geschichte bestätigt, dass wir nicht nur auf eine Art und Weise funktionieren: Jesus war ein Mensch, Hitler auch. Wir können edel und narzisstisch, großzügig und völkermörderisch, brillant in unserer Genialität und einfältig in unserer Dummheit sein. Wir tragen, so hat es den Anschein, alles in uns. Wo also sollte man anfangen?

Anstatt uns zwischen den vielen konkurrierenden Sichtweisen, was ein menschliches Wesen ist, entscheiden zu wollen, könnten wir stattdessen unsere Natur als eine breite Palette möglicher Resultate betrachten. Die folgende Formulierung Robert Sapolskys,[4] Professor für Neurologie und Biologie an der Stanford University, gefällt mir ausgesprochen gut: »Es liegt in der Natur unserer Natur, *von unserer Natur keine besonderen Schranken auferlegt zu bekommen.*« Wenn uns irgendetwas einschränkt, ist es vielleicht genau diese Ergebnisoffenheit. So seltsam es auch klingen mag: Unsere wunderbare Anpassungsfähigkeit könnte auch eine Bürde sein. Da unsere Natur so beeinflussbar ist, rufen unterschiedliche Umstände unterschiedliche Versionen von uns hervor, von gutartig bis hin zu verheerend. Wenn wir die besondere Art menschlichen Verhaltens an einem bestimmten Ort und zu einer bestimmten Zeit konkretisieren – sozusagen geistig in Stein meißeln –, begehen wir einen Fehler: Wir verwechseln die Art und Weise, wie wir sind, damit, wer wir sind. Dieser Fehler kann uns davon abhalten, andere Möglichkeiten in Betracht zu ziehen, selbst wenn unsere derzeitige Handlungsweise nicht gut für uns ist. Wir wiederholen dann Umstände, die für unser Wohlergehen ungeeignet sind, und die traurige endlose Geschichte geht weiter. Aus diesem Grund sollten wir uns auf der Suche nach einer Vision für eine gesündere Welt befreien: von allen festgelegten, einschränkenden Überzeugungen darüber, worum es uns eigentlich geht. Stattdessen sollten wir die Frage stellen: Welche Umstände führen zu welchen Ergebnissen?

Einige Grundbedürfnisse und -potenziale sind in unserer Biologie fest verankert. Wie sich unsere Natur entfaltet, hängt davon ab, wie diese Bedürfnisse erfüllt werden und wie diese Potenziale bestärkt oder behindert werden. Dies hat für das gesamte Leben Gültigkeit, ist aber zu keiner Zeit folgenreicher als während des Entwicklungsprozesses. Chronologisch sind wir in der Lage, den Entwicklungsbogen von der Empfängnis bis zur Pubertät nachzuverfolgen, obwohl wir natürlich in vielerlei Hinsicht nie aufhören zu wachsen, uns zu verändern, uns anzupassen und uns zu entwickeln – und wenn wir Glück haben, geschieht dies hin zum Gesünderen und Klügeren.

Mehr als jeder andere Faktor ist es das Umfeld – die *Bedingungen* zur Zeit der Entwicklung, die unsere mannigfachen Bedürfnisse erfüllen oder nicht. Es entscheidet darüber, welche Potenziale verwirklicht werden und welche nicht. Dies gilt nicht nur für uns, sondern für jede andere Lebensform gleichermaßen. Sehen wir uns eine Eichel an. Es liegt in der Natur einer Eichel, zu einer Eiche heranzuwachsen – aber nur dann, wenn das Klima und der Boden geeignet sind und kein unternehmungslustiges Eichhörnchen sich die Eichel als Vorrat für den Winter sichert. Selbst wenn sie erfolgreich Wurzeln schlägt und zu sprießen beginnt, hängen die Größe und das gesunde Wachstum der Äste der Eiche, die aus dieser Eichel entstanden ist, von den vorhandenen Nährstoffen des Bodens, den klimatischen Bedingungen, dem Sonnenlicht und der Bewässerung, dem Abstand von oder der Nähe zu anderen Bäumen und Pflanzen und so weiter ab.

Auch wir haben Bedürfnisse, die von unserem Umfeld erfüllt werden müssen, wenn wir gedeihen wollen. Bevor wir uns näher mit dieser Dynamik beschäftigen, müssen wir uns wieder einmal von dem weitverbreiteten Mythos befreien, dass genetische Merkmale für menschliches Verhalten verantwortlich seien. Sie sind es nicht. Wir haben zwar ein gewisses Erbgut, sind aber nicht genetisch darauf programmiert, auf eine bestimmte Art und Weise zu fühlen, zu glauben oder zu handeln. Robert Sapolsky hat es während unseres Gesprächs so ausgedrückt: »Wir werden weniger von unseren Genen beeinflusst als jede andere Spezies auf der Erde.« Aufgrund unserer Anpassungsfähigkeit und unseres Erfindungsreichtums können wir beispielsweise in einem viel breiteren Spektrum von Umgebungen leben als jedes andere große Säugetier. Außerdem hängt die an sich reaktionsträge Genexpression von der Umgebung ab, wie wir bei unserer Erörterung der Epigenetik gesehen haben. Daher ist es die Erfahrung, die entscheidend beeinflusst, wie unsere Biologie in unserem Leben zum Ausdruck kommt. »Wenn alles gesagt und getan ist, [ist] das Individuum genetisch determiniert, *nicht genetisch determiniert zu sein*«, so formulierten zwei französische Wissenschaftler treffend und aus biologischer Sicht das Bonmot Sapolskys über die »Natur unserer Natur«.[5]

Während es in unserer Natur liegt, uns an ein nahezu unendlich großes Spektrum von Umgebungen anzupassen und in ihnen zu überleben – sicherlich viel mehr als Eichen es können –, sind wir nicht in allen von ihnen unbedingt am gesündesten oder optimal aufgehoben. Einige machen das Wohlergehen, ob nun in physischer, emotionaler oder sozialer Hinsicht, zu einem Kampf oder eher zu einem Luxus für die Glücklichen als zu einer Norm, die für viele zugänglich ist.

Die Bedürfnisse, die für die Gesundheit des Menschen von maßgeblicher Bedeutung sind, sind alles andere als beliebig. Sie entstanden über einen Zeitraum von Millionen von Jahren bei unseren hominiden und homininen[6] Vorfahren. Sie gingen unserem eigenen relativ späten Erscheinen als Spezies vor höchstens zweihunderttausend Jahren voraus. Soweit es möglich ist, schlüssig über menschliche Bedürfnisse zu sprechen, müssen wir in Erwägung ziehen, wie sie sich eine Ewigkeit vor der mündlich überlieferten oder schriftlich festgehaltenen Geschichte entwickelt haben. Was wir als Zivilisation bezeichnen, umfasst etwas mehr als fünf Prozent unserer Existenz als Spezies und macht in Bezug auf die gesamte Zeitspanne der menschlichen Gattung weniger als ein Prozent aus. Der evolutionäre Schmelztiegel hat geformt, wer wir sind und was wir brauchen, aber er war völlig anderen Bedingungen ausgesetzt als wir selbst. Obwohl in der Zivilisation Aspekte unseres Potenzials zum Ausdruck kommen, kann sie nicht allein als verlässlicher Maßstab verwendet werden.

In *Auf der Suche nach dem verlorenen Glück* schlug Jean Liedloff vor, dass sich alles Leben als »eine *Erwartungshaltung* an seine Umgebung« entwickelt. Die Lunge kann als eine Erwartung von Sauerstoff, unsere Zellen von Wasser und Nährstoffen, unsere Ohren von der Vibration von Schallwellen gesehen werden. Das ist der Kern der Evolution: die langfristige Programmierung von Lebewesen und all ihren Bestandteilen, um in einem Leben anzukommen, das für eine bestimmte Art von Umfeld bereit ist. Das Gleiche trifft auf alles Leben zu, von Organen über Organismen bis hin zu Spezies. »*Wenn man wissen will, was für irgendeine Spezies richtig ist, muss man die genau dieser Spezies zugehörigen Erwartungen kennen*«, fügte Liedloff hinzu (Kursivschrift im Original).[7] Eine inhärente oder einer Spezies zugehörige Erwartung ist ein tief verankertes Bedürfnis. Wird sie nicht erfüllt, beeinträchtigt sie unser physisches und psychisches Gleichgewicht und zieht eine Verschlechterung der Gesundheit – physisch, geistig und sozial – nach sich.

Im Folgenden wird eine inhärente Erwartung an einem Beispiel dargestellt: Sie gehen in einen Kiosk an der Ecke und wählen einen Schokoriegel aus. Sie begrüßen die Person hinter der Ladentheke mit einem Lächeln und einem Hallo. Der Kassierer hat einen schlechten Tag. Vielleicht hat er Zahnschmerzen, Probleme in der Familie oder seine Lieblingsmannschaft hat in letzter Minute eine vernichtende Niederlage eingefahren. Er sieht Sie (wenn überhaupt) missmutig an, nimmt Ihr Geld mit einem einsilbigen Grunzen und gibt Ihnen barsch das Wechselgeld heraus. Ihr Befinden verändert sich: Sie sind angespannt, Ihr Körper versteift sich, Ihre Herzfrequenz steigt und Ihr Atem wird flacher. Sie sind verärgert. Abhängig von Ihrem eigenen

Gemütszustand können Sie wütend werden und sich vielleicht sogar vorstellen, Ihrem Gegenüber würde etwas Schlimmes zustoßen.

Warum? Dem Neurowissenschaftler und einflussreichen Forscher Stephen Porges zufolge ist eines unserer inhärenten Bedürfnisse das wechselseitige Geben und Nehmen, mit dem wir im Einklang sein wollen. Wir wollen freundlich begrüßt werden. Er nennt dies eine neuronale Erwartung. Unser Gehirn kann eine ausbleibende Reaktion, mit der wir willkommen geheißen werden, als einen Angriff, eine Bedrohung der eigenen Sicherheit, auffassen.

Die Erwartung von Gegenseitigkeit und Verbindung, die unserem Nervensystem innewohnt, ergibt Sinn, wenn wir uns vor Augen führen, wie wir uns als Spezies entwickelt haben. Während des größten Teils unserer evolutionären Vergangenheit – bis vor etwa zehn- bis fünfzehntausend Jahren – lebten die Menschen in kleinen Gruppen von Jägern und Sammlern.[8] Würde man die menschliche Existenz in der Zeitspanne einer Stunde auf einer Uhr messen, haben wir lediglich während der ungefähr letzten sechs Minuten in neueren Umgebungen gelebt. Liedloff beschrieb unsere Vorfahren als »Menschen, für die gute Beziehungen wichtiger waren als ihre Geschäfte«. Ihre direkten Beobachtungen von Ureinwohnern im Dschungel decken sich mit den umfangreichen Forschungsergebnissen über Jäger und Sammler. Sie wurden zum Beispiel von der Psychologin Darcia Narvaez, einer emeritierten Professorin an der University of Notre Dame, zusammengetragen. Wir wissen, dass Werte wie Gastfreundschaft, Teilen, Großzügigkeit und gegenseitiger Austausch in solchen Gruppen wertgeschätzt wurden. Werte, die nicht der persönlichen Bereicherung, sondern der Verbindung untereinander dienten. Diese Werte waren intelligente, lange erprobte Leitlinien für ein gemeinsames Überleben. Sie haben Traditionen hervorgebracht und wurden von den Eltern an die Kinder – von einer Generation an die nächste – weitergegeben. Sie haben das Leben der Menschen während des größten Teils unserer Existenz geprägt. Ja, es gab Gewalt und schlechtes Benehmen sowie alles andere. Wir waren nie »perfekt«. Aber wir wussten etwas darüber, wie wir den kollektiven Kontext gestalten können, damit unser Menschsein fruchtbar sein kann. Möglicherweise war das alles, was wir wussten.

Solche Leitlinien und die Traditionen, mit denen sie das kulturelle Verhalten geprägt haben, haben über einen langen Zeitraum überlebt. Auch dann noch, als Gesellschaften sesshaft wurden (das heißt, sie waren keine Nomaden mehr). Das konnten die Menschen westlicher Länder, die mit indigenen Völkern in Kontakt kamen, viele Hunderte Jahre lang feststellen. »Die Gemeinschaft ist für sie da, und sie sind für die Gemeinschaft da«, schrieb Frans de Waal über die Ureinwohner der Kalahari Wüste, auch bekannt als das Volk der San. Dabei handelt es sich um eine Gruppe von Menschen, von der angenommen wird, dass sie eine Lebensweise repräsentieren, die weit in die Vorzeit zurückgeht. »Die Ureinwohner widmen dem Austausch von Geschenken über weite Strecken und mehrere Generationen viel Zeit und Aufmerksamkeit.«[9]

Keine hominine Spezies hätte lange genug überleben können, um sich weiterzuentwickeln, wenn ihre Mitglieder sich als verstreute Individuen gesehen hätten, die von der Natur gegen ihre Mitmenschen ausgespielt werden. Im Gegensatz zu unserer heutigen Vorgehensweise würde eine traditionelle Sichtweise des Eigeninteresses die *Bindungen des Einzelnen und seine Mitgliedschaft in der Gemeinschaft zum Nutzen aller verbessern.* Authentisches Eigeninteresse sollte nicht mit einer argwöhnischen und konkurrierenden Haltung gegenüber anderen verwechselt werden.

Daher lautet meine Arbeitshypothese: Unsere Natur *erwartet* oder *bevorzugt* sogar, wenn alles andere gleich ist, als Basis einen Zustand der Fürsorge, der relativen Harmonie und des Gleichgewichts, einen Zustand, der sich einstellt, wenn eine Verbundenheit zwischen den Menschen den Tag beherrscht. Es ist nicht so, dass unsere Natur so sein *soll*, sondern dass sie will, dass diese Merkmale vorhanden sind.

Wenn sie vorhanden sind, gedeihen wir, wenn sie uns verweigert werden, leiden wir.

Was soll man dann mit der modernen Weisheit, wir seien alle von Grund auf aggressiv und selbstsüchtig, anfangen? Woher kommt eine solche Vorstellung?

In einem kapitalistischen System spiegeln die Vorstellungen und Ausdrucksformen der menschlichen Natur nicht nur das individualisierte, konkurrierende Ideal wider. Sie rechtfertigen es auch als den unvermeidlichen Status quo. Das ergibt Sinn: Wenn das, was normal ist, als natürlich angesehen wird, wird die Norm bestehen bleiben. Andererseits: Wenn die Vermutung entsteht, dass die Dinge nicht so sind, wie sie sein sollten ... Nun, dann wird der Status quo vermutlich nicht lange bestehen bleiben. So erzeugen materialistische Kulturen Denkbilder – in Wirklichkeit Mythen – von selbstsüchtigem, aggressivem Streben und Dominanz als Verhaltensmuster. Sie fördern Eigenschaften, die auf die Verbundenheit mit anderen und auf die Natur selbst weniger Wert legen. In unserer heutigen kapitalistischen Gesellschaft, so sagte mir Darcia Narvaez, seien wir »atypisch für unsere Spezies« geworden. Eine ernüchternde Vorstellung, wenn man darüber nachdenkt: Keine andere Spezies war jemals dazu fähig, sich selbst untreu zu werden, ihre eigenen Bedürfnisse aufzugeben, geschweige denn, sich selbst davon zu überzeugen, dass alles so ist, wie es sein sollte.

Wie die nachfolgenden Kapitel zeigen werden, beschleunigt die heutige Kultur von der Empfängnis an eine ungesunde menschliche Entwicklung. Sie führt zu einer »Normalität«, die aus der Perspektive der Bedürfnisse und der Evolutionsgeschichte unserer Spezies auf dem völlig falschen Weg ist. Und das ist ganz offensichtlich eine große Bedrohung für die Gesundheit.

# Kapitel 9
# Ein stabiles oder brüchiges Fundament
## Die unabdingbaren Bedürfnisse von Kindern

> *»Wir werden geboren, ohne zu wissen, wer wir sind, und ohne zu wissen, wie wir denken sollen. Wir können nur fühlen. Die Art und Weise, wie wir aufgezogen werden, legt den Kurs für unser zukünftiges Leben durch unsere Gefühle fest.«*
>
> Natasha Khazanov[10]

Im Jahr 1997 wachte Raffi Cavoukian plötzlich um sechs Uhr morgens auf. »Ich saß senkrecht im Bett«, erzählt er mir, »mit offenem Mund und weit aufgerissenen Augen. Die Wörter ›Kinder achten‹ tauchten direkt vor meinem inneren Auge auf, als Phrase und als der Name einer Philosophie.« In den darauffolgenden zehn Jahren nahm sich der international wertgeschätzte Sänger und Autor von Kinderliedern eine Auszeit von der Konzertbühne und dem Aufnahmestudio. Er widmete sich der Vision einer Welt, die Kinder ehrt, und setzte sich mithilfe von Netzwerken für eine solche Welt ein. Dieses Engagement hat er beibehalten.[11] Wenn er darüber spricht, sprüht er vor spielerischer Begeisterung und dem tiefen Respekt vor jungen Menschen, der auch seine Musik erfüllt. Diese Eigenschaften haben meinen Sohn Aaron als Kleinkind dazu inspiriert, sich zu Halloween als sein musikalischer

Held zu verkleiden: mit Ukulele und aufgemaltem Bart. »Im Kern ist die Achtung von Kindern Respekt vor dem Menschsein«, sagt Raffi. »Kinder sind hier, um ihr eigenes Lied zu lernen.«

Die Frage nach den Entwicklungsbedürfnissen von Kindern ist weder abstrakt noch sentimental, sondern von dringender praktischer Bedeutung. Obwohl wir die Kindheit oft als »die prägenden Jahre« bezeichnen, sind unsere gesellschaftlichen Normen ein trostloses Zeichen dafür, für wie prägend wir diese Jahre wirklich halten und wie viel in dieser Zeit »geformt wird«. Die individuellen und kollektiven Beteiligungen sind weitaus größer, als wir uns gewöhnlich vorstellen.

»Wir entdecken, wer wir sind, von innen heraus«, sagt Raffi. »Was uns formt, ist nicht weniger als wie es sich anfühlt, ein Mensch zu sein. Und ich wähle meine Worte hier mit Bedacht: Wie es sich *anfühlt*, ein Mensch zu sein. Unsere Kultur ordnet gefühltes Wissen zu oft dem Intellekt unter. Dieses umgekehrte Rangsystem stellt unsere Kindererziehung auf den Kopf. Das wiederum führt dazu, dass der Fehler kulturweit verstärkt wird. Vor allem aber«, so der Sänger, »sind wir fühlende Lebewesen.«

Er hat die Wissenschaft auf seiner Seite. Der Neurowissenschaftler Antonio Damasio erforscht in seinem maßgeblichen Werk *Descartes' Irrtum* die Vorrangstellung des Fühlens. »Die Natur scheint den Apparat der Rationalität nicht nur auf den Apparat der biologischen Regulierung gebaut zu haben, sondern auch *aus* ihm und *mit* ihm«, schrieb er (Kursivschrift im Original).[12] *Biologische Regulierung* steht für die Funktionsweise der homöostatischen[13] und emotionalen Strukturen unseres Gehirns und unseres Körpers. Sie sind dem denkenden Cortex vor und nach der Geburt in Bezug auf die Entwicklung um Monate voraus, genau wie sie ihm im größeren Zusammenhang im Laufe der Evolution unserer Spezies vorausgegangen sind.

Diese Bereiche des Nervensystems formen die unbewusste Grundlage für unsere Gedanken und bewussten Gefühle und damit auch für unsere Handlungen. »Die am frühesten festgelegten Komponenten des psychologischen Aufbaus eines Säuglings sind diejenigen, die seine lebenslange Grundhaltung am stärksten prägen«, schreibt Jean Liedloff. »Was man fühlt, bevor man denken kann, *beeinflusst nachhaltig, was man denkt, wenn das Denken möglich wird.*«[14] Genau genommen gehen die Auswirkungen weit über den Inhalt der Gedanken hinaus: Die Forschung hat ohne jeden Zweifel gezeigt, dass frühe Erfahrungen Verhaltensweisen, emotionale Muster, unbewusste Überzeugungen, Lernweisen, rationale Dynamiken und die Fähigkeit, mit Stress umzugehen und uns selbst zu steuern, prägen.

Die neuen Erkenntnisse fassen zwei kurze Absätze eines Artikels in *Pediatrics*, der offiziellen Zeitschrift der US-amerikanischen Akademie für Kinderheilkunde, zusammen. Die Autoren gehören zum vermutlich weltweit führenden Institut, wenn es um Kindheit geht: das Harvard University Center on the Developing Child.

> »Für die Architektur des Gehirns ist ein fortlaufender Prozess zuständig, der *vor der Geburt* beginnt und sich bis in das Erwachsenenalter fortsetzt. Dieser Prozess errichtet entweder ein stabiles oder ein brüchiges Fundament für *all* die Gesundheit, das Lernen und das Verhalten, die nachfolgen werden. Das Zusammenspiel von Genen und Erfahrungen formt buchstäblich die Schaltkreise des sich entwickelnden Gehirns und wird insbesondere in der frühen Kindheit entscheidend von der *gegenseitigen Ansprechbarkeit in den Erwachsenen-Kind-Beziehungen* beeinflusst.«[15]

Mit anderen Worten: Die frühkindliche Entwicklung bildet die Grundlage – ob stark oder wackelig – für das gesamte Lernen, Verhalten und die Gesundheit (oder ihr Fehlen) im späteren Leben. Würden wir uns die Worte der Forschenden zu Herzen nehmen, würden wir vieles in unserer heutigen Kultur bemerken, das nach einer sofortigen Erneuerung schreit.

Wenn Emotionen der Boden der Kognition sind, dann sind Beziehungen die tektonischen Platten, die diesen Boden formen. Von diesen aus üben die frühen emotionalen Interaktionen eines Kindes mit den Bezugspersonen, die es erziehen, vorrangig Einfluss auf die Programmierung des Gehirns aus – auch hier steht das Unbewusste an erster Stelle, dem später Dinge wie der Intellekt folgen.[16] Stanley Greenspan und seine Kollegen haben es so ausgedrückt: »Eher die emotionale als die intellektuelle Interaktion ist der wichtigste Architekt des Geistes.«[17]

In dieser Reihenfolge sind das Sicherheitsgefühl von Kindern, ihr Vertrauen in die Welt, ihre Beziehungen zu anderen und vor allem ihre Verbindung zu ihren authentischen Emotionen abhängig von der durchgängigen Verfügbarkeit *eingestimmter, nicht gestresster und emotional verlässlicher* Bezugspersonen. Je gestresster oder abgelenkter Letztere sind, desto instabiler wird die emotionale Architektur des kindlichen Geistes sein.

Wenn das so klingt, als würde ich die Eltern anklagen, ist das ganz und gar nicht meine Absicht. Auf die Gefahr hin, mich zu oft zu wiederholen, möchte ich noch einmal betonen: Es ist nicht nur grausam und unfair, die Eltern zu beschuldigen, sondern unsensibel. Es genügt für jetzt zu sagen, dass die Qualität der frühen Betreuung in hohem Maße, wenn nicht entscheidend, durch den gesellschaftlichen Kontext bestimmt wird, in dem sie stattfindet. Wie wir noch sehen werden, sind Kinder zunehmend einer Ansammlung starker Einflüsse – sozial, wirtschaftlich und kulturell – ausgesetzt, die ihren inneren emotionalen Apparat überfordern. In vielerlei Hinsicht sind sie Zwängen unterworfen, die nichts mit Wohlergehen zu tun haben, sondern in Wirklichkeit für das gesunde Wachstum des Geistes schädlich sind. Dr. Greenspan zufolge ist »ein solches Wachstum durch moderne Institutionen und soziale Muster ernsthaft gefährdet. Es existiert eine zunehmende Gleichgültigkeit gegenüber der Bedeutung emotionaler Erfahrungen, die für die Bildung des Geistes erforderlich sind. Und zwar in fast jedem Aspekt des täglichen Lebens, einschließlich Kinderbetreuung, Bildung und Familienleben«. Die Folgen sehen wir in der wachsenden Zahl von Kindern, Heranwachsenden und Jugendlichen, die an sogenannten psychischen Erkrankungen wie zum Beispiel ADHS, Depressionen und Angstzuständen oder aggressivem Verhalten gegenüber Menschen bzw. in den sozialen Medien leiden.[18]

Dr. Gordon Neufeld sagte auf einer Sitzung des Europäischen Parlaments in Brüssel: »Die Entfaltung des Potenzials eines Menschen geschieht spontan, aber nicht zwangsläufig ... Wir alle werden älter, aber nicht jeder von uns wird erwachsen. *Ein Kind wirklich ›aufzuziehen‹, würde bedeuten, dieses Kind so zu fördern, dass es sein volles Potenzial als Mensch entwickeln kann.*«[19] Warum also verfehlen wir in unserer modernen Kultur ständig dieses Ziel? Das Problem beginnt mit dem Versäumnis, die Bedürfnisse des Kindes in der Entwicklung zu verstehen.

Neufeld fasst eindrucksvoll zusammen, was alle Kinder, unabhängig von ihrem Temperament, in erster Linie brauchen: »Kinder müssen das Gefühl haben, in unserer Gegenwart so willkommen zu sein, wie sie sind.« Vor diesem Hintergrund besteht die wichtigste Aufgabe der Eltern darin, dem Kind, abgesehen von der Erfüllung der überlebenssichernden Grundbedürfnisse, in Worten, Taten und (vor allem) aufmerksamer Präsenz zu vermitteln: Du bist genau die Person, die wir lieben, willkommen heißen und wollen. Das Kind muss nichts tun oder anders sein, um diese Liebe zu gewinnen – im Grunde genommen kann es nichts tun, da diese beständige Umarmung weder verdient noch zurückgenommen werden kann. Sie ist nicht vom Verhalten oder der Persönlichkeit des Kindes abhängig, sondern ist einfach da – ob sich das Kind nun »gut« oder »schlecht«, »böse« oder »nett« verhält.

Heißt das, dass wir gefährliches oder inakzeptables Verhalten akzeptieren? Nein, das wäre auch nicht gerade ein Zeichen von Liebe, da Kinder Anleitungen und Orientierungshilfen brauchen. Dazu gehört auch das Setzen von Grenzen. Wir tun vielmehr unser Bestes, wenn wir unerwünschte Handlungen *mit einer Grundeinstellung bedingungsloser Liebe* im Auge behalten und beschränken: Kinder verstehen dann, dass nichts, was sie vielleicht tun, die Beziehung bedrohen kann, selbst wenn es vorübergehend Ärger hervorruft oder eine Korrektur erfordert. Wenn wir von diesem Standpunkt aus agieren, sind wir vielleicht sogar in der Lage, das »schlechte Benehmen« des Kindes in einem größeren versöhnlichen Rahmen zu sehen: Vielleicht wurde eines seiner Bedürfnisse nicht befriedigt oder es wurde nicht gehört und ein Gefühl blieb unverarbeitet. Wir verstehen die Bedürfnisse und Emotionen, die das Kind »auslebt«, und reagieren darauf, anstatt nur das Verhalten zu bestrafen und das Gefühl zu verbannen.

Neufelds Argument, dass das Heranreifen »spontan, aber nicht zwangsläufig« stattfinde, ist an dieser Stelle von entscheidender Bedeutung. Dieselbe Evolution, die uns über viele Jahrtausende hinweg zu sozialen und emphatischen Lebewesen hat werden lassen, setzt auch – oder, um Kapitel 8 wieder aufzunehmen, »erwartet« – eine bestimmte Art von Entwicklungsumgebung voraus. »Wir sind tatsächlich für die Liebe geboren«, erklären die Wissenschaftsautorin Maia Szalavitz und der Kinderpsychiater und Neurowissenschaftler Bruce Perry. »[Aber] die Gaben, die uns unsere Biologie mitgegeben hat, sind ein Potenzial, keine Garantie.«[20] Bestimmte Erfahrungen wässern die Samen der Liebe und Empathie, die die Natur in uns gesät hat. Ohne diese beständige Nahrung ist das Wachstum beeinträchtigt.

Das Wesen dieser Erfahrungen kann in einem Wort zusammengefasst werden: Sicherheit.

Für meinen ältesten Sohn Daniel, der dieses Buch mitverfasst hat, ist der Mangel an Sicherheit ein zentrales Merkmal seiner eigenen frühen Erinnerungen. »Ich konnte oben nicht von unten unterscheiden«, sagt er, »weil oben von jetzt auf gleich unten werden konnte, je nachdem, in welcher Stimmung ihr beiden gerade wart oder wie eure Beziehung an einem bestimmten Tag aussah. Ich hatte als Kind immer wieder Albträume, in denen sich der Boden unter mir öffnete und ich in eine andere Dimension fiel, nur um dann dasselbe wieder zu erleben. Die Träume sind nicht schwer zu entschlüsseln: In der Welt meiner Kindheit *war der Boden nicht der Boden.*« Ohne den »Boden« einer sicheren Bindung fällt es einem jungen Menschen sehr schwer, ein sicheres Fundament zu spüren, auf dem das Leben erfahren werden kann.

Trotz all unserer Liebe für unsere drei Kinder wussten Rae und ich nicht, wie wir ihnen das stabile Umfeld geben konnten, das sie brauchten, da wir in unseren eigenen frühen Jahren auf einige wesentliche Aspekte der Zuwendung verzichten mussten. Auch unsere Lebensweise am Ende des 20. Jahrhunderts hat uns nicht dabei geholfen, das erforderliche Umfeld zu schaffen. Dabei wurden die Spannungen in unserer Beziehung und meine getriebene Arbeitswut durch die Anforderungen meiner medizinischen Ausbildung und Praxis noch vertieft und vergrößert. Wir waren mit diesen Einschränkungen bei weitem nicht die Einzigen.

Woher kommt ein Gefühl der Sicherheit? Auch hier sind warme eingestimmte Interaktionen mit den Bezugspersonen die wichtigste Zutat. Eine Studie der Duke University aus dem Jahr 2010 ergab, dass »frühe Fürsorglichkeit und Wärme bis weit in das Erwachsenenalter anhaltende, positive Auswirkungen auf die psychische Gesundheit haben«. Die Wissenschaftlerinnen und Wissenschaftler beobachteten fast fünfhundert Mutter-Kind-Paare und konzentrierten sich darauf, wie liebevoll die Mütter mit ihren acht Monate alten Babys umgingen. Sie wiesen ihnen Kategorien zu wie »herzlich«, »gelegentlich negativ«, »liebkosend« oder »übertrieben« in Bezug auf Zuwendung und Zärtlichkeit. Die meisten Mütter wurden als »herzlich« und etwa 1,5 Prozent als »übertrieben« eingestuft. Mehr als drei Jahrzehnte später wurden die jetzt erwachsenen Kinder einer Reihe von Tests zur psychischen Gesundheit unterzogen. Bestimmt wurden das Maß an emotionaler Not und Angst. Erwachsene, die im Säuglingsalter die meiste mütterliche Zuwendung erhalten hatten, waren nachweislich am wenigsten verzweifelt.[21] Der leitende Forscher wagte zu äußern, dass man »vielleicht gar nicht zu liebevoll sein kann ... Aus politischer Sicht ist das definitiv eine Ergänzung der Forschungsergebnisse, die besagen, dass wir in der Lage sein sollten, Müttern und Vätern eine geschützte Zeit zuzugestehen, um liebevoll mit ihren Kindern umgehen zu können«. Ich halte es für ein Zeichen kulturellen Wahnsinns, dass etwas so Elementares, so Wesentliches so bedroht sein sollte, dass wir sogar politische Entscheidungsträger dazu anhalten müssen, es zu »schützen«.

Man ist lange davon ausgegangen, dass Säuglinge nur deshalb gezwungen seien, eine Bindung zu ihren Bezugspersonen einzugehen, weil sie hilflos und abhängig von Nahrung, Wärme und Obdach sind. Wir wissen heute, dass soziale und emotionale Bedürfnisse ebenso fest in unseren neuronalen Schaltkreisen verankert sind und dass unsere optimale Entwicklung die Befriedigung dieser Bedürfnisse erfordert. Der Neurowissenschaftler Jaak Panksepp bezeichnete den zerebralen Apparat, der diese Bedürfnisse steuert, als »PANIC/GRIEF«-System (Panik/Verlust-System), weil diese Emotionen wie eine Alarmanlage im Auto bei *fehlender* sicherer Bindung aktiviert werden. Die Botschaft: Wir sind darauf ausgelegt, uns an andere zu binden und mit anderen Personen Verbindung aufzunehmen. Dazu sind wir durch unsere frühe Bindung zu unseren Bezugspersonen in der Lage. Nicht nur das, die Vernetzung geht in beide Richtungen: Dr. Panksepp zufolge werden Säuglinge »zum Schreien geboren«. Es soll die Gehirnstrukturen, die für Fürsorglichkeit zuständig sind, und die liebevollen Verhaltensweisen der Eltern aktivieren – er nannte dies das »CARE«-System (Bindung/Liebe-System).[22]

Das Nachdenken über diese Informationen brachte mich zurück zum Tagebuch meiner Mutter. Diesmal geht es nicht um Krieg oder die Nazis, nur um eine Frau von vierundzwanzig Jahren, die versucht, ihr Baby innerhalb der Zwänge kultureller Normen zu lieben. Dazu gehören auch ärztliche Ratschläge, die ihrem mütterlichen Instinkt zuwiderlaufen. Nach der damals üblichen Vorgehensweise verschrieb der Arzt, dass ich nach einem strengen Zeitplan gefüttert werden sollte. Als pflichtbewusste Tochter eines Arztes hatte meine Mutter Angst, nicht zu gehorchen. Noch im Krankenhaus – ich bin wenige Wochen alt – schreibt sie:

> Jetzt hast du mir aber wirklich gezeigt, was du brauchst. Zur Abwechslung hast du von halb eins bis zwei Uhr nachts geschrien, als die Schwester hereinkam und vorschlug, dir wenigstens ein bisschen die Brust zu geben, damit du endlich schlafen konntest. Mein gefräßiger Sohn, ich muss dich unbedingt warnen, dass das nicht zur Gewohnheit werden darf. Bald werden wir auf das Trinken um sieben Uhr morgens verzichten müssen. Glaube mir, mein kleiner Liebling, es bricht mir das Herz, wenn ich höre, wie du wimmerst und dich bitter beklagst, aber du bist jetzt alt genug, um zu begreifen, dass, entschuldige bitte, die Nacht zum Schlafen da ist, nicht zum Essen.

Meine Mutter befolgte die Anordnungen des Arztes und ertrug deshalb neunzig lange Minuten meine verzweifelten Laute und ihre eigene emotionale Not. Sie versuchte, mithilfe ihres trockenen Humors, der bis zu ihrem Tod im Jahr 2001 typisch für sie war, so gut wie möglich mit ihrer Situation zurechtzukommen.

Wenn ich diese Einträge heute mit meinem Wissen über die Eltern-Kind-Bindung noch einmal lese, sehe ich eine junge Frau, in deren Gehirn das von Panksepp beschriebene instinktive CARE-System mit der kulturellen Denkweise hadert. Ihr Mutterherz schmerzt, weil sie sich dem unnatürlichen Diktat der medizinischen Autorität beugen muss.

Und was ist mit dem Säugling auf diesen inzwischen vergilbten Seiten? Wie geht es ihm dabei? Etwa drei Jahrzehnte später, im Jahr 1975, warnte Liedloff ihre Leser in *Auf der Suche nach dem verlorenen*

*Glück* vor der »gegenwärtigen Mode, ein Baby schreien zu lassen, bis sein Herz gebrochen ist und es aufgibt, gefühllos wird und ein ›gutes Baby‹ wird«. Aus mir wurde in der Tat ein gutes Baby. Schon mit vier oder fünf Jahren lag ich vor dem Morgengrauen in meinem Bett und ertrug stoisch und leise vor mich hinwimmernd den stechenden Schmerz einer Mittelohrentzündung, um meine schlafenden Eltern nicht zu stören.

Das entspricht sicherlich nicht den Absichten der meisten Eltern. Aber ein Kind, dessen Schreien nicht gehört wird, das nicht gefüttert wird, das nicht am warmen Körper eines Elternteils gehalten wird, wenn es verzweifelt ist, lernt eine klare, wenn auch wortlose Lektion: dass seine Bedürfnisse nicht befriedigt werden, dass es ständig darum bemüht sein muss, Ruhe und Frieden zu finden, und dass es so, wie es ist, nicht liebenswert ist. Durch die Belastung des Panik/Verlust-Systems in meinem Gehirn trug die ausbleibende Reaktion meiner armen Mutter dazu bei, mein Gehirn für jene chronischen Neigungen von mir zu vernetzen, die Ausdruck einer Überaktivierung dieses Systems sind: Angst und Depression. »Wenn unser Gehirn nicht genug Zuwendung erhält«, schreibt Darcia Narvaez, »reagiert es stärker auf Stress und wird von unseren Überlebenssystemen beherrscht: Angst, Panik, Zorn.« Das weiß ich nur zu gut.

»Die Frage«, sagte Gordon Neufeld zu mir, »muss lauten: Welche unabdingbaren Bedürfnisse hat ein Kind?« Mit »unabdingbar« meint er ein Bedürfnis, auf das ein Kind nicht verzichten kann, wenn es sein Potenzial, mit dem es von der Natur ausgestattet wurde, voll ausschöpfen soll. Ein Bedürfnis, das negative Folgen haben wird, wenn es nicht erfüllt wird. Vor dem Europäischen Parlament sagte er: »*Nicht* die Schule, das Lernen oder das Erbgut, sondern die wahre Reife ist entscheidend, um vollständig menschlich und human zu werden.« Wir können Reife weder *lehren* noch können wir sie durch Schmeicheln, Locken oder Zwang herbeiführen. Unsere Aufgabe ist es, für die Entwicklungsbedingungen zu sorgen, die die nicht verhandelbaren Bedürfnisse eines Kindes stillen. Ist dafür gesorgt, erledigt die Natur den Rest. Dr. Neufeld formuliert klug vier für die menschliche Reifung unabdingbare Bedürfnisse. Diese vier Bedürfnisse sind gleichzeitig vorhanden und bauen pyramidenförmig aufeinander auf. Ich möchte Sie, den Leser, dazu auffordern, zu prüfen, wie gut unsere Kultur dafür sorgt, dass sie erfüllt werden, oder ob sie dabei versagt.[23]

**1. Die Bindungsbeziehung: das ausgeprägte Gefühl von Kindern für Vertrautheit und Verbindung zu den Menschen, die für sie verantwortlich sind**

Man bedenke meine eigene neuronale Erwartung eines solchen Kontakts. Er ist in Säuglingen durch Äonen der Evolution verwurzelt, und wurde in meinem Fall in den ersten Tagen und Wochen meines Lebens frustriert. Man darf nicht vergessen, dass das, worauf es ankommt, das *Gefühl* des Kindes für Bindung ist. Es hat nichts damit zu tun, ob oder wie sehr die Eltern das Kind lieben oder sich mit ihm verbunden fühlen. Viele junge und wohlmeinende Eltern, mich und meine Frau eingeschlossen, haben den Fehler gemacht, die Beziehung danach zu beurteilen, wie *sie* fühlen, wie viel Bindung *sie* spüren. Den größten Unterschied macht jedoch nicht so sehr das aus, was dem Kind *gegeben* wird, sondern das, was vom Kind *empfangen* wird. Nur relativ reife und/oder gut unterstützte Eltern sind in der Lage, sich auf die emotionalen Bedürfnisse ihres Kindes einzustimmen, da diese Bedürfnisse sich so stark von ihren eigenen unterscheiden.

**2. Ein Gefühl der Bindungssicherheit, das dem Kind erlaubt, sich von den Bemühungen zu erholen, die nötig sind, um sich das Recht zu verdienen zu sein, wer es ist und wie es ist**

Sobald die grundlegende Sicherheit erreicht ist, kann sich das Kind sicher entspannen. Diesen Zustand bezeichnet Dr. Neufeld als »Ruhe«. Ein Zustand, in dem das Kind weder nach einer Bindung zum Elternteil strebt noch sich bemühen muss, das richtige Gleichgewicht des

Kontakts aufrechtzuerhalten. Dieser Zustand ist der Boden, in dem sich die Wurzeln der Entwicklung fest verankern können. Von dort aus können wir uns darauf verlassen, dass emotionales, soziales und intellektuelles Wachstum folgen werden.

Obwohl meine Mutter mich liebte, musste ich mich im Grunde genommen von dem Augenblick meiner Geburt an bemühen – keine Ruhe für den unschuldigen Säugling. Im Gegensatz zu ihrem ängstlich und halb im Scherz geäußerten ich sollte jetzt »alt genug sein, um zu begreifen, dass ... die Nacht zum Schlafen da ist, nicht zum Essen«, bevor ich drei Wochen alt war, war ich *Jahre* davon entfernt, physiologisch irgendetwas »begreifen« zu können. Geschweige denn, dass meine Bedürfnisse zum Tausch zur Verfügung standen.

### 3. Die Akzeptanz, seine eigenen Emotionen zu fühlen, insbesondere Kummer, Zorn, Traurigkeit und Schmerz – mit anderen Worten: die Sicherheit, verletzlich zu bleiben

»Da Emotionen der Motor der Reifung sind, verharren Kinder in ihrer Unreife, wenn sie ihre verletzlichen Gefühle verlieren«, erklärt Neufeld. Damit Emotionen erreichbar bleiben, muss die Umgebung zulassen, dass sie sicher erlebt werden. Das bedeutet, dass Gefühlsäußerungen des Kindes *die Bindungsbeziehung zu den Eltern nicht bedrohen können.*

Aus bereits genannten Gründen sind viele Kinder in unserer Kultur häufig von ihren authentischen Gefühlen abgeschnitten (Kapitel 7). Wie sollte dies auch nicht der Fall sein, wenn man sich die konformistischen Erwartungen der Gesellschaft ansieht? Sie werden noch verstärkt durch Erziehungsratschläge, die von »behavioristischen« Experten großzügig verteilt werden. Man muss sich nur das Rezept des Psychologen und Mega-Bestsellerautors Jordan Peterson ansehen: »Ein wütendes Kind sollte allein sein, bis es sich beruhigt hat. Dann sollte man ihm erlauben, zum normalen Leben zurückzukehren. Das bedeutet, dass das Kind gewinnt – nicht seine Wut. Die Regel lautet:

›Komm zu uns, sobald du dich gebührlich benehmen kannst.‹ Das ist eine sehr gute Abmachung für Kind, Eltern und Gesellschaft.«[24]

Ist sie das wirklich? Man beachte die These, Wut sei bei einem kleinen Kind weder normal noch akzeptabel. Im Gegensatz zum angeborenen Bedürfnis nach bedingungsloser Liebe ist jede positive Reaktion auf das Kind deutlich an *Bedingungen geknüpft*. Es wird nicht dafür akzeptiert, wer es ist, sondern nur, *wie* es ist. Das Problem ist Folgendes: Selbst wenn die Mutter oder der Vater das Spiel der Verhaltensänderung gewinnen, verliert das Kind. Wir haben ihm die Angst anerzogen, zurückgewiesen zu werden, wenn sein emotionales Selbst an die Oberfläche kommt. Das belastet sowohl die körperliche als auch die geistige Gesundheit schwer. Während die Äußerung einer Emotion gebremst oder ihr bewusstes Erleben sogar blockiert werden kann, ist die Emotion selbst Energie, die nicht ausgelöscht werden kann. Durch die Verbannung von Gefühlen aus dem Bewusstsein schicken wir sie lediglich in den Untergrund, in einen verschlossenen Keller voller Emotionen, der in vielen Leben für immer herumspuken wird.

Ich weiß von mir selbst, dass die frühe Verhärtung meines Herzens gegenüber meinem eigenen Schmerz mich nicht nur vor Kummer geschützt, sondern auch gegen Freude abgeschirmt hat. Freude wiederzuentdecken – oder besser noch: sie neu zu entdecken –, ist bis heute ein Teil meines Lebens.

## 4. Die Erfahrung des freien Spiels zur Unterstützung der Reifung

Spielen ist keine alberne Aktivität, »aus der man herauswächst«, sondern eine Voraussetzung für die gesunde Entwicklung aller Säugetierarten. Jaak Panksepp hat das neuronale System, das die echte Entspannung steuert, als Panik/Verlust-System und Bindung/Liebe-System bezeichnet. »Das Spiel-System«, schrieb er, »ist vermutlich besonders wichtig für die epigenetische Entwicklung und die Reifung des Neocortex.« Ein Mangel an sicherer Bindung in der Kindheit und ein

Mangel an frühem Spiel, versicherte er, könnten dazu beitragen, dass Erkrankungen wie ADHS oder auch Reizbarkeit und Aggression im Erwachsenenalter entstünden.[25] Authentisches Spiel – ohne festen Zeitplan, interaktiv, voller Freude und Fantasie, und, heutzutage seltener als jemals zuvor, mit anderen – ist leicht gefährdet, wenn Kinder unter Stress oder Entbehrungen zu leiden haben. (Das hat nichts mit der Ablenkung und Faszination durch digitale Technologien zu tun, ein leidiges Thema, mit dem wir uns in Kapitel 13 noch beschäftigen werden.)

Wenn das Hauptziel der Entwicklung darin besteht, in Kindern das Gefühl zu fördern, in einer fürsorglichen Welt lebendig zu sein – »wie es sich anfühlt, ein Mensch zu sein«, wie Raffi es so schön ausgedrückt hat –, dann haben wir völlig den Überblick verloren. Man braucht eine gut funktionierende Kultur und soziale Strukturen, die sich an den Signalen der Natur orientieren, um Eltern dabei zu unterstützen, den unabdingbaren Bedürfnissen eines Kindes Rechnung zu tragen. Wie und warum so viele Bedürfnisse unserer Kinder unbefriedigt bleiben, wird das Thema der nachfolgenden Kapitel sein.

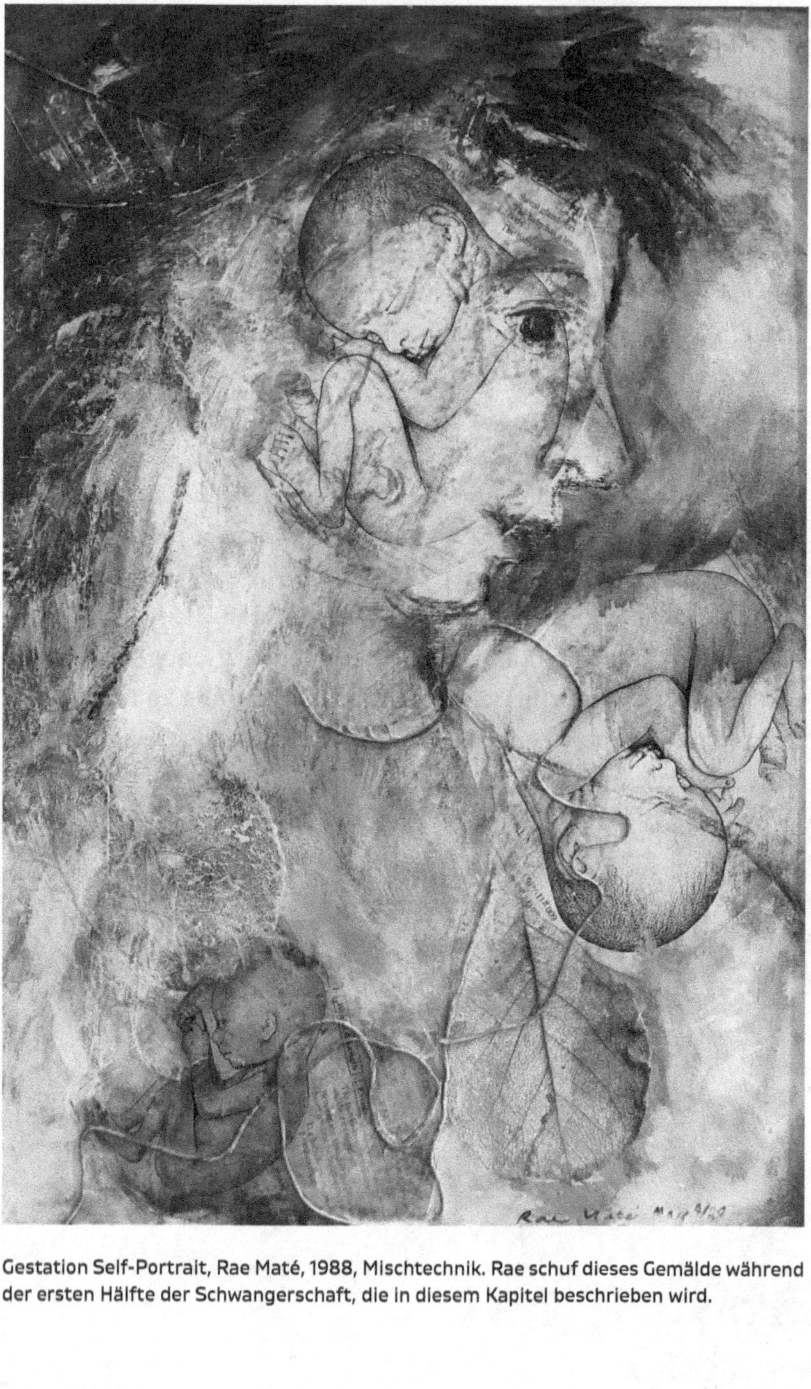

Gestation Self-Portrait, Rae Maté, 1988, Mischtechnik. Rae schuf dieses Gemälde während der ersten Hälfte der Schwangerschaft, die in diesem Kapitel beschrieben wird.

# Kapitel 10
# Probleme an der Schwelle
## Bevor wir auf die Welt kommen

> *»[…], das Missgeschick meines Tristram begann ja schon neun Monate, ehe er zur Welt kam!«*[26]
>
> Walter Shandy, in *Das Leben und die Ansichten Tristram Shandys* (1759) von Laurence Sterne

> Lieber kleiner Sohn, liebe kleine Tochter, ich spüre, wie du in mir strampelst. Ich bin gerade schrecklich traurig, entmutigt und voller Angst, aber ich liebe dich und werde dich beschützen und dir alle Liebe der Welt geben. Dieses Adrenalin, das du spürst, ist nicht für dich bestimmt und strömt nicht deinetwegen. Irgendwann einmal werde ich dir etwas über meine Schwangerschaft mit dir erzählen und ich hoffe, dass du, wenn du zwiespältige oder schmerzhafte Erinnerungen mit dir herumträgst, heilen kannst, wenn ich dir die Wahrheit erzähle. Mein liebes kleines Kind: Dein Daddy wird dich ebenfalls lieben, wenn er dich kennenlernt. Er kann nicht spüren, wie du dich in ihm bewegst, so wie ich dich spüre.

Dies schrieb meine Frau, als wir unser unverhofftes drittes Kind erwarteten. Es war eine schwierige Zeit für uns, besonders für Rae. Sie war gestresst, unglücklich und besorgt. Was für uns beide eine Zeit der Freude und Vorbereitung hätte sein sollen, fühlte sich an wie eine einsame Schinderei. Ich, der Daddy in der Geschichte, war Mitte vierzig und nach außen hin ein erfolgreicher Arzt und Kolumnenschreiber. Aber wer war ich in meinem eigenen Selbst und in den vier Wänden unseres Heims? Ein niedergeschlagener, ängstlicher und psychisch unterentwickelter Mann, der Jahre davon entfernt war, sich mit seinen wichtigsten Wunden zu befassen.

Ein Mann, dessen Familie die Last seines gestörten, launischen und emotional feindseligen Verhaltens zu tragen hatte. Ein Mann, dessen Arbeitssucht zu Hause die Form physischer und emotionaler Abwesenheit bis hin zur Vernachlässigung annahm. Ein Mann, der süchtig nach seinem eigenen inneren Drama war, der nicht wusste, wie er für seine Handlungen und Gemütszustände sowie für deren Auswirkungen auf seine Familie, am wenigsten auf sein ungeborenes Kind, Verantwortung tragen sollte.

Raes in Tagebuchform verfasste Korrespondenz mit dem Baby, das in ihr heranwuchs, zeigte, wie viel sie intuitiv und lange vor mir über die menschliche Entwicklung und die Dynamik wusste, die so häufig ihren natürlichen Verlauf in dieser Kultur verzerrt. In unserem Kapitel über Traumata habe ich darauf hingewiesen, dass wir, bevor wir zu Schöpferinnen und Schöpfern unserer Umgebung werden, deren *Schöpfungen* sind. Bevor wir die Fähigkeit entwickeln, an der Errichtung unseres Universums teilzuhaben, werden wir von der Welt geformt. Wer und was formt uns? Zu Beginn sind es der Körper, der Geist und die Lebensumstände unserer Eltern, die selbst durch den Zustand der Welt um sie herum und durch die Geschichte vorangegangener Generationen geprägt wurden. Auf diese Weise ist unser eigener Körpergeist von Anfang an ein Produkt der größeren Kultur – ein Lebensverlauf, der mit der Empfängnis beginnt.

Bevor wir fortfahren, möchte ich noch eine notwendige Warnung aussprechen. Viele Leserinnen und Leser werden vielleicht über die Formulierung »beginnt mit der Empfängnis« ein wenig erschrocken sein. Diese wurde in der laufenden kulturellen/religiösen Debatte über Abtreibungsrechte stark politisiert. Es ist leicht nachvollziehbar, wie eine wissenschaftlich fundierte Anerkennung der Bedürfnisse des Ungeborenen zu politischem Futter für eine Anti-Abtreibungs-/Lebensrechtsbewegung werden kann. Umso wichtiger ist es, dass ich ganz klar sage, was ich meine und was ich nicht meine. Als Arzt weiß ich sehr wohl, welches Leid es für Frauen bedeutet, wenn ihnen das Recht auf freie Wahl verwehrt wird. Weder in diesem Kapitel noch an einer anderen Stelle in diesem Buch finden sich Argumente dafür, das Recht auf Autonomie bei Lebensentscheidungen dieser Art zu verwehren.

Es war nie wichtiger, über die Entwicklung des Menschen und seinen Weg vom Mutterleib zum Grab zu sprechen. Es ist darüber hinaus ein äußerst heikles Thema. Zum einen ist es schwierig und häufig schmerzvoll, sich offen und ehrlich mit etwas auseinanderzusetzen, das Kindern schadet. Schlimmer noch: Wenn es um diese Themen geht, könnten Mütter und Väter den Eindruck bekommen, verurteilt, getadelt oder angegriffen zu werden. Das ist doppelt bedauerlich. Erstens, weil in dieser Gesellschaft zu viele Eltern – und ich gehöre als dreifacher Vater dazu – bereits von lähmenden Schuldgefühlen heimgesucht werden und das Gefühl haben, sich verteidigen zu müssen. Zweitens, weil Schuldzuweisungen nie hilfreich oder auch nur im Entferntesten gerechtfertigt sind. Wir alle tun unser Bestes. Meine Behauptung – und eigentlich der Tenor dieses ganzen Buches – ist, dass unser Bestes es *verdient, besser zu sein*. Und es *kann* besser sein, wenn wir uns die uns zur Verfügung stehenden, ständig zunehmenden Erkenntnisse zu Herzen nehmen. Mein Ziel ist es, Licht in eine Dynamik zu bringen, die unsere gesamte Kultur verstehen muss. In diesem und im nächsten Kapitel geht es um unsere Anfänge. Beschrieben wird, dass unsere Kultur es nicht schafft, dem von der Evolution vorgegebenen Entwicklungsmuster von Schwangerschaft und Geburt zu folgen.

Die »ambivalenten oder schmerzlichen Erinnerungen« des Kindes, die Rae in ihrem Schwangerschaftstagebuch vorhersah, sind keine dichterische Erfindung. Intrauterine Erfahrungen können vielleicht nicht bewusst erinnert werden, sie können aber als eine andere Art Gedächtnis weiterleben: als emotionale und neurologische Spuren, die in den Zellen und im Nervensystem des menschlichen Organismus verankert sind. Der Psychiater Thomas Verny nennt diesen Prozess das »*Gedächtnis des Körpers*«. Als Wegbereiter erkannte er den langfristigen Einfluss der intrauterinen Zeitspanne auf die emotionale Gesundheit früh. Verny veröffentlichte im Jahr 1982 sein bahnbrechendes Buch *Das Seelenleben des Ungeborenen.* In dessen Fortsetzung schrieb er: »Vor dem Ereignis der Geburt, bevor wir im Mutterleib auch nur etwas sehen oder hören können, halten wir die Erfahrungen und Geschichte unseres Lebens in unseren Zellen fest.«[27]

In den letzten Jahrzehnten hat eine Flut neuer Informationen die zentrale Bedeutung unterstrichen, die die physische Umgebung und Gesundheit sowie das emotionale Gleichgewicht von Frauen während der Schwangerschaft für die optimale Entwicklung des Ungeborenen haben. Unterdessen ist auch die Zahl der Kinder, Jugendlichen und jungen Menschen gestiegen, die sich mit Depressionen und Angstzuständen sowie anderen mentalen Gesundheitsproblemen konfrontiert sehen. Die Erbanlagen allein können solch abrupte Veränderungen nicht erklären. Wenn wir diese Entwicklungstrends ernsthaft umkehren wollen, ist es entscheidend, die einzelnen Punkte miteinander zu verbinden, indem wir uns mit *der Umgebung* beschäftigen. »Die Umgebung beginnt nicht mit der Geburt, sondern sobald man eine Umgebung hat«, sagte der Neurowissenschaftler Robert Sapolsky. »Sobald du ein Fötus bist, bist du allen Informationen ausgesetzt, die durch den Blutkreislauf deiner Mom, den Hormonspiegel und die Nährstoffe ankommen.«[28]

Ein sehr früher Faktor sind die Belastungen, denen Frauen ausgesetzt sind: emotional, wirtschaftlich, persönlich, beruflich und gesellschaftlich. Die Ärztin und Psychoanalytikerin Ursula Volz-Boers sagt dazu: »Das Leben im Uterus ist kein Paradies, wie einige uns glauben machen möchten. Wir sind dort die Empfänger all des Glücks und all der Ängste und Schwierigkeiten unserer Eltern.«[29] Aber natürlich gehen auch dem frühesten Faktor frühere Faktoren voraus, genauer gesagt: der unerträgliche Druck, den die heutige Gesellschaft auf das Erziehungsmilieu, die Familie und das Kind, das sich entwickelt, ausübt – und, wie die Epigenetik uns lehrt, auf die Aktivierung der DNA selbst. Wir müssen darüber nachdenken, in welchem Maße unsere Kultur, einschließlich der Arbeitswelt sowie des Gesundheits- und des Versicherungssystems, die Fähigkeit von Frauen unterstützt oder untergräbt, den Bedürfnissen ihrer ungeborenen Kinder eine hohe soziale Priorität einzuräumen.

Wie viele schwangere Frauen werden während ihrer Vorsorgeuntersuchungen nach ihrem mentalen und emotionalen Befinden befragt? Nach den Belastungen, denen sie zu Hause oder am Arbeitsplatz ausgesetzt sind? Wie vielen zukünftigen Ärztinnen und Ärzten wird beigebracht, diese Art von Fragen zu stellen? Wie viele Ehemänner oder Partner werden dabei unterstützt zu verstehen, dass es in ihrer Verantwortung liegt, ihre schwangere Partnerin vor übertriebenem Stress und vor zu viel Arbeit zu schützen? Wie viele Unternehmen treffen Regelungen, um ihre schwangeren Mitarbeiterinnen zu entlasten? Die Antwort auf die letzte Frage ist besonders trostlos: Frauen berichten häufig von einem schwangerschaftsfeindlichen Umfeld bei der Arbeit, vor allem in weniger gut bezahlten Jobs. Aber selbst an unterstützenden Arbeitsplätzen stehen Frauen oft unter dem selbst auferlegten Druck, Leistung zu erbringen und voranzukommen. Sie sollen in einer leistungsverrückten Gesellschaft sogar noch glänzen. Arbeit »bleibt selten am Arbeitsplatz«.

Genau wie Rae vermutete, spürt das Baby den Stress der Mutter direkt. »Forscher haben durch konzentriertes Abhören von Bewegungen und Herzschlägen festgestellt, dass die Föten gestresster oder niedergeschlagener Mütter anders reagieren als die von emotional gesunden Frauen«, war bereits im Jahr 2004 in der *New York Times* zu lesen. »Studien weisen darauf hin, dass diese Kinder nach der Geburt einem signifikant erhöhten Risiko ausgesetzt sind, Lern- oder Verhaltensprobleme zu entwickeln und mit zunehmendem Alter selbst anfällig für Depressionen oder Angststörungen werden können.« Maßgebliche Neurotransmitter werden durch pränatalen Stress der Mutter beeinflusst. Dazu gehören beispielsweise Serotonin und Dopamin, die später eine entscheidende Rolle bei der Regulierung von Stimmungen, der Impulskontrolle, der Aufmerksamkeit, der Motivation und der Aggressionssteuerung spielen. Diese Neurotransmitter sind an genau den Lern-, Verhaltens- und Stimmungsproblemen beteiligt, die in dem Artikel erwähnt werden. Babys von Müttern, die während der Schwangerschaft Stress ausgesetzt sind, weisen einen niedrigeren Spiegel dieser Gehirnchemikalien und einen höheren Spiegel des Stresshormons Cortisol auf. Es ist wenig überraschend, dass dieselbe Studie zeigte, dass auch die Lernfähigkeit dieser Neugeborenen weniger weit entwickelt war. Sie reagierten weniger auf soziale Stimulation und konnten sich weniger gut beruhigen, wenn sie aufgeregt waren.[30]

Abgesehen von den Werten der Substanzen, die im Gehirn gebildet werden, gibt es Belege dafür, dass der mentale Zustand der Mutter während der Schwangerschaft und nach der Geburt *die Struktur* des Säuglingsgehirns, das sich entwickelt, prägt. Dr. Nicole Letourneau ist Professorin für Krankenpflege und Leiterin der kanadischen Forschungsabteilung für die mentale Gesundheit von Eltern und Kleinkindern an der University of Calgary. Gemeinsam mit ihren Kollegen stellte sie im Rahmen einer Studie Folgendes fest: Die graue Gehirnsubstanz, der zerebrale Kortex, war bei MRT-Untersuchungen der Gehirne von Vorschulkindern dünner, wenn ihre Mütter in den mittleren drei Monaten der Schwangerschaft an einer Depression gelitten hatten. Sie zeigten auf, dass die Ergebnisse der MRT-Aufnahmen des Gehirns spätere Probleme wie Depression, Angst, gestörte Impulskontrolle und Aufmerksamkeitsschwierigkeiten bei einem Kind vorhersagen können.[31] Eine postpartale Depression hatte ähnliche Auswirkungen. Das ist ein Hinweis darauf, dass es sowohl vor als auch nach der Geburt bestimmte entscheidende Phasen in der Entwicklung gibt, in denen ein Kleinkind besonders stark auf seine Umgebung reagiert. Ergebnisse dieser Art decken sich mit denen zahlreicher anderer Studien, die aufzeigen, dass mütterlicher Stress sich auf Hirnstrukturen, wie zum Beispiel die Angst und Emotionen verarbeitende Amygdala[32], und auf neurologische Erkrankungen wie Autismus auswirkt.[33]

Andere Forschungsergebnisse legen eindeutig nahe, dass viele Gesundheitsprobleme im Erwachsenenalter durch intrauterinen Stress wahrscheinlicher werden – von psychischen Störungen über Bluthochdruck, Herzerkrankungen und Diabetes bis hin zu Störungen der Immunfunktion, Entzündungen, einem dürftigen Glukosestoffwechsel und hormonellem Ungleichgewicht.[34] Unter Forschern herrscht »allgemeiner Konsens«, um eine größere Übersichtsarbeit zu zitieren, dass die sogenannten entwicklungsbedingten Ursprünge von Krankheiten im Mutterleib zu suchen sind.[35]

Erinnern Sie sich an die Telomere, die chromosomalen Marker für Gesundheit und Alterung? Es hat sich gezeigt, dass diese Strukturen bei 25-jährigen Erwachsenen, deren Mütter während der Schwangerschaft starkem Stress ausgesetzt waren, kürzer waren. Das heißt, sie waren vorzeitig gealtert.[36] Wir haben darüber hinaus in unserem Abschnitt über Epigenetik erfahren, dass die starke Belastung einer werdenden Mutter die genetische Funktionsweise ihres Nachwuchses negativ beeinflussen kann. Dadurch kann dessen Fähigkeit, auf Stress zu reagieren, möglicherweise ein Leben lang beeinträchtigt sein. Es hat sich gezeigt, dass diese Auswirkungen bis weit in die Mitte des Lebens anhalten können.[37]

Mütterlicher Stress während der Schwangerschaft wurde sogar mit einem schlechten Aufbau der mikrobiellen Darmflora des Säuglings – einer weniger gesunden Mischung von Bakterien – in Verbindung gebracht. Diese Annahme basiert auf Stuhlproben von Neugeborenen, die Tage und sogar Monate nach der Geburt untersucht wurden. Die Folge ist, dass diese Babys häufiger an Darmproblemen und Allergien leiden.[38] (Ein Mangel an guten Darmbakterien wird auch nach vielen Kaiserschnitten beobachtet, wenn der Säugling den Geburtskanal der Mutter nicht passieren muss.)

Obwohl der Stress einer Mutter die Entwicklung des Kindes und seine zukünftige Gesundheit direkt beeinflusst, ist er kein isolierter Faktor: Auch hier kommt die interpersonelle Biologie zum Tragen. Wie bei Rae und mir existiert ein komplexes Zusammenspiel zwischen der psychischen Verfassung der Mutter und der des Vaters. Eine umfassende schwedische Studie hat vor Kurzem gezeigt, dass eine *väterliche* Depression im Jahr vor der Empfängnis bis zum Ende des zweiten Drittels der Schwangerschaft das Risiko einer extremen Frühgeburt (zwischen der zweiundzwanzigsten und der einunddreißigsten Schwangerschaftswoche) um fast 40 Prozent erhöhte. Diese Auswirkung war in der Tat *größer* als die einer Depression der Mutter selbst, die lediglich das Risiko einer moderaten Frühgeburt erhöhte (zweiunddreißig Wochen oder danach).[39] »Bekannt ist auch, dass eine Depression des Vaters die Spermienqualität beeinträchtigt, epigenetische Auswirkungen auf die DNA des Babys hat und sich auf die Funktion der Plazenta auswirken kann«, betonte einer der Forscher.

Auf den ersten Blick erscheint es absonderlich, dass die Melancholie des Vaters ein größeres Risiko darstellt als die der Mutter. Wie immer kommt es auch hier auf den Kontext an. Der gesellschaftliche Kontext der Fortpflanzung in unserer Welt weist Frauen in allen Facetten des Lebens, einschließlich Partnerschaftsbeziehungen, unvertretbar belastende Rollen zu. Sie haben nicht nur die Aufgabe, Kinder zu gebären, sondern sind im Allgemeinen auch dafür zuständig, die psycho-emotionalen Belastungen der Männer in ihrem Leben zu lindern. Die Bemutterung eines Kindes mag ein Auftrag der Natur sein, aber die Bemutterung eines erwachsenen Mannes ist nicht nur unnatürlich, sondern auch unmöglich. Kein Wunder, dass Stress des Vaters auf Kosten der Kinder und sogar auf Kosten des Kindes im Mutterleib an die Mutter weitergegeben wird.

Darüber hinaus gibt es eine vorhersehbare sozioökonomische Verbindung: Eine kürzlich von der Wayne State University durchgeführte Studie untersuchte ein ressourcenarmes, stark belastetes städtisches Umfeld in den USA. In diesem Rahmen wurden bei bildgebenden Untersuchungen Anomalien in der zerebralen Konnektivität von noch ungeborenen Kindern festgestellt. Deren Mütter berichteten, während der letzten drei Monate ein erhöhtes Maß an Niedergeschlagenheit, Angst, Sorge und Stress erfahren zu haben.[40] Unnötig zu erwähnen, dass physische Faktoren wie Ernährung und Luftqualität mit dem sozioökonomischen Status zusammenwirken und Kinder für Depression, Angstzustände und ADHS anfällig machen.[41] »Arme Menschen sind diesen Dingen in jeder Beziehung stärker ausgesetzt, ob es sich um schlechte Luft, psychosozialen Stress oder andere Dinge handelt«, betonte Dr. Shanna Swan, Reproduktionsendokrinologin und stellvertretende Vorsitzende der Abteilung für Präventivmedizin am Mount Sinai Medical Center in New York. »Das ist ein gesellschaftliches Problem, und die Veränderungen werden sich nicht auf individueller Ebene abspielen. Sie werden auf gesellschaftlicher Ebene stattfinden.«[42] Dementsprechend beginnt die Chancenungleichheit, selbst im grundlegenden biologischen Sinn, bereits im Mutterleib.[43]

Lange bevor wir über Hirnscans, Bluttests, Ultraschalluntersuchungen und fötale Herzmonitore verfügten, haben alte Völker intuitiv die Unantastbarkeit der intrauterinen Umgebung verstanden. Hier in British Columbia habe ich einmal vor einer Gruppe von Ureinwohnern einen Vortrag über Sucht gehalten und Studien über pränatale Entwicklung wie die oben genannten zitiert. Danach kam ein junger Mann zu mir. »Wissen Sie«, sagte er, »in unserem Stamm war es Tradition, dass man sich nicht einmal in der Nähe einer schwangeren Frau aufhalten durfte, wenn man wütend oder aufgebracht war. Wir wollten nicht, dass die Probleme auf das Baby übergehen.« In einigen afrikanischen Stammesgesellschaften wurden Babys noch im Bauch ihrer Mutter mit Ritualen begrüßt, darunter auch Lieder, mit denen sie später in der

Welt willkommen geheißen wurden.[44] Stellen Sie sich vor, Ihre eigene Melodie und Ihre eigenen Verse, mit denen Sie bereits vertraut sind, geleiten Sie feierlich in Ihr neues Zuhause, in die Außenwelt.

Solche gemeinschaftlichen Traditionen sind größtenteils der Kolonialisierung und der Zersplitterung von Gemeinschaften zum Opfer gefallen. Aber wir können immer noch von ihnen lernen und ihre Lehren anwenden.

»Wir wissen, dass pränatale Depressionen sowie Stress und Angst Verhaltensprobleme beim Kind vorausbestimmen können«, sagte mir Professor Letourneau. »Wir können versuchen, diese Verhaltensweisen Jahre später beim Kind zu beheben, wir können ihm Medikamente verabreichen oder wir können schwangeren Frauen von Anfang an die Unterstützung geben, die sie brauchen.« Wenn wir eine Welt schaffen wollen, in der das gewährleistet ist, könnten wir damit beginnen, die möglichen Empfängerinnen dieser Unterstützung zu befragen, was dieses Wort für sie bedeutet. Ich habe Rae vor Kurzem gefragt – wenn ich es noch einmal tun könnte, hätte ich es schon lange vorher getan –, was sie damals unterstützt hätte. Ich hätte weder weiser noch genauer als sie auf diese Frage antworten können:

»Es wäre hilfreich gewesen, wenn ich eine Gemeinschaft vor Ort gehabt hätte. Wenn in unserer Gesellschaft ein größerer Konsens darüber bestanden hätte, was für eine Schwangerschaft erforderlich ist. Es wäre hilfreich gewesen, wenn ich einen Arzt oder eine Sozialarbeiterin oder ein Familienmitglied gehabt hätte, das sich schützend vor mich gestellt hätte. Wenn der Arzt mich auch nur einmal gefragt hätte, wie es mir gefühlsmäßig geht ... Wenn irgendjemand meinen Mann angerufen und gesagt hätte: ›Bist du dir bewusst, dass du deinem Baby wehtust? Welche Probleme auch immer du mit deiner Frau hast, deine Rolle ist jetzt, sie und das Kind, das sie trägt, zu beschützen.‹ Wir alle müssen verstehen, dass der Beginn einer Schwangerschaft wie das Betreten eines Schreins ist, eines heiligen Ortes und einer heiligen Zeit: Ein Baby entsteht.

Die seelische Gesundheit muss auf dem Lehrplan stehen, sobald eine Frau schwanger wird – genau wie es Geburtsvorbereitungskurse für die körperliche Geburt gibt, sollte es Kurse für die emotionale Geburt geben. Die Frau muss sich auf das Baby konzentrieren, nicht auf den Ehemann oder sogar die Arbeit. Der Ehemann – und alle anderen – müssen sich darauf konzentrieren, die Frau zu unterstützen. Eltern müssen wissen, dass sie eine gemeinsame Aufgabe haben, dass der Partner ebenfalls schwanger ist, während die Frau schwanger ist. Die Gesellschaft muss schwangere Frauen beschützen, weil jeder an der Erschaffung dieses Kindes beteiligt ist. Es braucht eine Welt, um ein Baby zu erschaffen.«

## Kapitel 11

# Welche Wahl bleibt mir da schon?

# Die Geburt in einer schulmedizinisch geprägten Kultur

*»Zu Beginn des einundzwanzigsten Jahrhunderts müssen wir die Geburt rehumanisieren und erkennen, dass unsere Beherrschung der Natur Grenzen hat.«*

Michel Odent, Geburtshelfer und Autor von *Childbirth and the Evolution of Homo sapiens*

Während meiner jahrzehntelangen Tätigkeit als Hausarzt habe ich fast eintausend Entbindungen begleitet. Die Standardprozedur bestand darin, bei jeder werdenden Mutter einen Dammschnitt vorzunehmen, wie ich es im Medizinstudium gelernt hatte. »Jetzt ist es Zeit für einen kleinen Schnitt«, verkündete ich, als der Kopf des Kindes den Damm erreichte und bereit war, den Geburtskanal zu verlassen. Nachdem ich ein Lokalanästhetikum in die Nähe des Scheideneingangs gespritzt hatte, machte ich einen einige Zentimeter langen Schnitt, »fing« das Baby auf und übergab es der Krankenschwester. Anschließend versorgte ich die Wunde, die ich der jeweiligen Frau zugefügt hatte. Ich kannte es nicht anders.

Jahre später erfuhr ich zufällig von einigen Hebammen – die im finsteren Zeitalter der 1980er-Jahre hier in British Columbia ihrer Arbeit noch völlig inoffiziell nachgingen –, dass Dammschnitte bei den meisten Geburten vollkommen unnötig sind. Freundlich erklärten sie mir, dass ein organischer Prozess im Gange sei, der es möglich mache, ein

Kind auch ohne meinen chirurgischen Eingriff auf die Welt zu bringen. Wer hätte das gedacht? Es folgten weitere Entdeckungen. Es stellte sich heraus, dass Frauen ihr Kind auch zur Welt bringen können, ohne dass ihre Füße in Steigbügeln hängen und sogar ohne dass sie sich auf eine schmale Metallpritsche legen. »Versuchen Sie einmal, im Liegen ihr großes Geschäft zu machen, während Sie die Beine in der Luft halten«, schlug eine Hebamme vor, als ich ihre Weisheit infrage stellte. Eine weitere verblüffende Neuigkeit war, dass das Neugeborene, sofern es keine Komplikationen gibt, am besten direkt der Mutter übergeben wird, um Hautkontakt herzustellen, anstatt unter grellem Licht herumgereicht zu werden und Plastiksaugschläuche in den Mund gesteckt zu bekommen. Außerdem muss die Nabelschnur nicht sofort durchtrennt werden: Man kann ihr Zeit lassen, bis der Pulsschlag abklingt und dem Kind mehr rote Blutkörperchen zugeführt wurden, die Sauerstoff transportieren.[45] Man könnte fast meinen, die Natur weiß, was sie tut.

Diese einst ketzerischen Praktiken sind inzwischen durch fundierte medizinische Forschung bestätigt worden. Endlich dürfen – oder besser gesagt sollten – Ärzte mit gutem Gewissen unterstützen, was Menschen mit oder ohne Hilfe von »Fachleuten« seit Hunderttausenden von Jahren praktizieren. Die US-amerikanische Journalistin Anne Fadiman beschreibt in ihrem aufschlussreichen Werk den Zusammenprall medizinischer Kulturen, mit dem die Hmong-Einwanderinnen und -Einwanderer in den Vereinigten Staaten zu kämpfen hatten. Die asiatischen Frauen widersetzten sich hartnäckig einigen unserer »bewährten Praktiken« zugunsten ihrer eigenen Methoden, darunter »das Hocken während der Geburt und die Verweigerung von Dammschnitten zur Vergrößerung der Vaginalöffnung … Viele Hmong-Frauen waren es gewohnt, von ihren Männern von hinten gehalten zu werden, die ihre Bäuche mit Speichel massierten und laut summten, kurz bevor das Baby kam.«[46] Kurzum: Sie hatten die Tradition, die Intuition, das angeborene Körpergefühl, die Natur und – was ihnen zweifellos nicht bewusst war – die modernste Wissenschaft auf ihrer Seite.[47]

Ganz zu schweigen von ihren Ehemännern, die ihnen buchstäblich den Rücken freihielten.

Der Siegeszug der modernen Geburtshilfe hat viele Frauen und Säuglinge vor vermeidbarem Leid, Krankheit und Tod bewahrt. Dafür kann man nur dankbar sein. Das Problem ist, dass die Geburtshilfe die echten und natürlichen Bedürfnisse von Müttern und Babys ignoriert, oft sogar unterdrückt. Die Geburt eines Kindes ist nicht nur eine Frage von Schieben und Ziehen, Schneiden und Fangen. Sie ist eine wichtige Schwelle in der menschlichen Entwicklung. Die Art und Weise, wie sie überschritten wird, hat möglicherweise lebenslange Folgen. Durch die Pathologisierung des Geburtsvorgangs widerspricht die heutige medizinische Praxis der Weisheit der Natur und des menschlichen Körpers. Noch schlimmer ist, dass sie häufig sogar gegen ihre eigenen Verpflichtungen verstößt, sich an der Wissenschaft zu orientieren und in erster Linie »kein Leid zuzufügen«. Wir müssen die großen Errungenschaften der medizinischen Forschung nicht aufgeben, um die traditionelle Weisheit zu würdigen, die in jahrhundertealter Erfahrung verwurzelt ist. Wir können uns beides zu Eigen machen.

Ich werde weder für eine bestimmte Art der Geburt plädieren, ob »natürlich« oder nicht, noch gegen eine andere wettern, geschweige denn ein Urteil über die individuellen Entscheidungen einer Frau fällen. Mein Interesse gilt vielmehr dem kulturellen Kontext, in dem solche Entscheidungen heutzutage getroffen werden – und damit auch der Frage, von wem und auf welche Weise sie getroffen werden. Die Dichterin Adrienne Rich hat es in ihrem Buch *Of Woman Born* so formuliert: »Damit alle Frauen wirklich in vollem Umfang Entscheidungen treffen können, müssen wir die in der Mutterschaft verkörperte Macht und Ohnmacht in der patriarchalischen Kultur umfassend verstehen.« Frauen während des vielleicht bedeutsamsten Augenblicks ihres Lebens zu passiven Empfängerinnen medizinischer Versorgung zu machen, ist entmenschlichend – nicht nur im übertragenen Sinne: Es unterbricht physiologische, hormonelle und psychische Prozesse, die sich in unserer Spezies über Millionen von Jahren entwickelt haben. Sie gewährleisten die notwendige Bindung zwischen Mutter und Kind und die gesunde Entwicklung unserer Kinder.

Vor einigen Jahren sprach ich mit Dr. Michel Odent, der weltweit für seine Befürwortung von Geburtsmethoden ohne den Einsatz von Medikamenten bekannt ist. »Wir müssen die Geburt deindustrialisieren, damit der Erstkontakt zwischen Mutter und Kind nicht mehr gestört wird«, sagte er mit charmantem französischem Akzent. »Stellen Sie sich vor«, sagte er lachend, »eine Gorillamutter hat ein Junges geboren, und Sie versuchen, ihr Neugeborenes auf den Arm zu nehmen. Dann wird Ihnen klar, was ein mütterlicher Schutz- und Angriffsinstinkt ist. In unserer Zivilisation haben wir diesen Instinkt lange Zeit unterdrückt.« Die Unterdrückung ursprünglichen Wissens ist eine der bedauerlichen Tendenzen der Medizin.

Medizinische Eingriffe, die in einem gesunden System nur dann vorgenommen werden dürften, wenn sie absolut notwendig sind, um Risiken zu verringern, die Gesundheit zu erhalten und das Überleben zu sichern, sind zur Standardpraxis geworden. Ein deutliches Beispiel für diesen Trend ist die steil ansteigende Rate von Kaiserschnitten: ein lebensrettender Eingriff, wenn er notwendig ist, ein potenziell schädlicher Eingriff, wenn nicht. Den zuverlässigsten Statistiken zufolge sollten etwa 10 bis 15 Prozent der Entbindungen mit einem Kaiserschnitt enden, um ein positives Ergebnis zu erzielen. Hier in meiner Heimatprovinz British Columbia nähert sich diese Rate inzwischen 40 Prozent. In vielen anderen Teilen der Welt ist es ähnlich, wobei einige Länder diese Quote noch übertreffen. Weltweit hat sich die Zahl der operativen Entbindungen zwischen 2000 und 2015 verdoppelt. »Ein auffallend hoher Anteil von Kaiserschnittentbindungen war bei Geburten mit geringem geburtshilflichem Risiko vor allem bei Frauen mit höherem Bildungsniveau zu verzeichnen, etwa in Brasilien und China«, heißt es in einer detaillierten, nahezu globalen Studie des *Lancet* aus dem Jahr 2018.[48]

Das wäre akzeptabel, wenn die zunehmende Anwendung solcher Verfahren einen nachweisbaren »Mehrwert« hätte – aber das ist nicht der Fall. »Der Einsatz von Kaiserschnitten hat in den letzten 30 Jahren über die als sinnvoll erachteten 10 bis 15 Prozent der Geburten hinaus zugenommen, und zwar *ohne nennenswerten mütterlichen oder perinatalen Nutzen*«, so der *Lancet*-Bericht.[49] Selbst das American College of Obstetricians and Gynecologists äußerte 2014 »erhebliche Bedenken, dass der Kaiserschnitt übermäßig genutzt wird.«[50]

»Wenn wir sichere Alternativen zur chirurgischen Geburtshilfe finden wollen, müssen wir die Hebammenkunst wiederentdecken«, sagte Odent 1986 auf einer Konferenz zur Geburtshilfe. Damals führte die Ärzteschaft in Nordamerika noch einen erbitterten Kampf, um die Hebammen an der Erfüllung ihrer traditionellen Rolle zu hindern. In vielen Gerichtsbarkeiten ist dieser Kampf noch lange nicht beendet. In anderen herrscht allenfalls ein zähneknirschend eingehaltener Waffenstillstand. »Die Wiederentdeckung der Hebammenpraxis ist gleichbedeutend mit der Rückgabe der Verantwortung für die Geburt an die Frauen«, so Odent weiter. »Stellen Sie sich eine Zukunft vor, in der chirurgische Teams den Hebammen und den Frauen zu Diensten stehen, anstatt diese zu kontrollieren.«[51] Er schlägt vor, dass die Medizin die Natur begleitet und nicht beherrscht – eine radikale Neuinterpretation des Konzepts des »behandelnden Arztes«.

Es geht um Autonomie, ein unabdingbar menschliches Grundbedürfnis. Geburtspraktiken sind Ausdruck der versteckten oder offenen Werte einer Kultur in Bezug darauf, wer die Macht ausübt und wie viel echte Kontrolle die Menschen über ihren eigenen Körper haben. Die zeitgenössische Forschung zeigt, dass Eingriffe in den Geburtsvorgang hormonelle Prozesse stören beziehungsweise deren positive Auswirkungen mindern und dadurch neue Schwierigkeiten verursachen können.[52] Ich fragte Sarah Buckley – eine neuseeländische Ärztin, Anwältin und die Autorin eines viel beachteten Übersichtswerks über die natürliche Physiologie des Gebärens –, was die rapide steigende Anzahl medizinischer Eingriffe erkläre. Ich erwartete eine Antwort, die auf rein medizinischen Gesichtspunkten beruhte. Tatsächlich war ihre Antwort hinsichtlich der allgemeinen kulturellen Anpassung an den Mythos des Normalen überaus treffend und aufschlussreich. »Ärzte«, so Dr. Buckley, »sind die Agenten der Erwartungshaltung unserer Gesellschaft. Während sie besonders zugänglich und verwundbar sind, vermitteln wir den Müttern, dass die Technologie dem Körper überlegen und der Körper der Frau von Natur aus zum Scheitern verurteilt ist. Es ist offenkundig, dass die Kultur den Frauen diese Sichtweise auf ihren Körper einimpfen will, die besagt, dass sie von Natur aus defekt und auf eine hochtechnologische Versorgung angewiesen sind.« Und das setzt sich fort, fügte sie hinzu, *»in der Art und Weise, wie sie ihre Kinder zu erziehen haben, damit diese den Anforderungen der Gesellschaft entsprechen.«*

Neben dem Sexismus des Systems, der Frauen benachteiligt, gibt es eine weitreichendere Ursache für unnötige medizinische Eingriffe, die für die westliche Medizin grundlegend ist: das Misstrauen gegenüber natürlichen Prozessen und die Angst vor dem, was schiefgehen kann, darf oder wird.[53] Michael Klein, ehemaliger Leiter der Abteilung für Familienmedizin am BC Women's Hospital in Vancouver, hat medizinisch begleitete Geburten umfangreich erforscht. »Man wird in einem sehr voreingenommenen Umfeld ausgebildet, das Geburten als beängstigend und gefährlich einstuft«, sagte er mir. Das Paradigma, das in der medizinischen Ausbildung vorherrscht, »sieht in der Geburt nichts anderes als einen drohenden Notfall, die heraufziehende Möglichkeit eines deformierten Beckenbodens. Die Frauen sind nicht detonierte Bomben, die entschärft werden müssen«. Während meines Medizinstudiums und meines Praktikums wurde ich darin geschult, die Probleme, Komplikationen und Gefahren der Geburt vorauszusehen. So weit, so gut. Das Problem war nur, dass nichts in meiner Ausbildung mich dazu ermutigte, *mich auf die Seite der Natur zu stellen*. Es wurde meinen Patientinnen und Kolleginnen, die Hebammen waren, überlassen, mir beizubringen, dass die Geburt mehr ist als ein mechanischer Vorgang, bei dem ein Baby aus dem Körper der Mutter herausgezogen wird. Sie ist geprägt von tief verwurzelten, evolutionär gewachsenen Funktionen, sowohl physiologisch als auch emotional.

Sherri Dolman, eine Bekannte aus Kalifornien, musste im Zuge ihrer Schwangerschaften einen intensiven und langwierigen Kampf um ihre Autonomie führen. Trotz eines siegreichen Endes ist ihre Geschichte eine medizinische Horrorstory. »Ich habe drei Jahre lang versucht, dieses Kind zu bekommen«, erzählte sie mir. »Aber als ich schwanger war, wurde mir nicht mehr zugestanden, Entscheidungen für mein Kind oder für mich selbst zu treffen. Das wird mich für den Rest meines Lebens verfolgen.« Dolman wurde zu einem Kaiserschnitt gedrängt, den sie nicht wollte und den sie, wie sich später herausstellte, auch nicht gebraucht hätte. »Mein Arzt hat meine Entscheidungen nicht respektiert«, sagte sie, »und ich glaube nicht, dass er mich als autonomes menschliches Wesen betrachtet hat. Ich glaube, er dachte, er wüsste alles besser als ich. Mir fällt kein einziger Fall ein, in dem einem Mann gesagt wird, was er mit seinem Körper machen darf und was nicht, aber Frauen bekommen das ständig zu hören.«

Im Alter von vierunddreißig Jahren war Dolman bereits Mutter eines 17-jährigen Sohnes, der geboren wurde, als sie selbst ein verängstigter Teenager war. Da der Geburtsvorgang nur langsam voranschritt, was wahrscheinlich auf ihren gestressten Gemütszustand zurückzuführen war, führte man einen Kaiserschnitt durch. Beim nächsten Mal wollte sie unbedingt vaginal gebären. Nach drei Jahren der Bemühungen wurde sie schwanger: Sie und ihr Partner erwarteten eine Tochter. »Vom ersten Moment an schwor ich mir, dass ich dieses Mal keinen Kaiserschnitt haben wollte. Ich würde meine Tochter so zur Welt bringen, wie es die Natur für mich vorgesehen hat. Ich würde meinem Körper vertrauen und die nötige Unterstützung bekommen.« Sie ging mit großer Sorgfalt vor und befragte so viele Ärzte wie möglich. »Sie sagten alle: ›Einmal Kaiserschnitt, immer Kaiserschnitt.‹ Sie waren nicht einmal bereit, mit mir darüber zu diskutieren. ›Ich nehme Sie als Patientin‹, sagten sie zu mir, ›aber wir werden alles für den Kaiserschnitt vorbereiten.‹«

Medizinisch gesehen lagen die Ärzte völlig daneben. Zum Zeitpunkt der Empfängnis ihrer Tochter war die Unbedenklichkeit einer vaginalen Geburt nach einem vormaligen Kaiserschnitt längst belegt. Das vermeintliche Risiko – das Reißen der Gebärmutter unter dem Druck der Wehen – erwies sich als vernachlässigbar und stellte kein Hindernis für eine Entbindung ohne chirurgische Maßnahmen dar. Ein erstklassiger Spezialist für perinatale Medizin bestätigte sogar anhand einer detaillierten Untersuchung von Dolmans Gebärmutter, dass die Wahrscheinlichkeit eines solchen Unglücks nicht größer war, als wenn sie in der Vergangenheit nie schwanger gewesen wäre. Trotzdem sträubte sich der Geburtshelfer gegen die vaginale Variante – ein Zeichen dafür, wie tief die Indoktrination verwurzelt ist. Der einzige Arzt, der sich schließlich bereit erklärt hatte, Dolmans Wunsch nach einer natürlichen Entbindung zu entsprechen, bekam im letzten Moment kalte Füße.

Nach einer Routineuntersuchung des Fötus, bei der keine Anomalien festgestellt wurden, wurde Dolman physisch daran gehindert, das Krankenhaus zu verlassen. Ihr wurde mit Verhaftung gedroht und sie wurde unter Druck gesetzt, die chirurgische Entbindung ihrer Tochter zu akzeptieren. Nach dieser erschütternden Erfahrung litt sie unter einer Belastungsstörung, von ihr selbst beschrieben als »eine Art PTBS ... Ich war nicht mehr in der Lage, mein tägliches Leben zu bewältigen. Ich fühlte mich als Mutter wie eine Versagerin, unfähig, meine Tochter in den ersten Momenten ihres Lebens zu beschützen oder zu berühren. Ich hatte das Gefühl, dass ich nichts damit zu tun hatte, dass sie überhaupt da war. Ich fühlte mich von ihr entfremdet. Sie weinte, wenn sie mich brauchte, aber ich hatte nicht das Gefühl, dass ich genug war. In ihrem ersten Lebensjahr weinte ich mich jede Nacht in den Schlaf«.

Die beiden folgenden Geburten waren für Dolman die Erlösung, die Wiedererlangung ihrer vollen Handlungsmacht.

Unter der Obhut einer Hebamme gelang ihr am Ende ihrer dritten Schwangerschaft eine glückliche vaginale Geburt. Obwohl sie dieses Erlebnis als »sehr, sehr schmerzhaft« beschreibt, zählt sie diese Geburt zu den »erstaunlichsten und aufregendsten Erfahrungen« ihres Lebens. Wie für so viele Frauen war auch für Dolman die Freiheit, ihre eigenen Entscheidungen treffen zu können, der Schlüssel zur Bewältigung der Schmerzen. »Egal, wie schmerzhaft es wurde, ich hatte den nötigen Rückhalt und die Kontrolle über meinen Körper. Das war sehr bestärkend für mich, ganz gleich, was passierte – die Selbstbestimmung über meinen Körper war das, worauf es ankam.« Zehn Jahre später treibt es ihr immer noch Tränen in die Augen, wenn sie davon erzählt. »Tränen der Freude«, versicherte sie mir schnell. »Meine Tochter bittet mich ständig: ›Erzähl mir die Geschichte, wie ich geboren wurde.‹ Sie findet es witzig, dass sie mich während des ersten Hautkontakts mit ihr von oben bis unten vollgemacht hat, und sie lacht jedes Mal, wenn ich die Geschichte erzähle. Allein das ist schon eine Erfahrung, die uns verbindet, wenn ich ihr davon erzähle. Das ist ein Teil unseres Lebens.« Im Jahr 2011 brachte Dolman ein weiteres Kind zur Welt, einen gesunden, gut vier Kilo schweren Jungen. Auch diese Geburt erfolgte vaginal, ebenfalls in einem Krankenhaus unter der Obhut einer Hebamme – fünf Jahre nachdem sie von zehn zertifizierten Geburtshelfern eindringlich ermahnt worden war, eine solche Geburt niemals zu riskieren.

Naturgemäß sind nicht alle Erfolgserlebnisse auf diesem Gebiet in ihrem Ablauf miteinander vergleichbar und sie sollten es auch nicht sein. »Aus meiner medizinischen Praxis weiß ich, dass man in seinen Erwartungen flexibel bleiben muss«, sagt Danielle, die in der Anästhesie arbeitet. »Trotzdem hatte ich natürlich Vorstellungen und Ideen, wie die Dinge ablaufen sollten ... Ursprünglich wollte ich eine Hausgeburt im Wasser haben, in einer Hütte im Wald, die wir gemietet hatten.« Daraus wurde aber nichts. Nach langen Wehen, die kaum Fortschritte brachten, empfahl die Hebamme einen Krankenhausaufenthalt und eine Periduralanästhesie, um Danielle etwas Entspannung zu ermöglichen. Das Geburtshormon Oxytocin wurde verabreicht, um den Vorgang zu beschleunigen – ohne Erfolg. Nach sechsunddreißig Stunden intensiver Wehen akzeptierte Danielle die Notwendigkeit einer chirurgischen Entbindung. Bis zum heutigen Tag ist sie begeistert von ihrer Erfahrung.

Obwohl Danielles Geburtsverlauf anders war als der von Sherri, ähnelten sich die beiden Entbindungen in einem zentralen Aspekt: Die Mutter empfand sich als selbstbestimmt. »Man hat mir zugehört. Jeder nahm sich die Zeit, sich meine Sorgen und Nöte anzuhören. Sogar die Assistentin des Chirurgen kam zu mir. Sie arbeitet hier als Hausärztin. Sie kam auf mich zu, schaute mir in die Augen und war ganz bei mir. Ich fühlte mich bei allen Anwesenden einfach gut aufgehoben.« Aus diesen Worten spricht der zweite Faktor, der die Qualität der Erfahrungen entbindender Frauen bestimmt: Sicherheit und Unterstützung.

Ein Gesundheitssystem, das sowohl der Stärke als auch der Verwundbarkeit von Frauen gerecht wird, gibt ihnen die besten Chancen auf eine positive Geburtserfahrung. Diese Auffassung findet sich auch in einem kleinen Juwel unter den Schwangerschaftsratgebern: *A Is for Advice (The Reassuring Kind)*, von Ilana Stanger-Ross, einer in Brooklyn geborenen und in British Columbia lebenden Hebamme. »Die Frauen, die positiv von ihrer Geburt berichten«, so die Hebamme, »haben allesamt das Gefühl, dass sie alle getroffenen Entscheidungen nachvollziehen konnten und ein Mitspracherecht bei der Entscheidungsfindung hatten. Das gilt sogar für komplizierte Geburten bei Frauen, die auf eine ›natürliche‹ Geburt gehofft hatten – Geburten, die mit einer Operation endeten oder sogar mehrere Eingriffe erforderten.«[54]

Wer sich mit der Physiologie des Gebärens befasst, kann die Weisheit der Natur und ihre höchste evolutionäre Errungenschaft, den menschlichen Körper, nur bewundern. Die biologische Quintessenz ist folgende: Die Wehen bei Säugetieren sind mehr als nur ein Prozess, bei dem ein Kind aus dem Mutterleib befördert wird. Sie sind eine Vorbereitung auf das Leben. Die Wehen, so wie sie von der Natur vorgesehen sind, fördern die Ausschüttung von Hormonen wie Östrogen, Oxytocin und Prolaktin. Diese aktivieren eine Vielzahl von neuronalen Systemen. Sie steuern Emotionen und Verhaltensweisen und stellen kurz- und langfristig das Wohlbefinden des Babys sicher: Wärme, Fürsorge, Bindung und Schutz. Mit anderen Worten: Die Geburt legt das Fundament für die Mutter-Kind-Beziehung, die wiederum der zentrale Ausgangspunkt für die frühe Entwicklung des Kindes ist.[55]

Da ich seit einigen Jahrzehnten keine Geburt mehr begleitet habe, überraschte mich ein Begriff, den Stanger-Ross in unserem Gespräch verwendete: »Geburtstrauma«. »Das ist mittlerweile ein gängiger Begriff«, sagte sie. »Unglücklicherweise empfinden viele Frauen ihre Geburtserfahrung als traumatisch, was sich natürlich auch auf die Eltern-Kind-Beziehung auswirkt. Welchen Einfluss hat es, wenn die Geburt traumatisch war und man dann ein Neugeborenes im Arm hält?«

Geradezu ein Lehrbuchbeispiel für diesen alarmierenden Trend lieferte mir ein Gespräch, das ich am Tag der Fertigstellung dieses Kapitels führte. Ich wurde per Videokonferenz von einer New Yorker Journalistin interviewt. Sie berichtete über die Corona-Pandemie, die zu dieser Zeit ihre Stadt überrollte. Dabei zeigte mir Courtney, wie ich sie nennen will, stolz ihr drei Monate altes Baby. Als sie erfuhr, woran ich gerade arbeitete, erzählte sie mir die schreckliche Geschichte ihrer jüngsten Erfahrungen im Mount Sinai Hospital. Die hatte sie bei einer der bekanntesten und angesehensten Geburtshelferinnen New Yorks gemacht. Man kann sich kaum eine beispielhaftere Geschichte eines normalisierten Geburtstraumas vorstellen.

Courtney war siebenunddreißig Jahre alt, kerngesund und erwartete eine reibungslose Entbindung. In der dreißigsten Woche rief die Ärztin sie an, um ihr wie per Dekret mitzuteilen, dass die Wehen angesichts ihres Alters in der neununddreißigsten Woche eingeleitet würden. Das sei, so die Ärztin, »das Praxisprotokoll hier« für alle werdenden Mütter über fünfunddreißig. »Sie kannte mein Alter von Anfang an, seit ich im Mai letzten Jahres in ihr Büro kam«, sagte Courtney. »Ich war so schockiert, dass ich einfach auflegte. Ich hatte kaum ein Wort gesagt. Ich musste erst mal ein halbes Glas Wein trinken. Ich war so aufgebracht, dass ich die ganze Nacht nicht geschlafen habe.« Von da an ging es bergab. Courtney erinnerte sich schmerzlich an »den plötzlichen Wegfall jeglicher Flexibilität und die Auferlegung eines tyrannischen Diktats. Das war nicht die Art von Betreuung, die ich erwartet hatte. Ich bin es nicht gewohnt, von Ärzten schikaniert oder herablassend behandelt zu werden. Der Ton wurde so giftig ... und dann sagte sie auch noch ständig: ›Das Baby ist *riiiesig*. Es wird *riiiesig* sein.‹ Ich sagte zu ihr: ›Moment mal, soweit ich weiß, sind Wachstumsscans doch bekanntermaßen ungeeignet, um das Gewicht vorherzusagen.‹ Sie antwortete: ›Nicht im Sinai. Er wird mindestens vier Kilo wiegen.‹« (Das tatsächliche Geburtsgewicht des Babys: weniger als 3,6 kg.)

Courtney zog in Erwägung, sich einen neuen Arzt zu suchen, aber so spät in der Schwangerschaft und immer noch beeindruckt von den Qualifikationen der Spezialistin blieb sie. »Ab der achtunddreißigsten Woche bekam ich wöchentlich zu hören: ›Es sieht wirklich nicht gut aus für eine vaginale Entbindung, wirklich nicht. Ich weiß nicht, was ich Ihnen sagen soll.‹ Ich sagte nur immer wieder: ›Ich will wirklich keinen Kaiserschnitt.‹ Das war unsere Dynamik, Woche für Woche. In den letzten drei oder vier Wochen der Schwangerschaft war ich in einem furchtbaren Zustand: Schluchzen, Nervenzusammenbruch, ... Als der Termin festgesetzt war, fuhren wir ins Mount Sinai und es war ein furchtbares Szenario. Wir saßen drei Stunden lang in diesem Wartezimmer, in dem eine Million verschiedener Dinge vor sich ging, und ich sagte immer wieder zu meinem Partner: ›Warum zum Teufel bin ich hier? Es ist unser gutes Recht, zurück nach Brooklyn zu fahren und auf natürliche Weise zu gebären.‹« Courtney fühlte sich entmachtet. Ihre Intuition wurde in dieser verletzlichsten Zeit ihres Lebens für nichtig erklärt, sie wurde von einer hoch gelobten Fachärztin eingeschüchtert. Da sie in einer Kultur aufgewachsen war, in der die Autorität von »Experten« die eigene übertrumpft, fehlte ihr das nötige Rüstzeug, um sich durchzusetzen. Schließlich willigte sie in die Einleitung der Geburt und nach fünfzehn Stunden fruchtloser Wehen in die unvermeidliche Operation ein.

»Ich war so schwach. Ich hatte mich übergeben. Es war der reinste Albtraum. Ich sagte: ›Scheiß drauf – lass uns einfach einen Kaiserschnitt machen. Welche Wahl habe ich jetzt noch?‹ Wir rollen also in den OP, und ich übergebe mich auf dem Tisch, bin ein Nervenbündel und schluchze. Ich bin zu Tode verängstigt und zittere. Sie beginnen mit der Operation, es dauert ewig. Dann sagt sie zu mir: ›Oh, ich wusste gar nicht, dass Ihre Bauchmuskeln so stark sind.‹ Das waren sie, denn ich habe zwanzig Jahre lang Pilates gemacht. Ich denke: ›Warum ist Ihnen das nie aufgefallen? Sie haben mich neun Monate lang regelmäßig untersucht und wochenlang auf diese Operation vorbereitet.‹ Und am nächsten Morgen – kann man sich so etwas überhaupt ausdenken? – sagte sie zu mir: ›Ich werde die Radiologie des Mount Sinai kontaktieren und mich darüber beschweren, wie ungenau Ihre Wachstumsscans waren!‹ Die ganze Woche im Krankenhaus lag ich nachts wach und schluchzte, weil ich so verletzt war.«

Ich fragte Courtney, ob sie daran gedacht habe, mit einer Hebamme zu arbeiten. »So linksliberal bin ich nicht«, sagte sie. »Ich bin nicht so unkonventionell. Ich habe mich komplett auf das System verlassen.«

Man bedenke, dass sich diese erschütternde Geschichte in einem privilegierten, *weißen* Mittelschichtskontext abgespielt hat. Für arme Frauen, insbesondere Schwarze Frauen, kann die Behandlung werdender Mütter in den Wehen noch wesentlich rabiater ausfallen, mitunter mit tödlichen Folgen. Einem Bericht der Weltgesundheitsorganisation aus dem Jahr 2019 zufolge »gaben 42 Prozent der Frauen [in einer weltweiten Umfrage] an, dass sie während der Geburt in Gesundheitszentren körperlich oder verbal misshandelt oder diskriminiert wurden, wobei einige der Frauen geschlagen, geohrfeigt, angeschrien, verspottet oder gewaltsam festgehalten wurden.«[56] Dies beschränkt sich nicht auf die sogenannte Dritte Welt. In meinem Heimatland kursierte kürzlich ein Handyvideo, in dem zu sehen ist, wie Krankenhauspersonal in einer Einrichtung in Quebec eine indigene Frau in den Wehen verhöhnt und beschimpft. Man hört, wie Krankenschwestern sie als dumm bezeichnen und sagen, dass sie nur für Sex gut sei und tot besser dran wäre. Sie starb wenige Minuten später.[57]

»Die ideale Geburtssituation ist meines Erachtens eine Frau allein in einem ruhigen Raum, mit gedämpftem Licht und einer Hebamme, die ruhig bei ihr sitzt und strickt«, sagte mir Michel Odent – ein ironischer, aber scharfsinniger Kommentar zu den schädlichen Auswirkungen, die grelles Licht, lärmende Maschinen und hektisches, geschäftiges medizinisches Personal auf den Geburtsvorgang haben können.

Das bringt uns zurück zur Diskussion über die »inhärente Erwartungshaltung« in unserem Kapitel über die menschliche Natur. Wie alle Lebewesen kommen wir mit der Erwartung auf die Welt, dass sich das Leben innerhalb bestimmter Rahmenbedingungen entfalten wird. Da wir anpassungsfähige Wesen sind, können wir uns auch mit weniger als dem Besten begnügen – zu einem gewissen Preis. »Die Erfahrungen, die das Baby während einer traumafreien Geburt macht, müssen den uralten Erwartungen des Kindes und seiner Mutter entsprechen«, schreibt Jean Liedloff in ihrer Studie über eine indigene Gemeinschaft im australischen Busch. Während andere Säugetiere für die Geburt dunkle, ruhige, abgeschiedene Orte aufsuchen, beschreibt Liedloff, dass wir das Geburtstrauma durch »den Einsatz von Stahlinstrumenten, grellem Licht, Gummihandschuhen, Gerüchen von Antiseptika und Narkosemitteln, lauten Stimmen und Maschinenlärm« geradezu herausforderten.[58]

Die Mütter fühlen das alles, auch wenn niemand sonst etwas Ungewöhnliches bemerkt. Ich erinnere mich noch gut daran, wie meine Frau mir während unserer ersten Geburt wegen der Krankenschwester, die sie immer wieder mit »Pressen, Mädchen, pressen« bedrängte, zuflüsterte: »Bitte sag dieser Frau, sie soll die Klappe halten.«[59] In Ermangelung von Sicherheit und emotionaler Verbindung verkrampft sich der menschliche Körper, vor allem unter dem Einfluss der sensibilisierenden Hormone. Ohne Rücksicht auf das Bedürfnis der Frau nach Ruhe, Sicherheit und Zuwendung schaffen Krankenhäuser einen Kreislauf, der sich selbst erneuert. Er ruft viele der Geburtskomplikationen überhaupt erst hervor, zu deren Bewältigung sie dann eingreifen müssen.

Ilana Stanger-Ross brachte traditionelle Weisheit und moderne Wissenschaft mit Worten auf den Punkt, die in einem gesünderen System selbstverständlich wären: »Wir müssen jemanden, der in den Wehen liegt, als vollwertige Person betrachten, die einen heiligen Lebensabschnitt durchlebt«, sagte sie mir. »Das sind keine kranken Patientinnen. Das sind Menschen, die in den Wehen liegen – *und das ist eine vollkommen normale Sache.*«

# Kapitel 12
# Gartenbau auf dem Mond
## Untergrabene Elternschaft

> *»Wir alle haben unsere Kinder verloren ... Man muss sie sich doch nur ansehen – gewalttätig auf den Straßen, komatös in den Einkaufszentren, betäubt vor dem Fernseher. Zu meinen Lebzeiten ist etwas Schreckliches passiert, das uns unsere Kinder genommen hat.«*
>
> Russell Banks, *The Sweet Hereafter*

Die moderne Gesellschaft ist von Expertenwissen zur Kindererziehung geradezu übersättigt. In jeder Buchhandlung finden Sie Regale über Regale voller Bücher, die Müttern und Vätern helfen sollen, sich auf dem steinigen Weg von der Empfängnis bis zum Ende der Schulzeit zurechtzufinden. Erziehungsblogs, Social-Media-Gruppen und Online-Vorträge gibt es im Überfluss. Eine Playlist auf der TED Talks-Website versammelt das, was übersetzt so viel heißt wie »Geschichten von der Frontlinie der Elternschaft«. Auch wenn die martialische Formulierung ironisch gemeint ist, spricht sie vielen aus der Seele. Das Ringen um eine »gute Erziehung« kann sich wie ein anhaltender Kampf gegen die Zeit, gegen uns selbst und sogar gegen unsere Kinder anfühlen. Schon vom Gefühl der Niederlage durchdrungen stehen wir vor dem Bücherregal und suchen nach Rat. Wir wollen das Richtige für unsere Kinder tun, aber wir wissen einfach nicht *wie*. Wenn wir doch nur einen inneren Kompass hätten, der uns den Weg weist.

Die gute Nachricht ist: Wir haben einen. Wir alle sind als Menschen mit einem natürlichen Elan und Talent für die Kindererziehung ausgestattet. Die schlechte Nachricht ist: Die Leitbilder unserer Gesellschaft und die vorherrschenden Vorurteile bewirken, dass wir uns von diesem angeborenen Wissen entfremden. Dieses Wissen ist so tief in unserer Natur verwurzelt, dass es nicht gelehrt, sondern nur aktiviert oder deaktiviert werden kann.

In diesem Kapitel werden wir uns zwei Beispiele dafür ansehen, wie die moderne westliche Kultur die Elternschaft damit unterdrückt, was sie für normal hält: Sie zersetzt unser erzieherisches Gespür und schafft isolierende und belastende Bedingungen, die der Erziehung gesunder Kinder abträglich sind. Die Erziehung ist eine Welt für sich. Dass diese Welt in Vergessenheit gerät, ist das Ergebnis einer toxischen Kultur.

## Unterdrückung des Instinkts nach Lehrbuch

Jüngst wurde der Erziehungsratgeber einer Wirtschaftswissenschaftlerin zu einem Bestseller. Abgesehen von ihrer eigenen Mutterschaft hat sie keine Erfahrung im Bereich der Entwicklungspsychologie. Emily Oster hat die Zahlen gewälzt und präsentiert: *Das einzig wahre Baby-Handbuch: Die ersten vier Jahre – Was an den meisten gut gemeinten Ratschlägen falsch ist und was Sie wirklich wissen müssen*. Darin werden unter anderem traditionelle Praktiken wie das Stillen und das gemeinsame Schlafen mit dem Neugeborenen abgewertet. Ein wohlwollender Artikel im *New Yorker* drückte es so aus: »Ein Hauptthema dieses Buches ist, dass die Wünsche der Eltern wichtig sind. Was wollen *Sie*?« Der Lobgesang ist bezeichnend: Das Leitprinzip ist, was die Eltern *bevorzugen*, nicht, was das Kind *braucht*. Das Problem ist, dass die Bedürfnisse der Menschen zwangsläufig von ihrem Kulturkreis beeinflusst werden. Was wir Eltern unter unnatürlichen Umständen

»bevorzugen«, kann durchaus mit dem kollidieren, was unsere Natur uns nahelegt. So kommt es, dass sich Eltern heute von einer Kultur leiten lassen, die sowohl die Entwicklungsbedürfnisse des Kindes *als auch* die Anforderungen an die Eltern, diesen Bedürfnissen gerecht zu werden, aus den Augen verloren hat.

Osters Absichten sind zweifellos gut. Ungefähr zu der Zeit, als ihr Buch erschien, veröffentlichte die *New York Times* einen Kommentar mit »Fakten, die alle schuldgeplagten Eltern kennen sollten«.[60] Es ist ein lobenswertes Anliegen, andere Eltern von ihrer Scham zu befreien. Aber ganz abgesehen davon, dass selbst sehr sorgfältig ermittelte Daten ein dürftiges Gegenmittel für Schuldgefühle sind: Was, wenn das Problem komplexer ist? Wenn die Sorge der Eltern nicht auf einen Mangel an Informationen oder Zahlen zurückzuführen ist, sondern auf eine langjährige, kulturell bedingte Entfremdung von ihren ureigenen Instinkten? Genau wie die Gene, in denen sie angelegt sind, entfalten sich die Instinkte nicht automatisch oder autonom. Vielmehr müssen sie durch die richtige Umgebung geweckt werden. Sonst besteht die Gefahr, dass wir den Bezug zu ihnen verlieren. Das gilt für den Menschen ebenso wie für andere Lebewesen, die gezwungen sind, unter unnatürlichen Bedingungen zu leben. Wir könnten einmal darüber nachdenken, dass die zunehmende Zahl von »Erziehungsexperten« in unserer Zeit ein Symptom dieser Entfremdung ist und nicht die Lösung.

Natürlich ist die Kultur des frühen einundzwanzigsten Jahrhunderts in dieser Hinsicht nicht einzigartig. Theorien zur menschlichen Natur, Haltungen, Konzepte und Doktrinen zur Kindererziehung haben in der gesamten westlichen Zivilisation ihre jeweilige Zeit und ihr Umfeld widergespiegelt und untermauert. Eine meist düstere Geschichte, die Kindsmord, Gewalt und Missbrauch umfasst. Zu ihrer Zeit wurden sie allesamt als normal empfunden. Im vierzehnten Jahrhundert, so schreibt der Psychohistoriker Lloyd deMause, »gab es kein populäreres Bild als das der physischen Formung von Kindern, die als weiches Wachs, Gips oder Ton begriffen wurden, der in Form geklopft werden musste«.[61] Die Absicht war, den eigenständigen Geist des Kindes von Geburt an zu brechen. Er betont, dass zu dieser Zeit auch die Zahl der Erziehungsratgeber anstieg.

Mitte des 19. Jahrhunderts kam das auf, was deMause den *Sozialisierungsmodus* nennt. Sein Ziel ist die Förderung einer sozial funktionalen Persönlichkeit – einer Persönlichkeit, die »gut mit anderen harmoniert«, das heißt: den Erwartungen der Gesellschaft gerecht wird. Dieser Ansatz wurde »zur Grundlage aller psychologischen Modelle des zwanzigsten Jahrhunderts«. Darunter eines, das von der Koryphäe Dr. Benjamin Spock verbreitet wurde, dem Erziehungsexperten eines Millionenpublikums. Sein Bestseller *Säuglingspflege und Kinderpflege* beeinflusste Generationen. Darin schlug der gute Doktor ein Heilmittel für das vor, was er als »chronische Schlafresistenz im Säuglingsalter« bezeichnete. Um sicherzustellen, dass der Säugling nicht »mit einer solchen Tyrannei davonkommt«, schrieb er, »sollte man ihm liebevoll, aber bestimmt gute Nacht sagen, aus dem Zimmer gehen und nicht mehr zurückkommen«. Genau: die »Tyrannei« eines Babys, das physiologisch und emotional darauf programmiert ist, sich nach körperlicher Nähe zu den Eltern zu sehnen – wie alle Säugetierjungen.

Auch heute noch prägt der Sozialisierungsmodus einen Großteil der Ratschläge, die Eltern von »Experten« und Altersgenossen erhalten. Kürzlich hat sich Jordan Peterson dazu geäußert, wie man »kultivierte Bewohner der Welt außerhalb der Familie« großzieht. In seinem Mega-Verkaufsschlager *12 Regeln für das Leben* warnt Peterson die Eltern: »Sie lieben Ihre Kinder doch. Wenn Ihnen ihre Handlungen missfallen, denken Sie daran, welche Auswirkungen sie auf andere Menschen haben werden, denen sie viel weniger wichtig sind als Ihnen. Diese anderen Menschen werden sie abstrafen ... Lassen Sie es nicht dazu kommen. Lassen Sie Ihre kleinen Monster wissen, welches Verhalten gewünscht ist und welches nicht.«[62] Um dieses Ziel zu erreichen, empfiehlt Peterson Einschüchterung mithilfe von Gesten und Körperlichkeit.

»Sozialisierung« mag ein freundlicherer Ansatz sein, als Kinder wie leblose Knetmasse zu behandeln. Doch steht dabei immer noch etwas anderes im Mittelpunkt als ihre Bedürfnisse: nämlich das Diktat der Gesellschaft. Eltern fungieren als ihre wohlmeinende, aber ahnungslose Vertretung. Um zu sehen, was alternativ denkbar wäre, ist es lehrreich, einen Blick auf Kulturen zu werfen, die sich stärker an der Natur orientieren als unsere eigene. Diese Völker brauchen keine »Erziehungsexperten«. Die Weisheit wird von Generation zu Generation weitergegeben, sei es durch Unterweisung oder schlicht durch Nachahmung. Man vergleiche Dr. Spocks Ratschlag mit dem, was mir eine ältere Cree-Frau einmal berichtete: »In unserem Stamm durften die Kinder nicht einmal den Boden berühren, bevor sie zwei Jahre alt waren. Sie waren die ganze Zeit in unseren Armen.« Oder vergleichen Sie Petersons Tipps für den Umgang mit den »kleinen Monstern« mit Ashley Montagus Schilderung der traditionellen Erziehungspraktiken der Netsilik-Inuit in den kanadischen Nordwest-Territorien: »Obwohl die Netsilik-Mutter unter schwierigsten Bedingungen lebt, zeichnet sie sich durch eine gelassene Persönlichkeit aus und schenkt ihren Kindern Wärme und liebevolle Zuwendung. Sie schimpft nie mit ihrem Kind und greift in keiner Weise ein, außer um auf seine Bedürfnisse einzugehen.«[63] Offenbar gelingt es diesen Kindern irgendwie, zu produktiven und sogar sozialisierten Mitgliedern ihrer Gemeinschaften heranzuwachsen – auch ohne die strengen Ermahnungen von Dr. Peterson.

Wie sich herausstellt, ist unser angeborener Erziehungsinstinkt perfekt darauf abgestimmt, das zu berücksichtigen, was viele »Experten« uns ignorieren lassen wollen: die Entwicklungsbedürfnisse des Kindes.

Und der Clou ist, dass es nicht *nur* um die Bedürfnisse der Kinder geht. Im Grunde können wir nicht einmal über die Bedürfnisse des Säuglings sprechen, ohne die der Mutter zu berücksichtigen. »Ein Baby existiert niemals autonom«, sagte der britische Kinderarzt D. W.

Winnicott und erklärte: »Wenn Sie mir ein Baby zeigen, dann zeigen Sie mir mit Sicherheit auch jemanden, der sich um dieses Baby kümmert … ein soziales Gefüge der Pflege … Die Einheit ist nicht das Individuum, die Einheit ist die Konstellation Individuum-Umwelt.«[64] Oder, um es mit den Worten von Ashley Montagu zu sagen: »Wenn ein Baby geboren wird, wird eine Mutter geboren. Es liegen deutliche Hinweise darauf vor, dass ihr Bedürfnis nach Kontakt in den ersten Lebensmonaten das des Säuglings sogar übersteigt.«[65] Das ist auch gut so: Gäbe es keine natürlichen physiologischen und emotionalen Anreize für diejenigen, die sich um das Kind kümmern, wäre die Elternschaft noch anstrengender, als sie es ohnehin schon ist. Die Erfüllung dieser Bedürfnisse ist für die Eltern emotional bereichernd. Sonst würden diese Bedürfnisse bei weit weniger Säuglingen erfüllt. Dank der typischen Genialität unserer zwischenmenschlichen Biologie beruhen unsere Bedürfnisse auf Gegenseitigkeit. (Eine der unglücklichen Auswirkungen unserer Kultur ist, dass Stress diese natürlichen Belohnungsmechanismen untergräbt und die Elternschaft frustrierender und entmutigender macht, als sie eigentlich sein sollte.)

Die Dichterin Adrienne Rich beschreibt die tiefe Freude, die diesem wechselseitigen Entwurf innewohnt: »Ich erinnere mich bei jedem meiner Kinder an die Momente, in denen ich beim Stillen sah, wie sich seine Augen ganz zu den meinen hin öffneten, und mir bewusst wurde, dass wir miteinander verbunden waren, nicht nur durch Mund und Brust, sondern durch unseren gemeinsamen Blick: die Tiefe, die Gelassenheit, die Hingabe dieses dunkelblauen, ruhig fokussierten Blicks. Ich erinnere mich an die körperliche Freude, die Brust zu geben – zu einer Zeit, als meine einzige andere Freude in krankhaftem Essverhalten bestand.«[66] Radiologische Untersuchungen zeigen, dass das Lächeln eines Babys die gleichen Belohnungsbereiche im Gehirn der Mutter aktiviert, die auch durch Junkfood oder Drogen aktiviert werden. Es setzt die gleichen Glücksstoffe frei und löst die gleichen Hochgefühle aus.[67] Die Natur, dieser skrupellose Drogendealer.[68]

Wie alle komplexen Gehirnstrukturen entwickeln und aktivieren sich die Bindungssysteme von Säugetieren – ob von Walen, Schimpansen, Ratten oder Menschen – nur durch Erfahrungen. Damit die Schaltkreise des Gehirns, die für die Erziehung zuständig sind, funktionieren – sozusagen »in Gang kommen« –, muss die Umwelt sie aktivieren und dann bewahren. Sowohl Männer als auch Frauen verfügen über schlummernde cerebrale Schaltkreise der Fürsorge für Kinder. Sie warten »auf die richtigen Rahmenbedingungen, um ihr Potenzial zur Geltung zu bringen«. So drückte es der Neurowissenschaftler Jaak Panksepp aus. Er identifizierte und kartografierte die spezifischen Gehirnregionen, Schaltkreise, Verknüpfungen und dazugehörigen Neurochemikalien, die das »bezaubernde Ballett der Gefühle zwischen einer Mutter und ihrem Kind« choreografieren. Dazu gehören chemische Botenstoffe wie Vasopressin, Oxytocin und die Endorphine – die natürlichen Opiate des Körpers. Sie wecken in den Eltern das fürsorgliche Verhalten, das für das Überleben des Kindes unerlässlich ist. Wir erinnern uns: Es sind die Chemikalien, die zusammen den »Liebescocktail« bilden, der bei der natürlichen Geburt freigesetzt wird. Der Hautkontakt und das Stillen bewirken bei der Mutter die Ausschüttung dieser Stoffe. Die Physiologie von Säugling und Elternteil wird also durch ihre Interaktionen mitreguliert. Ihre Wirkung – oder die ihres Ausbleibens – kann einen jungen Menschen für sein ganzes Leben prägen. Gleichermaßen können bei einem Defizit solcher Interaktionen auch die elterlichen Instinkte gedämpft werden. Das hat langfristige Folgen für die Beziehung zwischen Eltern und Kind.[69] In dieser Beziehung, wie auch in anderen entscheidenden Aspekten, ist unsere Kultur kontaktarm geworden.

Machen wir uns Folgendes bewusst: Unsere Zivilisation, die mit der neolithischen Revolution und dem Aufkommen des Ackerbaus begann, stellt nur eine Momentaufnahme in der Geschichte unserer Spezies dar. Es sind nicht mehr als zwölftausend Jahre von den Jahrmillionen, in denen Hominini die Erde bevölkert haben, und von den geschätzten zweihunderttausend Jahren, seit unsere eigene Spezies auf der Bildfläche erschienen ist. Bis dahin und vielerorts bis in die jüngste Vergangenheit – an einigen wenigen Orten sogar bis heute – lebten und leben die Menschen in kleinen Gruppen von Jägern und Sammlern. »Die gemeinsamen frühen Erfahrungen unserer Vorfahren (und ihrer Vettern, der in kleinen Gruppen lebenden Jäger und Sammler) bildeten das *soziale Gefüge für die Entwicklung der menschlichen Natur* – die Essenz des Menschseins«, schreibt Dr. Darcia Narvaez (Kursivschrift der Autorin). Ihre Untersuchungen identifizierten sieben frühe Praktiken der Kindererziehung, die Jäger- und Sammlergruppen gemein waren. Diese Praktiken konstituieren das, was sie das »gewachsene Nest« nennt. Wenn Sie diese Liste lesen, möchte ich Sie einladen, die darin beschriebenen Erfahrungen mit denen eines durchschnittlichen Babys oder Kleinkindes von heute zu vergleichen.

Inmitten des Stresses, den unsere Kultur erzeugt, ist es selbst für gebildete Eltern aus der Mittelschicht eine Herausforderung, diese Bedürfnisse zu erfüllen – wenn sie sich ihrer denn überhaupt bewusst sind.

- Beruhigende perinatale Lebensumstände
- Schnelle Reaktionsfähigkeit auf die Bedürfnisse des Säuglings und Belastungsvorbeugung
- Ausgiebige Berührung und ständige körperliche Präsenz, einschließlich der Berührung in Bewegung (Tragen und Halten)
- Häufiges, vom Säugling initiiertes Stillen über zwei bis fünf Jahre, wobei das durchschnittliche Abstillalter bei vier Jahren liegt
- Ein Klima der positiven sozialen Unterstützung (für Mutter und Säugling)
- Kreatives freies Spiel in der Natur mit Spielpartnern unterschiedlichen Alters[70]

»Das Nest«, erklärte mir Dr. Narvaez, »bedeutet, dass die Mutter während der Schwangerschaft entspannt ist und nicht unter Stress steht, behutsame Geburtspraktiken, beruhigende perinatale Erfahrungen, keine Trennung von Mutter und Kind, keine Beschneidung des Säuglings,[71] keine schmerzhaften Maßnahmen, Stillen und ständige liebevolle Berührungen – diese insbesondere im ersten Jahr, aber auch während des Verlaufs der Kindheit und im Idealfall des ganzen Lebens.« Zur Erinnerung: Es war Narvaez, deren These, der Mensch sei eine *atypische Spezies*, ich in Kapitel 8 zitiert habe. Er sei das einzige Wesen auf der Erde, das routinemäßig die natürlichen Bedürfnisse seiner eigenen Spezies nach gesundem Wachstum unterlaufe. »In unserer Kultur«, sagte sie, »haben wir unsere Kinder weitgehend entnestet. Wir lassen die meisten Elemente vermissen, die einem Baby helfen, sein volles Potenzial zu entfalten und seine Systeme optimal zu entwickeln. Das ist das Wesen der Entnestung.«

Bei den indigenen Völkern, die sie im südamerikanischen Dschungel als Gast aufnahmen, beobachtete Jean Liedloff einmal eine von den Stammespraktiken abweichende Ausnahme. Sie bestätigte die eine Grundregel bezüglich der elterlichen Disziplinierung von Kindern: »Ich sah, wie ein junger Vater einmal die Geduld mit seinem einjährigen Sohn verlor. Er schrie und machte eine heftige Bewegung, während ich zusah, möglicherweise hat er ihn sogar geschlagen. Das Baby schrie mit ohrenbetäubendem, unüberhörbarem Entsetzen. Der Vater stand angesichts des furchtbaren Geräuschs, das er verursacht hatte, betroffen da. Es war offensichtlich, dass er ein Vergehen gegen die Natur begangen hatte. Ich sah die Familie noch oft wieder, weil ich quasi nebenan wohnte, aber ich sah nie wieder, dass der Mann den Respekt vor der Würde seines Sohnes verloren hätte.«[72]

Das Wort »Würde« springt ins Auge: Wie viele von uns denken bei Babys überhaupt in solchen Kategorien? Ein Versäumnis, das unsere blinden Flecken in Bezug auf den Umgang mit Kindern nur noch deutlicher macht. Selbst wenn Sie noch nie einen Säugling als »würdevoll«

bezeichnet haben, haben Sie sicher schon einiges an kindlichem Verhalten für unwürdig befunden. Dabei meint das Wort etwas ganz Konkretes. Selbst Babys – vielleicht gerade sie – bekommen es mit, wenn ihre körperliche und emotionale Integrität missachtet oder verletzt wird. Liedloffs Geschichte deckt sich mit Dr. Narvaez' Erkenntnissen über Jäger und Sammler in Kleingruppen und mit dem, was allgemein über indigene Kulturen berichtet wurde: Das Schlagen von Kindern war und ist dort auch heute im Allgemeinen nicht die Norm. Als die europäischen Christen, vom sanften Geist Jesu erfüllt – so glaubten sie zumindest –, an den Küsten der »Neuen Welt« landeten, stellten sie schockiert fest: Die »Wilden« Nordamerikas lehnten die körperliche Züchtigung von Kindern ab.[73] Im Gegensatz dazu bestand die puritanische Ethik darin, »Rute und Züchtigung anzusetzen«, wie es ein Pfarrer aus dem Massachusetts des siebzehnten Jahrhunderts ausdrückte.[74]

Dieses Ethos mag seither in Ungnade gefallen sein, aber nicht vollständig. »Die Theorie, *dass körperliche Bestrafung nicht zu entschuldigen ist*«, schreibt Jordan Peterson (Kursivschrift des Autors), »setzt voraus, dass das Wort *Nein* einer anderen Person gegenüber ohne Androhung einer Bestrafung wirksam ausgesprochen werden kann.«[75] Die »andere Person« ist in diesem Fall ein Zweijähriger, den der gute Professor an anderer Stelle charmant als »den entschlossenen Schurken« bezeichnet. Peterson ist von der behavioristischen Ideologie durchdrungen. Ihm geht es bei der Disziplinierung von Kindern oftmals darum, sie einzuschüchtern – und das können wir, schreibt er, weil wir »größer, stärker und kompetenter als das Kind« sind. So können wir unseren Drohungen Nachdruck verleihen. Stolz verkündet er: »[Als] meine Tochter klein war, konnte ich sie mit einem einzigen finsteren Blick lähmen und bewegungsunfähig machen.« In Großbritannien machten zwei Schlagzeilen im *Telegraph* aus den Jahren 2011 beziehungsweise 2012 deutlich, dass eine solche Haltung kein Einzelfall ist. Übersetzt bedeuten sie so viel wie »Die Rute wurde viel zu lange geschont: Lehrern auch nur die geringste körperliche Züchtigung zu erlauben, wird die Disziplin verbessern« und »Schuldisziplin: Das Weglassen der Rute hat die Kinder verdorben – Was getan werden kann, um den Zusammenbruch der Disziplin seit der Verbannung des Rohrstocks umzukehren«.

Zurück in die Welt der Wissenschaft: Die American Academy of Pediatrics hat nach der Auswertung von fast einhundert Studien im Jahr 2018 eine Erklärung abgegeben. Sie stimmt mit uralten Weisheiten überein. Sie forderte das Ende jeglicher körperlicher Züchtigung sowie der harten verbalen Bestrafung von Kindern und Jugendlichen. Eine solche Behandlung, so die aus 67 000 Kinderärzten bestehende Organisation, steigert langfristig nur die Aggressionsentwicklung und untergräbt die Herausbildung von Selbstbeherrschung und Verantwortungsbewusstsein. Durch die Erhöhung des Stresshormonspiegels kann sie die gesunde Entwicklung des Gehirns beeinträchtigen und zu psychischen Problemen führen.[76] Kürzlich hat eine Harvard-Studie gezeigt, dass Schäden an der Psyche des Kindes und am Nervensystem, die durch Prügel verursacht wurden, genauso schwerwiegend sein können wie die, die durch heftigere Gewalteinwirkungen verursacht wurden.[77] Die gute Nachricht ist, dass sich das Blatt wendet und junge Eltern immer seltener zu körperlicher Züchtigung tendieren – vielleicht ein willkommenes Beispiel dafür, wie die Zukunft uns zurück in die Vergangenheit führt.

Ein weiteres Beispiel für die moderne Entkopplung von Instinkt und Körper ist das Stillen. Umfangreichen Erhebungen in Nordamerika und auf internationaler Ebene zufolge hat diese Praxis positive Auswirkungen auf die körperliche Gesundheit sowohl des Kindes als auch der Mutter, und zwar langfristig.[78] Dr. Lori Feldman-Winter, Vorsitzende der American Academy of Pediatrics, erklärte gegenüber dem *New Yorker*, dass die Wirtschaftswissenschaftlerin Emily Oster mit ihrer Abwertung des Stillens schlichtweg wissenschaftlich falsch liegt. »Im Grunde ist es genauso schlimm wie bei den Impfgegnern«, sagte die Ärztin.[79]

An anderer Stelle schreibt Oster, dass »Mutterschaft vereinsamend und isolierend sein kann«. Nur zu wahr! Aber diese Attribute beziehen sich nicht auf die Mutterschaft selbst, sondern auf die Mutterschaft in einer Kultur der Entfremdung. Der Gartenbau auf dem Mond wäre zweifellos ein wahnwitziges Unterfangen. Aber das sagt nichts über die Gartenarbeit aus, sondern lediglich darüber, dass für erfolgreiche Unternehmungen bestimmte Voraussetzungen gegeben sein müssen. In einer Passage ihres Buches berichtet Oster von der Hochzeit ihres Bruders, auf der sie versuchte, ihre »schreiende Tochter bei 40 Grad in einem Schrank zu stillen«. Es fällt schwer, sich ein treffenderes Bild für die anomalen Stressbedingungen auszudenken, die unsere Kultur Säuglingen und Müttern auferlegt, als diesen Schrank: beschämt und in die Isolation gedrängt, weggesperrt, eingeengt, überlastet. Wenn man bedenkt, wie die zwischenmenschliche Neurobiologie funktioniert, ist es dann ein Wunder, dass der Säugling schreit? In einem gestressten Umfeld, wie ich es in meiner Praxis als Hausarzt oft erlebt habe, kann das Stillen selbst zu einer lästigen und frustrierenden Aufgabe werden, zu einer Quelle mütterlichen Elends und kindlichen Leids.

Das Gleiche gilt für einige Formen des »Schlaftrainings«. Die Annahme, dass Säuglinge zum Schlafen gebracht werden müssten, beruht auf der kulturellen Auffassung, dass sich das Kind an den Zeitplan und die Tagesordnung der Eltern anpassen sollte – was für berufstätige oder gestresste Eltern, denen es an Unterstützung mangelt, ein legitimes, sogar unvermeidliches Verlangen sein kann. Aber wir sollten uns darüber im Klaren sein, was dabei verloren geht. Wie der Psychologe Gordon Neufeld betont, ist die körperliche Berührung die einzige Möglichkeit des Säuglings, sich mit den Eltern in Verbindung zu setzen. Wenn die Eltern ihn also ablegen und Spocks Ratschlag befolgen, »liebevoll, aber bestimmt gute Nacht zu sagen, den Raum zu verlassen und nicht wiederzukommen«, ist sein »Widerstand« schlichtweg Ausdruck seines essenziellen Bedürfnisses. Wenn wir unsere Reaktion auf die Wehklagen eines Babys unterdrücken, kann das außerdem unsere eigenen elterlichen Instinkte schwächen. Das hat Folgen, die weit über das Säuglingsalter hinaus anhalten.

Im Jahr 2006 schrieb ich einen Zeitungsartikel mit dem Titel »Warum ich nicht mehr glaube, dass Babys sich in den Schlaf weinen sollten«. Ich wies in den Zeilen darauf hin, dass das Alleinsein von Kleinkindern ihr Gehirn unter Stress setzt, was negative Auswirkungen haben kann. Außerdem schmerzt es das Herz der Mutter. Ich zitierte meine verstorbene Schwiegermutter Monica. Sie erinnerte sich schmerzlich daran, wie sie als junge Mutter in den späten 1940er- und frühen 1950er-Jahren dem ärztlichen Rat folgte, die Schreie ihrer Säuglinge zu ignorieren. »Das war eine Qual für mich«, sagte sie mir. »Es ging gegen all meine mütterlichen Gefühle.« Einige Jahre später wurde der Artikel auf der Website der Zeitung erneut veröffentlicht und in kürzester Zeit mehr als achtzigtausendmal geteilt. Das führte zu zahlreichen Reaktionen. Eine davon war unbezahlbar: »Dieser Artikel ist nichts anderes als präfrontaler Hirnlappen-Bullshit. Es ist unmöglich, dass die Gehirnstrukturen eines Säuglings in einem so jungen Alter dauerhaft geschädigt werden. Es ist unmöglich, dass der präfrontale Kortex bleibende Strukturen annimmt, die sich bis ins Erwachsenenalter fortsetzen. Das ist unmöglich. Wenn das der Fall wäre, dann wären die letzten drei Generationen, die diese Erde regiert haben (Boomer, Pre-Boomer, Generation X), alle emotional instabil und von psychischen Problemen geplagt gewesen.« »Da haben wir's«, dachte ich mir, »ich schließe hiermit meine Beweisführung ab.«

## Warum elterlicher Stress relevant ist

Während der gesamten Kindheit, vor allem aber im Säuglingsalter, nutzt der junge Mensch die emotionalen und nervlichen Systeme der Erwachsenen, die ihn betreuen, um seine eigenen inneren Zustände zu regulieren. Die interpersonell-biologische Rechnung ist einfach: je gestresster der Erwachsene, desto gestresster das Kind.

Umfangreiche Untersuchungen haben ergeben, dass gestresste Eltern weniger geduldig und strenger im Umgang mit ihren Kindern sind. Außerdem neigen sie eher zu Bestrafungen. Stress beeinträchtigt ihre Fähigkeit, ruhig, einfühlsam und zugewandt zu reagieren. In einer aktuellen Studie führender Experten heißt es: »In einem Umfeld, das die Eltern belastet, sind Kinder nicht nur schlechter vor Umgebungsstressoren geschützt, sondern interagieren auch stressgeprägter mit ihren Bezugspersonen.«[80] Eine andere Studie zeigte, dass erhöhter Stress bei Müttern die Bereitschaft erhöht, ihre Kinder zu bestrafen, ein gesteigertes Maß an persönlicher Unterstützung sie jedoch verringert. Einmal mehr bestätigt die zeitgenössische Wissenschaft althergebrachtes Wissen.

Elterlicher Stress äußert sich auch auf weniger offensichtliche Weise, etwa in Form von Tendenzen dazu, sich ablenken zu lassen oder emotional abwesend zu sein. Viele Eltern legen zwar liebevolles Verhalten an den Tag, sind aber regelmäßig mit ernsthaften Beziehungsproblemen, wirtschaftlichen Schwierigkeiten oder persönlichen Konflikten beschäftigt. Daher sind sie weniger aufmerksam und »präsent«. Das beeinträchtigt die Entwicklung ebenso sicher wie elterliche Wut oder Gefühlskälte. »Primatenversuche belegen, dass Säuglinge heftige Trennungsreaktionen zeigen können, wenn ihre Mütter zwar visuell, aber nicht emotional verfügbar sind«, erläutert der renommierte Forscher, Psychologe und Theoretiker Allan Schore.[81] Dr. Schore nennt diese Form von Kontaktarmut »proximale Trennung«: so nah und doch so fern. Diese Dynamik erleben viele Kinder in unserer Gesellschaft aufgrund des Stresses, dem Eltern üblicherweise ausgesetzt sind. Die Botschaft, die beim Kind ankommt, lautet: »Du bist meiner Aufmerksamkeit nicht würdig. Du musst sie dir verdienen.« Unabhängig davon, ob wir uns explizit an solche Erfahrungen erinnern oder nicht, hinterlassen sie ihre Spuren in unserem Unbewussten und in unserem Nervensystem.

Die Entfremdung, die durch finanzielle Not verursacht wird, macht die Sache noch schwieriger. »Die Unerbittlichkeit der modernen Elternschaft hat eine mächtige Triebfeder: die Angst vor der Armut«, berichtete die *New York Times* im Jahr 2018. »Zum ersten Mal ist es sehr wahrscheinlich, dass US-amerikanische Kinder weniger wohlhabend sein werden als ihre Eltern. Ihren Kindern den bestmöglichen Start ins Leben zu bieten, bedeutet für Eltern inzwischen, alles daranzusetzen, dass ihre Kinder in eine höhere Gesellschaftsschicht aufsteigen oder zumindest nicht aus der herausfallen, in die sie hineingeboren wurden.«[82] Eine solch angsterfüllte, statusorientierte Kindererziehung hat einen unbeabsichtigten Effekt. Er besteht darin, dass die nicht verhandelbaren emotionalen Bedürfnisse des Kindes der Unsicherheit der Eltern untergeordnet werden, die den akademischen und finanziellen Erfolg ihrer Kinder sicherstellen wollen. Unlängst erfuhr ich anhand eines Augenzeugenberichts von einer Mutter aus der Mittelschicht, die ihren fünfjährigen Sohn anbrüllte, weil er sich weigerte, seine Hausaufgaben zu machen: »Du denkst überhaupt nicht an deine akademische Zukunft!«, schrie die arme Mutter den Grundschüler an. Hätte der Junge doch nur erwidern können: »Ach ja? Und du denkst nicht an meine psycho-emotionale Zukunft!«

Ab einer gewissen sozialen Klasse ist es für manche Familien mit zwei Elternteilen eine Option, dass nur ein Elternteil arbeitet. »Ich liebe meine Kinder! Sie sind großartig«, schreibt Oster. »Aber ich wäre unglücklich, wenn ich nur mit ihnen zu Hause bleiben würde. Nicht, dass ich meinen Job lieber mag – wenn ich mich entscheiden müsste, würden die Kinder jedes Mal gewinnen. Aber die Freude an unserer gemeinsamen Zeit ist nicht sehr langlebig … Die erste Stunde mit meinen Kindern ist großartig, aber nach der vierten bin ich reif für meine Forschung. Bei meinem Job passiert das nicht – die Hochs sind zwar nicht so schön, aber die Zufriedenheit von Stunde zu Stunde nimmt viel langsamer ab.«[83] Oster tut gut daran, die Qualität der Stunden, die sie mit der Kindererziehung verbringt, über deren bloße Anzahl zu stellen. Sie hat auch jedes Recht, ihr Leben nach ihren Vorstellungen zu gestalten, so wie wir alle. Viel zu lange wurde unterdrückt und vereitelt, dass Frauen sich abseits der Haushaltsführung durch die Ausübung einer sinnvollen Arbeit selbst verwirklichen oder Selbstbestätigung erlangen.

Natürlich sind weder die Gelegenheit, zu einer sinnvollen Beschäftigung zurückzukehren, noch der Druck – trotz aller damit einhergehenden Opfer in Sachen Kindererziehung –, schlichtweg wieder arbeiten gehen zu müssen, gleichmäßig unter Frauen verteilt: Die gesellschaftliche Stellung ist, wie immer, eine entscheidende Variable. Viele Eltern sind gezwungen, aus wirtschaftlicher Not heraus ins Berufsleben einzusteigen oder viel zu früh wieder in den Beruf zurückzukehren. Wie sollten sie an die Zukunft ihrer Kinder denken, wenn schon die Gegenwart kaum zu bewältigen ist? Ein Problem, das insbesondere in den Vereinigten Staaten besteht, wo weniger als 20 Prozent der jungen Mütter Anspruch auf bezahlten Urlaub haben. Noch schlimmer steht es um Schwarze Familien, erklärt Myra Jones-Taylor in einem Interview mit dem *Guardian*. Sie ist Chief Policy Officer bei der gemeinnützigen Organisation Zero to Three, die sich für die Unterstützung von Kindern einsetzt. »Eltern«, sagte sie, »können es sich einfach nicht leisten, mit ihren Babys zu Hause zu bleiben.«[84] In einigen Ländern, vor allem in Nordeuropa, gibt es weitaus zivilisiertere Regelungen, die sogar Vätern einen Vaterschaftsurlaub ermöglichen.

Jede vierte US-amerikanische Frau kehrt innerhalb von zwei Wochen nach der Entbindung an ihren Arbeitsplatz zurück. Das entspricht gerade einmal einem Drittel der Dauer des Mutterschaftsurlaubs, die vom American College of Obstetricians and Gynecologists empfohlen wird. Selbst diese dürftige Empfehlung scheint nur darauf ausgelegt zu sein, dem Körper der Mutter die Möglichkeit zu geben, sich von den Strapazen der Wehen zu erholen – zumal viele Geburten heutzutage mit chirurgischen Eingriffen verbunden sind. Eine so kurze postpartale

Auszeit von der Arbeit lässt die Bedürfnisse des Kindes völlig außer Acht. Eine gesunde Entwicklung des Kindes erfordert gemäß seiner neurobiologischen Bedürfnisse eine viel längere Zeit mit der Mutter – idealerweise *mindestens* neun Monate, bis das Kind ein Stadium relativer biologischer Reife erreicht hat. Der plötzliche Verlust des Kontakts zur Mutter ist für den Säugling eine Schockerfahrung. Tierversuche belegen das, und zwar sogar solche an Lebewesen, bei denen der Abhängigkeitszeitraum viel kürzer ist als bei uns Menschen.[85]

## All die einsamen Eltern

Der britische Anthropologe Colin Turnbull lebte drei Jahre lang mit Pygmäen im damaligen Belgisch-Kongo in Zentralafrika. Bis vor Kurzem lebten diese Stammesleute in einer Weise, die wahrscheinlich seit Tausenden von Jahren unverändert geblieben war. Er schilderte seine Beobachtungen in seinem Standardwerk *The Forest People*. »Der Säugling«, schreibt er, » ... kennt natürlich seine wirkliche Mutter und seinen wirklichen Vater und hat eine besondere Beziehung zu ihnen sowie diese zu ihm, aber von klein auf lernt er, dass er das Kind von allen ist – denn sie alle sind Kinder des Waldes.«[86] Im Milieu der in Kleingruppen organisierten Jäger und Sammler bildeten die Großfamilie und der Clan ein unentbehrliches Geflecht warmer, einfühlsamer Unterstützung. Elternschaft war keineswegs eine Zweipersonen-Show (geschweige denn eine Solo-Performance). Sie bestand ursprünglich aus einem großen Kreis von Bindungen, dem Mehrgenerationenclan, in dem beständige Zuneigung vorgelebt, gefördert und geteilt wurde.

Außerdem wurde die Betreuung auf gleichermaßen empathische wie vernünftige Weise durch eine ausgewählte Gruppe weiterer Bezugspersonen ergänzt. Narvaez bezeichnet sie als *Allomütter*: Die aus dem Griechischen stammende Vorsilbe *allo* steht für »anders als gewöhnlich«. Allomütter »nehmen das Baby, wenn die Mutter eine

Pause braucht … Sie tragen und schaukeln es und spielen mit ihm. Sie kümmern sich um alltägliche Aufgaben … Sie halten der Mutter-Kind- und Vater-Kind-Beziehung den Rücken frei«. Wir wissen aus vielen Studien, dass Eltern umso besser auf ihre Kinder eingehen können, je mehr Unterstützung sie erhalten. »Früher war es in fast allen Gesellschaften Tradition«, schreibt Narvaez, »dass Mütter und Neugeborene eine Zeit der Ruhe hatten. Sie wurden während der Stillzeit von der Gemeinschaft betreut und bekamen nährstoffreiche Tees und Lebensmittel gereicht, die das Stillen und die Heilung erleichterten. Sie kümmerten sich um alles, was im Haushalt anfiel, sodass die Mutter im Bett bleiben und sich voll und ganz dem Stillen und der Bindung an ihr Baby widmen konnte.«[87] Im Grunde praktizierten diese Kulturen eine soziale Politik der »Kinderbetreuung für alle« – was ihnen sehr zugute kam.

Während ich an diesem Kapitel arbeitete, wurden Mitte Mai 2020 bei einem schrecklichen Terroranschlag auf ein Krankenhaus in Kabul in Afghanistan vierundzwanzig Menschen getötet, darunter auch einige stillende Mütter. In einem der bewegendsten Nachrichtenbeiträge, die ich je gesehen habe, sah man Frauen am Ort des Geschehens eintreffen, um diesen verwaisten Säuglingen Fürsorge und Nahrung zu geben. »Ich bin heute hergekommen, um diese Babys zu stillen«, sagte eine junge Einheimische durch ihre Corona-Maske, »weil sie ihre Mütter bei diesem blutigen Angriff verloren haben. Ich habe ein vier Monate altes Baby … und bin hierhergekommen, um ihnen die Liebe einer Mutter zu geben, indem ich sie stille.«[88] Vielleicht ist der Allomutterinstinkt so naturgegeben wie der Mutterinstinkt selbst.

Schlussfolgerung: Es war nie die Intention der Natur, wenn man überhaupt von so etwas sprechen kann, dass eine verzweifelte und verwirrte junge Mutter wie Emily Oster sich in abgeschotteter Isolation abmühen oder ihre Instinkte und Wünsche nach einer sicheren Bindung zu ihrem Kind aufgeben muss. Es ist nicht das Anforderungsprofil der Elternschaft, das Müttern und Vätern diese Belastungen auferlegt. Der Hase liegt, wenn man so will, im soziokulturellen Pfeffer des Arbeitsmarktes.

Die Behauptung, wir hätten uns von einem gemeinschaftlichen Erziehungsmodell entfernt, wäre gelinde gesagt eine Untertreibung. Die moderne, isolierte Kernfamilie existiert völlig abseits unserer »evolutionären Nische«. Ihre Grenzen verschwimmen mehr und mehr mit jedem neuen Jahrzehnt, in dem sich das Rad des wirtschaftlichen oder technologischen »Fortschritts« weiterdreht. Die evolutionären Handlungsmuster sind zunichte gemacht worden. Wir sind gezwungen, eine Reihe von Brüchen unseres instinktiven Erbes zu ertragen.

Man bedenke, was innerhalb weniger Generationen mit den Gemeinden geschehen ist. Wie viele andere meines Jahrgangs kann auch ich mich noch daran erinnern, wie wir in einer Nachbarschaft aufgewachsen sind: Fast jeder kannte jeden, Kinder spielten den ganzen Tag auf der Straße und jeder Erwachsene, allen Kindern bekannt, fungierte als Ersatzelternteil, hatte ein Auge auf uns oder rief uns zur Ordnung, wenn wir uns danebenbenahmen. Die Familien kauften in den umliegenden Geschäften ein – der Lebensmittelhändler, der Bäcker, der Eisenwarenhändler und der Automechaniker boten ihre Waren und Dienstleistungen in unmittelbarer Nähe an. (Eine persönliche Anmerkung: Während meiner Kindheit in Budapest war der Gehsteig vor unserem Haus praktisch so breit wie ein Spielplatz und diente den Dutzenden von Kindern aus den benachbarten Wohnhäusern auch als solcher. Auf einer Vortragsreise nach Ungarn besuchte ich vor einer Weile mein altes Viertel, nur um festzustellen, dass der Bürgersteig jetzt schmal ist, eine mehrspurige Autobahn daran vorbeiführt und auf der anderen Seite ein McDonald's mit Drive-in und eine Tankstelle stehen.)

Wie idyllisch uns solche Erinnerungen heute erscheinen, fast wie eine Episode aus der *Sesamstraße*. Lokale Geschäfte sind eine vom Aussterben bedrohte Spezies. Trotz der florierenden Gemeinschaftseinrichtungen in einigen Orten fahren immer mehr von uns mit dem

Auto zur Arbeit oder zum Einkaufen in irgendeine weit entfernte seelen- und fensterlose Einrichtung. Anstelle von Bekannten treffen wir auf Fremde, die massenhaft hergestellte Produkte anpreisen. Wirtschaftliche Interaktionen waren einst von persönlichen Beziehungen geprägt, ob bei der Bank, an der Tankstelle oder an der Kasse des Supermarktes. Nun werden sie zunehmend durch emotional sterile und immer stärker mechanisierte Transaktionen ersetzt. Die Bürgersteige in den Vorstädten, die meist ausgestorben sind, werden nicht mehr dadurch zum Leben erweckt, dass Kinder gemischten Alters ausgelassen miteinander spielen. Die Kinder besuchen größtenteils Schulen, die in Altersgruppen aufgeteilt sind. Die Notwendigkeit, ihren Lebensunterhalt zu verdienen, zwingt viele Menschen zum Umzug, weit weg von ihren erweiterten Familien.

Der Kirchgang und andere Formen der sozialen Teilhabe sind rückläufig. »Ohne es zunächst zu bemerken, sind wir im letzten Drittel des Jahrhunderts voneinander und von unseren Gemeinschaften entfremdet worden«, schrieb der Harvard-Professor für Politikwissenschaft Robert D. Putnam im Jahr 2000.[89]

Als von Natur aus soziale Wesen sind wir zu Fischen ohne Wasser geworden.

Mütter, deren Bedürfnis nach Verbindungen eine besonders wichtige Rolle spielt, sind von diesen Veränderungen mit am stärksten betroffen. Adrienne Rich stellt fest, dass im Zuge des relativen Wohlstands in der Mitte des zwanzigsten Jahrhunderts »beim Umzug in die Vororte, in das kleinere und dann das größere Privathaus, bei der Abschottung des ›Eigenheims‹ von anderen Häusern … die Mütter aus der Arbeiterklasse in ihren neuen Wohnungen und die Ehefrauen aus der gehobenen Mittelschicht in ihrem neuen Überfluss alle etwas verloren haben: Sie wurden in noch extremerem Maße zu isolierten und an das Haus gebundenen Frauen«.[90] Diese Tendenzen setzen sich unter der Herrschaft des globalisierten Kapitalismus fort, und zwar auf internationaler Ebene und mit wachsender Kraft.

Es hat zwar keinen Sinn, einer verklärten Vergangenheit nachzutrauern, aber es ist ein beklagenswerter Rückgang des Zusammenhalts und der gemeinschaftlichen Verbundenheit zu verzeichnen. »In früheren Jahrzehnten waren die sozialen Bindungen noch intakt«, sagte mir James Garbarino, ein erfahrener Forscher auf dem Gebiet der kindlichen Entwicklung und Professor für humanistische Psychologie an der Loyola University in Chicago, in einem Interview. »Obwohl der Individualismus auch seinen Platz hatte, waren die sozialen Strukturen der Bindungen zwischen den Menschen stärker ausgeprägt. Viele dieser Strukturen sind verkümmert, oder die Menschen haben sich dafür entschieden, sich aus ihnen zurückzuziehen. Sie haben sich nicht bewusst gemacht, wie wichtig sie in der Vergangenheit für ihr Wohlergehen gewesen sind. All diese gemeinschaftlichen Bindungen: Die Menschen waren sich ihres Wertes nicht wirklich bewusst und glaubten deshalb, sich ihrer problemlos entledigen zu können.« Joni Mitchell hatte recht: Wir wissen wirklich nicht, was wir haben, bis es nicht mehr da ist.

Eine Kultur, in der das natürliche Gleichgewicht die Ausnahme geworden ist, steckt in Schwierigkeiten. Um die Aufgabe zu erfüllen, die uns die Evolution gestellt hat, und um auf unsere natürlichen Instinkte zugreifen und ihnen vertrauen zu können, brauchen wir einander. Wir brauchen gemeinschaftliche und gesellschaftliche Unterstützung – genauso selbstverständlich wie unsere Kinder uns brauchen. Isolierte Elternschaft ist gestresste Elternschaft. Stress erzeugt auch der Versuch, mit den neuesten instinktfeindlichen »Experten«-Ratschlägen des (Dwight D. Eisenhower möge mir verzeihen) Elternschafts-Industriekomplexes auf einen Nenner zu kommen.[91] Ein gestörtes Erziehungssystem wiederum ist ein idealer Nährboden für persönliche und gesellschaftliche Probleme.

# Kapitel 13
## Das Gehirn wird in die falsche Richtung gedrängt
### Sabotage der Kindheit

*»Nichts offenbart die Seele einer Gesellschaft deutlicher als die Art und Weise, wie sie ihre Kinder behandelt.«*

Nelson Mandela[92]

»Hat man Sie jemals beschuldigt, der Mutter die Schuld zu geben?«, fragte ich den Kinderarzt und Forscher Jack Shonkoff aus Harvard. »Das macht mir große Sorgen«, sagte er. »Wenn wir darüber sprechen, wie einflussreich das Umfeld von Beziehungen ist, wagt man sich auf gefährliches Gelände vor, weil Leute sagen könnten: ›Eltern machen einen schlechten Job – es ist ihre Schuld.‹« Dr. Shonkoffs Arbeiten haben wesentlich zur Erforschung der frühkindlichen Entwicklung beigetragen. Er fasste dann das Hauptdilemma zusammen, mit dem sich jeder konfrontiert sieht, der versucht, sich ernsthaft mit diesem Thema auseinanderzusetzen: »Man kann nicht sagen, dass Eltern eine unglaublich wichtige Rolle im Leben ihrer Kinder spielen, dass es aber nichts mit den Eltern zu tun hat, wenn ein Problem auftritt. Die Wahrheit ist, dass Eltern ihre Kinder nicht isoliert von der Gesellschaft großziehen.«

Eine klügere Sichtweise erfordert eine breitere Linse. Ja, Eltern sind verantwortlich für ihre Kinder und nein, sie haben die Welt, in der sie ihre Kinder großziehen müssen, nicht geschaffen.

Eingestimmte, präsente, zugängliche und verbundene Eltern werden von unserer Kulturökologie nicht unterstützt. Wie wir gesehen haben, beginnt die Destabilisierung bereits im Mutterleib mit Stress, der auf die Kinder übertragen wird, mit der Mechanisierung der Geburt, der Dämpfung des elterlichen Instinkts und der Verleugnung der Entwicklungsbedürfnisse des Kindes. Es geht weiter mit dem zunehmend unerträglichen wirtschaftlichen und gesellschaftlichen Druck, dem Eltern heutzutage ausgesetzt sind, sowie der Zersetzung der Bindungen in der Gemeinschaft. Verschärft wird das Ganze durch die Desinformationen, die Eltern über Erziehung erhalten und durch ein Erziehungssystem, das Schüler allzu oft mit Leistungsdruck in Stress versetzt. Dieser Prozess gipfelt in der Ausbeutung von Kindern und Jugendlichen zum Ruhme des Konsummarktes.

Eltern lieben ihre Kinder und tun ihr Bestes. Ich weiß, dass ich es tat. Ich weiß auch ganz genau, wie mein »Bestes« durch das eingeschränkt wurde, was ich noch nicht über mich selbst oder über Kindererziehung wusste. Wie ehrenwert unsere Absichten auch sein mögen, unsere Fähigkeit, sie umzusetzen, wird stark beeinflusst: von unseren eigenen frühen Erfahrungen und ungelösten Traumata, von den gesellschaftlichen Erwartungen, die wir an unsere Kinder weitergeben sollen, und von den alltäglichen Belastungen des Lebens. Befreit mich dieses Wissen von Schuldgefühlen, vor allem wenn ich die Spuren sehe, die meine Beschränkungen als junger Mann bei meinen Kindern hinterlassen haben? Nein, nicht automatisch. Aber zumindest bin ich mir bewusst, dass Schuldgefühle und Vorwürfe nicht hilfreich und unerheblich sind. James Garbarino mahnte im Jahr 1995: »Wir müssen darauf verzichten, Eltern die Schuld zuzuweisen, und uns intensiv mit der Herausforderung beschäftigen, Kinder in einem sozial toxischen Umfeld zu erziehen.«[93]

Garbarino war damals Co-Direktor des Family Life Development Centers und Professor für Humanentwicklung an der Cornell University. Er stellte fest, dass »Gewalt, Armut und andere wirtschaftliche Belastungen für Eltern und Kinder« zu den vielen Facetten der Umgebung für Kindererziehung gehörten, die soziale Gefahren darstellten. Darüber hinaus nannte er »zerbrochene Beziehungen, Bosheit, Verzweiflung, Depression, Verfolgungswahn und Entfremdung – all die Dinge, die Familien und Gemeinschaften zermürben«. Er schrieb außerdem von »vielen, vielen anderen, die subtil, aber genauso ernst sind. Ganz oben auf der Liste steht, *wenn Erwachsene sich aus dem Leben von Kindern entfernen*«.[94] Dieser radikale Bruch der evolutionären Normen wird als so selbstverständlich hingenommen, dass wir ihn kaum bemerken. Schlimmer noch, wir halten diesen Zustand für völlig natürlich.

Eine automatische Folge der Schwächung gemeinschaftlicher und familiärer Bindungen besteht darin, dass unsere Kinder ihre Bindungsbedürfnisse anderswo stillen müssen. Kinder, wie der Nachwuchs vieler Spezies, müssen sich in ihrem Leben an *jemanden* binden: Ihre Neurophysiologie verlangt danach. Ist keine zuverlässige Bezugsperson vorhanden, erleben sie Angst und Orientierungslosigkeit. Die Vernetzung in ihrem Gehirn gerät völlig durcheinander. Tatsächlich werden sich wesentliche Schaltkreise im Gehirn nicht angemessen entwickeln, und zwar diejenigen, die mit Fähigkeiten wie Lernen, gesunder sozialer Interaktion oder emotionaler Regulierung zu tun haben.

Nichts im Gehirn eines Kindes sagt ihm, *an wen* es sich binden soll. Die Natur geht, wenn man so will, davon aus, dass Eltern ständig präsent sind. Kinder kommen mit dieser Erwartung auf die Welt, die in ihrem Körper und Nervensystem verankert ist. Das unreife Gehirn kann das, was Gordon Neufeld eine »Bindungslücke« nennt, nicht ertragen: eine Situation, in der keine Bezugsperson vorhanden ist, mit der man sich verbinden kann. Genau wie ein neugeborenes Entenküken: Wenn seine Mutter nicht anwesend ist, wird es vertrauensvoll der ersten Kreatur folgen, die ihm über den Weg läuft: der nächsten Gans, dem Eichhörnchen, dem Parkwächter und sogar einem ferngesteuerten Spielzeugauto. Das Vakuum muss und wird unweigerlich von irgendjemandem, der gerade in der Nähe ist, gefüllt.

Für unsere Kinder und Jugendlichen ist dieser »Jemand, der gerade in der Nähe ist« schon von klein auf meistens die Gruppe der Gleichaltrigen. Durch den Verfall der generationsübergreifenden, von Erwachsenen geleiteten Gemeinschaft sind Kinder und Jugendliche gezwungen, Anerkennung untereinander zu suchen. Das ist aus entwicklungspsychologischer Sicht ein erfolgloses Unterfangen.

Um es klar zu sagen: Der Wunsch, sogar das Bedürfnis, enge Beziehungen zu Gleichaltrigen einzugehen, ist natürlich und gesund. Solche Freundschaften können zu den wertvollsten Bindungen gehören, die ein Leben lang andauern. Aber aus der Perspektive der emotionalen Entwicklung ist die *Gleichaltrigenorientierung*, die Verdrängung von Erwachsenen als *wichtigster* Quelle und vorrangigem Ort der Bindung für das Kind zugunsten von Gleichaltrigen, verheerend.[95] Die sprichwörtlichen Blinden können andere Blinde besser führen, als unreife Wesen sich gegenseitig zu psychologischer Reife führen können. Aaron, der jüngere meiner beiden Söhne, der heute dreiundvierzig ist, sieht im Rückblick, wie diese Dynamik ihn eingeschränkt hat. »Als Teenager stand für mich an erster Stelle, was meine Freunde von mir dachten, wie sehr sie mich mochten, was sie von mir erwarteten, um dazuzugehören«, erinnerte er sich vor Kurzem. »Das hat dazu geführt, dass ich bis ins Erwachsenenalter unreif war.« Natürlich ging es bei seiner Gleichaltrigenorientierung nicht um Gleichaltrige an sich: Sie war eine natürliche Folge dessen, dass seine Eltern ihm in seinen frühen Jahren nicht als emotional auf ihn eingestimmte Erwachsene zur Verfügung standen.

Wie wir bereits erörtert haben, ist die emotionale Sicherheit eine notwendige Voraussetzung für den Reifeprozess. Sie baut sich in sicheren Verbindungen auf vorbehaltloser Wertschätzung auf. Im Allgemeinen verlieren Kinder, wenn sie einmal von der Welt der Gleichaltrigen absorbiert wurden, die Sicherheit der primären Verbindung zu Erwachsenen.[96]

In Kulturen mit geordneten Prioritäten gedeihen junge Freundschaften in einer gemeinschaftlichen Umgebung, die von fürsorglichen Erwachsenen beaufsichtigt wird. In unserer Gesellschaft ereignen sich die Interaktionen zwischen Gleichaltrigen nicht im Kontext schützender Beziehungen zu Erwachsenen, sondern ohne sie.

Wenn Kinder einen großen Teil ihrer wachen Zeit weit weg von fürsorglichen Erwachsenen verbringen, sind ihre Gehirne gezwungen, sich zwischen konkurrierenden Bindungen zu entscheiden: zwischen dem natürlichen Ruf der elterlichen Verbindung und dem Sirenengesang der Welt der Gleichaltrigen. Wenn Eltern den Wettstreit verlieren, müssen Kinder sich automatisch anderen Gleichaltrigen zuwenden. Das bedeutet, dass auch sie verlieren. All das wird durch die Einflüsterungen einer Popkultur verschärft, die unreife jugendliche Stars als Idole ausgibt, denen mehrere Millionen Kinder und Jugendliche in den sozialen Medien »folgen« – ein bezeichnendes Wort. In einer früheren Zeit hätten junge Menschen reife erwachsene Persönlichkeiten als diejenigen gesehen, denen es nachzueifern gilt.

Einige Eltern, die das lesen, werden vielleicht widersprechen: »Aber die Freunde *meiner* Kinder scheinen nett, einsichtig und aufgeschlossen zu sein!« Diese Qualitäten mögen echt und wert sein, gefeiert zu werden. Aber ein Kind, das seine *primäre* Unterstützung und Trost in seiner Gruppe von Gleichaltrigen findet, ist eher ein Zeichen für eine Strategie der »Bewältigung« als ein Grund zur Hoffnung. Das gilt vor allem in jüngeren Jahren. Selbst Gleichaltrige mit edelster Gesinnung kommen in arge Bedrängnis, wenn sie die dauerhafte Verbindung bieten sollen, die für eine entwicklungsgemäße Sicherheit erforderlich ist. Neben anderen Unzulänglichkeiten können Kinder sich nicht darauf verlassen, dass andere Kinder innerlich beständig bleiben: Viele von uns können sich an einen unglücklichen ersten Schultag erinnern, an dem wir schockiert feststellen mussten, dass sich unsere bisherigen Freunde im Laufe des Sommers in weit weniger freundliche Wesen verwandelt hatten. Ebenso wenig können sie sich gegenseitig die bedingungslos positive Aufmerksamkeit schenken, die ein gesundes Wachstum fördert. Das ist eine Eigenschaft, die selbst wohlmeinenden Erwachsenen nicht immer leichtfällt. Im Allgemeinen sind unreife Gleichaltrige von Natur aus unfähig, sich gegenseitig so zu akzeptieren, »wie sie sind«. Ebenso wenig sind sie in der Lage, Raum für die verletzliche Erfahrung von Gefühlen zu schaffen, geschweige denn, diese offen auszudrücken, den Stress des anderen zu lindern, Temperamentsunterschiede zu feiern oder auch nur zu tolerieren. Ihren eigenen unreifen Vorstellungen überlassen, kann die Gruppe der Gleichaltrigen nur eine Akzeptanz bieten, die in hohem Maße an Bedingungen geknüpft und daher unsicher ist. Sie fordert häufig Selbstunterdrückung und Anpassung anstelle von echter Individualität.

In schlimmeren Fällen setzt die Gleichaltrigenorientierung Kinder der Gefahr aus, abgelehnt, ausgegrenzt und gemobbt zu werden. In einem Artikel, der im Jahr 2001 in der *New York Times* veröffentlicht wurde, schrieb Natalie Angier: »Die Nachrichten sind voll von Berichten über Mobbing. In einer der größten Studien, die jemals über Kindesentwicklung durchgeführt wurden, berichteten Forscher der [US-] National Institutes of Health, dass etwa ein Viertel aller Kinder in der Mittelstufe entweder Täter oder Opfer (oder in einigen Fällen beides) von ernsthaftem und chronischem Mobbing waren. Zu diesem Verhalten gehörten Drohungen, Spott, Beschimpfungen, Schlagen und verhöhnende Bemerkungen.«[97] Ähnliche Muster wurden aus Europa berichtet.[98] Von Spanien bis Deutschland, von England bis zur Tschechischen Republik mussten sich Amtsträger und Schulleitungen mit diesem Problem auseinandersetzen. Im Jahr 2012 schätzte die Weltgesundheitsorganisation, dass ein Drittel der Kinder von Gleichaltrigen gemobbt wird oder wurde.[99] Heutzutage hören wir zu viele Berichte von Kindern oder Teenagern, die gleichgültig gegenüber Leid im wirklichen Leben sind oder zumindest so tun. Einige empfinden sogar Spaß dabei. Wir lesen häufig von Mobbing oder sexuellen Übergriffen. Sie werden in den sozialen Medien von Heranwachsenden geteilt, als wären sie lustige Ereignisse, obwohl der Schmerz, den sie verursacht haben, auch Selbstmorde und Selbstverletzungen nach sich gezogen hat.

Im Jahr 2019 schockierte der Tod eines Jugendlichen, der durch eine Überdosis aufgewühlt war, in einem Vorort von Vancouver die Welt. Die *National Post* berichtete: »Am 7. August nahm der 14-jährige Carson Crimeni, der in den Nachrichten als einsam und verzweifelt bemüht, dazuzugehören, beschrieben wird, mit einer Gruppe älterer Teenager Drogen in einem Skatepark in Langley, B. C. Als er immer verwirrter wurde, filmten ihn die älteren Kinder. Sie machten sich über ihn lustig und lachten. Sie luden die Clips im Internet hoch und verbreiteten sie. ›Zwölfjähriger auf Molly‹[100], schrieb einer über das Video des schwitzenden Carson. Mit seinem grauen Kapuzenpullover und seiner schwarzen Hose sieht er in dem Clip winzig aus. *Global News* zufolge schrieb ein anderer: Er ist ›voll drauf‹. In späteren Videos springen seine verdrehten Augen fast aus den Höhlen. Sein Pullover ist durchgeschwitzt. Er schlägt sich gegen die Nase.« Stunden später wurde der Junge halb tot gefunden, zu spät, um ihn noch wiederzubeleben. Selbst in diesem grauenhaften Moment, berichtete der Radiosender CBC, »postete ein anderer Teenager in den sozialen Medien ein Foto des Krankenwagens mit der scherzhaften Bildunterschrift: ›Carson wäre fast gestorben LOL.‹«.[101] Wenig später war von »fast« nicht mehr die Rede.

Carson Crimenis Tragödie mag ein extremer Fall gewesen sein, aber in unsere Zeit leben viele Kinder in der Angst, von Gleichaltrigen abgelehnt, verhöhnt oder gemobbt zu werden – oder sie werden vielleicht selbst zu denen, die mobben. Die Schutzreaktion eines Kindes in einem solchen Dunstkreis besteht darin, seine verletzlichen Emotionen abzuschalten. Diese Flucht vor der Verletzlichkeit – ob hervorgerufen durch Stresssituationen zu Hause oder im Kontext der Gleichaltrigengruppe – hemmt den Reifeprozess, die Entstehung eines wahren unabhängigen Selbst.

»Es gibt Hinweise darauf, dass Kinder heutzutage ihre zarten Gefühle verlieren«, sagte Gordon Neufeld in seiner eindringlichen Rede im Europäischen Parlament.[102] »Viele Kinder haben Gefühle der Traurigkeit und Enttäuschung verloren ... Gefühle der Besorgnis ... Gefühle der Scham und der Verlegenheit. Die Forschung hat interessanterweise gezeigt, dass Kinder, wenn sie aufhören zu erröten, auch ihr Mitgefühl verlieren. Es zeigt sich, dass auch die Fürsorglichkeit ein verletzliches Gefühl ist, da sie für Enttäuschungen empfänglich macht. Wir wissen, dass die verletzendste aller Erfahrungen die Konfrontation mit einer Trennung ist ... Bedauerlicherweise sind die Kinder von heute mehr Trennungen [der Eltern] und mehr Interaktionen mit Gleichaltrigen unterworfen als jemals zuvor.« Das Ergebnis, so schlussfolgert er, sei »ein beträchtlicher Verlust an Gefühlen«, da der Verteidigungsapparat des jungen Gehirns in dem Bemühen verharre, sich »gegen ein Gefühl der Verletzlichkeit, das zu überwältigend ist, zu verteidigen«. Auch hier sehen wir eine Schwächung des emotionalen Apparats des Kindes – sein Gefühl, ein Mensch zu sein, wird gemindert.

Aber warum sollten unsere Kinder offen für ihre eigene Verletzlichkeit bleiben? Sollen wir *wollen*, dass sie verwundbar sind? Gordon und ich haben uns in dem Buch, das wir gemeinsam geschrieben haben, mit diesem Thema befasst:

> »Unsere Emotionen sind kein Luxus, sondern ein wesentlicher Aspekt unseres Wesens. Wir haben sie nicht nur, weil es Freude macht zu fühlen, sondern weil sie einen entscheidenden Wert für unser Überleben haben. Sie dienen uns zur Orientierung, sie deuten die Welt für uns und liefern uns lebenswichtige Informationen, ohne die es uns nicht gut gehen kann. Sie sagen uns, was gefährlich und was harmlos ist, was unsere Existenz bedroht und was unserem Wachstum förderlich sein wird. Man muss sich nur einmal vorstellen, wie behindert man wäre, wenn man nicht sehen, hören oder schmecken könnte, oder wenn man keine Hitze oder Kälte und keinen körperlichen Schmerz fühlen könnte. Seine

Emotionen abzuschotten bedeutet, einen unentbehrlichen Teil seines Sinnesapparates und darüber hinaus einen unverzichtbaren Teil dessen, was wir sind, zu verlieren. Emotionen machen das Leben lebenswert, aufregend, herausfordernd und sinnvoll. Sie treiben uns an, die Welt zu erkunden, motivieren uns zu Entdeckungen und nähren unser Wachstum. Bis hinunter auf die Zellebene sind Menschen entweder im Abwehr- oder im Wachstumsmodus, aber sie können nicht beides gleichzeitig sein. Wenn Kinder unverletzlich werden, hören sie auf, das Leben als unendliche Möglichkeit, sich selbst als grenzenloses Potenzial und die Welt als einladende und unterstützende Arena für ihre Selbstentfaltung zu begreifen. Die durch die Gleichaltrigenorientierung auferlegte Unverletzlichkeit hält Kinder in ihren Grenzen und Ängsten gefangen. Kein Wunder, dass so viele von ihnen wegen Depressionen, Angst und anderer Störungen behandelt werden müssen.

Die Liebe, Aufmerksamkeit und Sicherheit, die nur Erwachsene ihnen geben können, befreien Kinder von dem Bedürfnis, sich unverletzlich zu machen und geben ihnen jenes Potenzial für das Leben und für Abenteuer zurück, das ihnen riskante Aktivitäten, Extremsportarten oder Drogen niemals geben können. Ohne diese Sicherheit sind unsere Kinder gezwungen, ihre Fähigkeit zu opfern, psychisch zu wachsen und zu reifen, sinnvolle Beziehungen einzugehen und ihrem tiefsten und stärksten Drang nach Selbstentfaltung zu folgen. Letztendlich ist die Flucht vor der Verletzlichkeit eine Flucht vor dem eigenen Selbst. Wenn wir nicht für eine enge Bindung zu unseren Kindern Sorge tragen, ist letztlich der Verlust ihrer Fähigkeit, an ihrem ureigenen wahren Selbst festzuhalten, der Preis dafür.«[103]

Warum behindert die Flucht vor Verletzlichkeit die Reifung? In der Natur wird nichts »zu sich selbst«, ohne verletzlich zu sein: Das Wachstum des mächtigsten Baums erfordert weiche, biegsame Triebe, genau wie das härteste Krustentier zuerst seinen Panzer abwerfen und weich werden muss. Das Gleiche trifft auf uns zu: keine emotionale Verletzlichkeit, kein Wachstum. Selbst unsere »stärkeren« Qualitäten wie Widerstandskraft, Entschlossenheit, Vertrauen und Mut haben diesen leiseren Charakter als notwendige Vorstufe, wenn sie authentisch sind und nicht nur Getue.

Neben der Behinderung des Reifeprozesses verstärkt das Abschalten verletzlicher Emotionen das Gefühl der Leere. Es fördert Langeweile, beeinträchtigt echte Intimität, schwächt die Neugier und das Lernen, heizt das Verlangen nach Ablenkung von der Gegenwart, das Verlangen nach Überstimulation an. Das kann durch kompetitive Spiele, unablässige Hintergrundgeräusche, riskante soziale Situationen und Verhaltensweisen, den Hunger nach Produkten und die Suche nach einer Fluchtmöglichkeit durch Substanzen zum Ausdruck kommen.

Der Profitimperativ, der die materialistische Gesellschaft belebt, ist hervorragend geeignet, um diese kulturell erzeugten Pseudo-Bedürfnisse von Kindern und Jugendlichen auszubeuten. »Wir sollten ernsthaft um die Seele unserer Gesellschaft besorgt sein«, schreibt der Juraprofessor Joel Bakan von der University of British Columbia in *Childhood Under Siege*.[104] Bakan beschreibt in seinem ebenso sorgfältig dokumentierten wie schockierenden Buch, wie Unternehmen auf vielfältige Weise ein komplexes und düsteres Verständnis der emotionalen Bedürfnisse von Kindern anwenden, um Profit zu machen. Die Manipulation geschah und geschieht hier weiterhin sehr bewusst. Im Jahr 1983 gaben Unternehmen 100 Millionen Dollar für Werbung aus, die direkt an Kinder gerichtet war. Weniger als drei Jahrzehnte später belief sich diese Summe bereits auf 15 Milliarden Dollar.[105]

Elterlicher Stress und die Orientierung an Gleichaltrigen schwächen die Verbindungen von Kindern zu fürsorglichen Erwachsenen. Unternehmen beuten durch die Beeinflussung der noch unreifen kindlichen Gedanken die Leere aus, die durch den Verlust dieser Verbindung entstanden ist, und vertiefen diese noch. Die Unternehmen handeln so, dass der Kindheit ihr emotionaler Reichtum genommen wird, von dem sich unsere Entwicklung nährt. Vor etwa zehn Jahren warnte Bakan: »Das durchschnittliche Kind in den USA sieht 30 000 Fernsehwerbungen im Jahr, von denen die meisten auf Kinder zugeschnitten sind ... sie alle vermitteln eine Reihe subtiler und zerstörerischer Botschaften: Sie werden ihr Glück nur durch ihre Beziehung zu Produkten finden – zu Dingen, nicht zu Menschen. Sie müssen bestimmte Produkte kaufen, um cool zu sein und von ihren Altersgenossen akzeptiert zu werden. Ihnen wird eingeflößt, dass Fast-Food- und Spielwaren-Unternehmen, nicht Eltern oder Lehrer, wissen, was für sie am besten ist, dass Markennamen die echte Basis ihres sozialen Wertes und ihrer Identität darstellen.«[106] Diese Trends haben seither mit der weiteren Ausbreitung sozialer Medien und digitaler Werbung zugenommen.

Bakan hat einige der weltweit führenden Marketingspezialisten für Kinderprodukte interviewt. Einer von ihnen, Martin Lindstrom aus Dänemark, äußerte ernsthafte Bedenken in Bezug auf die Ergebnisse seiner Arbeit. Lindstrom zufolge, schreibt Bakan, »führt die Tatsache, dass Kinder ständig und vermehrt Werbespots ausgesetzt sind, zu einer ›Katastrophe, was unsere Kinder und ihre Zukunft betrifft ... sehr ungesund, und wir erleben jetzt erst den Anfang.‹«. Lindstrom sagte voraus, dass seine Branche die Vorstellungskraft und die kreativen Fähigkeiten von Kindern weiter zerstören werde. Er blieb trotzdem in seinem Job. »Diese Werbeleute sind schlau, verständnisvoll und ziemlich böse«, sagte Bakan zu mir, »weil sie genau verstehen, was sie tun. … wenn du mit ihm [Lindstrom] sprichst, er hat selbst zwei Kinder, steht er dem Ganzen ziemlich kritisch gegenüber und denkt, dass alles in eine schreckliche Richtung geht.«

Lindstroms Verstehen der Psyche eines Kindes, wie es von Bakan zusammengefasst wurde, trifft es besorgniserregend gut: »Emotionen sind bei Kindern die treibende Kraft für alles ... und Marketingfachleute müssen, wenn sie erfolgreich sein wollen, die elementarsten Emotionen auf der tiefsten Ebene wecken. *Liebe*, die gleichbedeutend ist mit Fürsorge, Zuneigung und romantischen Gefühlen, ist eine dieser elementaren Emotionen … *Angst* – wie bei Gewalt, Terror, Schrecken, Grausamkeit und Krieg – ist eine andere. Dann gibt es da noch das *Können*, das durch das Streben eines Kindes nach Unabhängigkeit von den Erwachsenen erlangt wird.« (Kursivschrift im Original) Diese geschickte Analyse ist nicht darauf ausgerichtet, der Psyche von Kindern zu Gesundheit, Würde, echtem Können und authentischer Unabhängigkeit zu verhelfen, sondern das genaue Gegenteil: Diese Psyche soll gezielt zur Beute und zu einem lebenslangen Gefangenen profitgesteuerter Kräfte des Marktes gemacht werden. Sie strebt eine direkte Sabotage der Kindheit an: In der Wachstumsphase ist ein junger Mensch von der Natur dazu bestimmt ist, seine Fähigkeiten so weit wie möglich zu entwickeln, emotional zu reifen, sein Einfühlungsvermögen und sein Selbstverständnis zu vertiefen, zu lernen, wie er mit anderen Verbindung aufnehmen kann – auf für alle zuträgliche Weise. Er beginnt, sich seines kreativen Potenzials bewusst zu werden und eignet sich eine Grundlage für die Erziehung der nächsten Generation an.

Alles, was die riesigen Unternehmen Kindern aufdrängen, wirkt sich nachteilig aus: vorfabrizierte Spieloptionen, Videospiele, massengefertigtes Spielzeug, technische Geräte, auf Gleichaltrige ausgerichtete Online-Plattformen und kitschige, oberflächliche Fernsehprogramme für Klein- und Vorschulkinder, zusammen mit glänzenden, seelenlosen und pornografischen Abbildungen von Sexualität, die Teenagern und zunehmend sogar jüngeren Kindern zugänglich sind. »Wir drängen das Gehirn in die falsche Richtung«, gestand Lindstrom, als er von Bakan interviewt wurde. Psychologisch und neurophysiologisch hatte der Marketingexperte zu 100 Prozent recht. Die Tatsache, dass Facebook (vor Kurzem in »Meta« umbenannt) über Instagram vorsätzlich Programme vermarktet hat, die der psychischen Gesundheit von Mädchen im Teenageralter schaden, ist nur die letzte Aufdeckung der Angriffe von Unternehmen auf die Psyche von Kindern.[107]

Die allgegenwärtige, zwanghafte kommerzialisierte Welt der digitalen Geräte und Medien stellt für die Gehirne und die Psyche von Kindern eine Bedrohung dar. Sie hat zwar von Anfang an all jene, die sich mit den Auswirkungen beschäftigt haben, zutiefst alarmiert, breitet sich aber krankhaft immer weiter aus. Ich beziehe mich hier nicht nur auf die Nutzung digitaler Geräte durch kleine Kinder, sondern *auch* auf deren zwanghafte Nutzung durch Erwachsene, wenn Kinder anwesend sind.

Ich sprach mit Dr. Shimi Kang, einer in Harvard ausgebildeten Psychiaterin, Spezialistin für Sucht unter Jugendlichen und Autorin des kürzlich erschienenen Buches: *The Tech Solution: Creating Healthy Habits for Kids Growing Up in a Digital World.* »Genau in diesem Moment gibt es Mütter, die während des Stillens telefonieren, oder einem Säugling während des Windelwechsels ein Telefon geben«, sagte sie. »Der Windelwechsel war früher ein dynamisches Erlebnis zwischen Betreuungsperson und Kleinkind. Man musste sich etwas ausdenken, damit das Kind still liegen blieb. Heute gibt man ihnen einfach ein Telefon und sie liegen still. In jedem Restaurant kann man beobachten, wie viele, viele Kinder vor dem Bildschirm eines iPads oder Computers gefüttert werden. Das sieht man überall. Das Telefon ist für das junge Gehirn außerordentlich anziehend. Auf diese Weise wird die Neurobiologie der Bindung verdrängt: die Freisetzung von bindungs- und stimmungsregulierenden Botenstoffen wie Oxytocin, Serotonin und Endorphinen, die in den cerebralen Schaltkreisen sowohl der Eltern als auch des Babys vorhanden sind, wenn sie sich in eingestimmter, reaktionsfähiger Verbindung in die Augen sehen. Diese Botenstoffe, betont Dr. Kang, seien dafür bekannt, »der Schlüssel zu langfristigem Glück und Erfolg zu sein«. Die unbeabsichtigte, aber verletzende Botschaft, die das Kind auch hier erhält, lautet: »Du bist nicht wichtig.«

Obwohl kein Hirnforscher erforderlich ist, um zu erkennen, was diese Geräte »so attraktiv für das junge Gehirn« macht, spielen Faktoren der Hirnforschung bei ihrer Gestaltung sicherlich eine Rolle. »Videospiele, soziale Medien, technische Geräte und Apps werden so entworfen, dass junge Menschen mit Dopaminschüben belohnt werden, um sich von ihren Bildschirmen nicht lösen zu können«, schreibt Dr. Kang.[108] Dopamin ist, wie wir sehen werden, die wesentliche Chemikalie im Suchtprozess, ob es sich nun um Substanzen oder Verhaltensweisen handelt. Es ist eine der »Wohlfühl«-Chemikalien des Gehirns. Sie löst einen Zustand der Erregung, der Motivation, Lebendigkeit und Erfüllung aus. Wenn Kang behauptet, dass digitale Apps und Geräte »entworfen« werden, um die Gehirne von Kindern mit Dopaminschüben zu überfluten, drückt sie sich sehr präzise aus. »Das Telefon«, sagte sie zu mir, »wurde von den besten Neurowissenschaftlern und Psychologen der Welt entworfen. Sie ließen sämtliche Ergebnisse der fortschrittlichsten Hirnforschung sowie das Verstehen des Motivations- und Belohnungszyklus in die Geräte einfließen.« Als Beispiel nannte sie ein Unternehmen mit einem Namen und einer Mission, die so zutreffend sind, dass man denken könnte, sie stammten aus einem satirischen Film oder einem Roman: Dopamine Labs. »Das Unternehmen«, sagte sie, »wurde von einem Neurowissenschaftler und Softwareentwicklern gegründet. Ihre gesamte geschäftliche Plattform besteht in der Beratung und Unterstützung von Unternehmen, die sich die Freisetzung von Dopamin zum Ziel gesetzt haben … Das Ganze wird *Persuasive Design* genannt.« Es geht natürlich um nichts anderes als um Sucht. In Bezug auf den Nettoprofit eines Unternehmens kann man sich keine erstrebenswerteren Verbraucherinnen und Verbraucher vorstellen als solche, die nicht genug von etwas bekommen können, das sie nicht brauchen, aber meinen, unbedingt haben zu müssen.

Eine im Jahr 2019 in der renommierten Fachzeitschrift *JAMA Pediatrics* veröffentlichte Studie war eine der ersten, in deren Rahmen die neurobiologischen Auswirkungen des Bildschirmkonsums auf Kinder untersucht wurden. Die Autoren schrieben: »Im Laufe einer einzigen Generation ist die Landschaft der Kindheit durch das, was als riesiges ›unkontrolliertes Experiment‹ beschrieben wurde, digitalisiert worden. Es wirkt sich darauf aus, wie Kinder spielen, lernen und Beziehungen gestalten ... Die Nutzung beginnt bereits im Kleinkindalter und nimmt mit zunehmendem Alter zu. Vor Kurzem wurde der Konsum von Kindern unter neun Jahren auf mehr als zwei Stunden pro Tag geschätzt, nicht inbegriffen die Verwendung während der Kinderbetreuung und Schulzeit ... [Zu] den Risiken zählen Sprachverzögerung, schlechter Schlaf, Störungen der exekutiven Funktionen und allgemeinen Kognition sowie geringere Eltern-Kind-Beschäftigung, einschließlich des gemeinsamen Lesens.« Eine Studie, die mit Vorschulkindern anhand fortschrittlicher bildgebender Verfahren des Gehirns durchgeführt wurde, ergab einen Zusammenhang zwischen vermehrter Bildschirmzeit und einer schlechteren Funktion der weißen Hirnmasse »in den wichtigen Faserbahnen, die die Kernkompetenz der Sprache sowie aufkeimende literarische Fähigkeiten unterstützen«.[109]

Mari Swingle behandelt viele Jugendliche mit Verhaltensstörungen, Aufmerksamkeitsdefiziten und suchtfördernden Mustern. Sie ist Neuropsychologin und Autorin des vielleicht umfassendsten Werkes über das Gehirn und die digitale Kultur: *i-Minds. How and Why Constant Connectivity Is Rewiring Our Brains and What to Do About It.* »Wir sehen Kinder ohne Autismus, die aber dem Autismus ähnliche Merkmale aufweisen«, erzählte sie mir. »Mangelnde Reaktion auf ein Lächeln, verzögerte verbale Fähigkeiten. Diejenigen, die ich früher liebevoll ›geschäftige Kinder‹ genannt habe, sind jetzt einfach nur Kinder, die ohne Ziel in der Gegend herumlaufen oder umgekehrt wie abwesend sind, wenn sie sich nicht mit technischen Geräten beschäftigen ... Es gibt Kinder – was das betrifft, heute Erwachsene –, die daran gewöhnt sind, sich über lange Zeiträume mit technischen Geräten zu beschäftigen. Ein Spaziergang reicht nicht, Kanufahren reicht nicht, selbst Speed-Skateboardfahren reicht nicht aus. Vieles, sogar Skifahren, wird heute kritisch hinterfragt.« Auch Dr. Swingle macht sich große Sorgen um die Auswirkungen unablässiger Bildschirmzeit auf die Entwicklung des Gehirns: »Eingeschränkte Fähigkeit, sich auf das Normale, auf das Grundlegende zu konzentrieren, einschließlich Zuständen der Beobachtung, des Nachdenkens und der Übergänge, aus denen Ideen aufkeimen – was viele junge Menschen unter zwanzig heute als Leere ansehen und verkünden, sie würden sich langweilen ... Auf biologischer, aber auch auf kultureller Ebene beeinträchtigen solche Veränderungen des Gehirnzustandes das Lernen, die Sozialisation, die Entspannung, Partnerschaften, die Kindererziehung und die Kreativität – im Wesentlichen alle Faktoren, die eine Gesellschaft und eine Kultur ausmachen. Die neurophysiologischen Prozesse, die die Stimmung und das Verhalten regulieren, werden dereguliert.«[110]

Sie versteht, dass digitale Medien für wohlmeinende Eltern vor allem als »Mediator bei Stress und Müdigkeit« einen gewissen Reiz haben. Sich damit zu befassen, erfordert wenig oder keinerlei Vorplanung. Sie »stehen sofort zur Verfügung und bieten Eltern, Betreuungspersonen und sogar Erzieherinnen und Erziehern dringend benötigte Momente der Erholung und des Trostes«. Wir haben es hier mit einem Fall zu tun, bei dem die Lösung eines Dilemmas ein anderes schürt. Diese Formen der Entlastung, so verständlich sie in diesen schrecklich stressigen Zeiten auch sein mögen, haben einen Preis – und es sind unsere Kinder, die den Löwenanteil zahlen müssen.

Wie auch im Marketing sind sich die Menschen, die diese Technologien erfinden und propagieren, der problematischen Natur ihrer Produkte bewusst. Sie nehmen sich diese sogar zu Herzen – zumindest wenn es um ihre eigenen Kinder geht. In einem Artikel im *Business Insider* aus dem Jahr 2019 wird ausführlich beschrieben, wie viele Top-Führungskräfte im Silicon Valley – einschließlich der Gründer und CEOs von Apple, Google und sogar der ausdrücklich auf Kinder ausgerichteten App Snapchat (!) – alles Erdenkliche tun, um zu Hause die Bildschirmzeit ihrer eigenen Kinder zu begrenzen.[111] Bezeichnenderweise hat der verstorbene Apple-CEO Steve Jobs seinen kleinen Kindern verboten, mit dem iPad zu spielen, das damals neu auf den Markt kam.

Sind das alles schlechte Nachrichten? Natürlich nicht, nichts ist so einfach. Ellen Friedrichs, eine Gesundheitserzieherin in Brooklyn, die mit vielen unterschiedlichen jungen Menschen arbeitet, führt an, dass für einige ihrer Schüler »das Internet ein Rettungsanker war«. Ein queerer Jugendlicher, der in einer Kleinstadt, in einer religiösen Gemeinschaft, lebt, in der er jeden Sonntag eine homophobe Predigt über sich ergehen lassen muss, kann online gehen und ›seine Leute‹ auf eine Art und Weise finden, die es nie zuvor gab.« Darüber hinaus ist es nicht nur für marginalisierte Jugendliche ein »Rettungsanker«. Während ich dies schreibe, fand seit einem Jahr und mehr der Kontakt zu meiner Familie, Freunden und Studierenden auf der ganzen Welt in erster Linie über einen Computerbildschirm statt. Die meisten von uns haben während der Corona-Krise neu zu schätzen gelernt, wie Technologie der Gemeinschaft zuträglich sein und für viele die Isolation lindern kann, die andernfalls unerträglich wäre. Diese positiven Seiten sollten uns jedoch nicht dazu bringen, uns in falschem Optimismus oder Selbstzufriedenheit zu wiegen. Die Freuden und Wohltaten der Online-Anbindung halten nicht mit den wachsenden Krisen der Abkopplung Schritt. Sie schaffen es auch nicht, die Bedenken darüber zu zerstreuen, was die digitale Welt in den kognitiven und emotionalen Betriebssystemen unserer Kinder verankert.

Als die Schulen in der kanadischen Provinz Quebec nach dem Corona-Lockdown im Mai 2020 wieder geöffnet wurden, standen die vermeintlich unwichtigen Fächer Musik, darstellendes Spiel, Kunst und Sport nicht mehr auf dem Lehrplan. Man ging davon aus, dass die akademischen Fächer wichtiger seien. Das wirft die Frage auf: wichtiger wofür? Die Priorisierung der »Arbeitsmarktfähigkeit« hat nur wenig damit zu tun, die gesunde Entwicklung in den Vordergrund zu stellen. Sie sollte grundsätzlich das oberste Ziel des Bildungssystems und der Kindererziehung sein. Selbst auf der schmalen Grundlage der

»Kompetenzbildung« verpassen unsere vorherrschenden Bildungsideologien den Anschluss, da die kognitiven Fähigkeiten von einer soliden emotionalen Architektur abhängen, für die das Spiel ein unerlässlicher Baustein ist.

»Wir haben immer gedacht, Schulen würden für die Entwicklung des Gehirns sorgen«, sagte Gordon Neufeld in Brüssel. »Heute wissen wir, dass es das Spiel ist, das das Gehirn aufbaut, das die Schule dann nutzen kann ... Dabei findet ein Großteil des Wachstums statt.«

Die Fächer, die die Schulbehörden in Quebec für überflüssig hielten, erschließen wichtige Schaltkreise im Gehirn. Alle jungen Säugetiere spielen, und dafür gibt es wichtige Gründe. Wie Jaak Panksepp feststellte, verfügen wir, wie andere Säugetiere auch, über ein bestimmtes »SPIEL«-System in unserem Gehirn. Das Spiel ist ein wichtiger Antrieb für die Entwicklung des Gehirns und spielt darüber hinaus eine wesentliche Rolle für den emotionalen Reifungsprozess. »Als Spezies haben wir uns kulturell zum großen Teil wegen unserer Verspieltheit und all dem, was aus ihr an Intelligenz und Produktivität erwächst, entwickelt«, schreibt James Garbarino.[112] Und echtes Spiel ist Gordon Neufeld zufolge nicht ergebnisorientiert: Der Spaß liegt in der Aktivität, nicht im Endergebnis. Freies Spiel, das zu den »unabdingbaren Bedürfnissen« der Kindheit gehört, wird sowohl dem Konsumdenken als auch der digitalen Kultur geopfert. »Die Kultur hat keinen Respekt vor den normalen Entwicklungsaufgaben«, sagte der Neurowissenschaftler Stephen Porges zu mir. »Dazu gehört es, mit anderen zu spielen, nicht mit einer Xbox. Sich nicht am Handy zu unterhalten oder Nachrichten zu verschicken, sondern sich persönlich mit anderen auszutauschen. All diese Dinge sind neuronale Übungen, die für Widerstandskraft sorgen und einem Individuum die Fähigkeit verleihen, innere emotionale Zustände zu regulieren.«

Um es gleich vorwegzunehmen: Ich halte den Einfluss des Digital-/Bildschirmproblems für fast unergründlich schädlich. Im Jahr 2016 konnte man lesen, dass britische Kinder im Alter von fünf bis fünfzehn

Jahren täglich drei Stunden im Internet und mehr als zwei Stunden vor dem Fernseher verbrachten. Im Gegensatz dazu sank die Zeit, in der sie zum Spaß Bücher lasen, von einer Stunde (noch im Jahr 2012) auf gerade einmal etwas mehr als eine halbe Stunde vier Jahre später.[113] Die überwiegende Mehrzahl der »Spiele« findet heute allein vor einem Bildschirm statt, mit verpixelten virtuellen Figuren und körperlosen Stimmen als Ersatz für echte Spielkameradinnen und -kameraden. Wie viel Zeit bleibt da noch für freies, kreatives, spontanes, interaktives, individuelles oder kollektives Spiel? Welche Art von Gehirnen schaffen wir auf diese Weise?

Genau diese Frage könnte man sich auch in Bezug auf das Bildungssystem stellen. Der US-amerikanische Professor und Fulbright-Stipendiat William Doyle schrieb im Jahr 2016, kurz nach seiner Rückkehr von einem einsemestrigen Lehrauftrag an der Universität Ostfinnland, in der *Los Angeles Times*: Seine Familie habe in diesen fünf Monaten »ein verblüffend stressfreies und verblüffend gutes Schulsystem erlebt«. Sein jüngster Sohn kam mit sieben Jahren in die erste Klasse – nicht wegen irgendeiner Entwicklungsverzögerung, sondern weil Kinder unter sieben Jahren »keine formale akademische Ausbildung erhalten ... Viele sind in Tagesstätten und lernen durch freies Spiel, Lieder, Spiele und Gespräche.« Wenn die Kinder in der Schule sind, ist nach fünfundvierzig Minuten Unterricht im Klassenraum eine fünfzehnminütige Pause im Freien vorgeschrieben. Die Erziehungsmantras, die Doyle dort am häufigsten gehört hat, sind: »›Lasst die Kinder Kinder sein‹, ›Die Arbeit eines Kindes ist es zu spielen‹ und ›Kinder lernen am besten, wenn sie spielen‹.« Und wie sehen die Ergebnisse aus? Finnland steht bei Bildungstests in der westlichen Welt stets an erster Stelle oder nicht weit davon entfernt. Es wurde als das Land mit dem höchsten Bildungsniveau der Erde eingestuft.[114]

»Die Botschaft, dass Wettbewerb angemessen, wünschenswert, notwendig und sogar unvermeidbar ist, wird uns vom Kindergarten bis zum Studium eingebläut und ist in jeder Unterrichtsstunde zu spüren«, schreibt der Bildungsberater Alfie Kohn in seinem herausragenden Buch: *Mit vereinten Kräften: Warum Kooperation der Konkurrenz überlegen ist.* Dokumentiert werden hier die negativen Auswirkungen des Wettbewerbs auf echtes Lernen und wie Wettbewerb, Lob, Noten, Preise und Sanktionen, die aufsässigen Kindern auferlegt werden, die intrinsische Motivation zerstören und die emotionale Sicherheit untergraben.[115] »Werden Kinder durch Lob motiviert? Natürlich«, sagt Kohn sarkastisch. »Es motiviert Kinder, gelobt zu werden.«

»Und?«, werden Sie vielleicht fragen. »Was ist falsch an wohlverdientem Applaus?« Es zeigt sich, dass Lob nicht immer gleich Lob ist. Entwicklungspsychologen sind sich einig, dass das Loben der *Bemühungen* eines Kindes hilfreich ist und sein Selbstwertgefühl fördert. Die Wertschätzung der *Leistung* programmiert Kinder allerdings nur darauf, Anerkennung von außen zu suchen – und zwar nicht dafür, wer sie sind, sondern dafür, was sie tun, dafür, was andere von ihnen verlangen. Dies ist nur noch ein weiteres Hemmnis für die Entstehung eines gesunden Selbst.

Trotz aller Liebe und Hingabe, die wir als Eltern und Erzieher vermitteln, untergräbt die Welt, in der wir unsere Kinder heutzutage aufziehen müssen, unsere besten Bemühungen auf verschiedenste Art und Weise. Getarnt wird das Ganze dann als »so ist das eben«. Es gibt kein »eben«: Die Folgen sind schwerwiegend. Die Gegenwart, so wie sie momentan ist, ruiniert die Zukunft.

# Kapitel 14
# Vorprogrammierte Krisen
## Wie unsere Kultur unseren Charakter formt

> *»›Und genau das‹, merkte der Direktor geschwollen an, ›ist das Geheimnis von Tugend und Glück – zu lieben, was man tun muss. Darauf zielt alle Konditionierung ab: den Menschen ihre unentrinnbare soziale Bestimmung genehm zu machen.‹«*
>
> Aldous Huxley, *Schöne neue Welt*[116]

Erinnern wir uns an Bessel van der Kolks prägnante Bemerkung, dass »unsere Kultur uns lehrt, uns auf unsere individuelle Einzigartigkeit zu konzentrieren, wir aber auf einer tieferen Ebene kaum als individuelle Organismen existieren«. Ich weiß nicht, ob der folgende Vergleich ernüchternd oder tröstlich ist. (Vielleicht beides?) Wir Menschen unterscheiden uns in unserer Ermangelung eines unabhängigen, selbstbestimmten Ichs gar nicht so sehr von einem anderen, hochgradig sozial organisierten Lebewesen: der Ameise.

In einem Ameisenvolk schlüpfen alle Larven mit praktisch dem gleichen Satz von Genen. Die späteren Königinnen, die Arbeiterinnen und die Kriegerinnen sind zu Beginn alle gleich. Welches Individuum sich wie entwickelt und welche biologischen Merkmale es annimmt, hängt ganz von den Bedürfnissen des Volkes ab. Der Onkologe und Autor Siddhartha Mukherjee hat dieses Phänomen in einem faszinierenden Artikel im *New Yorker* beschrieben: »Ameisen leben in einem stark ausgeprägten Kastensystem. Typischerweise besteht eine Kolonie aus Individuen, die radikal unterschiedliche Rollen übernehmen und sich deutlich durch abweichende Körperstrukturen und Verhaltensmuster voneinander unterscheiden.« Genetisch identische Geschwister entwickeln sich allein aufgrund von Signalen aus ihrem physischen und sozialen Umfeld zu biologisch unterschiedlichen erwachsenen Tieren. Wenn zum Beispiel eine Königin aus einer Kolonie springender Ameisen entfernt wird, liefern sich die Arbeiterinnen »einen erbitterten Kampf auf Leben und Tod – sie stechen, beißen und ringen, trennen einander Gliedmaßen und Köpfe ab –«, bis einige wenige Arbeiterinnen übrig bleiben und selbst zu Monarchinnen werden. Ohne jegliche Veränderung ihrer DNA-Struktur wandelt sich die Physiologie der neuen Königinnen. Sie werden fruchtbar, streben nach Vorherrschaft und leben länger, als es ihnen in ihrer vorherigen Inkarnation als Arbeiterin vergönnt gewesen wäre.[117] Der Psychiater Michael Kerr, ehemals an der Georgetown University tätig, hat diese Dynamik in seinem Buch über menschliche Familiensysteme beschrieben. »Was aus der einzelnen Larve wird, hängt von einem Prozess ab, der auf staatlicher Ebene abläuft. Insofern wird eine junge Larve in eine funktionale Position in der Kolonie hineingeboren, und ihre Entwicklung wird durch diese Position bedingt.«[118]

Bei all unserer Verbundenheit mit unserem individuellen Selbstkonzept sind wir in dieser Hinsicht doch erstaunlich ameisenhaft. »Der Mensch ist weit weniger autonom, als wir uns gerne einreden wollen«, sagte mir Dr. Kerr in einem Interview. »Wie wir als Individuen funktionieren, lässt sich nicht unabhängig von unserer Beziehung zu übergeordneten sozialen Strukturen begreifen.« Mit anderen Worten: Unser Charakter und unsere Persönlichkeit spiegeln die Anforderungen des Milieus wider, in dem wir uns entwickeln. Die Rollen, die uns zugewiesen oder verweigert werden, die Art und Weise, wie wir uns in die Gesellschaft einfügen oder von ihr ausgeschlossen werden – und alles, was uns die Kultur über uns selbst glauben macht – beeinflussen in hohem Maße unsere Gesundheit beziehungsweise deren Verlust durch die Krankheiten, die uns plagen. In dieser und in vielerlei anderer Hinsicht sind Krankheit und Gesundheit Manifestationen des sozialen Makrokosmos.

Die moderne Kleinfamilie bildet den primären Rahmen für die Entwicklung der Kindheit. Und dieser Rahmen selbst ist in einen größeren Kontext eingebettet, der aus Einheiten wie der Kommune, der Nachbarschaft, der Stadt und der Wirtschaft, dem Land etc. besteht. Gegenwärtig ist der Kontext aller Kontexte der hypermaterialistische, konsumorientierte Kapitalismus mit seinen globalen Ausprägungen. Er gibt fundamentale und, wie sich herausstellt, stark verzerrte Voraussetzungen bezüglich der Frage vor, wer und was wir sind. Sie schlagen sich in den Körpern und Köpfen der Menschen nieder, deren Leben sie diktieren. In Anbetracht der zahllosen Verbindungen zwischen Biografie und Biologie wird deutlich, dass sich kulturelle Normen auch auf unsere Physiologie auswirken.

Was dabei herauskommt, ist das große Tauziehen zwischen Bindung und Authentizität. Wir sind darauf konditioniert, uns in unsere Familie einzugliedern, auch wenn dies mit einer Entfremdung von unserem authentischen Selbst einhergeht. Genauso werden wir darauf vorbereitet, man könnte sogar sagen, dazu erzogen, die sozialen Rollen zu erfüllen, die von uns erwartet werden, und die dafür erforderlichen Eigenschaften anzunehmen. Die damit verbundenen negativen Folgen für unser Wohlergehen bleiben unbeachtet.

Vor etwa vierzehn Jahren lernte ich Ulf Caap kennen. Damals war er Vizepräsident der Personalabteilung von IKEA Nordamerika und schien alles zu haben, was er brauchte. Aber eine tiefe, existenzielle Unzufriedenheit brachte diese international angesehene Führungskraft dazu, mich aufzusuchen. Er war von einer höchst unangenehmen Erkenntnis heimgesucht worden: Sein gut bezahltes Leben – nach allen gängigen Maßstäben unserer Gesellschaft eine absolute Erfolgsgeschichte – und die alltäglichen Verhaltensweisen, die es ihm abverlangte, waren, wie er sich erinnerte, »nichts als Täuschung, eine Illusion, eine Simulation ... Das hatte alles nichts mit *mir* zu tun.« Eine weitere nach gesellschaftlichen Maßstäben überaus erfolgreiche Person ist die Schriftstellerin und Schauspielerin Lena Dunham, bekannt durch *Girls*, eine gefeierte HBO-Serie, deren Schöpferin und Hauptdarstellerin Dunham war. Sie fand in unserem Interview ähnliche Worte. In einem Rehabilitationsprogramm für Drogenabhängige hatte sie die Aufgabe bekommen, ihre persönlichen Wertvorstellungen schriftlich festzuhalten. »Mir wurde klar«, sagte sie, »dass mir kein einziger Begriff einfiel, der nicht auch jemand anderem gehört hätte.«

Ulf und ich sind Freunde geworden und arbeiten gelegentlich zusammen. Wir haben Workshops konzipiert und geleitet. Sie richteten sich an hochrangige Führungskräfte, die das gleiche Gefühl entwickelt hatten: dass ihr authentisches Selbst und ihre berufliche Rolle im krassen Gegensatz zueinander stehen. Damit ist nicht gemeint, dass sie ihre wahren Gedanken, Gefühle, Wünsche und Bedürfnisse an der Bürotür zurücklassen, um sie dann am Ende des Tages wie ein geparktes Auto wieder einzusammeln. Um die »Scheinwelt« aufrechtzuerhalten, müssen diese authentischen Dimensionen ihres Selbst in ein Langzeitlager verfrachtet und der Schlüssel verlegt werden. »Ich habe meine persönlichen Wertvorstellungen über Bord geworfen, um Karriere zu machen«, gibt Ulf unumwunden zu. Inzwischen ist er Mitte siebzig und kerngesund. Er ist davon überzeugt, dass seine Selbstunterdrückung und seine Entfremdung ihm Lebensenergie entzogen haben: »Ich musste feststellen, dass meine Schritte auf dem Weg zur Arbeit nicht mehr so leichtfüßig waren wie früher. Meine Gesundheit geriet ins Wanken.«

Ulf hatte den gesunden Menschenverstand – und, wie er selbst zugeben würde: das Privileg – seine Entfremdung zu erforschen und zu überwinden. »Ich habe vierzig Jahre im Wahn verbracht«, sagt er rückblickend. »Mein Fokus lag zu 99 Prozent darauf, wie Erfolg nach den Maßstäben der Gesellschaft und meiner Brotgeber definiert war.

Ich hatte keinerlei Blick für das, was ich eigentlich brauchte. Wenn ich tat, was die Firma verlangte – das war Erfolg für mich.« Er hätte die Einsicht des jungen Trappistenmönchs Thomas Merton nicht besser veranschaulichen können. Er, der wohl einflussreichste katholische Schriftsteller im Amerika des 20. Jahrhunderts, formulierte in seiner Autobiografie *Der Berg der sieben Stufen*: »Die Logik des weltlichen Erfolgs beruht auf einem Irrtum: der seltsamen Idee, dass unsere Vollkommenheit von den Gedanken und Meinungen und dem Beifall anderer Menschen abhängt! Es ist in der Tat ein seltsames Leben, immer in der Vorstellung anderer zu existieren, als ob dies der einzige Ort wäre, an dem wir endlich echt werden könnten!«[119]

Identitätskrisen, wie Ulf sie erlebte, sind nicht bewusst selbst herbeigeführt. Sie sind das Ergebnis der Entwicklung, die wir, von der Familie ausgehend, in unseren jeweiligen Lebenskontexten durchlaufen. »Mein Erfolg kam zu einhundert Prozent von außen«, sagte Ulf zu mir. »Komplett von außen gelenkt. Er basierte auf einem mentalen Konstrukt, das ich mir im Alter zwischen fünf und fünfzehn darüber zurechtgelegt habe, was es heißt, akzeptiert zu werden.« In diesem Sinne fungiert die Familie, wie der Sozialpsychologe Erich Fromm feststellte, unbewusst als »psychischer Vermittler« für die Gesellschaft«. Sie forme das, was er den *Sozialcharakter* nannte.

Der Sozialcharakter ist, in Fromms Worten, »der Kern einer Charakterstruktur, den die meisten Mitglieder einer Kultur gemeinsam haben«. Er unterscheidet sich vom *individuellen* Charakter, den jeder von uns besitzt und nach außen hin verkörpert. Indem er uns in gewissem Maße definiert und beherrscht, stellt der soziale Charakter sicher, dass wir die Normalitätskriterien unserer jeweiligen Kultur erfüllen. Fromms Konzept beschreibt meines Erachtens sehr treffend, wie wir innerhalb der Gesellschaft funktionieren – nämlich genau wie Ameisen.

Ich spreche hier nicht nur vom »Wir« in einem individuellen Sinn. Das kollektive »Wir« ist viel blinder und bedrohlicher. Keiner von uns sieht zum Beispiel gerne Menschen auf der Straße schlafen, aber als

Gesellschaft dulden wir die zunehmende Obdachlosigkeit. Niemand will, dass das Leben auf der Erde gefährdet wird, und doch schreitet der Klimawandel unaufhaltsam voran. Irgendetwas in uns normalisiert solche Katastrophen, ob wir sie nun aktiv ermöglichen, sie leugnen oder einfach nur passiv und resigniert zuschauen. Mein ganzes Leben lang habe ich mich gefragt, zweifellos getrieben von den Schrecken meiner Kindheit, wie sich so viele gute Menschen derart hypnotisieren lassen können, dass sie das Unverzeihliche mitmachen. Es muss einen Mechanismus geben, der uns als normal akzeptieren lässt, was uns selbst und unserer Umwelt schadet. Eine angeborene Neigung ist das sicher nicht. Irgendwie gehen uns die Werte und Erwartungen des Systems dermaßen unter die Haut, dass wir sie mit unseren eigenen verwechseln.

Wie Fromm es formuliert, ist es oft keine Frage der bewussten Entscheidung, dem sozialen Muster zu folgen. Vielmehr geht es darum »dass sie sich so verhalten wollen, wie sie sich verhalten müssen«.[120] Auf diese Weise erzeugt eine Gesellschaft Mitglieder, die ihren Zwecken dienlich sind. Die Gegenüberstellung von Realität und Fiktion kann in diesem Kontext sehr aufschlussreich sein. In Aldous Huxleys Buch *Schöne neue Welt* sind die Menschen »so konditioniert, dass sie praktisch nicht anders können, als sich so zu verhalten, wie sie sich verhalten sollen«.[121]

Was als normal und natürlich gilt, wird also nicht durch das bestimmt, was gut für die Menschen ist, sondern durch das, was von ihnen erwartet wird – welche Eigenschaften und Haltungen dazu dienen, die kulturelle Ordnung aufrechtzuerhalten. Diese werden dann als »menschliche Natur« verankert, während Abweichungen als anormal angesehen werden. In den meisten Fällen erwachen die Menschen nicht – was oftmals schmerzvoll ist – und suchen nach der Authentizität, die es ihnen erlaubt, sich in einer anderen Art und Weise zu entwickeln und zu verhalten. Sie bestätigen weiter die vorherrschenden Vorstellungen.

Was sind einige der Merkmale des Sozialcharakters in unserer Kultur?

## Die erste »Charaktereigenschaft«: Loslösung vom Selbst

Wie ich bereits erwähnte, können erworbene Persönlichkeitsmerkmale auf Kosten der eigenen Bedürfnisse die Gesundheit gefährden, zum Beispiel durch eine übermäßige Identifikation mit gesellschaftlich auferlegten Pflichten, Rollen und Verantwortungen. Diese und andere konditionierte Eigenschaften sind das Ergebnis der Tatsache, dass dem Kind die Entwicklungsbedürfnisse verweigert wurden. Der Plan der Natur wurde also vereitelt. Die Kultur fördert diese Eigenschaften durch Bestätigung und Belohnung. Sie ermutigt die Menschen dazu, chronisch belastende Aufgaben unter Umständen zu erfüllen, die sie von Natur aus meiden würden. Mein eigener Arbeitswahn als Arzt brachte mir viel Respekt, Dankbarkeit, Geld und Ansehen in der Welt ein, obwohl er meine geistige Gesundheit und das emotionale Gleichgewicht meiner Familie unterminierte. Warum war ich ein Workaholic? Weil ich aufgrund meiner frühkindlichen Erfahrungen das tiefe Bedürfnis hatte, gebraucht, gewollt und bewundert zu werden. Ich habe mich nie bewusst dafür entschieden, so zu handeln – und doch hat diese Art zu leben im sozialen und beruflichen Bereich nur allzu gut »funktioniert«.

Es gibt eine Vielzahl von Mechanismen, die Menschen von sich selbst entfremden. Sie wirken von den ersten Momenten unserer Existenz an auf uns ein. Das fängt bei Belastungen im elterlichen Umfeld an und führt bis hin zu gesellschaftlich verordneten Erziehungspraktiken, bei denen die Bedürfnisse des Kindes auf der Strecke bleiben. Durch offenkundige Traumata wird der Impuls zur Flucht vor sich selbst natürlich noch verstärkt. Aber auch wenn keine individuellen Verletzungen vorliegen, kann er ausgelöst werden: durch ein konformistisches und wettbewerbsorientiertes Bildungssystem, durch soziale Erwartungen, »sich anzupassen«, durch das Streben, von Gleichaltrigen akzeptiert zu werden, und durch eine sozial bedingte, allgegenwärtige Angst um den eigenen Status.

Unsere imageverliebte Kultur erhält sich zum großen Teil dadurch aufrecht, dass sie den Menschen das Gefühl gibt, unzulänglich zu sein – oder noch heimtückischer: dass sie aus diesen bereits vorhandenen Gefühlen Kapital schlägt. Die Medien halten Ideale körperlicher Perfektion bereit, an denen sich Jung und Alt messen. Sie führen dazu, dass sich die Menschen für ihren eigenen Körper schämen. Mein Freund Peter Levine hat vor einigen Jahren einen Artikel über das kosmetische Verfahren der Injektion von Botulinumtoxin geschrieben. Die Substanz entspannt die Muskeln vorübergehend, um die natürlichen Altersfalten verschwinden zu lassen. Gleichzeitig bewirkt sie allerdings eine unnatürliche Reaktionsarmut der Gesichtsmuskulatur. »Es gibt stillende Mütter, die sich Botox spritzen lassen«, erzählte mir Peter. »Sie sind nicht in der Lage, ihren Babys ihre Gefühle mitzuteilen oder mimisch auf deren Emotionen zu reagieren. Sie verlieren diese Art von Verbindung einfach.« In vielen anderen Bereichen, einschließlich der sozialen Medien, präsentieren wir allzu oft eine künstliche, »gebotoxte« Version von uns selbst: ein Bild, das vermittelt, was andere sehen sollen, nicht aber unsere eigene Person. »Das Internet ist so eine Art Botox für die Massen«, sagte Peter. »Wir haben die Fähigkeit zur Authentizität verloren, die uns im Grunde erst menschlich macht und durch die wir uns mit anderen verbunden fühlen können.«

### Die zweite »Charaktereigenschaft«: Konsumhunger

Eine der größten Meisterleistungen der Massenkonsumkultur besteht darin, dass sie uns davon überzeugt hat, dass unsere sehnlichsten Wünsche auch unseren Bedürfnissen entsprechen. Die französisch-bulgarische Psychoanalytikerin Julia Kristeva hat es so formuliert: »Wünsche werden ebenso zuverlässig produziert wie die Waren, die sie erfüllen sollen. Wir konsumieren Bedürfnissen gemäß, deren Künstlichkeit wir uns nicht im Mindesten bewusst sind.«[122] Das erinnert mich an die

Antwort, die der junge Bob Dylan 1965 auf einer Englandtournee zwei verzweifelten Autogrammjägern gab. »Wir brauchen ein Autogramm von Ihnen«, bettelte einer der beiden durch das Heckfenster der Limousine des Sängers. Dylan winkte ab. »Nein, *braucht* ihr nicht«, sagte er trocken. »Würdet ihr es brauchen, würde ich es euch geben.« Und genau das ist der Punkt: Der soziale Charakter, den unsere Konsumgesellschaft hervorgebracht hat, verwechselt Wunsch mit Bedürfnis. Das passiert in einem solchen Ausmaß, dass das Nervensystem in Aufruhr gerät, wenn uns die begehrten Objekte vorenthalten werden. Die folgenschwere Liaison von Angebot und Nachfrage.

Thomas Merton bemerkte im Jahr 1948 wehmütig: »Wir leben in einer Gesellschaft, deren ganze Politik darin besteht, jeden Nerv im menschlichen Körper zu reizen und ihn auf der höchsten Stufe künstlicher Spannung zu halten, jedes menschliche Verlangen bis zum Äußersten zu forcieren und so viele neue Wünsche und synthetische Leidenschaften wie möglich zu erzeugen, um sie dann mit den Produkten unserer Fabriken, Druckmaschinen und Filmstudios und all dem anderen zu befriedigen.«[123]

Ständig auf dieser »höchsten Stufe der künstlichen Spannung« zu leben, macht viele Menschen unzufrieden, nervös und ängstlich. Sie sind völlig gefangen in einem Suchtprozess, der sie von ihren wirklichen Bedürfnissen, ihren wirklichen Gefühlen, ihren wirklichen Sorgen, ihrem wirklichen Leben entfremdet.

Wenn wir nicht in der Lage sind, uns unsere Wünsche zu erfüllen, empfinden wir das als persönliches Versagen. Das gilt sogar, wenn die gesellschaftlichen Bedingungen derart gegen uns sprechen, dass der Erfolg unerreichbar ist. »Ich kann mich noch genau erinnern, wie gerne ich als Kind die Werbung für Tide-Seife gesehen habe«, sagte mir der US-amerikanische Schauspieler, Regisseur und politische Aktivist Danny Glover. »Wenn ich jetzt darüber nachdenke, dann lag das sicher nicht daran, dass mir an diesem Produkt irgendetwas besonders gut gefallen hätte. Ich glaube, ich habe mir gewünscht, unsere Küche würde so aussehen, unsere Waschmaschine, all diese Dinge ... Wir werden in diese Situation hineingeworfen, in der wir von all diesen Dingen umgeben sind, die wir in neunundneunzig Prozent der Fälle nie haben werden. Und das erzeugt ein Gefühl der Wertlosigkeit, weil man nicht in der Lage ist, sich mit diesen Dingen zu umgeben.« Glovers Worte decken sich perfekt mit der Beobachtung, die der Gesellschaftskritiker Neil Postman bereits 1985 in seiner bahnbrechenden Kulturkritik *Wir amüsieren uns zu Tode* gemacht hat. Werbespots voller glücklich aussehender Menschen »sagen nichts über die Produkte aus, die verkauft werden. Aber sie sagen alles über die Ängste, Fantasien und Träume derer, die sie kaufen sollen. *Wer Werbung macht, muss nicht wissen, was an dem Produkt stimmt – sondern was mit dem Käufer nicht stimmt.*«[124]

Getrieben von einer kulturell angeheizten Überzeugung der Unzulänglichkeit werden wir süchtig nach Konsum. »Konsum ist eine Möglichkeit, den Schmerz zu betäuben«, sagte Glover zu mir. »Ich kenne Leute, die über reichliche Mittel verfügen, um ihren Schmerz durch unnötige Käufe zu verdrängen ... Die Struktur des Kapitalismus schafft eine Situation, in der der Wert der Menschen von ihrer Konsumkraft abhängt. Dabei ist es egal, ob sie bei Walmart oder bei Saks Fifth Avenue konsumieren. Wenn wir über Sucht sprechen, sei es nach Drogen oder nach sonstigen Verhaltensmustern, symbolisieren all diese Läden das Gefühl, als Mensch innerhalb eines Systems weniger wert zu sein. Darauf läuft es hinaus: sich innerhalb des Systems entfremdet zu fühlen.«

## Die dritte »Charaktereigenschaft«: Hypnotisierte Passivität

Im Gegensatz zu den Bewohnern von Huxleys dystopischer Fantasiezukunft sind wir keine Automaten, die in Reagenzgläsern konstruiert und darauf programmiert wurden, ausschließlich bestimmte vorgegebene Funktionen zu erfüllen. Als Bürgerinnen und Bürger in angeblich demokratischen Ländern sind wir bis zu einem gewissen Grad selbstbestimmt. Aber in der Praxis geht diese Freiheit selten über die Grenze des gesellschaftlich Akzeptierten hinaus. Wenn wir es nicht wagen, den Kurs dieses Schiffs zu ändern, laufen wir Gefahr, mit ihm unterzugehen.

Die in den Sozialcharakter eingepflanzte Selbstaufgabe macht uns sogar dann noch als Spezies zu passiven Wesen, wenn unsere Existenz bedroht wird. Gesunde Menschen, die mit ihren echten Gefühlen und authentischen Bedürfnissen in Kontakt stehen, wären weder empfänglich für Schmeicheleien, die künstliche Bedürfnisse wecken, noch für die Produkte, die sie befriedigen sollen – egal wie raffiniert sie auch verpackt sein mögen. Genauso wenig würden sie das Unzumutbare akzeptieren, außer vielleicht unter Androhung von Gewalt. Doch selbst dann wären sie nicht bereit, es als den naturgegebenen Stand der Dinge zu verinnerlichen.

»Kinder«, hat der großartige Intellektuelle Noam Chomsky bemerkt, »fragen ständig nach dem *Warum*. Sie wollen Erklärungen, sie wollen die Dinge verstehen.« Aber schon nach wenigen Jahren, sagt er, »geht man in die Schule, wird man unterwiesen und reglementiert. Es wird einem beigebracht, dass man sich auf eine bestimmte Art und Weise zu verhalten hat und nicht anders. Die Institutionen der Gesellschaft sind so konstruiert, dass sie die Kontrolle und die Ambitionen in Bezug auf das eigene Schicksal einschränken, verändern und begrenzen.«[125]

Das Problem hat seinen Ursprung darin, wie Kinder im Schoß der modernen Familie, die selbst ein mikrokosmischer Repräsentant der Gesellschaft ist, erzogen werden. »Die Familie«, so Erich Fromm, »hat die Funktion, die Anforderungen der Gesellschaft an das heranwachsende Kind weiterzugeben.« Sie bedient sich dabei all der Methoden, die wir in unseren Kapiteln über die kindliche Entwicklung untersucht haben. Der soziale Charakter wird geprägt, wenn Kindern das Stillen vorenthalten wird. Wenn ihre von der Natur gesetzte Erwartung körperlicher Nähe enttäuscht wird. Wenn sie allein gelassen werden, um sich »auszuweinen«. Wenn sie gezwungen werden, ihre Gefühle zu unterdrücken. Wenn sie darauf programmiert werden, sich den Erwartungen anderer anzupassen. Wenn ihnen spontanes, freies Spiel verwehrt wird und wenn sie durch Strafmaßnahmen wie die »Timeout«-Methode »diszipliniert« und so mit dem Verlust dessen bedroht werden, wonach sie sich am meisten sehnen: bedingungslose, positive Akzeptanz. Und wenn ihnen die Beziehung zur Natur versagt wird. All das trägt zu jener inneren Leere bei, die Süchte und Begehrlichkeiten füllen sollen. Unser eigenständiger Geist wird den Forderungen unterworfen, die eine aus dem Gleichgewicht geratene, materialistische Kultur an ihn stellt.

Wie herrlich wäre es, wenn das demokratische Ideal wahr wäre: dass »wir, das Volk« die Gesellschaft erschaffen, in der wir leben wollen. Zweifellos ein Traum, dessen Erfüllung erstrebenswert ist. Aber nur daran zu glauben, reicht bei weitem nicht aus. Dieser Traum kann und wird nicht wahr werden, solange wir uns den Stand der Dinge nicht klar vor Augen führen: *Wir* sind das Abbild unserer verzerrten, zerrütteten und entfremdeten Welt. Es ist also besser, sie am Leben zu erhalten, selbst wenn sie uns zugrunde richtet.

Teil III

# Den Begriff des Abnormen neu denken: Leiden als Anpassung

# Kapitel 15

## Nur nicht man selbst sein
## Die Entlarvung der Mythen über Sucht

*»Ich finde absolut kein Vergnügen in den Stimulanzien, denen ich manchmal auf so wahnwitzige Weise fröne. Es war nicht die Jagd nach Vergnügungen, die mich mein Leben, meinen Ruf und meine Vernunft hat riskieren lassen. Es war der verzweifelte Versuch, quälenden Erinnerungen zu entkommen.«*

Edgar Allan Poe[1]

Bruce, ein Gefäßchirurg aus Oregon, zog gerade seinen OP-Kittel an, als die Polizei hereinkam. »Ich wurde in Handschellen aus dem Krankenhaus geführt«, erinnert er sich an diesen sonnigen Tag vor sieben Jahren. »Es war absolut erniedrigend. Ich praktizierte in einer Kleinstadt, also wusste jeder Bescheid. Ich war mehrmals auf der Titelseite der Lokalzeitung. Ich fiel total in Ungnade.« Dieser vertrauenswürdige Arzt hatte auf den Namen seiner Patienten Rezepte ausgestellt, um sie dann selbst einzulösen und seine Sucht zu stillen. »Ich habe so viel konsumiert und so viele Rezepte ausgestellt«, erzählt er, »dass die Polizei anfangs den Verdacht hatte, ich würde eine Art Drogenring leiten.« Innerhalb weniger Monate war das Spiel aus.

Was konnte einen hoch qualifizierten, versierten Arzt wie Bruce, der verheiratet und Vater von Jugendlichen war, zu solchen Abgründen der Selbsttäuschung, Unredlichkeit und des beruflichen Fehlverhaltens bringen? Mit Sicherheit war ihm klar, dass er damit seine

Gesundheit, seine Familie, seinen Ruf und seinen Lebensunterhalt gefährdete.

Warum sollte überhaupt jemand einem solch selbstzerstörerischen Verhalten frönen – wenn das überhaupt das richtige Wort dafür ist – wie es auch Edgar Allan Poes Zitat beschreibt.

Diese Frage hat mich während meiner gesamten beruflichen Laufbahn fast täglich beschäftigt, am intensivsten jedoch in den zwölf Jahren, in denen ich in Vancouvers Stadtteil Downtown Eastside gearbeitet habe. Er ist als Nordamerikas Viertel mit der höchsten Dichte an Drogenkonsumenten bekannt. In den wenigen Wohnblöcken leben Tausende Menschen in verzweifelter Abhängigkeit von Substanzen aller Art, die sie inhalieren, einnehmen oder injizieren: Alkohol, Opiate, Nikotin, Cannabis, Kokain, Crystal Meth, Klebstoff, Franzbranntwein. Selbst Besucher aus New York, Detroit oder Bristol sind regelmäßig schockiert von dem, was sie dort sehen.

Wenn der Erfolg eines Arztes daran gemessen wird, wie alt seine Patienten werden, dann war ich ein Versager, denn viele meiner Patienten starben jung. Sie starben an Komplikationen im Zusammenhang mit HIV, an Hepatitis C oder an Infektionen der Herzklappen, des Gehirns, der Wirbelsäule oder des Blutes. Sie begingen Selbstmord, fielen einer Überdosis oder Gewalt zum Opfer; sie wurden von Fahrzeugen angefahren, während sie im Drogenrausch auf belebte Straßen stolperten. Im Gegensatz zu »High-bottom«-Süchtigen, also funktionierenden Abhängigen wie Bruce, der jetzt rehabilitiert ist und wieder arbeiten kann, hatten meine Patienten alles verloren: ihre Gesundheit, ihre Zähne, ihre Familien, ihre Arbeit, ihr Zuhause. Einige hatten ein Leben in der Mittelschicht verspielt und eine Handvoll hatte überraschenderweise eine Wandlung »vom Millionär zum Tellerwäscher« durchgemacht. Die ganze Zeit über wussten sie genau, dass sie den ultimativen Verlust erleiden würden: ihr Leben. Obwohl sie tiefer gesunken waren, als die meisten von uns es sich jemals vorstellen können, hielten sie an ihren Gewohnheiten fest. Das habe ich in meinem 2009 erschienenen Buch über Sucht, *Im Reich der hungrigen Geister*, geschildert.

In den letzten zehn Jahren haben sich die vorherrschenden Ansichten über Sucht teilweise weiterentwickelt, hin zu mehr Mitgefühl, wissenschaftlichem Verständnis und Einsicht. Trotzdem herrschen in vielen Kreisen, von der ärztlichen Versorgung bis hin zur Strafjustiz und Politik, immer noch irreführende und gefährliche Mythen über den Ursprung und das Wesen von Sucht. Selbst die grundsätzlich wohlgesinnten Einrichtungen zur Sucht-Rehabilitation und -Genesung haben ihre blinden Flecken. Angesichts der offensichtlichen Unzulänglichkeiten und des teils verheerenden Schadens, den unsere Standardansätze anrichten, gibt es inzwischen viele Stimmen, die eine neue Sichtweise fordern.

Setzen wir uns als Auftakt zu diesen Überlegungen direkt mit den beiden wichtigsten Irrtümern auseinander: dass Sucht entweder das Ergebnis »schlechter Entscheidungen« oder eine »Krankheit« sei. Beide Ansätze können keine Erklärungen für diese unerbittliche gesellschaftliche Plage liefern; sie behindern sogar unsere Bemühungen, sie zu beseitigen.

Der Erklärungsansatz *schlechte Entscheidungen* sollte angesichts der wissenschaftlichen Fortschritte beim Verständnis von Sucht kaum noch Erwähnung finden. Leider bestimmt er trotzdem immer noch das Denken vieler Menschen und ist die Grundlage für die Maßnahmen des Rechtssystems gegen Drogenkonsumenten. Der Ansatz ist so verquer, dass er schon fast zum Lachen ist – und das wäre er auch, wenn seine Folgen nicht so tragisch wären. Der damalige US-Generalstaatsanwalt Jeff Sessions brachte es 2017 auf den Punkt und erinnerte an die schlechten alten Zeiten des Drogenkriegs der 1980er-Jahre. Vor einem Publikum in Virginia erklärte er: »Wir müssen einfach, wie Nancy Reagan bei ihrer Anti-Drogen-Kampagne, fordern ›Sag einfach Nein‹ zu Drogen. Wenn wir die Menschen aufklären und ihnen die schreckliche Wahrheit über Drogen und Sucht deutlich machen, werden mehr Menschen eine bessere Wahl treffen.«

Der tatsächliche Erfolg all dieser Kampagnen zur Drogenbekämpfung, die ein halbes Jahrhundert Zeit hatten, ihre erklärten Ziele zu erreichen, lässt sich an einer elenden Tatsache ablesen: Selbst in der Zeit von Sessions' Rede verlor sein Land alle drei Wochen so viele Menschen durch Überdosen, wie die Terroranschläge vom 11. September 2001 gefordert hatten. In jenem Jahr sollten mehr als 70 000 Amerikanerinnen und Amerikaner an einer Überdosis sterben.[2] Vier Jahre später, im Jahr 2021, waren es mehr als 100 000.[3] Im selben Jahr gab es in meiner Heimatprovinz British Columbia mehr als 1 700 solcher Todesfälle, fast doppelt so viele wie dort an Corona starben, während ich an diesem Buch schrieb.

Der Erklärungsansatz *schlechte Entscheidungen* – der, wenn wir ehrlich sind, auf wenig mehr hinausläuft als »Du bist selbst schuld« – ist nicht nur katastrophal ineffektiv, sondern auch absolut kurzsichtig. Ich habe noch nie jemanden getroffen, der sich in irgendeinem Sinne des Wortes »ausgesucht« hat, süchtig zu werden. Am allerwenigsten meine Patientinnen und Patienten von Downtown Eastside, deren Leben auf den Straßen, in den Hotelzimmern und in den Hinterhöfen des Drogenghettos von Vancouver langsam dahinschwand oder schnell ausgelöscht wurde.

Wenn ein sozialkonservativer Andersdenkender protestieren und einwenden würde: »Haben sie sich nicht dafür entschieden, süchtig zu *bleiben*?«, würde ich Dr. Nora Volkow, Leiterin des U.S. National Institute on Drug Abuse, zitieren: »[Neuere] Studien haben gezeigt, dass wiederholter Drogenkonsum zu lang anhaltenden Veränderungen im Gehirn führt, *die die freiwillige Kontrolle untergraben.*«[4] Übersetzt heißt das: Wenn es um Sucht geht, ist der »freie Wille« in vielerlei Hinsicht ein neurobiologischer Trugschluss.

Ich würde sogar noch weitergehen: Die meisten süchtigen Menschen hatten kaum eine Wahl, *bevor* ihre Gewohnheiten sich festsetzten. Ihre Gehirne waren *bereits vorher* durch Lebenserfahrungen geschädigt und besonders anfällig für die Wirkungen der Droge »ihrer

Wahl« (ein weiterer zweifelhafter Ausdruck). Das gilt übrigens unabhängig davon, ob es sich um eine Substanz oder ein Verhalten handelt. Kurz gesagt, der Ansatz »man hat eine Wahl« ignoriert die Frage, was eine Person überhaupt in die Sucht treibt.

Der Erklärungsansatz *Sucht als Krankheit*, der immer noch von den meisten Suchtspezialisten und Therapieprogrammen vertreten wird, signalisiert mehr Mitgefühl. Trotzdem lässt auch er die menschliche Komponente außer Acht. Er trennt den Geist vom Körper – oder in diesem Fall das Gehirn vom Geist – und betrachtet das Gehirn in rein biochemischer Hinsicht. Tatsache ist, dass persönliche und soziale Lebensereignisse, die über den Geist vermittelt werden, das Gehirn ein Leben lang formen. Wissenschaftlich betrachtet kann man die menschliche Biologie nicht von der Biografie trennen, vor allem nicht, wenn es um einen so vielschichtigen psychologischen Prozess wie eine Sucht geht.

Das soll nicht heißen, dass es nicht sinnvoll wäre, die neurochemische Seite der Sucht zu berücksichtigen. Die brillante Arbeit von Dr. Volkow und anderen hat gezeigt, dass Suchtmittel mit der Zeit das Gehirn so verändern, dass wesentliche Funktionen wie die Impulsregulierung – die jemandem helfen würden, dem Sog der Sucht zu widerstehen – erheblich beeinträchtigt werden. Das gilt selbst, wenn die Belohnungs- und Motivationsschaltkreise auf die verlangte Droge trainiert werden. In diesem Sinne wird das Gehirn zu einem beeinträchtigten Organ mit eingeschränkter Fähigkeit, rationale Entscheidungen zu treffen; es ist stattdessen zwanghaft auf die Befriedigung der Suchttriebe ausgerichtet.

Wir machen jedoch einen Fehler, wenn wir uns nur auf die Drogen konzentrieren: *Es bedarf keiner Drogensucht, um Veränderungen in der Gehirnchemie zu bewirken.* Scans haben ähnliche schädliche Veränderungen auch in den Gehirnen von Nicht-Substanzabhängigen gezeigt, z. B. bei eingefleischten Internetspielern.[5] Der zwanghafte Verzehr von Lebensmitteln, die den Belohnungsapparat des Gehirns aktivieren, kann ebenfalls solche Effekte hervorrufen.[6]

Trotz alledem ist die Gleichsetzung von Sucht mit einer weitgehend genetisch programmierten und behandelbaren Krankheit[7] wissenschaftlich und menschlich ein Fortschritt gegenüber dem beschämenden Modell der »schlechten Entscheidungen«. Genauso wie wir nicht auf die Idee kämen, jemandem die Schuld an seiner kranken Niere zu geben, ergibt es auch keinen Sinn, jemandem vorzuwerfen, ein »krankes« Gehirn zu haben, vor allem, wenn diese »Krankheit« genetischen Ursprungs ist.[8] Das Problem besteht jedoch darin, dass durch den Ansatz *Sucht als Krankheit* ein Prozess in typisch medizinischer Manier in etwas Pathologisches verwandelt wird. Zudem ist »behandelbar« weit entfernt von »heilbar« – was weniger über die Natur der Sucht aussagt als über das Unvermögen des medizinischen Systems, sie zu verstehen.

Das Wort »Krankheit« taucht häufig im Zusammenhang mit dem Zwölf-Schritte-Programm auf. Betroffene, die an Programmen der Anonymen Alkoholiker oder Anonymen Drogensüchtigen teilnehmen, sprechen von »meiner Krankheit«, z. B. »Meine Krankheit will meinen Tod« oder »Meine Krankheit hat mich dazu gebracht, die Menschen zu verletzen, die ich liebe«. Zweifellos haben solche Programme Millionen Menschen geholfen, und die verwendete Sprache trägt wesentlich dazu bei, dass Menschen in ihrem Denken und Handeln eine neue Perspektive einnehmen. Mir geht es nur darum, darauf hinzuweisen, dass der Begriff »Krankheit« als Metapher in therapeutischer Hinsicht zwar sinnvoll ist, aber nicht im wörtlichen Sinne und als Tatsache. Wie bei den meisten chronischen Erkrankungen kann die Betrachtung der Sucht als dynamischer Prozess, auf den man sich einlassen muss – statt als dämonische Kraft, die man fürchten oder bekämpfen muss –, die Möglichkeiten zur Heilung erweitern. Für eine fundiertere Betrachtung der Sucht müssen wir nicht nur die Gene oder die Gehirnschaltungen der Menschen berücksichtigen, sondern auch ihre realen Begegnungen in ihrer Welt. Wir müssen uns die Lebenserfahrungen der Menschen genau ansehen.[9] Süchte jeglicher Art sind keine abnormen Krankheiten, absichtlich herbeigeführte Leiden, Hirnstörungen oder Probleme von Menschen mit genetischen Beeinträchtigungen. Wenn man Sucht richtig versteht, ist sie gar nicht mehr so rätselhaft. Wie andere scheinbar mysteriöse Zustände, die in diesem Buch genannt werden, beruhen Süchte auf Bewältigungsmechanismen. Sicherlich können sie *Merkmale* einer Krankheit aufweisen: ein funktionsgestörtes Organ, Gewebeschäden, insbesondere bei extensivem Drogenkonsum, körperliche Symptome, Beeinträchtigung bestimmter Hirnkreisläufe, Zyklen von Remission und Rückfall, sogar Tod. Diese Symptome jedoch als »Krankheiten« zu bezeichnen, geht am Kern der Sache vorbei und bietet keine Möglichkeit, intelligent mit ihnen umzugehen. Süchte verkörpern bei ihrem Entstehen die Abwehr eines Organismus gegen eine Belastung, die er nicht zu ertragen vermag. Mit anderen Worten: Wir haben es mit einer natürlichen Reaktion auf unnatürliche Umstände zu tun; mit einem Versuch, den Schmerz der in der Kindheit erlittenen Verletzungen und des im Erwachsenenalter erlittenen Stresses zu lindern.

## Zwei wesentliche Fragen

Im Laufe meiner jahrzehntelangen ärztlichen Tätigkeit und Tausender Gespräche habe ich gelernt, dass die erste Frage, die man stellen muss, nicht lautet: Was ist falsch an einer Sucht? Sie muss lauten: Was ist daran »richtig«? Welchen Nutzen zieht die Person aus ihrer Sucht? Was leistet sie für sie? Was bekommt die Person dadurch, wozu sie sonst keinen Zugang hat? Diese Frage ist der Schlüssel zum Verständnis jeder Art von Sucht, sei es nach Substanzen wie Alkohol, Opiaten, Kokain, Crystal Meth oder Klebstoff, oder nach Verhaltensweisen wie Glücksspiel, zwanghaftem Fremdgehen, Pornografie oder Ess- und Magersucht. Es gibt auch die Sucht nach Macht und Machtgehabe – hier beginnen wir natürlich zu Süchten überzugehen, die weit über die individuellen Gewohnheiten hinausgehen. Sie reichen in den Bereich der kollektiven Abhängigkeiten hinein.

So wie ich noch nie jemanden getroffen habe, der freiwillig süchtig wurde, ist mir auch noch nie jemand begegnet, dessen Süchte nicht ein wesentliches menschliches Bedürfnis befriedigt hätten. Zumindest am Anfang. Man hört zum Beispiel immer wieder, dass die menschlichen Süchte das Räderwerk der sozialen Beziehungen schmieren. Der kanadische Métis[10]-Schriftsteller, Professor und ehemalige Gefängnisinsasse Jesse Thistle, Autor der Memoiren *From the Ashes*, erzählte mir, dass sein Drogenkonsum ihm »Zugang zu Freunden verschaffte. Er gab mir Macht und Selbstvertrauen. Und das hat eine Zeit lang funktioniert – etwa die ersten drei Jahre lang. Ich wurde fast unverwundbar.« Die vielseitig begabte TV-Künstlerin Lena Dunham erinnerte sich: »Ich bin dadurch sozialer geworden. Es hat mich entspannter gemacht. Es fiel mir leichter zu kommunizieren.« In ihrem Fall war »es« eine Abhängigkeit von, unter anderem, Beruhigungsmitteln: hochgradig süchtig machende Medikamente, die von Ärzten zu freizügig verschrieben werden. Dieser Auftrieb wirkte sich auch auf ihr kreatives Schaffen aus: Die Drogen, so erzählte sie mir, »ließen mich wie eine Dämonin schreiben, weil ich jegliche Hemmungen verlor«.

»Wärme« ist eine oft gehörte Beschreibung für das Gefühl, das sich einstellt, wenn man high ist. Es trifft genau die Empfindung, die Süchtige gut kennen. Die Schauspielerin Jamie Lee Curtis sprach mit mir über »dieses warme Bad: wie es sich anfühlt, wenn man friert und man in ein warmes, nicht heißes, sondern ein warmes, wirklich warmes Bad steigt, wenn sich Entspannung ausbreitet, während man in die Wärme eintaucht. Das war ein sehr vertrautes Gefühl für mich und ich liebte es. Zehn Jahre lang bin ich diesem Gefühl hinterhergejagt, indem ich alles Mögliche gemacht habe, vom Diebstahl von Opiaten bis zur Manipulation von Ärzten wegen Opiaten.«

Curtis' Worte erinnerten mich an das, was ich oft von meinen extrem marginalisierten Patienten in Downtown Eastside (DTES) hörte. »Was gibt Ihnen das Heroin?«, fragte ich einmal einen Patienten, der gerade in der Entgiftungseinrichtung aufgenommen wurde, in der ich als Assistenzarzt arbeitete. Der Mann war Ende dreißig, hatte Arme wie ein Gewichtheber, einen rasierten Kopf und einen großen Messingring im rechten Ohrläppchen. Er sah mich an und sagte: »Doc, ich weiß nicht genau, wie ich es Ihnen beschreiben soll. Es ist so, als ob man drei Jahre alt ist, krank ist und vor Fieber zittert, und die Mutter einen auf den Schoß nimmt, in eine warme Decke einwickelt und einem eine warme Hühnersuppe gibt – so fühlt sich Heroin an.« Sein Mitbewohner, der Dichter Bud Osborn, sprach ebenfalls von der wohltuenden Entspannung, die Heroin ihm bescherte. »Ich fühlte diese Wärme in meiner Magengrube, die immer so kalt gewesen war.« Der durch Jane's Addiction und die Red Hot Chili Peppers bekannte Rockgitarrist und Reality-TV-Star Dave Navarro erzählte mir, dass er in seiner Sucht »eine Art Liebe und Akzeptanz« fand – ein weiteres Thema, das immer wieder bei den Konsumenten auftaucht. Sein Podcaster- und Autorenkollege, der britische Komiker Russell Brand, sprach ebenfalls von Liebe: »Das erste Mal, als ich Heroin nahm, fühlte es sich so heilig und spirituell an, so warm und mütterlich«, sagte er. »Ich hatte das Gefühl, als würde ich gehalten … Es war, als wäre sonst nichts von Bedeutung, und ich fühlte mich sicher.« Die Verwendung des Wortes »mütterlich« ist mehr als nur eine Metapher: Sie weist direkt auf die neurobiologischen Zusammenhänge einer Opiatabhängigkeit hin.

Einige finden in ihren zwanghaften Gewohnheiten eine Art von Erfahrung, nach der andere Menschen jahrelang in Klöstern und hochpreisigen Exerzitienzentren suchen. Über den Konsum von Alkohol sagte der Komiker und frühere *Saturday Night Live*-Moderator Darrell Hammond in einem Gespräch: »Man hat drei oder vier Stunden Ruhe. Einfach Frieden. Das Gerede im Kopf hört auf, das negative Denken. Das ist kostbar.« Frieden und Ruhe sind keine Merkmale, die die meisten Menschen mit dem Leben eines Süchtigen in Verbindung bringen, aber diese »kostbaren« Zustände sind oft das, was gesucht – und eine Zeit lang auch gefunden – wird.

Lena Dunhams Abhängigkeit von Beruhigungsmitteln verschaffte ihr die vorübergehende Illusion von Normalität. Dieser Eindruck wird durch die Tatsache verstärkt, dass die von ihr gewählten Drogen in unserer Gesellschaft oft auf »legale« Weise erworben werden: mit dem Rezept eines Arztes. »Arzneimittel versprechen auf magische Weise, dass man normal oder sogar besser als normal funktioniert«, sagt sie. »Alkohol, den riechst du an jemandem; Crack … damit endest du unter einer Brücke. Aber bei Klonopin[11] kannst du ziemlich lange Zeit denken: ›Wow, ich habe das Heilmittel gefunden, um so zu funktionieren, wie ich denke, dass Menschen in der Welt funktionieren sollten.‹«

Man sollte sich wirklich fragen: Wer hat schon einmal von einer »Krankheit« gehört, bei der man sich »normal« fühlt? Oder wann hat das letzte Mal eine Krankheit dazu geführt, dass man »besser funktioniert als sonst«?

Vor dem Hintergrund dieser Aussagen klingt das Beharren auf dem Erklärungsmuster der »schlechten Entscheidungen« noch viel absurder. Sollen wir auf Nancy Reagans Maßnahmen noch eins draufsetzen und an Autobahnen und in Schulen Schilder und Plakate mit Slogans aufhängen, die eher der Wahrheit entsprechen: »Sag einfach Nein zur Schmerzlinderung« oder »Sag einfach Nein zu einem warmen, nährenden Gefühl im Bauch«? Zu innerem Frieden, zu Gelassenheit, Selbstbestimmung, Selbstwertgefühl, zu Gemeinschaft und Freundschaft, zu ungehinderter Selbstentfaltung, zu einem schwer fassbaren Gefühl von wohltuender Normalität und zu Liebe? »Mir ist aufgefallen«, sagte Navarro, »dass ich, sobald ich wieder anfing, Drogen zu nehmen, ein Gefühl dafür bekam, *wie sich ein Mensch fühlen sollte*.« Versuchen Sie mal, dazu Nein zu sagen.

Wenn man es genau nimmt, lassen sich alle Suchtanreize als eine Flucht vor den Zwängen des Selbst zusammenfassen. Damit meine ich die alltäglich gelebte Erfahrung, sich in seiner eigenen Haut unwohl und isoliert zu fühlen. Unter den vielen oberflächlichen Schichten, in denen man »normal« funktioniert, kann dieses unbehagliche Empfinden der Entfremdung etwas beunruhigend Quälendes annehmen: ein anhaltendes Gefühl, abnormal, unwürdig und unzulänglich zu sein. Keith Richards von den Rolling Stones, der vielleicht bekannteste ehemalige Heroinsüchtige der Welt, bringt diese Fluchtstrategie in seiner Autobiografie *Life* auf den Punkt: »Es war eine Suche nach dem Vergessen, nehme ich an … die Verstrickungen, die man durchmacht, nur um für ein paar Stunden nicht man selbst zu sein.«[12]

Warum sollte das Selbst das Bedürfnis haben, zu entkommen? Wir sehnen uns danach, zu entkommen, wenn wir in unserem Leid gefangen sind. Die Sucht ruft nach uns, wenn wir im Wachzustand darin gefangen sind, zweifeln und den Sinn verlieren, wenn wir uns isoliert und in der Unwürdigkeit gefangen fühlen; wenn wir eine Kälte im Bauch fühlen und ohne Hoffnung sind; wenn uns der Glaube an die Möglichkeit fehlt, von unserem Leid befreit zu werden, wenn wir keinen Beistand finden; wenn wir weder die äußeren Herausforderungen noch das innere Chaos oder die Leere ertragen können; wenn wir nicht in der Lage sind, unsere quälenden Geisteszustände zu regulieren, wenn wir unsere Emotionen als unerträglich empfinden; und vor allem wenn wir verzweifelt versuchen, den Schmerz zu lindern, den all diese Zustände verursachen. Der Schmerz ist also das zentrale Thema. Kein Wunder, dass die Betroffenen so oft von der wohltuenden, betäubenden Wirkung ihrer Süchte sprechen: Nur ein Mensch, der Schmerzen hat, sehnt sich nach Betäubung.

Die innere Logik der Sucht als Suche nach dem eigenen Ausweg ist unausweichlich. *Wo ich bin, ist es unerträglich. Holt mich hier raus.*

Hier kommen wir zur zweiten wesentlichen Frage nach der Sucht, die für mich zu einer Art Mantra geworden ist: *Frag nicht nach der Ursache der Sucht, sondern nach der Ursache des Schmerzes.* Diese Frage kann weder aus medizinischer Sicht »Sucht als Krankheit« noch durch gängige Vorurteile beantwortet werden; die Frage wird nicht einmal gestellt. Doch ohne diese Frage haben wir keinen Anhaltspunkt, warum Geist, Körper und Seele so weit verbreitet mit diesem Elend behaftet sind.

Um das schwierige und unwirtliche Terrain zu erfassen, dem die Sucht entspringt, lohnt es sich, die Menschen zu befragen, die es durchquert haben. Wenn man ihren Erfahrungen zuhört, weiß man genau, was es zu lindern gilt und warum. Es fehlt leider der Platz, um all die tragischen Geschichten der vielen – bekannten und unbekannten – Menschen, die ich für dieses Buch interviewt habe, nachzuzeichnen. Im Folgenden gebe ich Ihnen eine kurze und repräsentative Auswahl.

- Als die kanadische Eishockeylegende Theoren Fleury vierzehn Jahre alt war, begann sein Trainer, ihn sexuell zu missbrauchen. »Er zog immer das gleiche Programm durch, wann immer ich da war – er masturbierte auf meine Füße, wollte einen Blowjob und ließ mich dann schlafen.« Und das war noch lange nicht alles, wie er mir erzählte. In seiner chaotischen Herkunftsfamilie mit einem alkoholkranken Vater hatte er niemanden, an den er sich wenden konnte. Im Gegenteil. Er war verzweifelt bemüht, seine wirtschaftlich heruntergekommenen und emotional gestörten Eltern glücklich zu machen. Jahre später, als er als rauflustiger Offensivstar der New York Rangers jährlich Millionen Dollar verdiente, war er hoffnungslos alkohol- und kokainsüchtig.
- Auch der opiatabhängige Chirurg Bruce erlebte eine Kindheit ohne jegliche Fürsorge. »Mein Vater war nicht anwesend«, sagte er. »Es gab keinen Vater in meinem Leben, als ich aufwuchs. Er verließ uns, als ich vier Jahre alt war. Meine Mutter war zu jung, um die Aufgaben zu übernehmen, die für mich wichtig gewesen wären. Sie war sechzehn, als sie mich bekam, im Grunde selbst noch ein Kind. Ich verbrachte meine prägenden Jahre wirklich ohne jegliche Unterstützung, mit viel Leid.«

- Die weltberühmte Fotografin Nan Goldin erzählt, dass sie die meiste Zeit ihres Lebens Drogen genommen habe: Sie war elf Jahre alt, als ihre ältere Schwester mit 18 Jahren Selbstmord beging. »Das war ein sehr prägendes Trauma für mich«, sagte Goldin. Prägend, aber nicht ausschlaggebend. »Ich bin in einer ziemlich neurotischen Familie aufgewachsen«, erinnert sie sich und untertreibt damit gewaltig. »Ständig gab es irgendeinen Aufruhr wegen meiner älteren Schwester … Einige meiner frühesten Erinnerungen sind, dass sie mit Dingen warf – nach allen außer mir. Sie wurde in psychiatrische Kliniken eingewiesen und sogar in ein Waisenhaus gesteckt. Es gab eine Menge Gewalt, eine Menge Chaos, eine Menge Geschrei.«
- Als der bereits verstorbene Straßendichter Bud Osborn drei Jahre alt war, erhängte sich sein Vater im Gefängnis. Dort hatte ihn die Polizei von Toledo hingebracht, nachdem er versucht hatte, sich aus dem Fenster zu stürzen. »Für Osborn gab es in seiner Kindheit nur einen Menschen, der ihm Zuflucht bot: seine Großmutter«, schreibt der Journalist Travis Lupick aus Vancouver in *Fighting for Space*, seinem Buch über die Bewegung zur Reform der Drogenpolitik, in der Osborn ein prominenter Führer wurde. »Sie wurde von seiner Tante erschossen, die dann die Waffe gegen sich selbst richtete.« Als Fünfjähriger wurde Bud Zeuge, wie seine Mutter verprügelt und vergewaltigt wurde. Ein Jahr später stürzte er sich vom Vordach und versuchte, sich das Leben zu nehmen.
- Der ehemalige *Saturday Night Live*-Star Darrell Hammond wurde von seiner Mutter körperlich und seelisch misshandelt, wie jeder weiß, der den schmerzhaften, sich selbst offenbarenden autobiografischen Dokumentarfilm *Cracked Up* gesehen hat.
- Lena Dunham wurde in jungen Jahren sexuell missbraucht. Hinzu kam noch ein weiterer Faktor, der dafür sorgt, dass solche Erfahrungen dauerhafte traumatische Auswirkungen haben: emotionale Isolation. In einer kürzlichen Therapiesitzung, die unter dem Einfluss

des Medikaments Ketamin stattfand, erlebte sie »diese überwältigende Trauer, dass ich in meiner Kindheit allein war«.

Auch wenn jede Lebensgeschichte besonders ist und Traumata viele Gesichter haben, ist eine gewisse Verallgemeinerung möglich und notwendig. Das gilt vor allem dort, wo Missbrauch und Vernachlässigung ethnische und soziale Schichten betreffen. In den zwölf Jahren, die ich in Downtown Eastside arbeitete, musste ich feststellen, dass alle meine Patientinnen – viele von ihnen waren Indigene und im Sexgewerbe gefangen – in ihrer Kindheit oder Jugend sexuell missbraucht worden waren. Das ist ein Marker für das generationsübergreifende Erbe, das von Kanadas brutaler kolonialer Vergangenheit herrührt. Mehrere groß angelegte Studien belegen die Dynamiken eines Kindheitstraumas, einschließlich sexuellen Missbrauchs, die eine spätere Sucht begünstigen. Für eine 1997 veröffentlichte Studie wurden mehr als hunderttausend Schülerinnen und Schüler befragt: Bei den Jugendlichen, die entweder körperlichen oder sexuellen Missbrauch erlebt hatten, war die Wahrscheinlichkeit, Drogen zu konsumieren, zwei- bis viermal so hoch wie bei denjenigen, die keinen derartigen Missbrauch erfahren hatten.[13] Bei Jugendlichen, die sowohl körperlichen als auch sexuellen Missbrauch erlebt hatten, war die Wahrscheinlichkeit für Drogenkonsum mindestens doppelt so hoch wie bei denjenigen, die nur einer der beiden Missbrauchsarten ausgesetzt waren. Beim Alkoholkonsum zeigte sich ein ähnliches Muster: In einer nationalen Stichprobe unter zehntausend Jugendlichen war die Wahrscheinlichkeit, dass Opfer sexuellen Missbrauchs im Jugendalter zu trinken begannen, dreimal so hoch.[14]

Nun haben wir das Dickicht der falschen Vorstellungen über Sucht gelichtet und ein Gefühl dafür bekommen, was sie für die Menschen, die von ihr beherrscht werden, bedeutet. Außerdem haben wir begonnen, darüber nachzudenken, welche Art von Lebenserfahrungen die »Vorteile« der Sucht so greifbar und attraktiv machen. Deshalb schlage ich vor, im nächsten Kapitel den Vorhang noch weiter zurückzuziehen. Es gibt einen weiteren – zugleich bequemen und höchst schädlichen – Mythos, der besagt, dass es in unserer Welt eine Kategorie der »Süchtigen« gebe, eine identifizierbare Gruppe von armen, unglücklichen Seelen. Sauber getrennt von »solchen Leuten« befänden sich die übrigen, »normalen« Menschen.

Um einen Satz des großen George Carlin zu verdrehen: Es ist ein großer Club – und wir gehören alle dazu.

# Kapitel 16
## Wer zählt zu den Süchtigen?
## Eine neue Betrachtungsweise der Sucht

*»Eine neue Sichtweise ist längst überfällig – zum einen, weil sich unser Verständnis der neurobiologischen Prozesse, die der Sucht zugrunde liegen, verändert hat, zum anderen, weil so viele bestehende Behandlungsmethoden einfach nicht funktionieren.«*

Maia Szalavitz[15]

Nachdem ich dargelegt habe, was Sucht ist und was nicht, und ihre Dynamik und Funktion im Leben der Menschen identifiziert habe, möchte ich einen neuen Arbeitsbegriff vorschlagen. Meiner Meinung nach kommt er der Wahrheit näher und ist wirkungsvoller als seine Vorgänger. Da dieser Begriff die genetische Vorbestimmung ablehnt, beinhaltet er die Möglichkeit der Heilung. Ich sollte jedoch eine Warnung aussprechen: Meine Auffassung ist zwar präziser und hoffnungsvoller, aber auch globaler – sie macht das »große Zelt« der Sucht noch größer. Vielleicht finden Sie sich ja darunter wieder.

> Sucht ist ein komplexer psychologischer, emotionaler, physiologischer, neurobiologischer, sozialer und spiritueller Prozess. Sie manifestiert sich in jedem Verhalten, das einer Person vorübergehend Erleichterung oder Genuss verschafft und deshalb so begehrenswert ist. Obwohl das Verhalten langfristig negative Fol-

gen für die Person selbst oder für andere hat, weigert sie sich oder ist nicht in der Lage, es aufzugeben. Die drei Hauptmerkmale der Sucht sind demnach:

- kurzfristige Erleichterung oder Genuss und daher ein Verlangen danach;
- langfristiges Leiden für sich selbst oder andere;
- die Unfähigkeit aufzuhören.

Auf zwei Dinge möchte ich gleich zu Beginn hinweisen: Erstens ist der Begriff »Krankheit« nicht Teil meiner Definition – was nicht bedeutet, dass sie sie ausschließen muss. Wie ich in Kapitel 6 dargelegt habe, sind die meisten Krankheiten am besten als komplexe Prozesse zu verstehen, als Manifestation des gesamten Lebens eines Menschen und nicht als separate »Dinge«. Bezeichnet man die Sucht als Krankheit, kann das letzten Endes, wie bei vielen anderen gesundheitlichen Zuständen auch, relevante Aspekte erfassen, ohne das Phänomen auch nur annähernd zu erklären. Geschweige denn, dass es einen gangbaren Weg bieten würde, die Krankheit von Grund auf zu heilen.

Zweitens ist meine Definition nicht auf Drogen beschränkt. Derselbe Trieb, der oft zum Konsum von Substanzen führt, kann eine Vielzahl von Verhaltensweisen auslösen: zwanghaftes Sexualverlangen bis hin zu Pornografie; unkontrollierbares Verlangen, in Geschäften und im Internet einzukaufen (beides Gewohnheiten, die ich selbst gut kenne); Internetspiele bis hin zu Glücksspielen; jede Art exzessiver Ess- und Trinkgewohnheiten; übermäßiges Arbeiten; Extremsportarten; unerbittliches Trainieren; zwanghafte Suche nach Beziehungen; Psychedelika; Meditation. Das Problem ist nie das äußere Zielobjekt, sondern die innere Beziehung dazu. Sehnen Sie sich nach etwas, das Ihnen vorübergehend Erleichterung oder Vergnügen verschafft? Nehmen Sie etwas zu sich, das negative Konsequenzen nach sich zieht, Sie sind aber nicht bereit, es aufzugeben? Willkommen im Club!

Wenn Sie schon einmal einen meiner Vorträge zu diesem Thema gehört haben, sei es leibhaftig oder auf YouTube, dann wissen Sie vermutlich, was ich als Nächstes fragen werde. Normalerweise mache ich an dieser Stelle eine Pause und bitte um ein Handzeichen: »Wer ist nach der soeben gegebenen Definition süchtig oder ist es jemals gewesen?« Unabhängig von der Größe des Publikums bleibt praktisch nie eine Hand unten – außer bei den gelegentlichen Lügnern. Das zeigt, wie normal Suchtverhalten in unserer heutigen Kultur ist. Ich lade Sie, meine mutigen Leserinnen und Leser, dazu ein, sich ebenfalls diesem Test zu unterziehen, mit oder ohne Handzeichen.

Natürlich sind nicht alle Süchte gleich, abgesehen von ihren groben Strukturen. Meine HIV- und Hepatitis-C-Patienten in Downtown Eastside unterscheiden sich sicherlich von den meisten von uns: durch das Ausmaß ihres Leidens, das sie in ihr Suchtverhalten gestürzt hat, durch die Vehemenz, in der ihre Abhängigkeit ihr Leben beherrscht, und auch durch die schrecklichen Folgen, die ihre Gewohnheiten mit sich gebracht haben. Auch ihre geringeren inneren und äußeren Ressourcen, die ihnen – oft aufgrund sozioökonomischer und ethnischer Faktoren – zur Verfügung stehen und die sie nicht selbst zu verantworten haben, spielen eine große Rolle. Meine Patientinnen und Patienten unterscheiden sich auch durch das Ausmaß der Ausgrenzung und Bestrafung, das sie seitens der Gesellschaft erlebt haben und weiterhin erleben werden.

Diese enormen graduellen Unterschiede sind wichtig und sollten nicht ignoriert oder verwischt werden. Sie ändern jedoch nichts an der Tatsache, dass der Suchtprozess bestimmte Merkmale aufweist, die alle Betroffenen kennen. Niemand wird davon verschont, nicht einmal die Menschen an der Spitze der Gesellschaft. Das gilt auch für diejenigen, deren destruktive Gewohnheiten in unserem auf den Kopf gestellten gesellschaftlichen Wertesystem als »Erfolg« ausgegeben werden. Ebenso ändert es nichts an der Tatsache, dass die meisten »Normalbürger« den Menschen, die sie für ihre schwereren oder eklatanten Abhängigkeiten verhöhnen oder bemitleiden, viel ähnlicher sind, als sie zugeben wollen. Es existiert nicht einmal eine feine Grenze zwischen »uns«, den Aufrechten, und »jenen«, den Heruntergekommenen. Es ist eine fiktive Grenze.

In diesem Zusammenhang ist es hilfreich, sich an das Spektrum der Schweregrade von Traumata zu erinnern. Alle Arten von Verletzungen, die wir während unserer Entwicklung erfahren haben, können nach einer süchtig machenden Schmerzlinderung schreien. Das gilt für die weniger offensichtlichen Wunden, die wir als »Trauma mit kleinem t« bezeichnet haben, bis hin zu den offenkundigen »Traumata mit großem T«. Auch bei Traumata/Verletzungen geht es darum, was in unserem *Inneren* passiert und wie die Auswirkungen anhalten, nicht darum, was *mit* uns geschieht. Eine Untersuchung der Frage »Warum der Schmerz?« muss Raum für die Arten von emotionalen Verletzungen lassen, die sich der bewussten Erinnerung entziehen oder, was viel häufiger der Fall ist, der Person, die sich erinnert, nicht erwähnenswert erscheinen.

Es ist nicht ungewöhnlich, dass Menschen meinen, sich an eine »glückliche Kindheit« zu erinnern. Solange das Leben einigermaßen gut verläuft, haben wir vielleicht keinen Grund, dieses Narrativ infrage zu stellen. Falls man selbst oder ein geliebter Mensch süchtig ist, ist eine Nachfrage auf jeden Fall angebracht.[16] Wenn man voll Mitgefühl in sich geht, können die meisten Menschen sich selbst irgendwo auf dem Spektrum der Traumata/psychischen Verletzungen verorten. Echte glückliche Erinnerungen schließen emotionale Leiden nicht aus, aber in der Regel erinnert man eher erstere und letztere werden vom Bewusstsein unterdrückt. Ich habe die Erfahrung gemacht, dass selbst Menschen mit dem hartnäckigsten Narrativ einer »glücklichen Kindheit« sehr schnell erkennen, dass ihre Autobiografie mit blinden Flecken gespickt ist, wenn man ihnen die richtigen Fragen stellt.

Die Schriftstellerin und Theaterkünstlerin Stephanie Wittels Wachs verlor 2015 ihren jüngeren Bruder Harris durch eine Überdosis. Sie selbst ist ein bekennender Workaholic, was sich negativ auf ihr Familienleben auswirkt. Bis zu dem Tag, als sie mich zu ihrem *Last-Day*-Podcast einlud, war sie davon überzeugt – felsenfest sogar –, dass sie und Harris in einem normalen, glücklichen Elternhaus aufgewachsen wären. Zu den Belegen für diese Normalität und das Glück, an das sie sich erinnerte, gehörten das Engagement der Mutter bei vielen schulischen Aktivitäten – Betreuerin von Klassenfahrten, Vorsitzende des Elternbeirats usw. – und ein Familienleben, in dem die Rollen der Eheleute im traditionellen Sinne stabil waren: berufstätiger Vater, die Mutter Hausfrau. Das Gefühl der Sicherheit, das durch all diese Regelungen vermittelt wurde, mag durchaus real gewesen sein; es klingt jedenfalls so, als sei Wittels Wachs bei Eltern aufgewachsen, die ihre Kinder, so gut sie konnten, liebten und für ihre körperlichen und sozialen Bedürfnisse sorgten. Doch eingebettet in diese »Normalität« waren Erfahrungen tiefgreifender emotionaler Verletzungen. Sie hatte sie völlig verdrängt, bis sie durch meine Fragen aus der Tiefe ihres Bewusstseins zurück ins Gedächtnis gerufen wurden. »Dieses Gespräch hat mich völlig überrumpelt«, gestand sie ihren Zuhörerinnen und Zuhörern im Anschluss. »Er hat verdammt recht. Meine Kernaussagen über meine glückliche Kindheit sind unvollständig.«

David Sheff wurde von einer ähnlichen Erkenntnis »überrascht«. In seinem Buch *Beautiful Boy: A Father's Journey Through His Son's Addiction* schildert er die Abhängigkeit seines Sohnes Nick von Aufputschmitteln, die beinahe tödlich endet. Es war ein Bestseller und vor Kurzem Gegenstand eines ergreifenden Films mit Steve Carell und Timothée Chalamet in den Hauptrollen. In dieser Familie gab es kein »Trauma mit großem T«, keinen Kindesmissbrauch und keine schlimmen Schicksalsschläge. Verwirrt musste sich Sheff unbequeme Fragen stellen, um zu verstehen, was sein begabtes, lebhaftes, hochsensibles ältestes Kind in eine lebensbedrohliche Sucht getrieben hatte. Rückblickend erkannte Sheff, dass Nicks Schmerz schon früh entstanden sein musste: im Schmelztiegel der dysfunktionalen Beziehung seiner

Eltern. »Wir hätten nicht zusammen sein sollen«, sagte er mir. »Wir hatten schreckliche, schreckliche Probleme in unserer Ehe.« Selbsttäuschung spielte eine große Rolle: Sogar während einer außerehelichen Affäre mit einer Freundin der Familie hegte Sheff »diese Fantasie in meinem Kopf, dass, wenn ich und sie glücklich wären, die Kinder zusammen wären und dass wir dann eine glückliche Familie hätten und sie sozusagen von diesen beiden traumatischen Familien befreit würden … Ich glaubte tatsächlich, dass ich das in gewisser Weise für Nick tat. Ich wollte es rechtfertigen, versuchen, es in Ordnung zu bringen.« Es ist Sheffs Verdienst, dass er bereit war, offen darauf zurückzublicken, wie es tatsächlich war. Ich kenne keine Details, aber Sheff erzählte mir, dass er und sein Sohn jetzt offene und mitfühlende Gespräche über diese Zeit führen. Sie haben ein gemeinsames Verständnis dafür, dass der Schmerz, den Nick in seiner Kindheit empfunden hat, ein Hauptgrund für seine späteren Schwierigkeiten war.

So wie ich hat auch Dr. Dan Sumrok schon den einen oder anderen Trauma-Skeptiker getroffen. Mit seinem langen, ergrauten Bart, der bis zur Brust reicht, und seiner leidenschaftlichen Rhetorik wirkt dieser Freund und Kollege in der Suchtmedizin wie die Vision eines biblischen Propheten. Aber wenn Dan ein Prediger für etwas ist, dann für die Vernunft. Im Laufe seiner Karriere als Hausarzt – zunächst an der medizinischen Fakultät der University of Tennessee in Memphis, dann in Nashville und in jüngster Zeit in einer ländlichen Gegend – hat er fast fünfundzwanzigtausend Menschen mit Opiatabhängigkeit behandelt. Auch er geht über die medizinische Sichtweise der Sucht als Krankheit, ob genetisch oder anderweitig bedingt, hinaus und betrachtet Traumata aufgrund seiner Erfahrung als entscheidenden Faktor. »Als ich 1980 gerade aus dem Militärdienst entlassen worden war, begann ich, darüber zu schreiben. Ich war Medizinstudent im ersten Jahr, und mein Leben geriet aus den Fugen. Ich würde mal sagen, dass George, Jack und Jim – meine Whiskey-Brüder – meine besten Freunde waren.«[17] »Die wirklich militanten Verfechter des Zwölf-

Schritte-Programms«, fährt Dan fort, »werden, wie auch einige der Therapieanbieter, sagen: ›Wissen Sie, es geht nicht immer nur um Trauma, Dr. Sumrok.‹ Um sie zu beruhigen, antworte ich: ›Ich verspreche Ihnen, dass ich unvoreingenommen bleibe. Ich warte auf die erste Person, bei der es nicht nur um Trauma geht.‹« Darauf müsste man lange warten.

Unabhängig vom Ausmaß der Verletzung ist jede Sucht eine Art Flucht: vor unerträglichen Gefühlen, die durch Widrigkeiten entstanden sind und nie verarbeitet wurden, in einen Zustand vorübergehender Freiheit, auch wenn er illusorisch ist. Noch einmal: Versuchen Sie, dazu Nein zu sagen.

Es mag viele überraschen zu erfahren, dass Drogen an sich nicht süchtig machen, nicht einmal die berüchtigtsten »Hochrisikodrogen« wie Crack oder Methamphetamin. Die meisten Menschen, die egal welche Drogen auch wiederholt ausprobieren, werden nie süchtig. Die Gründe dafür werfen ein weiteres Licht auf das Wesen der Sucht.

Ich frage meine Zuhörerinnen und Zuhörer oft: »Macht Alkohol süchtig: ja oder nein? Wie sieht es mit Essen aus: ja oder nein? Arbeit: ja oder nein? Sex: ja oder nein? Pornografie oder Shoppen: ja oder nein?« Die richtige Antwort, die in der Frage enthalten ist, lautet »ja oder nein«. Es kommt darauf an, wie stark der Schmerz ist, den man lindern muss. Dr. Vincent Felitti, Facharzt für Innere Medizin in San Diego, war einer der leitenden Forscher der inzwischen berühmten (wenn auch nicht berühmt genug) Adverse Childhood Experiences (ACE) Study. Die Studie wurde entwickelt, nachdem Felitti beschlossen hatte, sich die Lebensgeschichten von Patientinnen und Patienten einer Adipositas-Klinik anzuhören. Sie alle berichteten von Kindheitstraumata. Die Untersuchungen wurden in den 1990er-Jahren vom kalifornischen Gesundheitsnetzwerk Kaiser-Permanente durchgeführt. Sie zeigten, dass bei einer Gruppe von mehr als siebzehntausend meist *weißen* Personen aus der Mittelschicht das Risiko für Suchterkrankungen, psychische und andere medizinische Probleme im Erwachsenenalter umso größer war, je mehr Widrigkeiten die Probanden als Kind ausgesetzt waren.[18] Diese Widrigkeiten wurden in drei allgemeine Kategorien eingeteilt: Missbrauch (psychisch, physisch, sexuell), Vernachlässigung (physisch, emotional) sowie dysfunktionale Familie (Alkoholismus oder Drogenkonsum im Elternhaus, Scheidung oder Verlust eines Elternteils, Depression oder psychische Erkrankungen in der Familie, Gewalterfahrung der Mutter, Inhaftierung eines Familienmitglieds). Die Auswirkungen dieser Erfahrungen addieren sich nicht nur, sondern verstärken sich gegenseitig. Die Häufigkeit des intravenösen Drogenkonsums war bei einem Erwachsenen mit einen ACE-Wert von 6 sechsundvierzigmal höher als bei denjenigen, die als Kind keiner der genannten Widrigkeiten ausgesetzt waren.

»Es herrscht allgemein die Ansicht«, so Felitti über seine Forschungsergebnisse, »dass der wiederholte Konsum von Straßendrogen an sich schon süchtig macht. Unsere Ergebnisse stellen diese Auffassung infrage .... Sucht hat relativ wenig mit den vermeintlich süchtig machenden Eigenschaften bestimmter Substanzen zu tun, außer dass sie alle eine gewünschte psychoaktive Erleichterung bieten ... Mit anderen Worten: Beim Drogenkonsum handelt es sich um den verständlichen Versuch der Selbstbehandlung mit einer Substanz, die *fast* funktioniert, wodurch der Drang nach weiteren Dosen entsteht.«[19]

Felittis Erkenntnisse über die Bedeutung von Widrigkeiten in der Kindheit haben den Mythos der genetischen Vorbestimmung weiter zerstört. Es wurde noch nie ein einzelnes Suchtgen gefunden – und es wird auch nie gefunden werden. Es mag eine Reihe von Genen geben, die Menschen für eine Anfälligkeit prädisponieren. Aber das ist nicht dasselbe wie eine Vorbestimmung. Was auf körperliche Krankheiten zutrifft, gilt auch für die Sucht: Gene werden durch die Umwelt aktiviert und deaktiviert. Wir wissen heute, dass in der Kindheit erlebte Widrigkeiten die genetische Aktivität in einer Weise beeinflussen, die eine Schablone für künftige Funktionsstörungen schafft. Studien an

Menschen und Tieren belegen, dass alle genetischen Risiken für Drogenmissbrauch deaktiviert werden können, wenn man in einer nährenden Umgebung heranwächst.[20]

Eine der glücklichsten E-Mails, die ich je erhalten habe, kam von der dankbaren Mutter eines vierjährigen Kindes. Ihr Ehemann, ehemals Alkoholiker, weigerte sich, Kinder zu haben, da er größte Befürchtungen hatte, das »Alkoholismus-Gen« an seinen Nachwuchs weiterzugeben. Nachdem er mein Buch über Sucht gelesen hatte, erkannte er die traumatischen Ursachen seiner Alkoholsucht und gab seine Angst vor diesem nicht existierenden Gen auf. Und zwar gerade noch rechtzeitig, denn seine Frau hatte das gebärfähige Alter schon fast überschritten. Ich konnte einen selbstzufriedenen Gluckser nicht unterdrücken. Mir wurde schon früher von Menschen, die ich nie kennengelernt hatte, gedankt, dass ich ihr Leben gerettet hatte, aber noch nie dafür, dass ich aus der Ferne der Grund für ein solches Ereignis war.

Wie Widrigkeiten in der Kindheit die Neurobiologie der Sucht hervorbringen, hat mit der interpersonellen Biologie zu tun, die ich bereits angesprochen habe. Stresserfahrungen im Mutterleib können z. B. die Fähigkeit des Gehirns, auf Stress zu reagieren, funktionell verändern und so die Entstehung von Sucht begünstigen. Sie können auch langfristige Auswirkungen auf die Teile des Gehirns haben, die das Anreizmotivations-System modulieren. Es ist bei allen Abhängigkeiten, ob von Drogen oder Verhaltensweisen, gestört.[21] Der Psychiater, Neurowissenschaftler, Autor und führende Traumaforscher Dr. Bruce Perry sagte zu mir: »Wir und viele andere Wissenschaftler haben Studien durchgeführt, die zeigen, dass die Anzahl und Dichte der Dopamin-Rezeptoren in diesen Bereichen [des Gehirns] im Wesentlichen bereits im Uterus festgelegt werden.«[22]

Wer auch immer den umgangssprachlichen Begriff »Dope« für Drogen geprägt hat, hatte einen guten Riecher: Alle Abhängigkeiten, ob von Drogen oder Verhaltensweisen, haben mit *Dopamin* zu tun. Dopamin ist der wesentliche Neurotransmitter im Motivationssystem, ohne den alle Säugetiere träge, inaktiv und ohne jeglichen Anreiz wären. Eine hungrige Labormaus, deren Gehirn künstlich der Regulierung durch Dopamin beraubt wird, würde verhungern, wenn sie vor einem Teller mit Nahrung stünde. Tatsächlich ist jeder Süchtige ein Dopamin-Fanatiker, der die Jagd nach dem eigenproduzierten chemischen Kick, der den gegenwärtigen Moment aufregend und lebendig macht, nach außen verlagert. Für praktisch jedes »positive« Gefühl, jede Eigenschaft, die Menschen aus ihren bevorzugten Substanzen oder Verhaltensweisen ziehen, sind Gehirnchemikalien verantwortlich, die auch natürlich vorkommen. Die Sucht ist in erster Linie der Versuch, Gefühle hervorzurufen, auf die wir biologisch programmiert sind. Wir würden sie auch empfinden, wenn uns nicht eine ungesunde Entwicklung in die Quere gekommen wäre.

Sexsucht zum Beispiel hat nichts mit einem »starken Sexualtrieb« zu tun, sondern vor allem mit Dopamin. Der New Yorker Sozialarbeiter und ehemalige außerordentliche Professor an der Fordham- und der Rutgers-University, Zachary Alti, hat sich auf Sexualtherapie und Verhaltenssüchte, insbesondere Pornosucht, spezialisiert. »Studien deuten darauf hin«, erklärte er mir, »dass beim Betrachten eines pornografischen Bildes im Gehirn ein Dopaminschub ausgelöst wird. Mit dem Betrachten jedes weiteren Bildes werden weitere Schübe aktiviert. Während bei einer Substanzsucht in der Regel ein oder ein paar Dopaminschübe kurz vor dem Konsum auftreten, ist bei einer Verhaltenssucht das Dopamin selbst die Substanz, es ist die Hauptkomponente. Besonders bei der Pornosucht treten diese Dopaminschübe immer wieder auf.« Wie die Smartphone- und App-Unternehmen sind sich auch die Pornografen bewusst, dass ihr Profit auf der Beeinflussung des Gehirns ihrer Konsumenten beruht. Die Soziologin Gail Dines, Autorin des 2010 erschienenen aufrüttelnden Buches *Pornland: Wie die Pornoindustrie uns unserer Sexualität beraubt*, berichtet über einen Artikel in der Fachzeitschrift *Adult Video News*. Darin plaudert ein Brancheninsider die Ergebnisse einer Studie der Stanford University über Cybersexsucht aus. Sie zeigen auf, dass 20 Prozent der Nutzenden von Pornoseiten süchtig sind. »In echter kapitalistischer Manier«, wie sie feststellt: Der Artikel trägt die übermütige Überschrift »Exploiting the Data« (Ausbeutung der Daten).[23]

Was ist mit dem Gefühl der Liebe, das Menschen in ihrer Sucht, insbesondere beim Konsum von Opiaten, empfinden – mit der Wärme, von der Jamie Lee Curtis und andere sprachen? Diese Empfindungen sind zum großen Teil auf das endogene Opioidsystem des Gehirns zurückzuführen. Darin sind Endorphine – unsere natürlichen, körpereigenen Opiate – die Neurotransmitter. Dr. Jaak Panksepp wies schon vor zwanzig Jahren darauf hin, dass die Opiatabhängigkeit in den evolutionären Gehirnmechanismen verwurzelt ist, die soziale Bindungen fördern: Fürsorge, emotionale Nähe und soziale Zugehörigkeit. »Wir vermuteten«, schrieb er, »dass Menschen, die große soziale Not und Unsicherheiten erleben, besonders anfällig für Opiatmissbrauch sind; diese Vorhersage wurde durch einige klinische Untersuchungen bestätigt. In der Tat könnte dieselbe Dynamik dazu beitragen, zu erklären, warum Opiatabhängigkeit besonders häufig bei sozial Benachteiligten auftritt.«[24] Die derzeitige Krise der Opioid-Überdosierungen in den Vereinigten Staaten und in geringerem Maße auch in Kanada und Großbritannien hat den Scharfsinn dieser Beobachtung auf tragische Weise unter Beweis gestellt.

Auch das Endorphin-System ist für seine Entwicklung auf unterstützende, harmonische Beziehungen in einem frühen Stadium des Lebens angewiesen. »Face-to-Face-Interaktionen aktivieren das sympathische Nervensystem des Kindes«, schreibt Louis Cozolino, klinischer Psychologe, Neurowissenschaftler und Professor für Psychologie an der Pepperdine University. »Diese stärkere Aktivierung korreliert mit einer erhöhten Produktion von Oxytocin, Prolaktin, Endorphinen und Dopamin. Sie entspricht damit einigen der gleichen biochemischen Systeme, die an der Sucht beteiligt sind.«[25] Die Nähe eines Kindes zu einem einfühlsamen, emotional verfügbaren Elternteil fördert das optimale Wachstum der Gehirnsysteme; das Fehlen dieser Nähe hemmt es.

Für die Singer-Songwriterin Alanis Morissette war Arbeit die entscheidende, aber nicht die einzige Sucht. Im Hinblick auf die Endorphine spricht sie jetzt von Kompensation. »Berühmt zu sein hat etwas mit der Sucht nach Bindung zu tun«, äußerte sie während unseres Gesprächs. »Wenn man sich das vorstellt, dass alle Augen auf einen gerichtet sind. Alle gehen extrem mit. Jeder schenkt dir seine Aufmerksamkeit … Du jagst diesem Gefühl hinterher, geliebt, bewundert und angeschaut zu werden.« Morissette versuchte, durch ihren Ruhm jenen Zustand kindlicher Glückseligkeit zu erreichen, der bei vielen zu kurz kommt oder nur allzu flüchtig erlebt wird.

Als Robert Palmer davon sang, süchtig nach Liebe zu sein, sprach er im Prinzip uns allen, die wir die Hand gehoben haben, aus dem Herzen: den Drogensüchtigen, den Workaholics, den zwanghaften Spielern, Kauf- und Esssüchtigen, all denjenigen, die hoffnungslos dem nächsten euphorisierenden Hoch oder der wohltuenden Entspannung hinterherjagen. Es ist allerdings nicht die Liebe, nach der wir süchtig werden. Es ist unser verzweifelter Versuch, mit ihrem Mangel fertig zu werden – und das mit allen Mitteln.

Das ist sehr ernüchternd, ich weiß. Aber wir sollten uns dieser Tatsache stellen.

# Kapitel 17

# Eine ungenaue Verortung unseres Schmerzes

## Was wir bei psychischen Erkrankungen missverstehen

> *»Wir können keine der zentralen psychischen Störungen aus biologischer Perspektive erfassen.«*
>
> Anne Harrington, Professorin[26]

Als Darrell Hammond im Alter von neunzehn Jahren gerade sein Journalistikstudium an der University of Florida begonnen hatte, wurde er zum ersten Mal von einer schweren psychischen Störung heimgesucht. »Ich hatte entsetzliche Todesängste«, erinnert sich der Comedian. »Dieses Ausmaß an Angst – ich weiß nicht einmal, wie ich es überlebt habe. Die Ärzte behandelten mich wegen Depression, Verfolgungswahn und Psychose, weil ich ihnen erzählt hatte, dass ich jemanden beim Reden beobachtet hätte, dessen Worte nicht synchron zu seinen Lippenbewegungen zu hören waren.« Man verschrieb ihm das Antidepressivum Amitriptylin und das Antipsychotikum Thioridazin. Hammond schätzt, dass er im Laufe der folgenden Jahrzehnte von bis zu vierzig Psychiatern untersucht wurde und mehrere Diagnosen erhielt, darunter Depression, bipolare Störung, komplexe PTBS und weitere, an die er sich nicht mehr erinnern kann. Bei seiner Behandlung ging man von der gleichen Annahme aus, die auch in der Medizin vorherrscht: dass solche Qualen durch eine biologische Erkrankung des Gehirns verursacht werden. Daher wurde er mit einem ständig wechselnden Medikamentencocktail behandelt. Jahrelang war er beruflich erfolgreich, hat eine beispiellose 14-jährige Karriere bei *Saturday Night Live* gemacht. Die Bandbreite der Persönlichkeiten, die er imitierte, reichte von Bill Clinton bis hin zu seiner vielleicht beliebtesten Rolle eines witzigen, vulgären Sean Connery. Trotzdem fühlte er sich verloren, reizbar, isoliert und verzweifelt. Die einzigen Mittel, die ihm scheinbar zur Verfügung standen, um sein Elend zu unterbrechen, waren die Selbstmedikation mit Alkohol und offensichtliche Selbstverletzungen: Sein Körper trägt noch immer die Narben von über fünfzig selbst zugefügten Schnitten.

Nach einer 35-jährigen psychiatrischen Odyssee traf Hammond am Weill Cornell Medical College in New York City den Arzt Dr. Nabil Kotbi. Er veränderte sein Leben durch zwei kurze Sätze: »Ich möchte nicht, dass Sie das, was Sie haben, eine psychische Erkrankung nennen. Sie haben Verletzungen erfahren.« Die Einsicht, dass seine Symptome nicht die Manifestationen eines mysteriösen medizinischen Zustands waren, erzählte Hammond mir, »war ein Halleluja-Moment … Was [Dr. Kotbi] mir zu sagen schien, war, dass psychische Krankheiten einen ganz bestimmten Ursprung haben. Sie haben eine Geschichte, und in dieser Geschichte bist du der Einzige, der keine Macht hat«. In den Jahrzehnten zwischen seiner ersten Begegnung mit dem psychiatrischen Gesundheitssystem und der mit diesem besonderen Psychiater hatte niemand Hammond nach traumatischen Kindheitserlebnissen gefragt. »Ich kann nicht beschreiben, wie es für mich war, mit akuten Schmerzen in eine Arztpraxis zu gehen und gesagt zu bekommen: ›Sie sollten sich nicht so fühlen.‹ Damals hat niemand gesagt: ›Hey, Sie sind wahrscheinlich ein Opfer von Kindesmissbrauch.‹ Wenn man sich damals ohne ersichtlichen Grund schlecht fühlte, nannten sie einen bipolar. Das war alles, was sie wussten. ›Er hat unerklärliche Hochs und Tiefs.‹ Sie behandelten mich mit [den Stimmungsstabilisatoren] Lithium und Depakote. Beide waren nicht erfolgreich. Eigentlich war *nichts* erfolgreich, bis die Wahrheit über mein Leben erkannt wurde.« Die Wahrheit über Hammonds Leben beinhaltete eine ganze Reihe von Misshandlungen durch seine Mutter.[27] Psychische Leiden weisen durchaus einige Krankheitsmerkmale auf – das Gehirn scheint wie ein gestörtes Organ zu funktionieren –, aber die gängige Psychiatrie treibt die Betonung biologischer Ursachen zu weit. Sie reduziert meist alles auf ein Ungleichgewicht der von der DNA diktierten Gehirnchemikalien. Die Psychiaterin Kay Redfield Jamison, eine der derzeit bedeutsamsten Autorinnen auf dem Gebiet manisch-depressiver Erkrankungen, die auch als bipolare Störungen bekannt sind, schrieb darüber in ihren Memoiren *Meine ruhelose Seele: Die Geschichte einer bipolaren Störung*. Dieses Buch ist eine unverzichtbare Lektüre für alle, die bereit sind, die Erfahrung einer außerordentlichen Bewusstseinslage nachzuempfinden, die sich zwischen Episoden des Hochgefühls und der lähmenden Verzweiflung bewegt. Und doch enthalten Dr. Jamisons großartig geschilderte Erinnerungen fehlerhafte Annahmen. Sie veranschaulichen das vereinfachende genetische Erklärungsmuster, an dem die Psychiatrie immer noch festhält. So erinnert sie sich an eine manische Episode mit den Worten: »Ich war an diesem Tag sehr aufgedreht, *dank des Hexengebräus von Neurotransmittern, das Gott in meine Gene programmiert hatte.*« In Wahrheit haben weder Gott noch die Gene etwas damit zu tun.

In ihrem Buch *Touched with Fire*, das ebenso ergreifend ist, formuliert Jamison es noch deutlicher und behauptet, dass »die genetische Grundlage für manisch-depressive Erkrankungen besonders überzeugend, ja nahezu unbestreitbar ist«.[28] Fünfundzwanzig Jahre später wissen wir, dass die vermeintlich eindeutigen wissenschaftlichen Beweise nicht überzeugen können und dass sie eigentlich gar nicht existieren. Der »nahezu unbestreitbare« Beweis, auf den sich Dr. Jamison stützt, ist die Literatur über Familiengeschichten, Adoption und Zwillingsstudien, die allesamt mit falschen Annahmen gespickt sind.[29] Der Beweis, auf den sie hinsichtlich genetischer Ursachen anspielt, ist nur dann »überzeugend«, wenn man bereits daran glaubt: Was den Beweis selbst betrifft, ist er reine Fiktion. Außerdem ist er unelegant: Bei meiner Arbeit mit Menschen mit psychischen Störungen und Süchten – einschließlich meiner eigenen – habe ich in den Lebensgeschichten der Betroffenen immer genügend Hinweise gefunden, um ihr psychisches Leiden zu erklären, ohne es mit dem Narrativ einer genetischen Vorherbestimmung zu überlagern.

Der Begriff »psychische Krankheit« lenkt, auch wenn er reale Phänomene beschreibt, die Aufmerksamkeit vor allem auf die Hirnphysiologie, ähnlich wie man bei Angina pectoris von einer Einschränkung der Sauerstoffversorgung des Herzmuskels aufgrund verengter Herzarterien ausgeht. Der Begriff beinhaltet auch, dass das Problem zwangsläufig in den Bereich der Medizin fällt. Trotz aller Teilwahrheiten, die diese Annahmen enthalten, sind sie höchst fragwürdig und schränken unser Verständnis ein. Schlimmer noch: Sie richten Schaden an, sowohl in dem Sinne, dass sie viele Menschen unangemessenen Behandlungen aussetzen, als auch weil sie Perspektiven verdrängen, die weitaus umfassender, humaner und hilfreicher sein könnten. Die Festlegung auf biologische Ursachen, die Darrell Hammonds Ärzte leitete, ließ für seinen Zustand auch keine Selbstheilungsmöglichkeiten zu. Sie verstärkte damit das von ihm erwähnte Narrativ »Du bist der Einzige, der keine Macht hat«. Eine solche Herangehensweise versetzt die Betroffenen meist in eine passive Situation. Sie bekommen Medikamente zur Linderung der Symptome verabreicht, die in vielen Fällen ein Leben lang eingenommen werden müssen.

Mit ihrem vorwiegend biologischen Ansatz begeht die Psychiatrie denselben Fehler wie andere medizinische Fachrichtungen: Sie nimmt komplexe Prozesse, die eng mit Lebenserfahrung und emotionaler Entwicklung verknüpft sind, etikettiert sie als »Krankheit« und beendet damit ihre Arbeit.

Ärzte werden in ihrer Ausbildung kaum darauf vorbereitet, sich über die Lebenserfahrung ihrer Patienten Gedanken zu machen. Geschweige denn, dass sie darin die Ursachen für deren Beschwerden suchen. Stark vereinfachte Erklärungen, die wenig Zeit oder emotionale Energie erfordern, sind eine verlockende Ausweichmöglichkeit. Vielen Ärzten ist es äußerst unangenehm, sich ihrem eigenen verborgenen Schmerz und ihren Verletzungen zu stellen – das, was Carl Gustav Jung unsere Schattenseite nannte. Das gilt nicht nur für Ärzte: Wie mir ein Kollege erzählte, »spielen die Patienten dabei mit. Auch sie wollen sich nicht mit ihrem Leben auseinandersetzen. Denn das würde bedeuten, sich auf die Heilung einzulassen und etwas zu ändern. Es erfordert eine enorme Kraftanstrengung, von den Kindheitserfahrungen zu gesunden. Es ist unglaublich lohnenswert, aber es ist eine Menge Arbeit.« Das Evangelium der genetischen Verursachung schützt uns davor, uns mit unseren Verletzungen auseinandersetzen zu müssen, wodurch wir ihnen umso mehr ausgeliefert sind.

Dieses eingeschränkte Bewusstsein ist im Bereich der psychischen Erkrankungen besonders verhängnisvoll und dort am wenigsten gerechtfertigt. Denn anders als bei Krebs oder rheumatoider Arthritis können psychiatrische Diagnosen nicht durch körperliche Befunde, Bluttests, Biopsien, Röntgenbilder oder Scans bestätigt oder ausgeschlossen werden. Diese Aussage mag viele Leser überraschen, deshalb muss sie wiederholt werden. Es gibt *keine messbaren körperlichen Anzeichen* für psychische Erkrankungen. Es gibt nur subjektive Merkmale (zum Beispiel Beschreibung der eigenen Stimmung durch die Betroffenen) und Verhaltensmerkmale (Schlafverhalten, Appetit usw.).

Wie alle Konzepte ist auch der Begriff »psychische Krankheit« ein Konstrukt: ein bestimmter Rahmen, den wir entwickelt haben, um ein Phänomen zu verstehen und zu erklären, was wir beobachten. Dieses Konstrukt mag in mancher Hinsicht zutreffend und in anderer falsch sein; objektiv ist es ganz sicher nicht. Wenn es nicht hinterfragt wird, wird es zu einer allumfassenden Linse, durch die wir wahrnehmen und interpretieren. Eine solche Sichtweise kann ebenso viel darüber aussagen, wie voreingenommen die Kultur ist, die sie hervorbringt, und welche Werte sie hat, wie darüber, wie das Phänomen wahrgenommen wird. Sei es aus religiöser Sicht als »sündhaft« oder aus biomedizinischer Perspektive als »geisteskrank«.[30] In manchen Kulturen werden Menschen, die Visionen haben, beispielsweise zu Propheten oder Schamanen. In unserer Kultur würden sie höchstwahrscheinlich als geisteskrank gelten. Man fragt sich, wie es einer Johanna von Orléans oder Hildegard von Bingen, Heilige und Komponistin geistlicher Musik im Mittelalter, in den Händen des heutigen psychiatrischen Gesundheitssystems ergehen würde. Ich habe einmal vor Hunderten von Zuhörenden laut darüber spekuliert, was passieren würde, wenn ich auf den kanadischen Premierminister zugehen und ihm – wie die heilige Johanna – von meinen Visionen berichten würde, in denen er den globalen Kampf gegen den Klimawandel anführt und damit beginnt, seine Abhängigkeit von der fossilen Brennstoffindustrie bei seiner Wahlkampffinanzierung aufzugeben.

Was hat uns – abgesehen von der für die moderne Kultur typischen materialistischen Ausrichtung unserer linken Gehirnhälfte – dazu gebracht, dieses spezielle Konstrukt namens »Geisteskrankheit« zu betrachten, als sei sie ein Phänomen, das im Wesentlichen biologisch bedingt ist? Zum Teil scheint es ein Überbleibsel eines einst verlockenden Ziels der medizinischen Wissenschaft zu sein, einer unerfüllten Mission. »Die Psychiatrie steht heute an der Schwelle, eine exakte Wissenschaft zu werden, so präzise und quantifizierbar wie die Molekulargenetik«, schrieb der Journalist Jon Franklin 1984 in einer mit dem Pulitzer-Preis ausgezeichneten Serie.[31] Wie bei dem letztlich unerfüllten Versprechen der genomischen Revolution, Gesundheit und Krankheit zu erklären, löste die Aussicht auf eine wissenschaftlich fundierte Psychiatrie praktisch grenzenlose Begeisterung aus. Fast vierzig Jahre später sind wir dieser imaginären Schwelle kein Stück nähergekommen; wir haben uns eher davon entfernt. Als im Jahr 2013 von der American Psychiatric Association die fünfte Ausgabe des *Diagnostic and Statistical Manual of Mental Disorders (DSM-5)* veröffentlicht wurde, bestätigte Dr. David Kupfer, Leiter der dafür zuständigen Task Force, das. »Wir hoffen, dass wir in Zukunft in der Lage sein werden, Störungen anhand von biologischen und genetischen Markern zu identifizieren, die präzise Diagnosen liefern und mit absoluter Zuverlässigkeit und Aussagekraft gestellt werden können«, erklärte er in einer Presseerklärung. »Doch dieses Versprechen, auf dessen Erfüllung wir seit den 1970er-Jahren warten, bleibt in enttäuschend weiter Ferne. Seit mehreren Jahrzehnten sagen wir den Patienten, dass wir auf diese Biomarker warten. Und wir warten immer noch.«[32]

Der Journalist und Autor Robert Whitaker, ehemals für die Publikationen der Harvard Medical School verantwortlich, war ein überzeugter Anhänger der Theorie des chemischen Ungleichgewichts bei psychischen Erkrankungen – bis er seine Meinung änderte. »Als ich anfing, über Psychiatrie zu schreiben, glaubte ich, dass diese Theorie zutreffend sei«, äußerte er mir gegenüber. »Ich meine, warum auch nicht?« Ihn desillusionierten Recherchen, die er während seiner Tätigkeit als Reporter für den *Boston Globe* machte. »Ich fragte die Leute: ›Können Sie mir sagen, auf welche Weise Sie herausgefunden haben, dass Depressionen auf Serotonin zurückzuführen sind, oder wie Sie eigentlich entdeckt haben, dass Schizophrenie mit zu viel Dopamin zusammenhängt?‹ Ich bat darum, die Quellen zu lesen, und, ich schwöre bei Gott, sie entgegneten: ›Nun, das haben wir nicht wirklich festgestellt. Es ist eine Metapher.‹ Das Erstaunlichste war, dass man bei Durchsicht ihrer Studien feststellt, dass sie keine Belege gefunden haben! Die Abweichung von dem, was einem erzählt wird, und dem, was in ihrer eigenen wissenschaftlichen Literatur steht, war für mich einfach verblüffend – das war das Schlüsselmoment.« Diese auffälligen nicht vorhandenen Belege sind in Whitakers Buch *Anatomy of an Epidemic* dokumentiert und wurden in anderer Literatur bestätigt.[33]

Im Gegensatz zu dem, was auch ich früher glaubte, erklärt eine Diagnose wie ADHS, Depression oder bipolare Erkrankung erst mal gar nichts. *Das gilt für jede Diagnose*. Diagnosen sind Abstraktionen oder

Zusammenfassungen: manchmal hilfreich, immer unvollständig. Sie sind eine professionelle Abkürzung, um eine Gruppierung von Symptomen zu beschreiben. Entweder werden sie von einer Person angegeben oder es sind Beobachtungen anderer über die Verhaltensmuster, Gedanken und Gefühle einer Person. Für die Betroffenen ermöglicht eine Diagnose die Erklärung und Bestätigung von lebenslang gemachten Erfahrungen, die zuvor zu diffus oder nebulös waren, um sie benennen zu können. Das kann ein erster und positiver Schritt zur Heilung sein. Ich weiß das aus eigener Erfahrung.

Wir geraten allerdings dann in eine Sackgasse, wenn wir annehmen oder glauben, dass die Diagnose gleichbedeutend mit einer Erklärung ist. Eine solche Annahme ist besonders aussichtslos, wenn es um »Krankheiten« geht, die von Natur aus so abstrakt sind wie die des Geistes. Die britische Psychologin Lucy Johnstone formulierte es so: »Für körperliche Krankheiten gibt es im Prinzip Methoden, sie abzuklären, zum Beispiel: ›Schauen wir uns den Bluttest oder die Enzymwerte an.‹ Und in den meisten Fällen lässt sich die Diagnose bestätigen oder widerlegen. Aber haben wir es in der Psychiatrie nicht einfach mit einem Zirkelschluss zu tun? Warum hat diese Person Stimmungsschwankungen? Weil sie eine bipolare Störung hat. Woher weiß man, dass sie eine bipolare Störung hat? Weil sie Stimmungsschwankungen hat.« Ich denke an die Figuren Pu und Ferkel aus A. A. Milnes Kinderbuchklassiker: Sie laufen im Kreis durch den Schnee, ohne es zu merken, und erschaudern, als sie auf Schritt und Tritt auf weitere »Heffalump«-Spuren stoßen.

Ein oft gehörter Einwand gegenüber psychiatrischen Diagnosen, insbesondere bei Kindern, ist, dass sie normale, gesunde Gefühle oder Verhaltensweisen »pathologisieren« oder »stigmatisieren«. Ist es nicht normal, dass Kinder sich langweilen oder unruhig, wütend oder traurig sind? Meine Antwort lautet: Ja – und doch ist es nicht ganz so einfach. Obwohl Überdiagnosen sicherlich ein Risiko darstellen, sehe ich den Anstieg der ADHS-Fälle in den letzten Jahrzehnten nicht nur als Folge gutgläubiger Eltern, glückloser Lehrer, übereifriger Schulpsychologen und skrupelloser Pharmafirmen. Wie ich bereits in früheren Kapiteln erörtert habe, scheint die Welt, in die Kinder heutzutage hineingeboren werden, Störungen der kognitiven Funktionen und der emotionalen Selbstregulation zu begünstigen. Alles, was ich gesehen habe, deutet darauf hin, dass wir Zeugen eines tiefgreifenden Wandels des psychischen Wohlbefindens von Kindern *sind.*

Warum bleibe ich dann bei meiner Kritik am diagnostischen Modell? Weil Diagnosen nichts über die *zugrunde liegenden Geschehnisse und Dynamiken aussagen, die das betreffende Wahrnehmen und Erleben bewirken.* Sie lenken unseren Blick auf die Auswirkungen und nicht auf die unzähligen Ursachen. Es kann viele Gründe dafür geben, dass ein Kind Schwierigkeiten hat, aufmerksam zu sein, oder dass es unruhig, unkonzentriert und zappelig ist: Angst, häuslicher Stress, Langeweile bei Unterrichtsstoffen, die es als uninteressant empfindet, Widerstand gegen die Notwendigkeit auf seinem Platz im Klassenzimmer sitzen zu bleiben, Angst vor Mobbing, ein autoritärer Lehrer, ein Trauma – selbst der Geburtsmonat kann eine Ursache sein, ob man es glaubt oder nicht. Eine Studie der University of British Columbia untersuchte die ärztlichen Verordnungsunterlagen von fast einer Million Schulkindern in British Columbia über einen Zeitraum von elf Jahren. Die Forschenden stellten fest, dass bei Kindern, die im Dezember geboren wurden, mit 39 Prozent höherer Wahrscheinlichkeit eine ADHS-Diagnose gestellt wurde als bei Klassenkameraden, die im Januar des Vorjahres geboren wurden. Der Grund? Dezember-Kinder waren fast ein Jahr jünger, als sie in dieselbe Klasse wie ihre im Januar geborenen Schulkameraden kamen. Sie waren in der Gehirnentwicklung elf Monate im Rückstand. Sie wurden nicht wegen einer »genetischen Hirnstörung« behandelt, sondern wegen einer natürlichen Reifungsverzögerung der Hirnschaltkreise für Aufmerksamkeit und Selbstregulierung.[34] Oder denken Sie an die DSM-5-Diagnose des Oppositionellen Trotzverhaltens (ODD, engl. oppositional defiant disorder), die häufig an ADHS und andere »Krankheiten« angehängt wird. »Wenn Ihr Kind oder Jugendlicher ein häufiges und anhaltendes Muster von Wut, Reizbarkeit, Streit, Trotz oder Rachsucht gegenüber Ihnen und anderen Autoritätspersonen zeigt, leidet er oder sie möglicherweise an Oppositionellem Trotzverhalten«, informiert die Mayo Clinic.[35] Der Schlüssel liegt im Wort »gegenüber«: Oppositionelles Verhalten kann definitionsgemäß nur im Kontext einer Beziehung auftreten. Ich kann die Symptome einer Erkältung unabhängig von anderen erleiden oder mir allein den Knöchel brechen. Ich kann mich aber niemandem widersetzen oder jemandem gegenüber wütend oder aufbrausend sein, wenn dieser »jemand« nicht in einer Beziehung zu mir steht. »Wenn Sie mir nicht glauben«, sage ich manchmal zu Therapeutinnen, Eltern, Lehrern oder Medizinern, »schließen Sie sich heute Abend einfach in Ihr Zimmer ein, stellen Sie sicher, dass Sie absolut allein sind, und widersetzen Sie sich jemandem. Wenn Sie Erfolg haben, stellen Sie es auf YouTube – es wird in kürzester Zeit viral gehen.«

Da sich ein Kind im Kontext von Beziehungen entwickelt, ist sein Verhalten für uns nur verständlich, wenn wir sein Beziehungsumfeld betrachten. So gesehen entpuppen sich diese sogenannten ODD-Kinder als Kinder, denen es an einer ausreichenden Bindung zu fürsorglichen Erwachsenen mangelt. Sie haben eine natürliche Abneigung dagegen, von Menschen kontrolliert zu werden, denen sie nicht völlig vertrauen oder denen sie sich nicht nahe genug fühlen. Diese Abneigung wird durch alle Versuche, sie zu beschämen oder zum Gehorsam zu bewegen, nur noch verstärkt. Ihr Verhalten als »gestört« zu bezeichnen, sagt nichts über das innere Erleben des Kindes aus. Es spiegelt nur die Perspektive derjenigen wider, denen seine Widerspenstigkeit unangenehm ist. Es ist auch völlig unsinnig in Bezug darauf, wie die emotionale Machtdynamik funktioniert: Denn es ist nichts Gestörtes daran, sich Autoritätspersonen zu widersetzen, mit denen man sich, aus welchen Gründen auch immer, nicht wohl und sicher fühlt.

Wenn wir gegenwärtig mehr Jugendliche im automatischen Widerstandsmodus erleben, müssen wir uns fragen: Auf welche Weise stört unsere Kultur gesunde Beziehungen zwischen Erwachsenen und Kindern? Warum diagnostizieren wir bei Kindern eine Störung, anstatt ihre Familien, Gemeinschaften, Schulen und die Gesellschaft zu »diagnostizieren« – und zu behandeln?

Der Psychiater, Autor und führende Traumaforscher Bruce Perry[36] lehnt Diagnosen inzwischen fast vollständig ab. Es handelt sich dabei nicht um ein reflexartiges Vorurteil. Seine düstere Sicht auf die Normen und Praktiken seines Fachgebiets beruht auf der jahrzehntelangen Untersuchung Zehntausender Kinder mit Problemen sowie auf seinen zahlreichen Beiträgen über widrige Umstände und das, was wir als »Störungen« bezeichnen. »Als ich begann, in der Psychiatrie zu arbeiten«, so Dr. Perry, »wurde mir sehr schnell klar, dass die Diagnosen nichts mit der Physiologie zu tun hatten. Sie waren nur beschreibend und es gab Hunderte von physiologischen Ursachen für ein Aufmerksamkeitsproblem. Trotzdem tat der Berufsstand so, als ob diese beschreibenden Bezeichnungen wirklich *Befunde* wären … Ich wusste, dass wir, wenn wir ›Forschung‹ betreiben und diese hohlen Deskriptoren, die wir ›Diagnosen‹ nennen, verwenden und auf dieser Basis Maßnahmen und Ergebnisse untersuchen, nur Müll erhalten würden. Und genau so geschah es.«

Mittlerweile ist Dr. Perry der festen Überzeugung, dass »selbst die Anwendung des Leitfadens psychischer Störungen (DSM) grundlegend falsch ist«. Als er eingeladen wurde, einen Beitrag zu einer der Ausgaben dieses Handbuchs zu leisten, lehnte er ab. »Ich sagte ihnen: ›Hören Sie, in fünfundzwanzig Jahren wird man zurückblicken und nicht fassen können, dass wir so über Menschen gedacht haben.‹ Das ist keine zulässige Art, über die Komplexität des Menschen nachzudenken.« In der Klinik, die er mit leitet, praktiziert er, was er predigt. »Wir verwenden seit fünfzehn, zwanzig Jahren keine Diagnosen mehr«, erklärt er. »Das hat unsere Fähigkeit, gute klinische Arbeit zu leisten, in keiner Weise beeinträchtigt. Wir leisten ohne diese Bezeichnungen eine bessere klinische Arbeit.«

Auf der Grundlage der Beobachtungen in meiner Hausarztpraxis und meines Wissens über die menschliche Entwicklung bin ich denselben Weg gegangen. Wenn ich mit psychischen Erkrankungen jeglicher Art arbeite, zum Beispiel Depressionen oder Angstzuständen, ADHS oder Sucht, bin ich nicht so sehr an der formalen Diagnose interessiert. Mein »diagnostischer« Fokus liegt auf den besonderen Herausforderungen, mit denen die Person in ihrem Leben konfrontiert ist, und auf den Traumata, die diesen Herausforderungen zugrunde liegen. Was die »Rezepte« betrifft, so bin ich in erster Linie an solchen Mitteln interessiert, die die Heilung der psychischen Verletzungen fördern, die Ausdruck anhaltender traumatischer Muster sind.

Jetzt kommt eine vielleicht überraschende Behauptung: Ich bin nicht gegen Pharmazeutik. Niemand, der die wohltuende Wirkung von Psychopharmaka gespürt oder erlebt hat, kann leugnen, dass die Neurobiologie in der Tat eine Rolle bei der Dynamik und der potenziellen Linderung von menschlichem Leid spielen muss. Das entspricht ja auch all unseren Erfahrungen. Manchmal kann die zuvor erwähnte Heilung durch den intelligenten Einsatz dieser Medikamente gefördert werden – nicht herbeigeführt, aber unterstützt. Das ist nicht nur meine professionelle Meinung, sondern auch meine persönliche Erfahrung.

Mit Mitte Vierzig beschloss ich, das Serotonin steigernde Medikament Prozac einzunehmen. (Serotonin gehört zu den wichtigsten Neurotransmittern beziehungsweise chemischen Botenstoffen des Gehirns und spielt eine aktive Rolle bei der Stimmungsregulierung und Dämpfung von Aggressionen.) Meine Skepsis gegenüber dem zunehmenden Trend, Millionen Menschen mit Medikamenten zu versorgen, wurde durch meinen Hunger nach einer Ruhepause von der täglichen Schwere meines Gemütszustands in den Hintergrund gestellt. In einem Tagebucheintrag aus jener Zeit fasste ich meine Verfassung trostlos zusammen: »*Ich habe keine Lebensenergie. Seit zwei Monaten verbringe ich jedes Wochenende – jedes freie Wochenende – in einem entnervten, passiven, demoralisierten Zustand, der mich deprimiert und depressiv macht.*«

Bald war ich ein anderer Mensch. Innerhalb weniger Tage stellte meine Frau mit Erleichterung fest, dass meine Gesichtszüge weicher wurden. Ich begrüßte den Morgen nun mit Elan statt mit Gehässigkeit, verlor meine Reizbarkeit gegenüber meiner Familie, lächelte und lachte viel mehr. Ich konnte Zärtlichkeit empfinden und ausdrücken, wo ich zuvor kalt und spröde gewesen war. Es war, als hätte jemand mein schmerzendes Herz verbunden. Es tat nicht mehr bei der kleinsten Berührung weh. Ich ertappte mich dabei, wie ich gegenüber meiner Schwägerin staunend äußerte: »Denkst du, dass andere sich normalerweise so fühlen? Ich hatte ja keine Ahnung!« Meine Erfahrung ähnelte dem, was die Schriftstellerin Elizabeth Wurtzel einige Jahre später in ihrem persönlichen Bericht *Prozac Nation* aus dem Jahr 1994 schilderte. »Eines Morgens wachte ich auf und hatte wirklich Lust zu leben«, schrieb sie. »Es war, als hätte sich der üble Dunst der Depression von mir gelöst, so wie der Nebel in San Francisco im Laufe des Tages aufsteigt. War es die Wirkung von Prozac? Zweifellos.« Wie bei vielen Neubekehrten wich meine anfängliche Zurückhaltung auch schnell einer Phase übergroßer Begeisterung. In meiner medizinischen Praxis fing ich an, verstärkt Prozac zu verschreiben. Ich erlag dem Irrtum, nach pathologischen Ursachen zu suchen, wo nur alltägliches Unglücklichsein vorlag. »Sie haben ein chemisches Ungleichgewicht in Ihrem Gehirn – es fehlt Ihnen an Serotonin«, erklärte ich ernsthaft meinen Patienten, bei denen ich Symptome einer Depression feststellte, und hielt den Rezeptblock bereit. Mir war nicht bewusst, dass ich dabei keine wissenschaftlichen Fakten von mir gab. Ja, die Medikamente haben mir geholfen, zumindest kurzfristig. Und ja, ich habe andere Fälle erlebt, in denen Psychopharmaka lebensverbessernd und sogar lebensrettend waren. Aber wir müssen uns vor dem Trugschluss hüten, von den (in einigen Fällen) beobachtbaren Vorteilen von Medikamenten abzuleiten, dass die *Ursache* psychischer Erkrankungen in der Biochemie des Gehirns zu suchen ist. Ganz zu schweigen davon, dass physiologische Störungen genetisch bedingt seien.

Dass ein Medikament eine bestimmte positive Wirkung hat, sagt nichts darüber aus, wie Symptome entstehen. Wenn Aspirin Kopfschmerzen lindert, lassen sich die Kopfschmerzen dann durch einen vererbten Mangel an Acetylsalicylsäure, dem Wirkstoff der Tablette, im Gehirn erklären? Wenn ein Schuss Bourbon Sie entspannt, leidet dann Ihr angespanntes Nervensystem an einem DNA-bedingten Whiskey-Mangel? Im Gehirn gibt es mindestens fünfzig Neurotransmitter. Wir beginnen gerade erst, deren komplexe Wechselwirkungen zu erforschen, ganz abgesehen von den fast unendlichen inhärenten Möglichkeiten, die sich aus der lebenslangen Überschneidung von Lebenserfahrungen mit der Biologie von Körper und Gehirn ergeben. Noch einmal: Die Physiologie des Gehirns ist eine Manifestation und ein Produkt des Lebens, das sich in Bewegung und im Kontext befindet.

Bruce Perry schreibt außerdem: »Das Gehirn ist ein gewachsenes Organ. Es speichert unser persönliches Narrativ.« Das tut es in Form seiner Chemie und seiner neuronalen Netzwerke. Daher ist es kein Wunder, dass schwierige Erfahrungen zu einer gestörten Neurobiologie führen können. Selbst wenn Hirnscans bestimmte Anomalien zeigen – wie zum Beispiel bei vielen traumatisierten Menschen –, beweist das nicht, dass die »Störung« eine neurochemische *Ursache* hat. In einer kürzlich veröffentlichten Langzeitstudie wurden Menschen von frühester Kindheit bis zu ihrem neunundzwanzigsten Lebensjahr beobachtet. Eine schlechte Fürsorge in der Kindheit war fast drei Jahrzehnte später mit einem höheren Volumen des Hippocampus, dem Teil des Gehirns, der für die Emotionen wichtig ist, sowie mit einem erhöhten Risiko für eine »Borderline-Persönlichkeit« und Suizidalität verbunden. Mit anderen Worten: Die Genetik des Gehirns hat weder die »Krankheit« noch die neurophysiologischen Abweichungen »verursacht«: Alle waren das Ergebnis von Lebenserfahrungen.[37]

Der britische Autor Johann Hari hat sich sowohl aus persönlicher als auch aus journalistischer Sicht mit Süchten und Depressionen beschäftigt. In seinem Bestseller *Lost Connections* schildert er seine eigenen Erfahrungen mit verheerenden Stimmungstiefs, gefolgt von seiner anfänglichen Freude über die Depressionsdiagnose, die endlich seine verstörenden Gemütszustände »erklärte«. »Es mag sich seltsam anhören«, schreibt er, »aber was ich in diesem Moment empfand, war ein Glücksgefühl – so als ob man unerwartet einen Haufen Geld auf der Rückseite des Sofas findet. Ich hatte eine Bezeichnung für mein Gefühl! Es ist eine Krankheit wie Diabetes oder das Reizdarmsyndrom.«

Auch Haris erste Erfahrungen mit Medikamenten waren wie bei mir positiv. »Erst Jahre später«, so erzählt er in *Lost Connections,* »wies mich jemand auf all die Fragen hin, die der Arzt an diesem Tag nicht gestellt hatte. Zum Beispiel: Gibt es einen Grund dafür, dass Sie verzweifelt sind? Was ist in Ihrem Leben geschehen? Gibt es irgendetwas, das Sie schmerzt und das wir vielleicht ändern sollten?« Die Antworten wären durchweg Ja gewesen: Hari trug sowohl ein vergangenes Trauma als auch gegenwärtigen Stress mit sich herum, den er als Teil seiner »Normalität« ansah. Mit der Zeit erkannte er, dass der eng gefasste medizinische Ansatz, der ihm bei der Bewältigung seiner Symptome geholfen hatte, ihn auch weit von einer Heilung entfernt hatte. Er sei dem biologischen Ansatz nicht völlig abgeneigt, sagte er mir. Aber er stellte auch mit Bedauern fest, dass »er die Einsichten des gesunden Menschenverstands verdrängt habe, die es den Menschen ermöglichen, zu verstehen, warum sie in Not geraten und wie sie ihre Not auflösen können. Der medizinische Ansatz hat uns – wie soll ich es ausdrücken – eine ungenaue Verortung unseres eigenen Schmerzes gegeben«.

Es ist unbestritten, dass das Risiko für psychische Störungen, einschließlich Psychosen, umso höher ist, je größer das Ausmaß an Widrigkeiten in der Kindheit war. Eine Studie ergab, dass bei Menschen, die in ihrer Kindheit fünf Formen von Misshandlung erlitten hatten, die Wahrscheinlichkeit, an einer Psychose zu erkranken, um ein Vielfaches höher war als bei denjenigen, denen keine derartigen traumatischen Ereignisse widerfahren waren.[38] Eine umfassende Übersichtsarbeit, die 2018 im *Schizophrenia Bulletin* veröffentlicht wurde, kam zu dem Schluss, dass die Schwere der Kindheitstraumata mit der Intensität der Wahnvorstellungen und Halluzinationen korreliert.[39] Richard Bentall, ein klinischer Psychologe, Wissenschaftler und Mitglied der British Academy, fasste vor einigen Jahren die wissenschaftlichen Erkenntnisse zusammen: »Die Beweise für einen Zusammenhang zwischen einer unglücklichen Kindheit und späteren psychiatrischen Störungen sind statistisch gleichermaßen signifikant wie der Zusammenhang zwischen Rauchen und Lungenkrebs«, schrieb er. »Es gibt mittlerweile auch überzeugende Hinweise darauf, dass Erfahrungen dieser Art die Gehirnstruktur beeinflussen, was viele der abnormalen neurologischen Bildgebungsbefunde erklärt, die bei psychiatrischen Patienten festgestellt wurden.«[40] Diese Erkenntnisse spiegelt auch eine Harvard-Studie wider, die zu dem Schluss kam: »Diese Veränderungen im Gehirn können am besten als *Anpassungsreaktionen verstanden werden, die das Überleben und die Fortpflanzung angesichts der Widrigkeiten erleichtern*. Ihre Beziehung zur Psychopathologie ist komplex«.[41]

Es gibt einen Aspekt, den Wissenschaftlerinnen und Wissenschaftler, die Forschungsarbeiten begutachten, nicht ansprechen. Dabei ist es für viele Kliniker, die mit psychisch Erkrankten arbeiten, evident: Es müssen nicht zwingend offenkundige Misshandlungen sein, um negative Auswirkungen auf die Neurobiologie des Gehirns oder die Funktionsweise des Verstandes auszuüben. Die Neurobiologie ist ein Kontinuum, ebenso wie »psychische Krankheit« und Gesundheit. Emotionale Verletzungen während der Entwicklung können physiologische Folgen haben, auch *ohne* dass Missbrauch oder Vernachlässigung vorliegen. Wie Bruce Perry erklärt, sind belastende Kindheitserfahrungen – von der schlimmen Sorte, die die offizielle Bezeichnung ACE (Adverse Childhood Experience, aus einer Studie über belastende Kindheitserfahrungen) verdienen – von Bedeutung, aber »nicht so entscheidend wie die Beziehungsgeschichte der Betroffenen … Der wichtigste Indikator für ihr Funktionieren in der Gegenwart ist ihre aktuelle Beziehungsverbundenheit, und die zweitstärkste Komponente, die wir wahrnehmen, ist ihre Beziehungsgeschichte.«

»Sei nicht so empfindlich«, wird einem oft gesagt. Mit anderen Worten: »Sei nicht so, wie du bist.« Genetisch bedingte Empfindlichkeiten sind kein Code für Krankheiten. Aber sie können dazu führen, dass eine Person von den Wechselfällen des Lebens stärker betroffen ist als jemand mit einer robusteren Veranlagung – eine keineswegs triviale Auswirkung. Sensible Menschen fühlen mehr, haben stärkere Empfindungen und sind in Stresssituationen leichter überfordert, nicht nur subjektiv gesehen, sondern auch physiologisch. Sowohl Affen als auch Menschen können beispielsweise Gene ererben, die an der Produktion bestimmter Hirnchemikalien wie Serotonin beteiligt sind. Sie machen sie anfälliger für negative Erfahrungen – und andererseits auch empfänglicher für die Wirkung positiver Erfahrungen. (Und natürlich ist auch die Sensibilität ein Kontinuum.)

»Gene beeinflussen, wie sensibel jemand auf die Umwelt reagiert, und die Umwelt wiederum hat Einfluss darauf, wie relevant die individuellen genetischen Voraussetzungen sind«, erklärte der führende Genetiker R. C. Lewontin. »Wenn sich das Umfeld ändert, ist alles möglich.«[42] Manche Menschen empfinden mehr Schmerz und haben daher ein größeres Bedürfnis, sich in Anpassungsformen wie psychische Krankheiten oder Sucht zu flüchten. Sie haben verstärkt das Bedürfnis, alles auszublenden, sich zu dissoziieren, sich aufzuspalten und Fantasien zu entwickeln, um mit einer Realität zurechtzukommen, die sie sonst nicht ertragen könnten.

Aber das heißt noch lange nicht, dass sie eine vererbbare neurobiologische Krankheit haben. Tom Boyce, Professor für Pädiatrie und Psychiatrie an der University of California in San Francisco, beschreibt diese Kinder als Orchideen, »die äußerst sensibel auf ihre Umwelt reagieren, was sie unter widrigen Umständen besonders verletzlich, in einer unterstützenden, fürsorglichen Umgebung jedoch ungewöhnlich lebendig, kreativ und erfolgreich macht«.[43] Dieselben »Sensibilitäts«-Gene, die in einer stressigen Umgebung psychische Erkrankungen begünstigen können, können unter positiven Umständen dazu beitragen, eine stärkere psychische Resilienz und somit Glück zu fördern.[44] Sensible Menschen haben das Potenzial, bewusster, einsichtiger, kreativer, künstlerischer und empathischer zu sein, wenn ihre Sensibilität nicht durch Misshandlung oder Geringschätzung unterdrückt wird. Die Sensibelsten unter uns haben einige der nachhaltigsten kulturellen Beiträge geleistet; aber viele haben im Laufe ihres Lebens auch die größten Schmerzen erlitten. Sensibilität kann das ultimative Kombipaket bedeuten: Gabe und Fluch zugleich.

Viele Menschen mit psychischen Erkrankungen, denen ich begegnet bin, weisen diese Eigenschaft auf, manchmal in erstaunlichem Maße. Ich werde nie ein Gespräch vergessen, das ich als Medizinstudent mit einem psychotischen jungen Mann meines Alters hatte. Er war groß und zerzaust und starrte mich mit stechendem Blick an. Ich stellte ihm einige Fragen zu einem sinnlosen Forschungsprojekt, für das ich bezahlt wurde. Innerlich war ich beeindruckt von seinen Einsichten in Bezug auf das Leben, die Gesellschaft, die Geheimnisse der Existenz und das menschliche Wesen. Während ich ihm zuhörte, wünschte ich mir, selbst Zugang zu solchen Erkenntnissen zu haben. »Es ist nicht wahr, was du denkst«, warf er abrupt ein. »Es stimmt nicht, dass ich intelligenter bin als du.«

Es gibt einen Medienrummel um die genetische Forschung, und die DNA-Jagd in der wissenschaftlichen Forschung wird verschwenderisch finanziert. Trotzdem hat niemand jemals ein Gen identifiziert, das eine psychische Erkrankung verursacht, noch eine Gruppe von Genen, die für bestimmte Geisteskrankheiten stehen oder für das Vorhandensein einer psychischen Störung erforderlich sind. Professorin Jehannine Austin, Wissenschaftlerin und Forscherin, leitet eine genetische Beratungsstelle für psychische Gesundheit in Vancouver.[45] »Jeder Mensch verfügt über einige Gene, die für psychische Erkrankungen anfällig machen«, erklärte sie mir, aber diese sind »sehr, sehr weit davon entfernt, irgendetwas auszulösen … Was die Erkrankten von den Nicht-Erkrankten unterscheidet, ist das, *was im Laufe unseres Lebens mit uns geschieht.*«

Ich glaube, dass es beim anhaltenden Interesse an genetischen Ursachen um mehr geht, als man auf den ersten Blick erkennt. Es gibt Faktoren, die ich bereits erwähnt habe: zum einen die Berührungsängste gegenüber Traumata und zum anderen die Vernachlässigung der Entwicklungswissenschaft. Hinzu kommt die allgemeine Vorliebe für eine einfache und schnell verständliche Erklärung sowie unsere Tendenz, für fast alles eine einzige Ursache zu suchen. Das Leben in seiner wundersamen Komplexität lässt sich nicht so einfach reduzieren.

Andere psychologische und soziologische Dynamiken verstärken die Anziehungskraft der genetischen Theorien. Die erste dürfte nicht neu sein: Wir alle hassen es, uns schuldig zu fühlen. Ob als Individuen für unsere eigenen Handlungen, als Eltern für die Verletzungen, die wir unseren Kindern zugefügt haben, oder als Gesellschaft für unsere vielen Versäumnisse. Wir machen alle einen großen Bogen um solche Verantwortung. Die Genetik – die neutrale, unpersönliche Dienerin der Natur – scheint uns von der Verantwortung und ihrer bedrohlichen Schattenseite, der Schuld, zu befreien. Wenn die Gene wirklich unser Schicksal bestimmen wie unberechenbare, mikroskopisch kleine Götter, dann sind wir aus dem Schneider.

Das genetische Argument wird benutzt, um soziale Ungleichheiten und Ungerechtigkeiten zu rechtfertigen, die ansonsten schwer zu verteidigen wären. Ähnlich wie bei den Minderwissenschaften der Vergangenheit – Phrenologie, Eugenik usw. – dient das Argument einer zutiefst konservativen Funktion: Wenn Phänomene wie Sucht oder psychische Störungen hauptsächlich durch biologische Vererbung bestimmt werden, müssen wir uns nicht damit befassen, in welcher Weise unser soziales Umfeld die Eltern kleiner Kinder unterstützt oder nicht. Wir müssen uns auch nicht damit auseinandersetzen, wie soziale Einstellungen, Vorurteile und politische Maßnahmen bestimmte Bevölkerungsgruppen belasten, stressen und ausgrenzen und sie dadurch anfälliger für Leid werden lassen. Der Schriftsteller Louis Menand hat es in einem Artikel im *New Yorker* treffend formuliert: »Die Ansicht ›Es ist alles eine Frage der Gene‹ ist eine Erklärung für den Lauf der Dinge, *der dadurch nicht bedroht wird*. Warum sollte sich jemand unglücklich fühlen oder sich unsozial verhalten, wenn er in der freiesten und wohlhabendsten Nation der Welt lebt? Es kann nicht am System liegen! Irgendwo muss es einen Fehler im Schaltplan des Gehirns geben.«[46]

Das gesamte genetische Erklärungsmuster beinhaltet ein großes Paradoxon. Wir klammern uns an den genetischen Fundamentalismus, um den Unannehmlichkeiten der persönlichen Verantwortung oder der gesellschaftlichen Rechenschaft zu entgehen. Damit entmachten wir uns radikal – und unnötigerweise – selbst, wenn es darum geht, aktiv oder proaktiv mit den verschiedenen Leiden umzugehen. Es ist durchaus möglich, Verantwortung zu übernehmen, ohne den nutzlosen Ballast von Schuld oder Vorwürfen auf sich zu nehmen. Bedauerlicherweise verpassen wir so auch eine großartige Nachricht: Wenn unsere psychische Gesundheit nicht von unseren Genen bestimmt wird, sind wir auch keine Opfer. Ganz im Gegenteil – wir können viel tun, jede und jeder von uns.

# Kapitel 18
# Der Verstand kann Erstaunliches vollbringen
## Vom Wahnsinn zum Sinn

*»Vielleicht muss die Linie zwischen Vernunft und Wahnsinn in Abhängigkeit von unserem jeweiligen Standpunkt aus gezogen werden. Vielleicht ist es möglich, gleichzeitig verrückt zu sein, wenn man es aus der einen Perspektive betrachtet, und normal, wenn man es aus einer anderen Perspektive betrachtet.«*

Richard Bentall, *Madness Explained: Psychosis and Human Nature*

Wenn wir psychische Störungen nicht ausschließlich als Krankheit betrachten sollen, was sind sie dann? Die Sichtweise, die ich mittlerweile bevorzuge, entspricht meiner Herangehensweise an viele andere Zustände, die unter den Begriff »Krankheit« fallen: Anstatt die Krankheit als Eindringling von außen zu betrachten, sollte man sich überlegen, was sie über das Leben aussagt, in dem sie auftritt. Dieses Konzept funktioniert wahrscheinlich umso intuitiver, wenn es um Erkrankungen geht, die sich störend im Geist, in der Gefühlswelt eines Menschen oder in der Persönlichkeit niederschlagen.

Beginnen wir mit etwas Einfachem, das derzeit immer mehr zunimmt: Depression, ein Zustand, den ich sehr gut kenne. Die wörtliche Bedeutung des Wortes ist recht aufschlussreich. Das aus dem Französischen übernommene Wort *dépression* bedeutet »niederdrücken«, wie man einen Wasserball im Schwimmbecken unter Wasser drückt.

Ich mag diese Analogie, weil man leicht nachempfinden kann, wie viel geballte Kraft nötig ist, um den Ball unter Wasser zu halten, und wie er sich einen Weg zurück an die Oberfläche bahnen »will«. Ihn unten zu halten, fordert seinen Tribut.

Was bei einer Depression nach unten gedrückt wird, ist leicht daran zu erkennen, was fehlt: die Emotionen, der kontinuierliche Fluss der Gefühle, die uns bewusst machen, dass wir leben. Im Gegensatz zu demjenigen, der mit dem Wasserball kämpft, hat sich ein depressiver Mensch nicht ausgesucht, dass seine Lebensenergie untertaucht. Es drängt sich ihm auf und verwandelt eine einst lebendige emotionale Landschaft in eine trockene Wüste. Das einzige »Gefühl«, das übrig bleibt, ist in der Regel eher ein Sinneseindruck: ein pochender, undeutlicher Schmerz, der alles zu verschlingen droht und es manchmal auch tut. Wenn wir diese Unterdrückung der Gefühle als Krankheit bezeichnen, laufen wir Gefahr, ihre ursprüngliche Anpassungsfunktion zu verkennen: sich von Gefühlen zu distanzieren, die zu einem Zeitpunkt im Leben unerträglich waren, und, wenn man sie zugelassen hätte, größeres Unheil heraufbeschworen hätten. Erinnern wir uns an das, was ich als tragische Spannung zwischen Authentizität und Bindung bezeichnet habe. Wenn es unsere engsten Beziehungen bedroht, dass wir unsere Gefühle erleben und ausdrücken, unterdrücken wir sie. Genauer gesagt, tun das nicht *wir*: Unser Verstand tut es automatisch und unbewusst für uns.

Die Entstehungsgeschichte meiner eigenen Depression ist leicht nachzuvollziehen. Sie ist auf zahlreichen Familienfotos dokumentiert, die seit meiner Kindheit von mir gemacht wurden und auf denen ich kaum den Ansatz eines Lächelns zeige. Auf diesen Bildern sieht man ein Kind, das, positiv formuliert, für sein Alter sehr ernst, um nicht zu sagen mürrisch, aussieht. Unter den Bedingungen von Krieg und Völkermord habe ich die Gefühle meiner trauernden und terrorisierten Mutter in mich aufgesogen; auf den frühesten Fotos von mir sehe ich mein kleines Ich, das dieses Leid fast widerspiegelt. »Ein Kind kann …

die Spannung, die Erstarrung und den Schmerz im Körper der Mutter oder eines anderen Menschen, mit dem es zusammen ist, spüren«, schreibt der psychologische Gelehrte und spirituelle Lehrer A. H. Almaas. »Wenn die Mutter leidet, leidet auch das Baby. Der Schmerz wird nie aufgelöst.«[47] Ich hätte diese emotionale Qual nicht ertragen können, wenn ich sie vollständig gefühlt hätte – kein Kleinkind kann das. Außerdem gab es keinen Raum für meinen eigenen Kummer und meine Wut über die Trennung von meiner Mutter, als ich noch nicht einmal ein Jahr alt war.

Solche extremen Umstände, wie sie in meiner Kindheit und Jugend herrschten, sind nicht erforderlich, um eine Abspaltung von sich selbst auszulösen. Die risikoreichsten und daher am häufigsten verbannten Emotionen sind akute Trauer und gesunde Wut, zwei Gefühle, die oft als »negativ« gebrandmarkt werden.[48] Natürlich kann ein Kind sich auch veranlasst fühlen, seine Freude, seinen Enthusiasmus oder seinen Stolz zu verbannen. Vielleicht rufen diese Gefühlsäußerungen bei seinen Eltern, die selbst zu gestresst, abgelenkt oder deprimiert sind, Missbilligung, Neid oder einfach nur blankes Unverständnis hervor. Die abgelehnte Emotion zu unterdrücken, ist in jedem Fall der sicherste Weg, um einem erdrückenden Maß an Verletzlichkeit zu entgehen und eine allzu schmerzhafte Kluft zwischen sich und der Außenwelt zu vermeiden. Die Sache hat jedoch einen Haken: Wir können uns nicht aussuchen, welche Emotionen wir dem Bewusstsein entziehen. Wir können den Mechanismus auch nicht willentlich rückgängig machen, wenn er nicht mehr erforderlich ist. »Jeder weiß, dass Unterdrückung nicht fein säuberlich und exakt abläuft«, schrieb der US-amerikanische Schriftsteller Saul Bellow in *The Adventures of Augie March*; »wenn man eine Sache unterdrückt, unterdrückt man auch die daneben«. Unterdrückt man seine Gefühle, auch wenn es unter bestimmten Umständen sinnvoll ist, kann das zu einer chronischen Abkopplung führen, zu einem Rückzug aus dem Leben. Sie wird in das Gehirn einprogrammiert und in die Persönlichkeit eingebettet.

Jaak Panksepp hat die Biologie der emotionalen Systeme des Gehirns so gründlich wie kein anderer studiert. Er fand vernichtende Worte für das physiologische Krankheitsmodell. »Die gängigen Beschreibungen der Depression als ›chemisches Ungleichgewicht‹ sind trivial … [Alle] Probleme im Leben, einschließlich des Todes, werden von ›chemischen Ungleichgewichten‹ begleitet«, betonte er. Auch er sah Depression als eine Anpassung des Gehirns an einen möglichen Bindungsverlust, als einen physiologischen »Abschaltmechanismus« zur Beendigung der Notlage, »die, wenn sie andauern würde, für Säugetierkinder gefährlich wäre«.[49] Mit anderen Worten: Die Depression ist keineswegs Ausdruck einer vererbten Pathologie, sondern ein Bewältigungsmechanismus zur Linderung von Trauer und Wut. Sie soll Verhaltensweisen hemmen, die eine Gefahr darstellen würden. Es ist nicht so, dass Neurotransmitter nicht an Depressionen beteiligt wären. Aber ihre Anomalien *spiegeln Erfahrungen* wider. Sie sind nicht die *Hauptursache* für Depressionen. Störungen des Gehirns sind Manifestationen des Lebensstresses während der Prägungsphase. Sobald sie sich etabliert haben, werden sie zu einer Quelle für weiteren Stress. Daraus ergeben sich, so Dr. Panksepps Schlussfolgerung, »die vielfältigen Symptome und Varianten depressiver Erkrankungen«.

Diese Erkenntnis war für mich sehr aufschlussreich: dass meine eigenen psychischen Gesundheitsprobleme einen echten Hintergrund haben und während des Aufwachsens in meiner Herkunftsfamilie in einem bestimmten historischen Kontext entstanden sind. Ich habe festgestellt, dass dies überall der Fall ist, ganz gleich, wo ich hinschaue, wessen psychische »Krankheit« ich betrachte oder wie extrem der Zustand auch sein mag. Wenn überhaupt, kann man sagen, dass die extremeren Formen leichter zu entschlüsseln sind. Bei näherer Betrachtung haben die verschiedenen psychischen Diagnosen eine Bedeutung – von der Depression über die sogenannte Schizophrenie bis zur Aufmerksamkeitsdefizit-Hyperaktivitätsstörung, von gestörten Essgewohnheiten bis zu Selbstverletzungen.

»Bevor ich klinische Psychologin wurde, hielt man mich für eine psychisch schwer kranke Patientin«, erinnert sich die New Yorker Therapeutin Noël Hunter in ihrem Buch *Trauma and Madness in Mental Health Services*. Sie lebte mit starken Ängsten und dem Gefühl, »kontrolliert zu werden«, bis sie sich im frühen Erwachsenenalter Hilfe suchte. »Ich war völlig durcheinander«, erzählte sie mir, »und hatte große Angst, eingewiesen zu werden. In dieser Zeit war ich bei sechs oder sieben verschiedenen Psychologen, Sozialarbeiterinnen und Psychiatern und habe dabei etwa acht verschiedene Diagnosen erhalten.« Ihr wurden fünf Medikamente verschrieben, von denen man ihr versicherte, dass sie für den Rest ihres Lebens auf sie angewiesen sein würde. »Ich fürchtete mich davor, eines Tages selbst Kinder zu haben, denn ich wollte ihnen meine genetischen Defekte nicht weitergeben«, schreibt sie. »Die Tatsache, dass es in meiner gesamten Familie unfassbaren Missbrauch gegeben hatte, dass Kälte und Gier an die Stelle von Fürsorge und Liebe getreten waren und dass emotionale Vernachlässigung nur durch eine zudringliche Distanzlosigkeit ausgeglichen worden waren, schien irrelevant zu sein.«[50] Nachdem Hunter sich auf die Suche nach den Ursachen ihres Zustandes gemacht hatte, war für sie der Zusammenhang eindeutig und hatte nichts Verrücktes an sich: Ihre »Paranoia« entsprach unmittelbar und untrüglich der emotionalen Prägung in ihrer Kindheit. Ohne ins Detail gehen zu wollen, gab es eine Zeit in ihrem Leben, in der sie, jung und hilflos wie sie war, von mächtigen, feindseligen Menschen in einer Weise kontrolliert *wurde*, die sie als erschütternd und beängstigend empfand. Das verletzte ihre neuronalen Erwartungen und verzerrte ihren Sinn für die Realität.

Der Verstand ist eine sinnstiftende Maschinerie. Er entwickelt Geschichten, die den Emotionen einen »Sinn« geben, die er in einer verletzlichen Zeit nicht kontrollieren konnte und vielleicht immer noch nicht kann. In der unausgesprochenen Geschichte des Einzelnen waren diese Emotionen jedoch real und sind es daher immer noch. Sie können auf unterschiedliche Weise an die Oberfläche gelangen, wie

z. B. durch Dr. Hunters Überzeugung als junge Erwachsene, »kontrolliert« zu werden. Anderen Menschen erscheinen solche Erzählungen wahnsinnig. »Es klingt bizarr, und wir sagen: ›Das ist absolut nicht nachvollziehbar‹«, beschreibt Hunter die Reaktion. Meiner Erfahrung nach ist die Geschichte, die sich hinter solchen Diagnosen verbirgt, immer vollkommen kohärent. Doch dazu muss man die Wahrheit in der emotionalen Textur und den biografischen Aufzeichnungen suchen und nicht im Inhalt der paranoiden Fantasie. Diese Kohärenz zu erkennen und in ihr eigenes Selbstverständnis zu integrieren, hat es Hunter ermöglicht, sich selbst auf andere Weise zu begreifen und zu regulieren. Heute hat sie ihre »lebenslangen« pharmakologischen Mittel längst hinter sich gelassen. Ich habe viele solcher Beispiele erlebt und von zahlreichen weiteren gehört.

Die 40-jährige Leslie, eine staatlich geprüfte Therapeutin, strebt jetzt einen Master in Psychologie an. Von ihrem siebzehnten Lebensjahr bis Mitte Dreißig unternahm sie mehr als ein Dutzend Selbstmordversuche. Leslie wurde von chronischer Schlaflosigkeit geplagt, weinte unkontrolliert und war nicht in der Lage, Beziehungen zu pflegen. Ihre Krankenakte war ein Sammelsurium der DSM-Nomenklatur: chronische Depression, Borderline-Persönlichkeitsstörung, Dysthymie, Angststörung, ADHS und, kurzzeitig, bipolare Störung. Außerdem wurden bei ihr eine chronische Blasenentzündung und Fibromyalgie diagnostiziert. Es gab eine Zeit, da nahm sie fünf verschiedene Psychopharmaka ein, darunter zwei Antidepressiva, ein Antipsychotikum und ein Benzodiazepin-Beruhigungsmittel. Außerdem wurde ihr zusammen mit einem Entzündungshemmer ein drittes Antidepressivum verschrieben, das ihre körperlichen Schmerzen lindern sollte.

Leslies Heilungsprozess – auch sie nimmt keine Medikamente mehr – konzentrierte sich auf die Suche danach, was ihre vielschichtigen Beschwerden bedeuteten. Ihr zerstörerischer Glaube an ihre Wertlosigkeit entpuppte sich als eine fehlgeschlagene Selbstschutzstrategie. So seltsam es klingen mag: Sie war die beste unter den schlechten Optionen. Ein leidendes Kind, wie Leslie es war – auch hier kommt es weniger auf die Details als auf die Strukturen an –, hat zwei Möglichkeiten, seine Erfahrungen zu verarbeiten. Es kann entweder zu dem Schluss kommen, dass die Menschen, auf deren Liebe es sich verlassen hat, inkompetent, böswillig oder anderweitig ungeeignet für diese Aufgabe sind. Damit wäre es ganz allein in dieser beängstigenden Welt. Oder aber es ist selbst an allem schuld. So schmerzhaft letztere Erklärung auch ist, so ist sie doch der anderen vorzuziehen, die ein lebensbedrohliches Bild für ein junges Wesen darstellt, das keinerlei Macht oder Zufluchtsmöglichkeit hat. Die erste Option ist keine Option. Besser ist es, zu glauben: »Es ist meine Schuld, ich bin schlecht«, denn es lässt die Chance offen, dass »ich liebenswert sein werde, wenn ich hart arbeite und gut bin«. So wird sogar der lähmende Glaube an die eigene Wertlosigkeit, der bei Menschen mit psychischen Erkrankungen und Süchten fast überall anzutreffen ist, zu einem Bewältigungsmechanismus – ein Thema, auf das wir in Kapitel 30 zurückkommen werden.

Wie verhält es sich mit Leslies chronischen Angstzuständen? Ihre vermeintliche »Gehirnstörung« war in Wirklichkeit der Ausdruck eines alarmierten Geistes, der schon früh verletzt wurde. Für das Gehirn eines Kindes in ihrer Situation ist es eine Form von Anpassung, wenn es permanent hyperwachsam ist, selbst wenn keine unmittelbare Gefahr droht. Einmal zur Gewohnheit geworden, können solche Anpassungen an Widrigkeiten nicht mehr unterscheiden, ob eine große, kleine – oder überhaupt keine – Bedrohung vorliegt. Die Fähigkeit, Sicherheit oder Bedrohung zu erkennen, entwickelt sich in einem sicheren Umfeld auf gesunde Weise. Anhaltende, früh erlebte Unsicherheit stört sie. Mögliche Folgen sind, dass man sich bedrängt fühlt, obwohl keine Bedrohung besteht, oder umgekehrt, dass man die Gefahr nicht wahrnimmt, obwohl sie vorhanden ist.[51]

Leslie hat sogar gelernt, Mitgefühl für ihre selbstverletzenden Zwänge zu haben. »Sie versuchten eigentlich, mich vor dem tiefen

Schmerz zu schützen, den ich empfand oder nicht empfinden wollte«, sagte sie. Dazu gehörte auch, dass sie sich selbst mit einem Ledergürtel schlug, wie es ihre Mutter getan hatte, als Leslie ein Kind war. Als ich sie fragte, was das für sie bedeute, antwortete sie: »Es hat mich ein bisschen beruhigt. Ich war dann *weniger fehlgesteuert.*« Es ist erstaunlich, aber wahr: Gerade die psychischen Muster und Verhaltensweisen, die unser Leben scheinbar in ein solches Chaos stürzen, haben ihren Ursprung in einem vorübergehenden und teilweise erfolgreichen Versuch, unser Nervensystem zu *regulieren* sowie unseren Körper und unseren Geist ins Gleichgewicht zu bringen.

Die Zahl der Selbstverletzungen, wie Ritzen, nimmt zu, vor allem bei jungen Menschen. Würden wir uns dagegen wehren, solches Verhalten als »Geisteskrankheit« zu erklären, könnten wir stattdessen fragen: Warum verletzen Menschen sich selbst? Wie in Leslies Fall spielen diese Verhaltensweisen paradoxerweise eine Rolle bei der Selbstberuhigung. Sie bringen kurzfristige Erleichterung. Die Tatsache, dass sich immer mehr Menschen selbst verletzen, ist ein Zeichen für die zunehmende Verbreitung von Stress und Traumata. Der Komiker Darrell Hammond erzählte mir, dass er durch das Ritzen »in einen Zustand versetzt wurde, der besser zu bewältigen ist als der Terror in deinem Inneren, der sich in deinem Kopf abspielt … Wenn man sich die Arme eines Ritzers ansieht, sind das keine Schnitte mit Selbstmordabsicht. Das sind keine Todesschnitte. Sie besagen entweder ›Ich will, dass jemand weiß, dass ich in Not bin‹ oder ›Wenn ich anfange, diesen Arm zu versorgen, den Verband zu holen und mich zu säubern, habe ich eine Krise, aber sie ist beherrschbar, und die in meinem Kopf war es nicht.‹«. Die kanadische indigene Schriftstellerin Helen Knott schildert denselben Prozess mit glühenden Worten: »Diese kurzen Momente, in denen die scharfe Klinge über die Haut fuhr, verschafften mir eine Erleichterung von dem Hass, den ich für mich selbst empfand. Es war, als ob die Haut in dem Moment, in dem sie sich öffnete, zu einem Ventil wurde, aus dem ich all meine beschissenen, wirbelnden Emotionen herauslassen konnte … Ich wollte dadurch nicht sterben – darum ging es mir beim Schneiden nicht. Ich tat es, um das Leben ertragen zu können.«[52]

Viele Handlungen und Überzeugungen, die aus der einen Perspektive wie purer Wahnsinn aussehen, machen also aus einer anderen Perspektive betrachtet Sinn – *und haben schon immer Sinn gemacht.* Wenn wir Heilung anstreben, ist es unsere Aufgabe, diese Handlungen neu zu verstehen, und zwar jetzt mit dem Vorteil gereifter Einsicht und des Mitgefühls.

Die gleiche Erkenntnis können wir auch aus dem tragischen Leben des großen Schauspielers und Komikers Robin Williams gewinnen. Am 10. August 2014, dem Abend vor seinem Selbstmord, nahm Williams an einer Soiree in seinem noblen Wohnviertel in der San Francisco Bay Area teil. Die anderen Gäste der Party sahen den quirligen, menschenfreundlichen Charakter, für den er so bekannt war. Unter dieser Maske war er verzweifelt.

Williams litt an der Lewy-Body-Demenz, einer neurodegenerativen Erkrankung des Gehirns. Sie ist durch Symptome der Parkinson-Krankheit und fortschreitende Demenz gekennzeichnet. Im Gegensatz zu Depressionen oder Angstzuständen weist dieses Leiden deutliche physiologische Merkmale auf, auch wenn diese nur bei einer Autopsie festgestellt werden können. »Robin war dabei, seinen Verstand zu verlieren, und er war sich dessen bewusst«, erklärte seine Frau nach seinem Tod. »Er hat mehrmals gesagt: ›Ich möchte einfach mein Gehirn wieder neu starten.‹« Der Gedanke an Selbstmord war für ihn jedoch nicht neu. In einem Interview aus dem Jahr 2010 machte er sich Vorwürfe, weil er »nicht den Mut hatte, es zu tun«.

Neben seiner irrwitzigen, brillanten Arbeit als Komiker besaß er eine Sanftheit und Verletzlichkeit, die viele Herzen berührten, eine Liebe, die sich in die Welt ergoss, die er aber nie auf sich selbst ausdehnen konnte.

Die Ursachen für die Ängste des Komikers sind in seiner Kindheit zu suchen. Die Schriftstellerin Anne Lamott wuchs in Williams' Nähe in Illinois auf. In einem viel geteilten Facebook-Post schrieb sie, dass sie als Kinder »im selben Boot saßen – verängstigt, schüchtern, mit einem miesen Selbstwertgefühl und gleichzeitig dem Gefühl von Grandiosität«. Sein lebenslanges Dilemma war, »wie man dem Absturz einen Schritt zuvorkommt«.

In demselben Post spielte Lamott auf möglicherweise gravierende Ursachen für das Leiden ihres Freundes an. Ich entnehme jedoch Williams eigenen Äußerungen genügend Hinweise, um seine geistig-emotionalen Nöte zu erklären – ohne auf genetischen Aberglauben zurückzugreifen. »Meine einzigen Gefährten, meine einzigen Freunde, die ich als Kind hatte, waren meine Fantasie«, sagte er einmal, ein Eingeständnis tiefster Einsamkeit.[53] Anfangs baute er seine außergewöhnliche Fähigkeit, seltsame und lustige Fantasiefiguren zu erfinden, aus, um seine Isolation zu durchbrechen, die er in einer Familie mit einer emotional distanzierten Mutter und einem Vater, den er als »beängstigend« bezeichnete, empfand. Wie viele sensible Kinder wurde er in der Schule von Gleichaltrigen gemobbt. In der Fantasie fand er eine gewisse Freiheit, da seine Figuren »Dinge sagen und tun konnten, vor denen ich selbst Angst hatte«. Seine komödiantischen Fähigkeiten hatten die ursprüngliche Funktion, ihm eine gewisse Nähe zu seiner Mutter zu verschaffen. »Ich hatte dieses seltsame Verlangen, mich mit ihr durch Komik und Belustigung zu verbinden«, sagte er 2010 dem Podcaster Marc Maron. In seiner Formulierung stellte er sein Verhalten eher negativ dar. Es ist jedoch nichts Ungewöhnliches daran, dass ein Kind die Nähe zu seinen Eltern sucht. Abnormal ist, dass ein Kind das tun muss. So wurden dieselben Bewältigungsmechanismen, die seine größten Begabungen verstärkten, am Ende zu den Gittern seines Gefängnisses – wieder einmal die Zwickmühle des hypersensiblen Kindes. Unter seiner brillanten, turbulenten humoristischen Persönlichkeit lernte er, seine wahren Gefühle zu verbergen. Darin war er ein Meister bis zu seinem Tod.

Kokain, so deutete er einmal an, verschaffte ihm eine Atempause von seiner überbordenden Energie, so wie man einem hyperaktiven Kind das Stimulans Ritalin verabreicht, um es zu beruhigen. Er empfand das lebenslange Unbehagen eines Süchtigen mit sich selbst, das Bedürfnis, vor dem Bewusstsein seines Selbst zu fliehen: Er nannte es einen halbbewussten Zustand. In einer Folge der erfolgreichen Fernsehserie *Mork vom Ork* aus den 1970er-Jahren spielte er sowohl den aus dem Weltall kommenden Mork als auch sein wahres Ich. »Weißt du, wenn du lernen würdest, Nein zu sagen, hättest du vermutlich viel mehr Zeit für dich«, erklärt die weibliche Hauptfigur Mindy dem Komiker. »Vielleicht ist das das Letzte, was ich will«, erwidert Robin mit einem unendlich traurigen Gesichtsausdruck.

Es lag nicht an mangelndem Selbstbewusstsein, dass der Abgrund am Ende die Oberhand über Williams gewann. Lange bevor er eine degenerative Störung entwickelte, litt er unter dem, was er das »Bitte-lieb-mich-Syndrom« nannte. Diese Selbstdiagnose ist weitaus eindringlicher als alles, was ein DSM-ausgestatteter Psychiater sich ausdenken könnte. Ich wünschte mir, jemand hätte ihm geholfen, die Zusammenhänge zu erkennen. Dann hätte er dieses »Syndrom« als das emotionale Endoskelett seiner manisch-depressiven Schwankungen, seiner Süchte und seiner Suizidalität sowie sehr wahrscheinlich auch seines unheilbaren Hirnzustands begreifen können.[54, 55] Mit diesem Wissen hätte er die Verbindung zu dem verängstigten, isolierten Kind, das er einst war, weiter zurückverfolgen können. Vielleicht hätte er den Sinnzusammenhang gefunden, der ihn hätte retten können.

Wie verhält es sich dann mit Erkrankungen, von denen allgemein angenommen wird, dass es sich um weitgehend genetisch bedingte Hirnerkrankungen handelt? Dazu gehören z. B. die als Schizophrenie bezeichnete Gruppe unterschiedlicher Verhaltens- und Denkmuster, die häufig durch Psychosen, Wahnvorstellungen und Halluzinationen gekennzeichnet sind. Die Wissenschaft ist eindeutig und widerlegt auch hier die gängigen Vorurteile. Es wurde nie ein »Schizophrenie-Gen« gefunden. Besser gesagt: Die Behauptungen, es sei eines entdeckt worden, mussten immer wieder zurückgezogen werden. Breit angelegte Untersuchungen haben ergeben, dass maximal etwa vier Prozent des Risikos, an Schizophrenie zu erkranken, auf eine ganze Reihe verschiedenster Gene zurückgeführt werden können. Allerdings ist keines davon spezifisch für diese Erkrankung, da sie auch bei ADHS oder Autismus zu finden sind.[56] Auch hier wird höchstens eine Sensibilität, aber keine Krankheit übertragen. Selbst die Nomenklatur sollte uns zu denken geben: Der griechische Ursprung von »Schizophrenie« bedeutet »gespaltener Geist«. Die Frage ist naheliegend: Warum sollte ein Geist sich selbst spalten müssen?

Spaltung gehört zu den psychischen Abwehrmechanismen. Sie wird hervorgerufen, wenn man die Realität nicht ertragen kann. Nur wer das reale Leben als unerträgliches Übel empfindet, sieht sich gezwungen, es zu verlassen. Hier handelt es sich nicht um eine genetische Vorherbestimmung, sondern um eine notwendige Überlebensstrategie. Sie wird aus einer grundlegenden Verletzlichkeit und einer überwältigenden Lebenserfahrung gespeist. Eine Möglichkeit für den Organismus, dieser Qual, egal welchen Ursprungs, zu entkommen, ist die Dissoziation – und zwar immer dann, wenn die quälenden Gefühle ausgelöst werden. Angesichts eines Traumas ist die Abspaltung von der Gegenwart eine Form des unmittelbaren Selbstschutzes.[57] Aus dieser Perspektive ist sie eine wundersame Dynamik, die es verletzlichen Wesen ermöglicht, das Unerträgliche zu überleben.

Bei Psychosen tritt ein Hauptmerkmal schwerer psychischer Erkrankungen auf: die Desintegration. In solchen extremen Zuständen, in denen normalerweise zusammenhängende mentale Prozesse völlig getrennt sind, kann die Person komplett vom Hier und Jetzt losgelöst sein. Dies ist bei der Schizophrenie der Fall. Die Abspaltung von der Realität kann jedoch in unterschiedlichen Formen auftreten, von leicht bis schwer – je nach Grad der Verletzung und der genetischen Sensitivität des Einzelnen.

Eine mildere Form der Realitätsflucht ist die Dissoziation. Helen Knott, die in sehr frühem Alter sexueller Ausbeutung ausgesetzt war, beschreibt es sehr gut: »Meine Gefühle verließen meinen Körper. Mein Geist befand sich außerhalb von mir wie eine unbekannte Erscheinung. Ich wusste nicht, wessen Leben ich lebte, wessen Körper ich bewohnte. Das war nicht meine Geschichte, mein Leben, meine Realität … Ich hatte Angst, dass ich emotional abstürzen könnte, wenn ich versuchen würde, mich in meine Gefühle hineinzuversetzen, und ich wusste nicht, was ich mir dann antun würde.«[58] Was wir als Störung bezeichnen, entpuppt sich als geniales Mittel für eine vergewaltigte Psyche, sich der Seelenqual zu entziehen.

Auch der ehemalige National Hockey League-Star Theoren Fleury, der als Teenager von seinem Trainer sexuell missbraucht wurde und sich später als Anwalt für die Opfer sexuellen Missbrauchs in der Kindheit einsetzte, erinnert sich an seine Reaktion. »Die ersten paar Male, die er mich angegriffen hat, waren nicht so schlimm, weil ich innerlich nicht anwesend war. Wenn ich die Augen aufmachte, stand er über mir und machte sich sauber. Ich wusste, dass irgendetwas passiert war, aber ich war mir nicht sicher was. Der Verstand kann erstaunliche Dinge tun. Selbst Jahre später in der Therapie, als ich der Therapeutin davon erzählte, verließ ich meinen Körper. Sie musste mich buchstäblich schütteln, damit ich wieder zu mir kam.«[59] So schrecklich die auslösenden Umstände auch waren, höre ich in Fleurys Verwendung des Wortes »erstaunlich« eine Wertschätzung für die Teile seines Selbst, die damals mobilisiert wurden, um ihn vor Schmerzen zu schützen – eine Einstellung, die ich jedem, der zu ähnlichen Erkenntnissen kommt, wärmstens empfehlen kann.

Ein chronisches, reflexartiges Abschalten ist eines der Merkmale der Aufmerksamkeitsdefizit-Hyperaktivitätsstörung (ADHS)[60]. Sie wird heutzutage weltweit zunehmend und alarmierend häufig diagnostiziert. Es handelt sich dabei nicht um eine Dissoziation im Sinne von »Abspaltung vom Körper«, aber man wird von sich selbst, von seinen Aktivitäten und von anderen Menschen in einer Weise abgekoppelt, die das eigene Funktionieren stört. Wie ich persönlich bestätigen kann, ist sie oft sehr frustrierend. Zu den Merkmalen von ADHS gehören eine geringe Aufmerksamkeitsspanne, Ablenkbarkeit und eine niedrige Toleranzschwelle bei Langeweile, eine schlechte Impulskontrolle sowie (vor allem bei Jungen und Männern) die Schwierigkeit stillzustehen. Millionen Kinder erhalten deshalb Stimulanzien, Hunderttausende werden sogar mit antipsychotischen Medikamenten behandelt – nicht wegen einer Psychose, sondern einfach, um sie zu beruhigen und anpassungsfähiger zu machen. Das kommt einem riesigen und unkontrollierten sozialen Experiment gleich, bei dem das Verhalten von Kindern chemisch gesteuert wird, da wir die langfristigen Auswirkungen solcher Medikamente auf ein Gehirn, das sich noch entwickelt, nicht kennen. Was wir aus der Erwachsenenforschung wissen, sollte uns zu denken geben. Spätestens seit 2010 ist bekannt, dass die Einnahme von Antipsychotika über einen längeren Zeitraum bei erwachsenen Probanden mit einer Schrumpfung des Gehirnvolumens einhergeht.[61] Bei Kindern sind bereits einige kurzfristige systemische Schäden zu beobachten. In Vancouver musste das British Columbia Children's Hospital eine spezielle Klinik einrichten, um die Auswirkungen solcher Medikamente auf den Stoffwechsel zu behandeln. Dazu gehören Fettleibigkeit, Diabetes und Gefahren für die kardiovaskuläre Gesundheit.

ADHS wird manchmal als die am »stärksten vererbbare« psychische Krankheit bezeichnet. Das ist meiner Meinung nach ein bisschen so, als würde man Quarz als den am besten kaubaren Kristall bezeichnen. Einige Experten schätzen (falsch ein, wie ich ergänzen würde), dass ADHS-Merkmale zu 30 bis 50 Prozent vererblich sind.[62] Die genetische These hat für mich nie einen Sinn ergeben, obwohl diese

»Hirnerkrankung« bei zwei meiner Kinder und bei mir selbst diagnostiziert wurde. »Abschalten« ist der weniger extreme Verwandte der Dissoziation und gehört zur gleichen Familie der Fluchtanpassungen. Diese Reaktion wird vom Organismus hervorgerufen, wenn die Umstände stressig sind und es keine andere Möglichkeit der Entlastung gibt, wenn man die Situation weder ändern noch ihr entkommen kann. Diese Notwendigkeit erfuhr ich in meiner eigenen Kindheit. Es war auch die Situation, die meine drei sensiblen Kinder – eine Eigenschaft, die sie, wie im letzten Kapitel beschrieben, durchaus geerbt haben könnten – in ihrem emotional chaotischen Zuhause erlebten. Trotz viel Liebe war es von elterlicher Angst, Depression und Streit geprägt. Diese Anpassungsleistung wird im Gehirn verdrahtet, ohne dass das Gehirn selbst die ursprüngliche Quelle des Problems ist.

In der Tat gibt es heutzutage mehr Kinder mit Problemen. Aber es macht keinen Sinn, das Verhalten eines Kindes auf sein Gehirn zu schieben – und auch nicht auf die Eltern. Wie wir bei anderen Erkrankungen gesehen haben, kann die Genetik unmöglich die Ursache sein, wenn die Häufigkeit eines Syndroms innerhalb eines kurzen Zeitraums stark ansteigt. Jaak Panksepp wies darauf hin, dass ADHS keine Erkrankung des Gehirns sei, sondern ein Problem, das – bedingt durch die modernen gesellschaftlichen Bedingungen – zum Teil auf eine gebremste Entwicklung des sogenannten angeborenen SPIEL-Triebs zurückzuführen sei. Sein Lösungsvorschlag: mehr Spielmöglichkeiten für Kinder, um den »Aufbau des sozialen Gehirns« zu fördern.[63]

So wie Depressionen aus biologischer Sicht mit einem Mangel am Neurotransmitter Serotonin »erklärt« werden, wird ADHS mit einem Mangel an Dopamin, dem Anreiz- und Motivationsmolekül des Gehirns, in Verbindung gebracht. Aus diesem Grund werden Dopaminverstärkende Stimulanzien wie Ritalin oder Adderall verschrieben. Dopamin scheint zwar eine Rolle zu spielen, aber auch hier ignoriert die medizinische Praxis das Zusammenspiel von Physiologie und Umfeld. Heute gibt es umfangreiche Forschungsarbeiten, die die Symptome von ADHS mit einem Trauma oder frühem Stress in Verbindung bringen. Sie zeigen, dass sich beides auf die Dopamin-Schaltkreise des Gehirns auswirken kann. Ebenso konnte aufgezeigt werden, dass Widrigkeiten die Fähigkeit eines Kindes, sich zu konzentrieren und Aufgaben zu strukturieren, beeinträchtigen können.[64, 65] Zu solchen Traumata oder frühen Belastungen können Depressionen der Mutter oder offenkundige Probleme im familiären Umfeld gehören. In einer Studie wurden Daten von fünfundsechzigtausend Kindern im Alter von sechs bis siebzehn Jahren untersucht. Die Eltern der Kinder, bei denen ADHS diagnostiziert wurde, berichteten über ein viel höheres Vorkommen negativer Ereignisse.[66]

Es ist an der Zeit, sich mit dem immer stressigeren und sich schnell verändernden Umfeld zu befassen, in dem unsere Kinder aufwachsen, bevor wir chemisch in ihre Gehirnphysiologie eingreifen. Wenn Kinder zu mir kamen, die diesen Kriterien entsprachen, bestand mein Ansatz darin, das familiäre Umfeld zu berücksichtigen. Ich wollte den Eltern helfen, den Stress zu verstehen, den sie unwissentlich auf ihre Kinder übertrugen. Diese Kinder waren in jedem Fall die sprichwörtlichen Kanarienvögel im Bergwerk. Sensibel bis ins kleinste Detail, spiegelten ihre »Symptome« die ungelösten Probleme des gesamten Familiensystems. Durch den Druck einer zunehmend entwicklungsfeindlichen Kultur ist dieses System oft selbst überfordert. Wir sollten den Zustand und seine Merkmale als Ausdruck einer biopsychosozialen Unterentwicklung und nicht als Symptome einer Krankheit betrachten. Denn dann müssten wir uns fragen, wie wir die richtigen Bedingungen für eine gesunde neuronale Plastizität und für psychisches Wachstum schaffen können. Dann würden wir – Ärzte, Eltern, Pädagogen – vor allem die Neurobiologie von Beziehungen anerkennen.[67]

Wir könnten von unseren vierbeinigen Freunden lernen. In einer veterinärmedizinischen Publikation aus dem Jahr 2017 wird berichtet, dass einige »Problemhunde« – hyperaktiv, ablenkbar und weniger gehorsam als andere – mit stimulierenden Medikamenten behandelt werden können. Sie sollen die »Symptome« lindern und sie besser erziehbar machen. »Noch interessanter ist die Tatsache, dass bestimmte Umwelt- und soziale Faktoren das Auftreten von ADHS-Symptomen beeinflussen«, berichtet *Psychology Today*. »Hunde, die zahlreiche soziale Kontakte mit anderen Hunden und viel Interaktion mit Menschen haben, scheinen weniger für ADHS [typische] Symptome zu zeigen. Je mehr Körperkontakt man mit dem Hund hat und mit ihm spielt, desto weniger Probleme treten auf. Bei Hunden, die längere Zeit allein gelassen werden, ist die Wahrscheinlichkeit höher, dass sie bei der Rückkehr des Halters hyperaktive Symptome zeigen. Ein weiterer interessanter Zusammenhang, den die Forscher herausgefunden haben, ist, dass Hunde, die allein schlafen (isoliert von ihrem Besitzer oder anderen Hunden), mehr Probleme haben.«[68] Hätten Psychologen, Ärzte und Erzieher nur so viel Einsicht und einfühlsame Vorstellungskraft wie diese Tierärzte, würden vielleicht weniger Kinder medikamentös behandelt.

Bei der bipolaren Erkrankung, auch als manisch-depressive Störung bekannt, zeigt sich ebenfalls ein Sinnzusammenhang, wenn danach gesucht wird. »Ich wurde zum ersten Mal krank, als ich einundzwanzig war«, erinnert sich Caterina. »Mein Zustand entwickelte sich zu einer regelrechten psychotischen Episode. Ich dachte, ich sei der Inbegriff des Bösen. Ich hielt mich für dieses grauenhafte Wesen, das es nicht verdient, zu existieren. Ich verfiel in verkrampfte Zustände und hörte Stimmen, die mir sagten, dass ich wertlos und böse sei.«

Dieses Gespräch war insofern einzigartig, als es im Beisein von Caterinas Eltern stattfand und nicht wie üblich unter vier Augen. Sie ahnten, dass die Probleme ihrer Tochter auf etwas zurückzuführen waren, das über Caterinas Gehirnchemie hinausging, und baten mich um Unterstützung.

Caterinas manischer Ausbruch erfolgte nach einem unversöhnlichen Streit mit ihrer Mutter. »Ich war verletzt und wütend wegen etwas, das sie gesagt hatte«, berichtete Caterina. »Ich dachte, ich hätte meine Familie kaputt gemacht und alles würde auseinanderfallen. Am Anfang war es beängstigend …, aber dann fühlte es sich richtig gut an, und es wurde immer besser, bis ich das Gefühl hatte, sehr mächtig zu sein – dass ich die Welt retten könnte. Ich war keine zerstörerische Kraft mehr; ich konnte all die Kunst zurück in die Welt bringen.« (Heute ist sie sechsundzwanzig und studiert Kunst in Toronto.) Caterina fühlte sich übererregt, was typisch für den manischen Zustand ist. Sie konnte eine Woche lang nicht schlafen, bis sie in eine psychiatrische Klinik eingewiesen wurde. Die Medikamente, die ihr verschrieben wurden, linderten ihre Symptome; sie wurde jedoch nicht dazu angehalten, über die Quelle ihrer Wahnvorstellungen von einer entweder bösartigen oder grandios gütigen Macht nachzudenken. »Glauben Sie, dass wir das herausfinden müssen?«, fragte sie mich. »Meine Psychiater meinten, dass Wahnvorstellungen so etwas wie Fieber seien.« Ich antwortete ihr mit einer Gegenfrage: »Was ist, wenn Ihre Wahnvorstellungen absolut zutreffend sind? Nicht zutreffend in einem konkreten Sinne, aber präzise in Bezug auf Ihre emotionale Realität?« Ich wies darauf hin, dass beide Wahnvorstellungen – »Ich habe meine Familie ruiniert« und »Ich könnte die Welt retten« – etwas gemeinsam haben. Caterina erkannte die Ähnlichkeit sofort: »In beiden Fällen habe ich ein Gefühl der Kontrolle! Ich bin sehr mächtig.«

Die Quelle dieses Gefühls der übergroßen Macht kam bald ans Licht. »Als ich elf Jahre alt war, machten meine Eltern eine wirklich schwere Zeit durch«, erinnerte sich Caterina. »Sie hatten nachts schreckliche Streitereien … und schrien sich an. Mein Vater weinte sich bei mir aus … *verständlicherweise*, denn er machte viel durch, und wir standen uns sehr nahe.« Diese »Nähe«, in Wirklichkeit ein ungesunder Mangel an Grenzen, den Psychologen als »Verschmelzung« bezeichnen, bestand in Caterinas prägenden Jahren weiter fort. So schädlich diese Dynamik auch war, Caterina sah es als ihre moralische Pflicht an, ihre Eltern zu beschützen: Sie trug ihre Unfähigkeit, die Familie zusammenzuhalten, wie ein Schandmal mit sich herum, ein Beweis für ihre Wertlosigkeit. Es ist nicht die naturgegebene Aufgabe eines Kindes, den Kummer der Eltern aufzufangen. »Der Rollentausch zwischen einem Kind oder Jugendlichen und einem Elternteil ist, sofern dieser nicht nur vorübergehend geschieht, fast immer nicht nur Zeichen einer Pathologie beim Elternteil, *sondern auch Ursache für eine Pathologie beim Kind*«, schrieb der große Pionier der Bindungsforschung und Persönlichkeitsentwicklung, der britische Psychiater John Bowlby.[69] Caterinas psychotische Phase kann als eine Art innere Heimsuchung angesehen werden: All die intensiven Gefühle, die sie als Kind wegstecken musste, um ihre »verständliche« Rolle zu erfüllen, haben von ihrem erwachsenen Verstand Besitz ergriffen. Ihre Eltern waren in ihren Herkunftsfamilien und durch politische Tragödien in ihren Heimatländern selbst traumatisiert und nicht in der Lage, mit ihren eigenen Emotionen umzugehen, geschweige denn mit denen ihrer kleinen Tochter. Alles in allem waren ihre Selbstanklagen wegen gottloser Bosheit und ihre Wahnvorstellungen von nahezu göttlicher Wirksamkeit zwei Pole einer »Macht«, mit der sie niemals hätte belastet werden dürfen.

Eine Studie aus dem Jahr 2013 untersuchte fast sechshundert französische und norwegische Probanden mit einer bipolaren Diagnose. »Unsere Ergebnisse zeigen konsistente Zusammenhänge zwischen Kindheitstraumata und schwereren klinischen Merkmalen einer bipolaren Störung«, berichteten die Forscher. »Außerdem machen sie deutlich, wie wichtig es ist, neben dem öfter untersuchten sexuellen Missbrauch auch den emotionalen Missbrauch einzubeziehen, wenn es um die klinischen Merkmale einer bipolaren Störung geht.«[70] Noch einmal der Hinweis: Die subtileren Formen emotionaler Verletzungen, wie Caterina sie als Kind erlitten hat, sind zwar schwieriger zu untersuchen, aber für das sensible Kind nicht weniger schädlich.

»Meinen Sie also, man sollte sich auf den emotionalen Inhalt der Wahnvorstellungen konzentrieren und versuchen, diese zu verstehen?«, fragte mich Caterina, als wir zum Ende unseres Gesprächs kamen. »Glauben Sie, dass das ein Weg zur Heilung ist, anstatt sie mit Medikamenten zu behandeln?« »Es ist nicht unbedingt eine Frage von *anstatt*«, schlug ich vor. »Wenn Sie keine Medikamente bekämen, könnten Sie dieses Gespräch jetzt nicht mit mir führen. Mein Problem mit der üblichen Herangehensweise ist nicht, dass Ärzte Medikamente verabreichen, sondern dass sie zu oft nichts anderes unternehmen.«

Ich riet der Familie zu einer Therapie, um ihre individuellen Traumata und gegenseitigen Verstrickungen zu lösen.

In der umfangreich vorhandenen wissenschaftlichen Literatur wird inzwischen ein Zusammenhang zwischen Essstörungen, frühen Traumata und familiärem Stress hergestellt. Erinnern wir uns daran, dass die bahnbrechende Studie zu belastenden Kindheitserfahrungen (ACE, englisch: Adverse Childhood Experiences) ins Leben gerufen wurde, nachdem der leitende Forscher, Dr. Vincent Felitti, in der Adipositas-Klinik, in der er als medizinischer Direktor tätig war, auf die Lebensgeschichte der Patienten aufmerksam wurde. »Wir konnten unseren Patientinnen und Patienten helfen, Gewicht zu verlieren«, sagte Dr. Felitti, »aber nicht, es zu halten. Ich fragte mich immer wieder warum, bis ich schließlich die Botschaft verstand. Sie sagten: ›Verstehen Sie das nicht? Wir unterdrücken dadurch unseren Schmerz.‹«

Wie bei anderen Menschen mit »genetisch bedingten« psychischen Problemen, wofür Magersucht oft gehalten wird, ist die persönliche Geschichte des Einzelnen immer von Bedeutung. Ein medizinischer Kollege, der als Teenager an Magersucht litt, beschreibt sich zum Beispiel selbst als Perfektionisten – eine Eigenschaft, die niemandem angeboren ist. Vielmehr entsteht sie als Anpassung an ein Umfeld, in dem man sich nicht angenommen fühlt, wenn man so ist, wie man ist, mit all seinen »Unvollkommenheiten«.

Ähnlich wie bei Süchten, selbstverletzendem Verhalten oder Erkrankungen wie Zwangsstörungen gibt es bei Essstörungen immer einen »Gewinn«. Im Alter von 17 Jahren wurde die heute 27-jährige Andrea »super, super penibel« in Bezug auf das, was sie essen wollte. »Ich kochte für andere Leute, aß es selbst aber nie. Alles, was ich selbst aß, wurde von mir abgewogen und abgemessen. Als ich an der Universität war, habe ich zum Frühstück griechischen Joghurt und Müsli gegessen und alles exakt portioniert. Ich gab die Werte in einen Tracker ein, damit ich wusste, was ich aß. Das war die ultimative Form der Kontrolle.« Bei einer Größe von einem Meter siebzig wog Andrea nur noch achtundvierzig Kilogramm. Sie hatte sieben Jahre lang keine Menstruation.

Auf die Frage, was sie von ihrem Verzicht »hatte«, antwortete sie: »Es ist das Gefühl der Kontrolle und auch der Selbstakzeptanz. Ich habe mich dadurch besser gefühlt, weil ich im Grunde genommen die Kontrolle darüber hatte, was ich tat.« Obwohl sie sich an eine »nicht schlechte« Kindheit erinnerte, konnte ihre Mutter Cathy – die an unserem Interview teilnahm – den Rückblick korrigieren. Sie und ihr Mann ließen sich nach Jahren intensiver ehelicher Spannungen scheiden, als Andrea sechs Jahre alt war. Ein Kind, das sich in einer solchen Situation befindet, neigt dazu, sich selbst nicht zu akzeptieren und sich nach Handlungsmacht in einem emotional instabilen Umfeld zu sehnen.

Dieser verzweifelte Drang, inmitten des Chaos ein wenig Kontrolle, und sei es nur über den eigenen Körper, zu erlangen, ist bei den Menschen mit Magersucht oder Bulimie, die ich interviewt habe, fast durchgängig vorhanden. Die Psychologin Julie T. Anné, die sich auf die Behandlung von Essstörungen spezialisiert hat, bringt es auf den Punkt: Für ihre Klientinnen und Klienten, sagt sie, seien »drei Mängel« typisch: Mangel an Kontrolle, an Identität und an Selbstwertgefühl – zusammen mit dem Bedürfnis, den Schmerz zu betäuben. »In einer beziehungsorientierten Welt … entwickelt die menschliche Psyche ein geniales Mittel, um emotional zu überleben«, erklärte sie mir. »In unserer Kultur wird daraus das Streben nach Perfektion in Bezug auf den Körper und das Selbst. Diese Essstörung ist auch bekannt als Anorexie.« Und doch werden diesen zutiefst verletzten Menschen, wie all den anderen bereits erwähnten Betroffenen, die psychisch-emotionalen Belastungen ausgesetzt sind, viel zu selten die entscheidenden Fragen gestellt: *Was ist die Ursache und welches eigentliche Problem versucht dieses Verhalten zu lösen?*

Eine der beliebtesten Darbietungen von Robin Williams, für die er einen Oscar erhielt, ist seine Rolle im Film *Good Will Hunting*. Er spielt darin einen freundlichen Psychologen, der einem zornigen jungen Bostoner, der als Reinigungskraft arbeitet, helfen soll, nachdem dieser einen Polizisten angegriffen hatte. Der von Matt Damon gespielte begabte junge Mann – er entpuppt sich als intellektueller Rohdiamant – verbirgt seine Verletzlichkeit unter einer Schicht erstarrter Wut und Auflehnung. Die legendäre Szene des Films zeigt Williams als Therapeuten, der sich direkt vor Damon hinstellt und wiederholt eine einfache, aber kraftvolle Aussage macht: »Es ist nicht deine Schuld«, bis dieser schließlich schluchzend in seinen Armen zusammenbricht. Diese Botschaft, »Es ist nicht deine Schuld«, vermittelt nicht nur unerschütterliches Mitgefühl, nach dem sich Damons Figur innerlich sehnte, sondern auch Weisheit. *Niemand* ist schuld – ob es sich um Verhaltensprobleme bis hin zu ausgewachsenen Geisteskrankheiten handelt. Und wie wir gesehen haben, ist es auch nicht die Schuld des Gehirns oder der Gene. Diese Störungen sind Ausdruck unversorgter Verletzungen, und *sie ergeben Sinn*.

Die Bedeutung geht über das individuelle Leben der Menschen, ihre Herkunftsfamilien und ihre Kindheit hinaus. Wenn wir uns mit den unzähligen Problemen befassen wollen, denen sich dieses Buch bisher gewidmet hat, müssen wir einen breiteren Blickwinkel einnehmen und die größeren Zusammenhänge betrachten. Wenn ich meine Botschaft destillieren und in diesen schönen Filmmoment einfügen könnte, würde ich Robin Williams dazu bringen, uns allen – auch sich selbst – in die Augen zu schauen und mit Überzeugung zu sagen: »Es ist nicht deine Schuld … und *es ist nichts Persönliches.*« Es geht um unsere leidende Welt, in der sich die Illusionen und Mythen einer Kultur manifestieren, die sich von unserem eigentlichen Wesen entfremdet hat.

Wir werden uns als nächstes diesem weiter gefassten Kontext zuwenden.

Teil IV

# Das Toxische in unserer Kultur

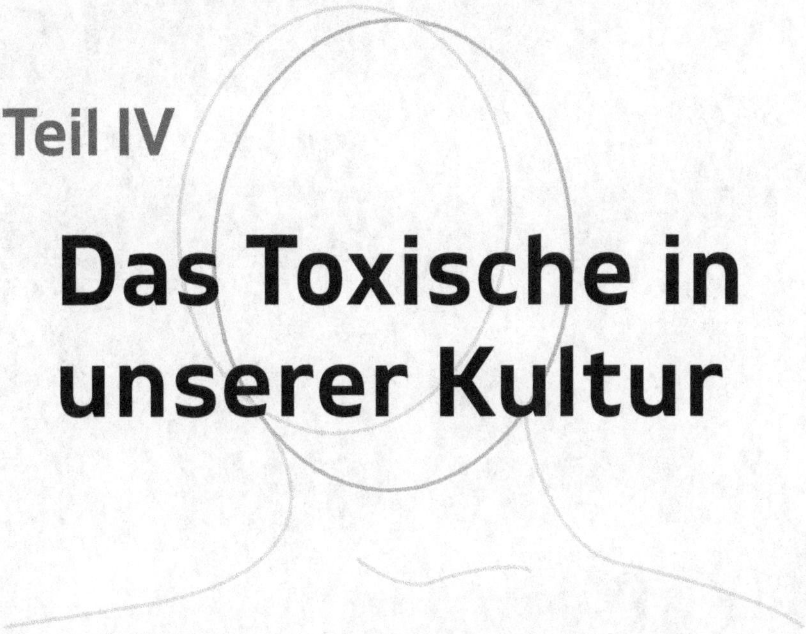

# Kapitel 19
# Von der Gesellschaft zum Zellkern
## Ungewissheit, Konflikte und Kontrollverlust

> *»Ihnen erzähle ich sicher nichts Neues, wenn ich sage, dass die Geschichte der Welt die Geschichte eines zehntausendjährigen Geisteskampfes zwischen Reich und Arm ist. … Die Armen gewinnen vielleicht mal die eine oder andere Schlacht …, aber die Reichen gewinnen natürlich seit zehntausend Jahren den Krieg.«*[1]
>
> Aravind Adiga, *Der Weiße Tiger*

Wir wissen, dass chronischer Stress, egal welcher Ursache, das Nervensystem aus dem Gleichgewicht bringt, den Hormonhaushalt stört, das Immunsystem belastet, Entzündungen fördert sowie das körperliche und seelische Wohlbefinden beeinträchtigt. Ich erlebe das täglich, und ich stimme János Selye zu, dem Vater der Stressforschung. Er behauptete »ohne Zögern, dass die wichtigsten Stressoren für den Menschen emotionaler Natur sind«.[2] An dieser Stelle unserer Erforschung von Trauma, Krankheit und Heilung möchte ich nur noch hinzufügen, dass das, was menschlichen emotionalen Stress bedingt, vom persönlichen bis zum kulturellen Bereich reicht. Wir sind in der Tat biopsychosoziale Wesen.

Ich möchte noch einmal zusammenfassen, was wir bisher über Stress erfahren haben: In physiologischer Hinsicht bedeutet Stress die akute oder chronische Aktivierung, potenzielle Überaktivierung und sogar Erschöpfung der Hypothalamus-Hypophysen-Nebennieren-Achse (HPA-Achse). Sie verbindet die emotionalen Zentren unseres Gehirns und den gesamten physiologischen Apparat des Körpers miteinander (Kapitel 2 und 3). Dann gibt es die Effekte, die Bruce McEwen als »allostatische Last« bezeichnet hat: die Abnutzung des Körpers, die dadurch entsteht, dass er sein inneres Gleichgewicht angesichts wechselnder und herausfordernder Umstände anpassen muss. Dazu gehören vor allem Traumata. In unserer Kultur sind viele Menschen dazu verurteilt, schwere allostatische Lasten zu tragen. Das wirkt sich nachteilig auf ihre seelische und körperliche Gesundheit aus, wie eine kürzlich in Yale durchgeführte Studie zeigt. Sie belegt, falls es noch eines Beweises bedarf, die kumulativen Auswirkungen von Stress auf die beschleunigte biologische Alterung. »Unsere Gesellschaft ist größerem Stress ausgesetzt als je zuvor, was negative psychische und physische Konsequenzen hat«, so die Forscher.[3]

Natürlich gibt es beim Stress ebenso wenig »Chancengleichheit« wie im Wirtschaftsleben. Die Struktur einer Gesellschaft, die auf Macht und Reichtum basiert, sowie die installierten Unterschiede zwischen den Ethnien und Geschlechtern führen dazu, dass einige Menschen physiologisch viel stärker belastet sind als andere. In einer Kultur, die Einzelne und Gruppen für einen ängstlichen Wettbewerb gegen andere rekrutiert, kennen die psychologischen Trigger für Stress keine sozialen Schichten. Aber die Tatsache bleibt, dass ihre Auswirkungen ungleich verteilt sind. Der *persönliche* Stress ergibt sich aus der Entfremdung von sich selbst und dem Verlust von Authentizität und kann klassenübergreifend sein. Die allostatische Last hingegen trifft die politisch Entmachteten und wirtschaftlich Entrechteten am härtesten, weil sie sich aus dem Ungleichgewicht der Macht ergibt.

Welche emotionalen Auslöser für Stress sind in unserer Gesellschaft am weitesten verbreitet? Aufgrund eigener Beobachtungen an mir selbst und an anderen konnte ich das Ergebnis einer Literaturübersicht zum Thema Stress voll und ganz bestätigen, nämlich dass

»psychologische Faktoren wie *Ungewissheit, Konflikte, mangelnde Kontrolle und Informationsmangel* als die stressigsten Auslöser gelten und die HPA-Achse stark aktivieren«.[4] Eine Gesellschaft, die diese Bedingungen hervorbringt, wie es der Kapitalismus unweigerlich tut, ist ein übermächtiger Erzeuger von Stressoren. Sie belasten die menschliche Gesundheit.

Der Kapitalismus ist »weit mehr als nur eine Wirtschaftsdoktrin«, stellt Yuval Noah Harari in seinem einflussreichen Bestseller *Eine kurze Geschichte der Menschheit* fest. »[Der Kapitalismus] gibt jetzt auch eine Ethik vor – eine Reihe von Lehren darüber, wie sich die Menschen zu verhalten, ihre Kinder zu erziehen und sogar zu denken haben. In der kapitalistischen Doktrin gilt Wirtschaftswachstum als höchstes Gut, oder zumindest als Ersatz für das höchste Gut, denn Gerechtigkeit, Freiheit und sogar Glück hängen vom Wirtschaftswachstum ab.«[5] Der Einfluss des Kapitalismus geht so tief und ist so weitreichend geworden, dass seine Werte, Prämissen und Erwartungen nicht nur die Kultur, Politik und Gesetzgebung durchdringen. Sie durchziehen auch Teilsysteme wie Wissenschaft, Bildung, Nachrichten, Sport, Medizin, Kindererziehung und Unterhaltung. Die Hegemonie der materialistischen Kultur ist heute global, ihre Unzufriedenheit universell. In diesem und den folgenden Kapiteln werden wir untersuchen, wie sich das auf unsere Gesundheit auswirkt.

Während des Medizinstudiums wurde mir beigebracht, das Leben und die Gesundheit rein individualistisch zu betrachten. Dass es uns schwerfällt, die Dinge *nicht* auf diese Weise zu sehen, ist ein wesentliches Merkmal der »normalen« Weltanschauung des Kapitalismus.

In diesem Punkt, wie auch in vielen anderen, spiegelt das medizinische System die vorherrschende Ethik wider und verstärkt sie noch. In einer zerstückelten, materialistischen Kultur werden die Menschen dazu verleitet, alles persönlich zu nehmen. Dazu gehört auch, ihre eigenen psychischen und physischen Leiden als Unglück oder gar Versagen zu betrachten, das nur ihnen selbst zuzuschreiben ist. Nehmen wir das Bild, das der frühere britische Premierminister Tony Blair gezeichnet hat. Er ist bis heute ein gefragter und gut bezahlter Redner zum Thema der entsozialisierenden Ethik, womit das Ausbluten des »Sozialen« aus der Gesellschaft gemeint ist. Viele Gesundheitsprobleme, sagte er, seien »streng genommen gar keine Probleme der öffentlichen Gesundheit. Sie sind Fragen des Lebensstils: Fettleibigkeit, Rauchen, Alkoholmissbrauch, Diabetes, sexuell übertragbare Krankheiten … Dies sind keine Epidemien im epidemiologischen Sinne – sie sind das Ergebnis von Millionen *individueller Entscheidungen* zu Millionen von Zeitpunkten«.[6] Diese Sichtweise zeugt von einer unbekümmerten Unkenntnis der vielen Studien, die all diese »Millionen von Entscheidungen« mit Trauma und Stress in Verbindung bringen. Das schließt auch den Stress ein, der durch einen niedrigen sozioökonomischen oder beruflichen Status und durch Armut verursacht wird – eine schwärende Wunde in der britischen Gesellschaft seit der Demontage des »Wohlfahrtsstaates« und der kommunalen Einrichtungen sowie der Entmachtung der Gewerkschaften. Dass hinter solchen »individuellen Entscheidungen« das vom Spätkapitalismus geförderte soziale Milieu steckt, scheint Blair trotz zahlreicher Belege nicht in den Sinn zu kommen. Es ist eigentlich keine Überraschung: Die Weigerung, allgemeine wirtschaftliche und politische Bedingungen als relevant für die Gesundheit und das Glück des Einzelnen anzuerkennen, ist ein Kernmerkmal der materialistischen Ideologie. Niemand, der offen für diese Zusammenhänge ist, würde im Königreich jemals an die Macht kommen.

Unsere Kultur wirkt sich über alle möglichen biopsychosozialen Wege auf unser Wohlbefinden aus – einschließlich der epigenetischen Faktoren, der stressbedingten Entzündungen, der Beeinträchtigung der Telomere, der vorzeitigen Alterung, der Art und Weise, wie und was wir essen, und der Giftstoffe, die wir aufnehmen. Ihre Wirkung erfolgt auch durch zahlreiche andere Outside-in-Mechanismen: durch Einflüsse, die von den Eltern an die Kinder weitergegeben werden, von einem Menschen zum anderen, von den sozialen, politischen und wirtschaftlichen Verhältnissen auf den Einzelnen – »von der Gesellschaft zum Zellkern«, wie es der Molekularwissenschaftler und Forscher Michael Kobor ausdrückt. Im Gegensatz zu Blairs Sichtweise ist er davon überzeugt, dass fast alle »individuellen Entscheidungen«, die die meisten Menschen im Hinblick auf ihr Wohlbefinden treffen, durch unsere Kultur beeinflusst und beschränkt werden.

Alle Stressoren repräsentieren das Fehlen oder den nahenden Verlust von etwas, das ein Organismus als überlebenswichtig erachtet. Der bevorstehende Mangel an Nahrungsmitteln ist zum Beispiel für jedes Lebewesen ein großer Stressor. Das Gleiche gilt innerhalb unserer Spezies für das Fehlen oder den drohenden Verlust von Liebe, Arbeit, Würde, Selbstwertgefühl oder Bedeutung.

Im Jahr 2020 breitete sich das neuartige Coronavirus aus und verwüstete die Weltwirtschaft. Doch schon wenige Wochen zuvor warnte keine Geringere als Kristalina Georgieva – Chefin des Internationalen Währungsfonds, jenes Planungsgremiums des internationalen Kapitals: Die Weltwirtschaft laufe aufgrund von Ungleichheit und Instabilität des Finanzsektors Gefahr, zu den bedauernswerten Bedingungen der Großen Depression zurückzukehren. »Wenn ich zu Beginn des neuen Jahrzehnts ein zentrales Thema benennen müsste«, sagte sie, »dann wäre es die zunehmende Unsicherheit.«[7] Die Mehrheit der Bevölkerung meines Landes brauchte diese alarmierende Prognose nicht, um zu wissen, dass es nicht gut aussieht. Nur einen Monat, bevor die IWF-Chefin ihre Vorhersage machte, äußerten fast 90 Prozent der Kanadierinnen und Kanadier die Sorge, dass die Lebensmittelpreise schneller stiegen als ihr Einkommen. Etwa einer von acht kanadischen Haushalten war im vergangenen Jahr von Ernährungsunsicherheit betroffen.[8] In meiner Heimatprovinz British Columbia berichteten 2017 52 Prozent der Frauen von »extremem emotionalen Stress« in Bezug auf ihre finanzielle Situation.[9] Solche Trends zeigen sich international und nehmen seit Jahrzehnten zu.

Der innerhalb der letzten Jahrzehnte in vielen Ländern zu beobachtende Anstieg chronischer psychischer und physischer Gesundheitsprobleme, von Depressionen bis hin zu Diabetes, kann kein Zufall sein. »Der Neoliberalismus hat die Arbeitswelt weit unsicherer und folglich stressiger und gesundheitsschädlicher gemacht«, schreiben zwei britische Gesundheitswissenschaftler, »... was zu einer Vielzahl chronischer Krankheiten wie Muskel-Skelett-Schmerzen und Herz-Kreislauf-Erkrankungen geführt hat.«[10] Das überrascht mich nicht, leben wir doch in einem System, das den Stress permanent durch allgemeine Unsicherheit schürt. Die Globalisierung betreibt eine ruinöse Politik, die den sogenannten Entwicklungsländern von Gremien wie dem Internationalen Währungsfonds und der Weltbank diktiert wird. Dazu gehören etwa die Kürzung von Sozialleistungen, die Unterdrückung der Rechte von Arbeitnehmenden und die Förderung von Privatisierungen. Nun hat sie auch die Industrieländer erfasst. Der kanadische politische Philosoph John Ralston Saul bezeichnete dies als »crucifixion theory: Nach einem wirtschaftlichen und sozialen Zusammenbruch würde ein neues gereinigtes und gesundes Wirtschaftssystem entstehen«.[11]

Die gesundheitlichen Auswirkungen unseres Wirtschaftssystems sind weder schwer zu verstehen noch schwer nachzuweisen. Eine Studie aus dem Jahr 2013, in der der Gesundheits- und Stresszustand junger Schweden mit dem junger Griechen während der Finanzkrise in Griechenland verglichen wurde, ergab: Die Athener Studenten waren deutlich im Nachteil. Sie berichteten von einem höheren Maß an Stress, hegten »weniger Hoffnung für die Zukunft« und zeigten »deutlich häufiger Symptome von Depressionen und Angstzuständen« sowie – und das ist beunruhigend – einen *niedrigeren* Cortisolspiegel.[12] Letzteres ist ein Indikator für Langzeitstress: ein Zeichen dafür, dass bei den Betroffenen die gesunden, schützenden Mechanismen der Antwort auf Stress erlöschen. Ein niedriger Cortisolspiegel ist oft ein Vorbote zukünftiger Krankheiten.[13] »Die Vermutung liegt nahe, dass die soziale Krise in Griechenland allmählich biologische Auswirkungen auf die Bewohner des Landes hat«, warnte die Studie. In Kanada konnte man Ähnliches feststellen: Wenn Mütter unter wirtschaftlichem Druck stehen, steigt der Stresshormonspiegel ihrer Kinder im Alter von sechs Jahren deutlich an. Das erhöht das Krankheitsrisiko in ihrem späteren Leben.[14]

Viele Menschen sind Kräften ausgeliefert, die sie überhaupt nicht beeinflussen, geschweige denn kontrollieren können. Wer weiß schon, wann die nächste zyklische Rezession eintritt oder wann ein weiteres Großunternehmen Stellen abbaut, fusioniert oder seinen Standort verlagert, sodass die Existenzgrundlage gefährdet ist, was man häufig erst einen Tag vorher erfährt? Schon vor den wirtschaftlichen Verheerungen durch die Corona-Pandemie hatte man sich an die Nachricht gewöhnt, dass weitere Unternehmen massenhaft Mitarbeitende entlassen. »Die Krise im Einzelhandel verschärft sich. 3150 verlieren ihren Job pro Woche« lautete eine Schlagzeile im *Guardian* im Januar 2020, wenige Wochen bevor die Pandemie sich in Großbritannien bemerkbar machte. Nur einige Monate zuvor hatte die *New York Times* über die zunehmende Verunsicherung amerikanischer Familien berichtet: »Die Kosten für Wohnen, Gesundheit und Bildung verschlingen einen immer größeren Teil des Haushaltsbudgets und sind schneller gestiegen als die Einkommen. Die heutigen Mittelschichtsfamilien arbeiten länger, bewältigen neue Stresssymptome und tragen größere finanzielle Risiken als frühere Generationen.«[15] Ähnlich äußerte sich kürzlich der berühmte Anthropologe, Forscher und Autor Wade Davis in der Zeitschrift *Rolling Stone* und erreichte damit ein breites Publikum: »Obwohl sie in einer Nation leben, die sich selbst als die wohlhabendste in der Geschichte feiert, ist das Leben der meisten Amerikaner ein Drahtseilakt ohne Sicherheitsnetz, um einen Sturz abzufangen.«[16] Eine bessere Blaupause für eine allostatische Belastung kann man sich nicht vorstellen.

Das fortschrittlichste kapitalistische Land der Welt offenbart die krasseste individualistische Ethik und lässt den Großteil seiner Bevölkerung in Unsicherheit leben. Trotzdem sprechen wir nicht von einem ausschließlich amerikanischen Trend. Der wirtschaftliche und kulturelle Einfluss der USA auf der ganzen Welt ist so groß, dass man laut Morris Berman sagen kann: »Wenn das zwanzigste Jahrhundert das ›amerikanische Jahrhundert‹ war, wird das einundzwanzigste das ›amerikanisierte Jahrhundert‹ sein.«[17] Die Organisation für wirtschaftliche Zusammenarbeit und Entwicklung (OECD) berichtete, dass der Druck auf die Mittelschicht weltweit seit den 1980er-Jahren zugenommen habe.[18] In dem Bereich, in dem der Kapitalismus seine größten Erfolgsansprüche erhebt – der wirtschaftlichen Leistung –, befinden sich demnach viele Menschen in einem Zustand chronischer Unsicherheit und des Kontrollverlusts. Sie sind Stress auslösenden Ängsten ausgesetzt, die sich in Störungen des Hormonapparats, des Immunsystems und des gesamten Organismus niederschlagen.

Kein Wunder also, dass die Unsicherheit in Bezug auf die Arbeit oder deren Verlust Krankheiten auslösen kann. US-Studien haben gezeigt: Das Risiko für Schlaganfälle und Herzinfarkte bei Menschen im Alter zwischen einundfünfzig und einundsechzig Jahren steigt nach einer längeren Arbeitslosigkeit um mehr als das Doppelte.[19] Die Ergebnisse gelten auch dann, wenn man die erwartungsgemäße Zunahme durch stressbedingte Verhaltensweisen wie Rauchen, Trinken und Essen berücksichtigt. Tatsächlich hat sich gezeigt, dass ein mehrfacher Verlust des Arbeitsplatzes das Herzinfarktrisiko ebenso stark erhöht wie Zigaretten, Alkohol und Bluthochdruck.[20] Allein die *Angst* vor dem Verlust des Arbeitsplatzes wirkt genauso belastend auf den Gesundheitszustand älterer Menschen wie sein tatsächlicher Verlust. Zwischen den späten 1970er- und der Mitte der 1990er-Jahre verdoppelte sich nahezu der Anteil der in großen amerikanischen Unternehmen Beschäftigten, die erklärten, sie machten »sich häufig Sorgen, entlassen zu werden«, und zwar von 24 auf 46 Prozent.[21] Arbeitsplätze mit hohem Zeitdruck, schnellem Arbeitstempo und starker Arbeitsbelastung – Faktoren, auf die nur wenig Einfluss genommen werden kann – stehen ebenfalls im Zusammenhang mit erhöhtem Stress und schlechter Gesundheit.[22]

Ein typisches Anzeichen für Stress sind Entzündungen. Ich habe den Zusammenhang zwischen diesen beiden Faktoren bei vielen meiner Patientinnen und Patienten feststellen können. Entzündungen sind an einer Vielzahl von Krankheiten beteiligt, von Autoimmunerkrankungen bis hin zu Gefäßerkrankungen von Herz und Gehirn, von Krebs bis hin zu Depressionen. Eines meiner eindringlichsten Interviews für dieses Buch führte ich mit dem Wissenschaftler Dr. Steven Cole. »Ein Thema, das immer wieder auftaucht«, so Cole, »ist die Zunahme der Aktivität von Entzündungsgenen bei Menschen, die sich über einen längeren Zeitraum mit einem Gefühl der Bedrohung oder Unsicherheit konfrontiert sehen. Wir können das auch bei Mäusen und Affen feststellen. Selbst bei Fischen kann man erkennen, dass der Körper, je mehr Stress, Bedrohung oder Ungewissheit er ausgesetzt ist, umso mehr diesen Abwehrmechanismus einsetzt, der zu einer erhöhten Entzündungsaktivität führt.«

Während die meisten Menschen Kontrollverlust und schwindende Sicherheit erleben, genießen andere ein Übermaß davon. Für diese Gesellschaftsschicht sind selbst Konflikte keine Quelle von Stress – denn in jedem Kampf gilt: je größer die Macht, desto geringer die Bedrohung. Früher sprachen nur Leute, denen marxistische Tendenzen nachgesagt wurden, vom »Klassenkampf«. In den letzten Jahren hat sich jedoch gezeigt, dass die Dominanz der Eliten und die Angriffe auf die Mittelschicht und die Arbeiterklasse über ideologische Grenzen hinweg Realität sind. Kein Geringerer als der Multimilliardär und Investmentmagnat Warren Buffett hat die Zeichen der Zeit erkannt. »Es gibt einen Klassenkampf, ja«, sagte er der *New York Times* 2006, »aber es ist meine Klasse, die reiche Klasse, die Krieg führt, und wir gewinnen.«[23] Der Eiscreme-Unternehmer Ben Cohen, ein reicher Mann mit sozialem Gewissen, drückte es 2020 gegenüber derselben Zeitung noch offener aus: »Was wir in Amerika haben, ist eine Demokratie, die zum Wohle der Konzerne geführt wird. Das ist eine Katastrophe. Wir sehen es, wir erleben es, und es wird immer schlimmer.«[24] In unserer globalisierten Welt ist die amerikanische Vorgehensweise die Vorlage für viele Länder.

Sogar Wirtschaftsnobelpreisträger wie Joseph E. Stiglitz haben sich dieser Meinung angeschlossen. Stiglitz ist ein ausgewiesener Experte: Abgesehen von seinem Nobelpreis war er Chefökonom der Weltbank und Vorsitzender des Rates der Wirtschaftsberater von US-Präsident Bill Clinton. In dieser Eigenschaft hat er zahlreiche politische Maßnahmen ausgearbeitet, deren Auswirkungen er heute bereut. Derzeit ist er Professor an der Columbia University und hat die sozialen, politischen und gesundheitlichen Folgen der zunehmenden Ungleichheit in der von Eliten beherrschten globalisierten Welt dokumentiert. Er beklagt, was er eine Verschiebung »vom sozialen Zusammenhalt zum Klassenkampf« nennt.

»Das politische System scheint ebenso zu versagen wie das wirtschaftliche System«, schreibt Stiglitz in seinem 2012 erschienenen Buch *Preis der Ungleichheit*. In den Augen vieler Menschen, so fährt er fort, »hat der Kapitalismus versagt, das Versprochene umzusetzen; stattdessen ist er für Dinge verantwortlich, die nicht versprochen wurden – Ungleichheit, Umweltverschmutzung, Arbeitslosigkeit und *vor allem* für den Verfall der Werte bis zu dem Punkt, an dem alles akzeptabel ist und niemand zur Verantwortung gezogen werden kann.«[25] (Kursiv im Original)

Hier offenbaren sich die Grenzen der Analysen von Stiglitz und anderen neuzeitlichen Kritikern des Kapitalismus. Ich würde sie fragen: Was wäre, wenn man davon ausgeht, dass das System als solches überhaupt nicht versagt hat, sondern in höchstem Maße erfolgreich ist? Die Annahme, dass die nachgewiesenen Schäden ein »Versagen« darstellen, bedeutet, zu ignorieren, dass das System für einige Menschen tatsächlich reibungslos funktioniert. Sie gehören zufällig zu der Klasse, die den größten Reichtum erwirtschaftet und die meiste Macht ausübt.

Die Schweizer Bank UBS berichtete im Oktober 2020, dass die internationale Klasse der Milliardäre ihr Vermögen zwischen April und Juli desselben Jahres, also während der durch Corona ausgelösten Marktturbulenzen, auf über zehn Billionen Dollar gesteigert hat. Der damals reichste Mensch der Welt, Amazon-Gründer Jeff Bezos, hatte sein Vermögen um mehr als 74 Milliarden Dollar erhöht, Tesla-Besitzer Elon Musk um bis zu 103 Milliarden Dollar.[26] »Kanadas Top-20-Milliardäre sind zusammen um 37 Milliarden Dollar reicher geworden«, berichtete der *Toronto Star*. »Und zwar inmitten einer Wirtschaftskrise, die dazu geführt hat, dass Millionen Kanadierinnen und Kanadier arbeitslos geworden oder in Kurzarbeit sind und mit ihren Rechnungen zu kämpfen haben; in einer Zeit also, da unsere Regierungen Kredite aufnehmen müssen, um Finanzhilfen für Einzelpersonen und Unternehmen zu finanzieren, um eine noch größere Not abzuwenden.[27]

Die Idee, dass im Kapitalismus (Chancen-)Gleichheit für alle gelten *soll*, muss man einfach glauben, da die Geschichte und die vorhandene Realität keinen Beweis dafür liefern.

Eine in weiten Kreisen bekanntgemachte US-Studie hat gezeigt, dass die Ansichten der normalen Menschen bei Entscheidungsfindungen keinen Einfluss auf die öffentliche Politik haben. Das kommt einem Mangel an Kontrolle im großen Maßstab gleich.[28] »Wenn eine Mehrheit der Bürger mit den wirtschaftlichen Eliten oder mit organisierten Interessengruppen nicht einverstanden ist, verliert sie in der Regel«, schlussfolgerten die Autoren. Sie fügten hinzu, dass »selbst wenn überwältigend große öffentliche Mehrheiten politische Veränderungen befürworten, sie diese in der Regel nicht durchsetzen können«.[29] In einem Artikel der *New York Times* wirft Stiglitz' Kollege Paul Krugman, ebenfalls Nobelpreisträger für Wirtschaftswissenschaften, die Frage auf: »Warum haben die Reichen so viel Macht?« Krugman war ehemals ein – inzwischen geläuterter – Verfechter des Aufschwungs durch Globalisierung. Sie hat zu einer Dominanz multinationaler Konzerne über Regierungen und die Öffentlichkeit geführt.

Denn, so antwortet er auf seine eigene Frage: »Amerika entspricht weniger einer Demokratie und mehr einer Oligarchie.«[30] Vor diesem Hintergrund sehe ich wenig Grund, die Behauptung des Verbraucheranwalts und Sozialkämpfers Ralph Nader infrage zu stellen: dass die beiden führenden politischen Parteien in den Vereinigten Staaten faktisch »eine einzige Partei mit zwei Köpfen und unterschiedlichem Make-up« seien. Auch in vielen anderen Ländern wird hinter der demokratischen Fassade die eigentliche Macht von wenigen Reichen ausgeübt.

Was bedeutet das für die übrigen Menschen? Als der temperamentvolle schottische Arbeiterführer Jimmy Reid 1972 zum Rektor der Universität Glasgow ernannt wurde, hielt er eine Rede, die die *New York Times* als »die größte Rede seit Präsident Lincolns Gettysburg Ansprache«[31] bezeichnete. Reid hat vielleicht nicht die Psychologie oder Neurobiologie von Stress studiert, aber er verstand die Auswirkungen von Unsicherheit, Kontrollverlust und Konflikten auf das Leben der Menschen, die er vertrat. »Entfremdung ist der exakt passende Begriff, um das größte soziale Problem im heutigen Großbritannien zu beschreiben«, erklärte er. »Die Menschen fühlen sich von der Gesellschaft entfremdet ... Lassen Sie mich gleich zu Beginn erklären, was ich mit Entfremdung meine. Es ist der Aufschrei von Menschen, die sich als Opfer blinder wirtschaftlicher Kräfte fühlen, auf die sie keinen Einfluss haben. Es ist die Frustration der einfachen Menschen, die von den Entscheidungsprozessen ausgeschlossen sind. Es ist das Gefühl der Verzweiflung und Hoffnungslosigkeit, das die Menschen durchdringt, die zu Recht den Eindruck haben, über kein wirkliches Mitspracherecht zu verfügen, wenn es darum geht, ihr eigenes Schicksal zu gestalten oder zu bestimmen.«[32]

Man muss sich vor Augen halten, dass Reid seine Rede am Ende einer kurzen Nachkriegsära mit relativ fortschrittlichen Sozialprogrammen hielt, zu einer Zeit, als das von ihm angeprangerte System sein wohlwollendes Gesicht zeigte. Was würde er heute sagen?

# Kapitel 20
# Raub der menschlichen Seele
## Vereinzelung und ihre Auswirkungen

*»Zwar können in jeder Gesellschaft Einzelne durch Unglücksfälle aus der Bahn geworfen werden, doch nur die freie Marktwirtschaft produziert als Teil ihres Funktionsprinzips Massenverwerfungen, selbst in Zeiten des Wohlstands.«*

Bruce Alexander, *The Globalization of Addiction*

Als Referent zum Thema Stress und Trauma werde ich oft gefragt, welche Lehren wir aus der Corona-Pandemie ziehen können. An erster Stelle steht sicherlich die Unentbehrlichkeit von Beziehungen. Das ist eine Qualität, die der globalisierte, marktwirtschaftliche Materialismus zunehmend aus der modernen Kultur verdrängt hat – und zwar lange bevor uns die Isolation, die uns durch das Virus aufgezwungen wurde, an die geistige Verarmung des Lebens ohne sie erinnert hat. Die gesundheitlichen Auswirkungen sind unermesslich.

Für Beobachtende aller politischen Richtungen und philosophischen Überzeugungen gehört es inzwischen zum guten Ton, den eklatanten und zunehmenden Mangel eines Sozialgefühls zu beklagen. »Dieses grundlegende Gefühl der menschlichen Verbundenheit, der Zugehörigkeit zu einem gemeinsamen Unternehmen mit einem kollektiven Schicksal, ist genau das, was heute fehlt«, schrieb kürzlich der konservative Kolumnist David Brooks, der meist fundiert argumentiert, in der *New York Times*.[33] Man könnte auch behaupten, es fehle absichtlich. Qualitäten wie Liebe, Vertrauen, Fürsorge, soziales Gewissen und Engagement sind unvermeidliche Opfer – im kapitalistischen Jargon: »irreversible Kosten« – in einer Kultur, die den Gewinn über alles stellt.

Eine Gesellschaft, die den Wert von Gemeinschaft – unser Bedürfnis, dazuzugehören, füreinander da zu sein und das Gefühl zu haben, dass uns Fürsorge entgegengebracht wird – nicht wertschätzt, ist eine Gesellschaft, die sich vom Wesen des Menschseins entfernt. Das kann sich nur pathologisch auswirken. Das ist keine moralische Behauptung, sondern eine objektive Einschätzung. »Wenn die Menschen allmählich ihr Gefühl für Sinnhaftigkeit verlieren und sich entfremden, dann entsteht Krankheit, dann bricht unsere Gesundheit zusammen – die seelische, körperliche und soziale Gesundheit«, so der Psychiater und Neurowissenschaftler Bruce Perry. Wenn ein Gen oder ein Virus auftauchen würde, das die gleichen Auswirkungen auf das Wohlbefinden der Bevölkerung hätte wie die Vereinzelung, würden die Nachrichten darüber auf den Titelseiten Schlagzeilen machen. Da sie so viele Ebenen durchdringt und so allgegenwärtig ist, halten wir sie fast für selbstverständlich; sie ist das Wasser, in dem wir schwimmen. Wir sind vom normierten Mythos durchdrungen, dass jeder von uns lediglich ein Individuum ist, das nach privaten Zielen strebt. Je mehr wir uns auf diese Weise verleugnen, desto mehr entfremden wir uns von wichtigen Aspekten dessen, wer wir sind und was wir brauchen, um gesund zu sein.

Unter Psychologen gibt es einen weitreichenden Konsens darüber, was unsere Kernbedürfnisse sind. Einige haben wir bereits untersucht. Sie werden verschiedentlich aufgeführt als:

- *Zugehörigkeit, Bezogenheit* oder *Verbundenheit;*
- *Autonomie*: ein Gefühl der Kontrolle über das eigene Leben;
- *Können* oder *Kompetenz;*
- *echtes Selbstwertgefühl,* das nicht von Leistungen, Errungenschaften, Erwerb oder dem Urteil anderer abhängt;

- *Vertrauen*: das Gefühl, über die persönlichen und sozialen Ressourcen zu verfügen, die man braucht, um das Leben zu meistern; und
- *Bestimmung, Sinn, Transzendenz*: sich als Teil von etwas zu wissen, das größer ist als isolierte, egozentrische Belange, sei es offenkundig spirituell, einfach universell/humanistisch oder – angesichts unserer evolutionären Herkunft – die Natur. »Daß das physische und geistige Leben des Menschen mit der Natur zusammenhängt, hat keinen andren Sinn, als daß die Natur mit sich selbst zusammenhängt, denn der Mensch ist ein Teil der Natur.« So schrieb der 26-jährige Karl Marx im Jahr 1844.[34]

Das alles sagt Ihnen vermutlich nicht viel mehr, als Sie ohnehin schon wissen oder ahnen. Sie können Ihre eigenen Erfahrungen überprüfen: Wie fühlt es sich an, wenn jedes der oben genannten Bedürfnisse befriedigt ist? Was geschieht in Ihrem Geist und Körper, wenn es fehlt, verweigert oder entzogen wird?

Bruce Alexander ist Autor des Grundlagenwerks *The Globalization of Addiction: A Study in Poverty of the Spirit*. Er ist emeritierter Professor für Psychologie der Simon Fraser University. In den frühen 2000er-Jahren haben wir zusammen in Vancouvers Stadtteil Downtown Eastside mit der sozial ausgegrenzten Community der Drogenabhängigen gearbeitet. Wie Bruce erzählt, hätte eine solche Berufswahl sein jüngeres Ich, das von der Ideologie des materialistischen Egoismus fasziniert war, durcheinandergebracht. »Damals war ich der Ansicht«, gestand er, »dass es egal sei, ob ein paar Randständige sterben, denn wir starken Jungs werden für uns und alle anderen erfolgreich sein. Jetzt habe ich meine Einstellung geändert. Solche Vorstellungen sind unglaublich toxisch. Sie erlauben es anderen Menschen einfach nicht, Mensch zu sein.«

So wie ich Authentizität und Bindung als zwei grundlegende Bedürfnisse benannt habe, hat Bruce das »lebenswichtige Bedürfnis des

Menschen nach sozialer Zugehörigkeit und sein ebenso lebenswichtiges Bedürfnis nach individueller Autonomie und Erfolg« erkannt. Die Verbindung dieser beiden Bedürfnisse nennt er *psychosoziale Integration*.[35] In einer gesunden Kultur, da sind Bruce und ich uns einig, wäre die psychosoziale Integration sowohl Ziel als auch Normalität. Authentizität und Bindung würden nicht mehr im Widerspruch zueinander stehen: Es gäbe keine grundlegende Spannung zwischen Zugehörigkeit und Selbstsein. Bruce verwendet den Begriff *Dislokation* im Sinne des Verlustes der Verbindung zu sich selbst, zu anderen und zu einem Sinn und Zweck – alles Dinge, die in der obigen Liste der wesentlichen Bedürfnisse aufgeführt sind. Damit das Wort »Dislokation« nicht so etwas Verschwommenes wie »Verlorenheit« hervorruft, hat er schnell eine anschauliche Metapher parat: »Stellen Sie sich eine Schulterluxation vor«, sagt er, »eine ausgekugelte Schulter, die aus dem Gelenk gesprungen ist. Sie haben sich den Arm zwar nicht abgetrennt, aber er hängt nur noch da und funktioniert nicht mehr. Er ist nutzlos. So erleben sich dislozierte Menschen. Es ist unerträglich schmerzhaft.« Es ist nicht nur eine individuelle Erfahrung; der gleiche intensive Schmerz tritt oft auf sozialer Ebene auf, wenn große Gruppen von Menschen vom Gefühl der Autonomie, der Bezogenheit, des Vertrauens und der Sinnhaftigkeit abgeschnitten sind. Das ist eine soziale Dislokation[36], die zusammen mit persönlichen Traumata eine starke Quelle für psychische Störungen, Verzweiflung, Süchte und physische Krankheiten ist. Hinsichtlich der menschlichen Bedürfnisse ist eine solche Dislokation nicht normal, sie ist aber in unserer Zeit zu einem festen Bestandteil der »Normalität« unserer Kultur geworden. Zu den extremen Beispielen gehören die physische und psychische Entwurzelung: Sie wurde den indigenen Völkern Nordamerikas durch den Kolonialismus aufgezwungen. Dasselbe gilt in jüngerer Zeit durch die globalisierungsbedingte wirtschaftliche Aushöhlung ganzer Regionen in den Vereinigten Staaten – vom Rust Belt bis zu den Bergbaustädten in den Appalachen hat sie in der Arbeiterklasse zu einer enormen Zunahme von Selbsttötungen und Todesfällen durch Überdosis geführt. Letztere wurden von Anne Case und ihrem Mann, dem Nobelpreisträger Angus Deaton, beide Ökonomen an der Princeton University, als »Tod aus Verzweiflung« bezeichnet.[37]

Die Entwurzelung verschont keine Bevölkerungsgruppe, auch wenn sie sich in verschiedenen Gesellschaftsschichten unterschiedlich auswirkt. Gesellschaftliche Privilegien mögen einige von uns davor bewahren, äußerlich von den orkanartigen Stürmen der Dislokation zerstört zu werden. Doch sie können uns nicht vor den inneren Auswirkungen bewahren, wenn uns die Befriedigung unserer Bedürfnisse nach Verbundenheit, Sinn und einem echten Selbstwertgefühl verwehrt wird. Weder Erfolge noch Titel oder Fremdbewertungen unseres Selbst können uns für einen solchen Mangel entschädigen.

Erinnern wir uns daran, dass der schottische Arbeiterführer Jimmy Reid »Alienation« als die Entfremdung des Menschen von einer Gesellschaft bezeichnete. Sie hindert den Einzelnen daran, sein eigenes Schicksal zu gestalten oder zu bestimmen. Das Wort hat auch andere Bedeutungen, darunter die Entfremdung von unserem Wesen, von uns selbst und von anderen. Bereits in der Mitte des 19. Jahrhunderts erkannte Karl Marx all diese Bedeutungen und fügte eine weitere hinzu: die Entfremdung von unserer Arbeit als einer sinnvollen Tätigkeit, über die wir bestimmen und die wir kontrollieren können. In diesem Punkt war Marx vorausschauend. Arbeit beinhaltet mehrere der zuvor genannten Kernbedürfnisse, darunter Kompetenz, Können und Sinnhaftigkeit. Laut des Gallup-Reports aus dem Jahr 2013 fühlen sich nur 30 Prozent der Arbeitnehmerinnen und Arbeitnehmer in den USA bei ihrer Arbeit motiviert, weltweit, in 142 Ländern, betrachtet, liegt der Anteil bei nur 13 Prozent. »Für die meisten«, so schrieben zwei führende Wirtschaftsberater in der *New York Times*, »ist Arbeit eine erschöpfende, entmutigende Erfahrung, und in mancher Hinsicht wird es immer schlimmer.«[38]

Die Entfremdung ist unvermeidlich, wenn unser inneres Wertgefühl statusgesteuert ist. Wenn es davon abhängt, ob wir in den Augen anderer nach extern auferlegten Standards Wettbewerbsfähiges leisten und Erfolg haben und eine höchst bedingte Akzeptanz – ich sollte eher sagen »Akzeptierbarkeit« – erfahren. Durch die Aushöhlung der Mittelschicht in den letzten Jahrzehnten haben Menschen, die sich selbst an ihrem weltlichen Erfolg gemessen haben, einen gefühlten Wertverlust erlitten. Die Verheißung des Traums der Mittelschicht hat sich weitgehend in Luft aufgelöst, zum Leidwesen und zur großen Verärgerung vieler. Aber auch Menschen, die an der Spitze der Wirtschaftspyramide stehen, können eine Abwertung ihrer selbst erfahren – und zwar aus dem einfachen Grund, dass die materialistischen Werte dem Bedürfnis nach Sinn und Zweck jenseits der eigennützigen Bestrebungen zuwiderlaufen.

Hier braucht es keinen moralischen Zeigefinger. Objektiv betrachtet ist es so: Konzentriert man sich auf die vergänglichen Wünsche des Selbst, führt das zu einer verminderten Verbindung zu unserem tiefsten Selbst, wenn die gemeinschaftlichen Bedürfnisse nicht berücksichtigt werden. Das heißt, wir brauchen eine Verbindung zu den Teilen von uns, die wahres Wohlbefinden erzeugen und erhalten. Wir können durch unsere Persönlichkeit »Gewinne« erzielen. Wir können durch unsere verschiedenen Identitäten ein momentanes Sicherheitsgefühl erlangen. Wir können unser Image oder unser Selbstbild mittels materieller Errungenschaften aufpolieren. Doch all das ist ein schwacher Ersatz für die Belohnungen (und Herausforderungen), die es mit sich bringt, wenn wir unsere Menschlichkeit leben. Ein Investor, der täglich mit Millionen umgeht, sagte zu Charles Duhigg, dem mit dem Pulitzerpreis ausgezeichneten Journalisten: »Ich habe das Gefühl, mein Leben zu vergeuden. Wenn ich sterbe, wird es dann irgendjemanden interessieren, dass ich einen zusätzlichen Prozentpunkt auf meine Rendite erzielt habe? Meine Arbeit fühlt sich völlig sinnlos an.« Dieser Bedeutungsverlust, so Duhigg, treffe »sogar Fachleute, die ein stolzes Selbstbild von sich haben, wie Mediziner und Juristen«. Warum ist das so?, fragte sich der Autor. Die Antwort lautet: Es hängt mit Ursachen wie belastenden Arbeitszeiten, politischen internen Machtkämpfen, einem zunehmenden Wettbewerb, der durch die Globalisierung ausgelöst wird, und einer Allzeiterreichbarkeit durch das Internet zusammen – aber auch mit etwas, das diese Fachleute nur schwer benennen können: mit dem unterschwelligen Gefühl, dass ihre Arbeit die zermürbende Anstrengung nicht wert ist, die sie dafür aufbringen.[39] Eigentlich ist es ein einfacher ökonomischer Zusammenhang: Die künstliche Aufblähung (des Selbstbildes, der Identität, des materiellen Strebens) führt zwangsläufig zu einem Abschwung oder sogar zu einem Absturz, wenn die Blase unwillkürlich platzt.

Wie unsere anderen Bedürfnisse auch wird Sinnhaftigkeit erwartet. Ihre Verweigerung hat fatale Folgen. Weit davon entfernt, ein rein psychologisches Bedürfnis zu sein, sind es die Hormone und das Nervensystem, die ihr Vorhandensein oder ihre Abwesenheit steuern. Wie eine medizinische Studie aus dem Jahr 2020 ergab, sind das Vorhandensein und die Suche nach einem Sinn im Leben wichtig für die Gesundheit und das Wohlbefinden.[40] Einfach ausgedrückt: Je sinnvoller Sie Ihr Leben gestalten, desto besser ist vermutlich Ihre seelische und körperliche Gesundheit. Es ist an sich schon ein Zeichen der Zeit, dass wir solche Studien brauchen, die uns bestätigen, was unsere Lebenserfahrung lehrt. Wann fühlen Sie sich glücklicher, erfüllter und wohler: Wenn Sie sich bemühen, anderen zu helfen und sich mit ihnen zu verbinden? Oder wenn Sie sich darauf konzentrieren, die Bedeutung Ihres kleinen Ichs zu steigern? Wir alle kennen die Antwort, und doch setzt sich das, was wir wissen, nicht immer durch.

Unternehmen sind raffiniert darin, die Bedürfnisse der Menschen zu instrumentalisieren, ohne sie tatsächlich zu erfüllen. Naomi Klein hat in ihrem Buch *No Logo!: Der Kampf der Global Players um Marktmacht* anschaulich dargelegt, wie große Konzerne in den 1980er-Jahren begannen, sich den natürlichen Wunsch der Menschen zunutze zu machen, zu etwas Größerem als sich selbst zu gehören. Markenbewusste Unternehmen wie Nike und The Body Shop vermarkten viel mehr als nur Produkte: Sie verkaufen Sinn, Identifikation und ein fast religiöses Gefühl der Zugehörigkeit durch die Assoziation mit ihrer Marke. »Das setzt eine Art Leere und Sehnsucht in den Menschen voraus«, gab ich zu bedenken, als ich die erfolgreiche Autorin und Aktivistin interviewte. »Ja«, bestätigte Klein. »Sie zapfen eine Sehnsucht und ein Bedürfnis nach Zugehörigkeit an und tun das, indem sie die Erkenntnis nutzen, dass es nicht ausreicht, nur Laufschuhe zu verkaufen. Wir Menschen wollen Teil eines transzendenten Projekts sein.«

Man kann viel über die Unternehmens-, Sozial- oder Umweltethik von Firmen wie Ford oder General Motors sagen. Doch die gewerkschaftlich organisierten Arbeitsplätze, die sie bereitstellten, boten Generationen von Familien eine einträgliche und für viele sogar sinnstiftende Beschäftigung. Die rasante Deindustrialisierung der Arbeiterklasse in Nordamerika hat nicht nur zu einem Verlust an Einkommenssicherheit, sondern auch an Sinnhaftigkeit geführt. Die epidemische Entfremdung wurde dadurch noch verschlimmert. Die Zunahme an Jobs im Dienstleistungsbereich und in den Lagerhallen von Amazon hat das Zugehörigkeitsgefühl, das jene betrieblichen Arbeitsplätze in vielen Bevölkerungsgruppen förderten, nicht ersetzt. Diese Entwicklungen haben zerstörerisch auf das menschliche Gefühl für Sinn und Verbundenheit gewirkt. Das wurde vor zwei Jahrzehnten mit herzzerreißender Offenheit von der Figur des Hafenarbeiters Frank Sobotka in der HBO-Serie *The Wire* ausgedrückt. Er klagte einem befreundeten Lobbyisten wehmütig sein Leid: »Weißt du, was das Problem ist, Brucey? Früher haben wir in diesem Land etwas *produziert*, etwas *gebaut*. Jetzt stecken wir nur noch unsere Hand in die Tasche des anderen.«

Es geht nicht nur um die seelische Gesundheit des Individuums und der Gesellschaft, die vom Gefühl der Zugehörigkeit abhängt, sondern ebenso um unsere körperliche Gesundheit. Da wir biopsychosoziale

Lebewesen sind, ist die zunehmende Epidemie der Vereinsamung in der westlichen Kultur weit mehr als nur ein psychologisches Phänomen: Sie ist eine Krise der öffentlichen Gesundheit.

Ein herausragender Wissenschaftler auf dem Gebiet der Einsamkeitsforschung ist der bereits verstorbene Neurowissenschaftler John Cacioppo. Er und seine Kollegin und Ehefrau Stephanie Cacioppo veröffentlichten nur einen Monat vor seinem Tod im Jahr 2018 einen Beitrag in der medizinischen Fachzeitschrift *The Lancet*. »Stellen Sie sich vor«, schrieben sie, »dass ein Zustand, der eine Person nervös, depressiv und selbstbezogen macht, mit einem um 26 Prozent erhöhten Risiko einer vorzeitigen Sterblichkeit verbunden ist. Stellen Sie sich auch vor, dass in den Industrieländern etwa ein Drittel der Menschen von diesem Zustand betroffen ist, wobei eine von zwölf Personen sogar schwer belastet ist, und dass diese Anteile zunehmen. Einkommen, Bildung, Geschlecht und ethnische Zugehörigkeit bilden keinen Schutz; außerdem ist der Zustand ansteckend. Seine Auswirkungen sind nicht auf spezifische Merkmale einer Untergruppe von Einzelpersonen zurückzuführen, *sondern auf Lebensumstände, die alle Menschen betreffen*. Es gibt diesen Zustand bereits – es ist die Einsamkeit.«[41]

Wir wissen heute zweifelsfrei, dass chronische Einsamkeit mit einem erhöhten Krankheits- und Frühsterberisiko verbunden ist. Es hat sich gezeigt, dass sie die Sterblichkeit durch Krebs und andere Krankheiten vergrößert, sie ist vergleichbar mit der Schädlichkeit des Rauchens von fünfzehn Zigaretten pro Tag. Laut Forschungsergebnissen, die 2015 auf der Jahrestagung der American Psychological Association vorgestellt wurden, ist Einsamkeit ein mindestens ebenso großes Risiko für die öffentliche Gesundheit wie die zunehmende Fettleibigkeit.[42] Der Forscher Steven Cole berichtete mir, dass Einsamkeit die Genfunktionen beeinträchtigen könne. Kein Wunder: Sogar bei Papageien beeinträchtigt Isolation die DNA-Reparatur, indem sie die Telomere, die die Chromosomen schützen, verkürzt.[43] Soziale Isolation hemmt das Immunsystem, fördert Entzündungen, aktiviert den Stressapparat und erhöht das Risiko, an Herzerkrankungen und Schlaganfällen zu sterben.[44] Ich beziehe mich hier auf die soziale Isolation in der Zeit vor Corona, obwohl die Pandemie das Problem erheblich verschlimmert und das Wohlbefinden vieler Menschen stark beeinträchtigt hat.

Dass das Gesundheitsrisiko durch Einsamkeit größer wird, geht mit der Verankerung von Werten und Maßnahmen einher, die jede Vorstellung von »individuellen Entscheidungen« überflüssig machen. Zu den Dynamiken gehören: die Reduktion von Sozialprogrammen, die geringere Verfügbarkeit »gemeinsam« nutzbarer Bereiche wie öffentlicher Bibliotheken, die Kürzungen von Dienstleistungen für schwache und ältere Menschen, Stress, Armut und die unaufhaltsame Monopolisierung des Wirtschaftslebens, die lokale Gemeinschaften zerreißt. Nehmen wir zur Veranschaulichung ein bekanntes Szenario: Walmart oder ein anderer Megamarkt beschließt, in einer Gemeinde eine seiner Filialen zu eröffnen. Die Bauherren freuen sich, die Politiker begrüßen die neue Investition und die Verbraucherinnen und Verbraucher freuen sich über eine große Auswahl an Waren zu niedrigeren Preisen. Aber was sind die sozialen Auswirkungen? Kleine, lokal ansässige Unternehmen können mit dem Marketinggiganten nicht konkurrieren und müssen schließen. Die Menschen verlieren ihre Arbeitsplätze oder müssen sich eine neue Arbeit für weniger Lohn suchen. In den Stadtvierteln fehlen der vertraute Eisenwarenladen, die Apotheke, der Metzger, der Bäcker oder das Geschäft für handgezogene Kerzen. Die Menschen gehen nicht mehr zu Fuß zu ihren Geschäften vor Ort, wo sie einander und die Händler, die ihnen vertraut sind, treffen und begrüßen. Nun fahren sie, jeder für sich in seinem Auto, zu einem fensterlosen, ästhetisch unansehnlichen Lagerhaus, meilenweit von ihrem Zuhause entfernt. Vielleicht verlassen sie das Haus nicht einmal. Wozu auch, wenn man online bestellen kann?

Kein Wunder, dass internationale Umfragen einen Anstieg der Vereinsamung belegen. Der Prozentsatz der Amerikanerinnen und Amerikaner, die sich selbst als einsam bezeichnen, hat sich seit den 1980er-Jahren von 20 auf 40 Prozent verdoppelt, berichtete die *New York Times* 2016.[45] Großbritannien hat – alarmiert durch die verheerenden gesundheitlichen Folgen – eine Ministerin für Einsamkeit ernannt.

Der US-amerikanische Gesundheitsminister Vivek Murthy beschrieb die systemischen Ursachen der Vereinsamung: »Unsere Welt des 21. Jahrhunderts verlangt von uns, dass wir uns auf Tätigkeiten konzentrieren, die in ständigem Wettbewerb um unsere Zeit, Aufmerksamkeit, Energie und unser Engagement zu stehen scheinen. Viele dieser Aktivitäten sind selbst Wettbewerbe. Wir konkurrieren um Jobs und Status. Wir konkurrieren in Bezug auf Besitztümer, Geld und Reputation. Wir bemühen uns, den Kopf oben zu halten und weiterzukommen. Währenddessen vernachlässigen wir oft die Beziehungen, die uns wichtig sind.«[46]

Man kann leicht übersehen, dass das, was Dr. Murthy »unsere Welt des 21. Jahrhunderts« nennt, keine abstrakte Größe ist. Es ist die konkrete Manifestation eines bestimmten sozioökonomischen Systems, einer bestimmten Weltanschauung und Lebensweise.

Ist es trotzdem möglich, dass unsere Konsumkultur ihre Versprechen einlöst oder einlösen könnte? Könnten diese Versprechen, wenn sie eingelöst würden, zu einem befriedigenderen Leben führen?

Als ich dem renommierten Psychologen Tim Kasser, emeritierter Professor für Psychologie am Knox College, diese Frage stellte, war seine Antwort eindeutig: »Die Forschung belegt übereinstimmend: Je mehr die Menschen materielle Ziele anstreben, desto geringer sind ihr Glücksempfinden und ihre Lebenszufriedenheit und desto weniger angenehme Gefühle erleben sie im Alltag. Auch Depressionen, Angstzustände und Substanzmissbrauch sind bei Menschen, die die Ziele, die von der Konsumgesellschaft unterstützt werden, schätzen, tendenziell häufiger zu beobachten.« Er verweist auf vier zentrale Prinzipien dessen, was er als ACC – American Corporate Capitalism – bezeichnet: Der amerikanische Unternehmenskapitalismus fördere und bestärke eine Reihe von Werten, die auf *Eigeninteresse*, einem starken Wunsch nach *finanziellem Erfolg*, hohem *Konsum* und einem Beziehungsstil, der auf *Wettbewerb* basiere, beruhten.[47]

Tim stellte fest, dass das Verhältnis von materiellen Interessen auf der einen und prosozialen Werten wie Empathie, Großzügigkeit und Kooperation auf der anderen Seite einer Wippe gleiche: Je mehr die materielle Seite hochgehalten werde, desto tiefer würden die sozialen Werte sinken. Wenn Menschen zum Beispiel Geld, Image und Status als Hauptanliegen verfolgten, würden sie sich seltener an ökologisch nützlichen Aktivitäten beteiligen und sich unerfüllter und unsicherer fühlen. Sie hätten auch weniger intensive zwischenmenschliche Beziehungen. Andersherum gelte auch: Je unsicherer sich die Menschen fühlten, desto mehr konzentrierten sie sich auf materielle Dinge. Da der Materialismus zwar Befriedigung verspreche, gleichzeitig aber hohle Unzufriedenheit hervorbringe, erzeuge er ein Verlangen nach mehr. Diese massive und sich selbst aufrechterhaltende Suchtspirale sei einer der Mechanismen, mit denen sich die Konsumgesellschaft selbst erhalte, indem sie genau die Unsicherheiten ausnutze, die sie erzeuge.

Unverbundenheit in all ihren Erscheinungsformen – *Entfremdung, Einsamkeit, Sinnverlust* und *Entwurzelung* – wird zum reichhaltig vorhandenen Produkt unserer Kultur. Es verwundert nicht, dass wir häufiger süchtig, chronisch krank und psychisch gestört sind als je zuvor. Wir sind geschwächt durch eine derartige Mangelernährung des Geistes, des Körpers und der Seele.

Kapitel 21

# Es ist ihnen egal, ob es dich umbringt

## Soziopathie als Strategie

> *»Nicht alle Psychopathen sitzen im Gefängnis.*
> *Einige sitzen in den Vorstandsetagen.«*
>
> R. D. Hare, PhD[48]

Rob Lustig behauptet, dass Endokrinologen die unglücklichsten Ärzte seien und am ehesten zum Burn-out neigten. Er muss es wissen, denn er ist selbst einer. Endokrinologen sind auf Stoffwechselkrankheiten spezialisiert, also auf Erkrankungen der hormonproduzierenden Drüsen wie Nebennieren, Schilddrüse, Hirnanhangdrüse und Bauchspeicheldrüse. Ich fragte ihn, warum eine gedrückte Stimmung für ihn und seine Kollegen ein Berufsrisiko sei. »Wir kümmern uns zunehmend um Menschen, bei denen es keine Entwicklung zum Besseren gibt«, antwortete Dr. Lustig. »Es ist, als würde man mit einem Löffel Wasser aus einem lecken Boot schöpfen, während es durch ein klaffendes Loch am Boden immer weiter hineinströmt.« Diese Vergeblichkeit betrübt ihn umso mehr, als sein Spezialgebiet die Arbeit mit Kindern ist. Bei ihnen sind die Fallzahlen von Fettleibigkeit, Diabetes und damit zusammenhängenden Krankheiten in den letzten Jahrzehnten eskaliert. Immer mehr Kinder weisen Anzeichen von Herz-Kreislauf-Erkrankungen auf, die zuvor nur bei Erwachsenen zu finden waren.[49]

Die Flut, die das Schiff immer wieder überschwemme, so Dr. Lustig, basiere auf einer Kultur, in der viele große Unternehmen nicht von den Regierungen reguliert würden. Absichtlich und mit größtem Einfallsreichtum hätten sie die Schaltkreise des Gehirns für Vergnügen und Belohnung ins Visier genommen, um süchtig machende Zwänge zu fördern. »Deshalb stellen sie Neurowissenschaftler ein und verwenden MRT-Geräte«, erklärte er mir. Die Neurowissenschaft, die ursprünglich dazu gedacht war, die Geheimnisse des Bewusstseins und des Gehirns zu entschlüsseln, ist zu einem weiteren Handlanger des Profits geworden. Es gibt tatsächlich einen Bereich, der sich – und das ist keine Erfindung von mir – *Neuromarketing* nennt. »Dessen Ziel ist es, Glück in Flaschen zu vermarkten«, fügte Lustig hinzu. Oder mittels eines Hamburgers, eines neuen Smartphones oder einer der vielen Apps. Kurzum: Diese Konzerne agieren als skrupellose Drücker auf dem offenen, völlig legalen Markt der Massensucht.

Was das System als Glück verkauft, ist in Wirklichkeit Vergnügen – eine philosophische und wirtschaftliche Unterscheidung, die im Endeffekt den Unterschied zwischen Gewinn und Verlust ausmacht. Vergnügen, so Rob Lustig, bedeute: »Das fühlt sich gut an. Ich will mehr.« Glück hingegen bedeute: »Das fühlt sich gut an. Ich bin zufrieden. Ich bin vollkommen.« Das deckt sich perfekt mit meinem Verständnis von Süchten und der Gehirnchemie. Obwohl Vergnügen und Glück sich in mancher Hinsicht ähneln, beruhen sie auf unterschiedlichen neurochemischen Brennstoffen: Vergnügen nutzt Dopamin und Opiate, die beide in kurzfristigen Schüben wirken. Zufriedenheit beruht auf Serotonin, das gleichmäßiger und langsam freigesetzt wird. Es ist sehr schwer, von serotonergen Substanzen oder Verhaltensweisen süchtig zu werden. *Alle* Süchte nehmen jedoch das Dopamin- (Anreiz/Motivation) und/oder das Opiatsystem (Vergnügen/Belohnung) des Gehirns in Beschlag. Vergnügen ohne Zufriedenheit kann süchtig machen – insbesondere, wenn es in Form einer sofortigen Befriedigung gesucht wird. Daher kann es profitabel sein. Mit Zufriedenheit lassen sich keine Produkte verkaufen – es sei denn, sie ist nur flüchtig, wobei man in diesem Fall nicht von Zufriedenheit sprechen würde. Es ist daher die falsche Art von »Glück«, die die fiktive Figur des Werbefachmanns Don Draper in der Serie *Mad Men*[50] meint, wenn er sinniert: »Was ist Glück? Es ist ein Moment, bevor man mehr Glück braucht.« Wahres Glück, als Nicht-Ware, macht sich nicht selbst überflüssig.

Neuromarketing ist eine strategische Invasion des menschlichen Bewusstseins. Sie zielt darauf ab, das Gehirn systematisch zu hyperaktivieren und seine Dopamin/Endorphin-Funktionen beständig zu erregen. Dieses Bestreben wurde beispielsweise in Michael Moss' 2013 erschienenem Werk *Das Salz-Zucker-Fett-Komplott: Wie die Lebensmittelkonzerne uns süchtig machen* ausführlich beschrieben. Es war eines der meistgelesenen Bücher des Jahres. Auch er dokumentierte eine skrupellose Verschwörung der Konzerne, die sich die Menschen ohne Rücksicht auf gesundheitliche Folgen mit Junkfood, das süchtig macht, angeln. In mühsamer Arbeit wurde das Fachwissen von Wissenschaftlern und Marketingfachleuten kombiniert, um den »Glückseligkeitspunkt« zu finden: die perfekte Mischung aus Zucker, Salz und Fett,[51] die die Genusszentren des Gehirns am meisten anregt. Dieses – wie man heute sagt – »Mind-Hacking« zur Erzeugung von Massensucht untergräbt direkt den freien Willen, und zwar im neurochemischen Sinne. Die Fähigkeit des präfrontalen Kortex, sich über das Verlangen hinwegzusetzen, wird gedämpft. Die Fähigkeit der »niederen« emotionalen Schaltkreise, das rationale Denken zu untergraben, wird verstärkt. Das ist ein erschreckendes Beispiel dafür, wie der zügellose Materialismus der freien Wirtschaft die Wissenschaft der Neurophysiologie unterwandert hat. Er dereguliert das Gehirn, so wie er auch die Finanzmärkte »dereguliert«.

Solche Vorgehensweisen als »Verschwörung« zu bezeichnen, ist keine Übertreibung, auch wenn das Wort durch übermäßigen Gebrauch an Bedeutung verloren hat, vor allem in der Zeit nach 9/11 und der Corona-Pandemie. Doch wenn unsinnige Verschwörungstheorien bei Leichtgläubigen und Wütenden allzu leicht Fuß fassen, macht die zugrunde liegende Angst, manipuliert zu werden, geradezu Sinn. Die Geschichte des Fehlverhaltens von Unternehmen, einschließlich direkter Angriffe auf die Gesundheit, liest sich wie ein Handbuch gut dokumentierter Pläne, um die Öffentlichkeit zu täuschen. Jeder einzelne Fall ist geheim, bis er es nicht mehr ist. Sie sind alles andere als Irrtümer, sondern folgen der Logik des Systems, das auf Profit aus ist.

Lebensbeeinträchtigende, aber lukrative Betrügereien sind in praktisch jeder Branche und in den angesehensten Unternehmen wiederholt aufgedeckt worden: von der Pharmazie bis zur Rohstoffgewinnung, vom Flugverkehr über die Automobilherstellung bis zur Lebensmittelproduktion. Darauf müssen wir nicht weiter eingehen. Wir sollten uns nur daran erinnern, dass die Leute, die das Sagen haben, mächtige und »respektable« Leute sind, sogar Philanthropen. Doch in ihren Köpfen ist es akzeptabel geworden, prosoziale Werte zu verleugnen. Es ist eher eine Tugend als eine Sünde – und so oder so eine Voraussetzung.

Es überrascht mich nicht mehr, dass solche Manipulationen, selbst wenn sie aufgedeckt werden, keinen nennenswerten langfristigen Widerstand in der Öffentlichkeit hervorrufen. Sie ist zu desensibilisiert, um zu protestieren, oder zu resigniert, um sich sinnvolle Alternativen vorzustellen. Die Empörung der Bevölkerung, selbst wenn sie vorübergehend aufflammt, führt nicht zu strukturellen Veränderungen. Massive öffentliche Angriffe auf die menschliche Gesundheit und eine humane Ethik sind – ich kann es nicht anders bezeichnen – völlig normal geworden. »Die größten Verschwörungen sind bekannt und berüchtigt«, äußerte der Whistleblower Edward Snowden gegenüber dem britischen Komiker und Podcaster Russell Brand im Jahr 2021. »Sie sind keine Theorien, sondern Praktiken: Praktiken, die sich in Gesetzen, Politik sowie Regierungs-, Technologie- und Finanzsystemen niederschlagen … Wir gewöhnen uns an sie. Das macht uns unfähig, die Banalität ihrer Verschwörungsmethoden mit der Raffgier ihrer Ambitionen in Verbindung zu bringen.«[52] Das ist Verschwörungsrealismus, keine Verschwörungstheorie. Die weit verbreiteten Schikanen durch die oberen Ränge der Gesellschaft werden von einem Großteil der Bevölkerung ignoriert oder bestenfalls toleriert. Das spricht dafür, dass die Kontrolle durch die Elite wirksam und der Sozialcharakter (siehe Kapitel 14) passiv ist. So hat es uns unsere Kultur eingeimpft.

Rob Lustig bezeichnet die Vereinigten Staaten als »die Drogenhauptstadt der Welt«. Damit meint er nicht Kokain, Heroin oder Methamphetamin, auch nicht die massenhaft vermarkteten Opioide wie Oxycontin. Er bezieht sich auf Zucker – eine Substanz, die der leitende Gesundheitsbeauftragte der Niederlande 2013 als »süchtig machende und gefährlichste Droge aller Zeiten« bezeichnete. »Süchtig« ist dafür kein zu starker Ausdruck. Eine Studie der Harvard Medical School stellte fest: Menschen, die Lebensmittel mit einem hohen glykämischen Index zu sich nahmen – in der Praxis also Junkfood, das den Blutzuckerspiegel schnell in die Höhe treibt –, wurden schneller wieder hungrig. Auf MRT-Scans zeigten sie eine Aktivierung der Gehirnregionen, die auch durch Drogen wie Kokain oder Heroin stimuliert werden.[53] Um keine profitable Chance zu verpassen, vermarkten multinationale Konzerne zuckerhaltige Produkte intensiv an Kinder. Sie nutzen Menschen aus, die aufgrund von Traumata, Armut und bitterer Bedrängnis besonders anfällig für Suchtmittel sind. Zu letzteren gehören in den Vereinigten Staaten arme Schwarze und in Brasilien die Bewohner der Marginalsiedlungen, der *Favelas*. In vielen »Entwicklungsländern« – ein Begriff, der sowohl herablassend als auch euphemistisch ist – werden Heerscharen von verarmten Frauen rekrutiert: Sie gehen von Tür zu Tür und verkaufen solche Junkfood-Produkte an Landsleute, die bereits unterernährt sind.

Die Kosten für Gesundheit und Langlebigkeit übersteigen selbst die schlimmsten Prognosen im Zusammenhang mit der Corona-Pandemie. Ein in *The Lancet* veröffentlichter Bericht stellte fest, dass im Jahr 2017 weltweit elf Millionen Todesfälle auf eine Ernährung zurückzuführen seien, die aus wenig Gemüse, Samen und Nüssen bestanden habe, dafür aber reich an Salz, Fett und Zucker gewesen sei.[54] Laut einer anderen Studie, die der American Heart Association präsentiert wurde, seien allein zuckerhaltige Getränke vermutlich für bis zu 180 000 Todesfälle weltweit verantwortlich.[55] Man nennt das auch Cocakolonisierung.

Infolge der Korporatisierung der Landwirtschaft, die eine Folge des Nordamerikanischen Freihandelsabkommens ist, konkurriert Mexiko heute mit den Vereinigten Staaten um die weltweite Führung bei Fettleibigkeit und den damit verbundenen Krankheiten. »Laut einer Studie der Organisation für wirtschaftliche Zusammenarbeit und Entwicklung sind 73 Prozent der mexikanischen Bevölkerung übergewichtig; 1996 war es noch ein Fünftel«, berichtete die BBC im August 2020.[56] »Die Fettleibigkeit im Kindesalter hat sich innerhalb eines Jahrzehnts verdreifacht und auch etwa ein Drittel der Teenager ist übergewichtig«, so CBS News. »Experten gehen davon aus, dass vier von fünf dieser übergewichtigen Kinder ihr ganzes Leben lang übergewichtig bleiben werden.«[57] In Mexiko werden jedes Jahr mehr als vierhunderttausend Fälle von Diabetes diagnostiziert. Damit übersteigt die Zahl der damit einhergehenden Todesfälle die Zahl derer, die in den schrecklichen Drogenkriegen des Landes ums Leben kommen.[58]

Kanada holt rasch auf, auch Australien, Neuseeland und Asien sind im Rennen. In China hat sich die Fettleibigkeitsrate bei Erwachsenen in den zwei Jahrzehnten zwischen 1991 und 2011 verdoppelt, von 20,5 auf 42,3 Prozent. Auch dort hat Coca-Cola großen Einfluss auf die Gestaltung der Regierungspolitik genommen, um seine Profite zu steigern.[59]

Der damalige britische Premierminister Boris Johnson, früher ein Mann von beachtlichem Körperumfang, wurde nach seiner Begegnung mit dem Coronavirus, das ihn im Jahr 2020 für einige Tage auf die Intensivstation brachte, zum Verfechter der Gewichtsabnahme. »Normalerweise bin ich kein Anhänger von Bevormundung oder einer Politik, die den Menschen Vorschriften macht«, erklärte der Premierminister nach seiner Genesung. »Aber die Realität ist, dass Fettleibigkeit einer der realen Faktoren für Komorbidität ist. Eine Gewichtsreduzierung ist, offen gesagt, eine der Möglichkeiten, wie man sein eigenes Corona-Risiko verringern kann.« Er führte staatliche Maßnahmen ein, die für gesündere Ernährungsgewohnheiten plädieren und die Werbung und Vermarktung von Junkfood regulieren. Genau richtig, könnte man sagen. Wäre Johnson jedoch wissenschaftlich an das Thema herangegangen, hätte er vielleicht Armut und die Zugehörigkeit zu einer Schwarzen, asiatischen oder ethnischen Minderheit als Hauptrisikofaktoren für die Erkrankung und den Tod durch das Coronavirus genannt. Vielleicht hätte er auch erkannt, dass Fettleibigkeit selbst eine sozial bedingte Erkrankung ist. Seit der Einführung der Spar- und Laissez-faire-Politik, für die seine Partei seit fast einem halben Jahrhundert eintritt, steigt sie international dramatisch an. Fast zwei Drittel der Erwachsenen in seinem Land sind fettleibig oder übergewichtig, ebenso wie ein Drittel der Kinder im Alter von sechs Jahren. Nach Angaben des National Health Service gab es im statistischen Zeitraum 2018/2019 in Großbritannien 876 000 Krankenhauseinweisungen, bei denen Fettleibigkeit eine Rolle spielte. Das entspricht einem Anstieg von fast 25 Prozent gegenüber den vorangegangenen zwölf Monaten.[60]

Nicht alle ernährungs- oder tabakbedingten Krankheiten können direkt darauf zurückgeführt werden, dass das öffentliche Bewusstsein kommerziell beeinflusst wird. Genauso wenig kann die Epidemie der Todesfälle durch verschreibungspflichtige Medikamente ausschließlich mit der Manipulation durch Unternehmen begründet werden. Richtig ist vielmehr, dass die Manipulation dadurch ermöglicht wird, dass das Leben belastet, entfremdet und entwurzelt ist. Das bringt der globalisierte Kapitalismus mit sich. Ted Schrecker und Clare Bambra – Professoren für Gesundheitspolitik bzw. Geographische Gesundheitsforschung an der Durham University – haben untersucht, wie sich die jüngsten wirtschaftlichen Entwicklungen gesundheitlich ausgewirkt haben. »Die Länder, die derzeit am neoliberalsten geführt werden und in denen der Neoliberalismus zwischen 1980 und 2008 am stärksten zugenommen hat …, hatten entsprechend höhere Raten von Fettleibigkeit und Übergewicht«, so ihre Ergebnisse. »Das zeigt, dass der Zeitpunkt und die internationale Ausbreitung der Adipositas-Epidemie den Aufstieg und die Ausbreitung des Neoliberalismus widerspiegeln.«[61] Das ist das Thema, mit dem sich Boris Johnson in seiner Kampagne zur Gewichtsreduzierung nicht auseinandersetzen wollte.

Die weltweite Adipositas-Epidemie ist ein Zeichen für die internationale Stress-Epidemie, die wir in den vorangegangenen Kapiteln erörtert haben. Das gilt auch für die damit einhergehenden Herausforderungen im Lebensstil. Sie sind typisch für unser modernes Zeitalter: Zeitmangel, Bewegungsmangel, wachsende Unsicherheit, Mangel an familiären Bindungen, Verlust der Gemeinschaft und Erosion des sozialen Netzes. Es gibt viele Aspekte des Lebens, die Menschen dazu bringen, sich ungesund zu ernähren und sich selbst zu schaden. Die Hauptursachen sind emotionaler Schmerz, Stress und soziale Entwurzelung. Wie wir gesehen haben, ist auch zwanghaftes Überessen – wie alle Süchte – eine Reaktion auf Stress und eine Möglichkeit, die Auswirkungen eines Traumas zu lindern. »Es geht nicht darum, was du isst«, hat jemand klugerweise mal gesagt, »es geht um das, was dich auffrisst.« Stress veranlasst die Menschen dazu, ungesunde Lebensmittel zu wählen und an den falschen Stellen zuzunehmen, was Krankheiten fördert. Außerdem beeinträchtigt er die Serotonin-/Zufriedenheits-Schaltkreise und verlagert die Funktionsabläufe des Gehirns auf die kurzfristigen, Dopamin getriebenen Genussmechanismen.

Die Wirtschaftselite wird von ihren gut bezahlten Handlangern in den Bereichen Wissenschaft und Psychologie unterstützt. Deshalb weiß sie sehr wohl, wie sie von dem Stress, den das System erzeugt, das ihm Macht verleiht, profitieren kann. Sie würden ihre Arbeit nicht machen, wenn es sich nicht lohnen würde.

Große Lebensmittelketten bilden keinen Sonderfall, wenn es darum geht, die Öffentlichkeit hinters Licht zu führen. Die Pharmaindustrie »hat das ganze Land 25 Jahre lang systematisch manipuliert«, schrieb Nicholas Kristof 2017 in der *New York Times,* »und ihre Führungskräfte sind für viele der 64 000 Amerikaner, die im letzten Jahr durch Medikamente zu Tode gekommen sind, verantwortlich – mehr als die Anzahl der Amerikaner zusammengenommen, die im Vietnam- und Irakkrieg starben. Die Opioid-Krise hat sich entwickelt, weil gierige Menschen – lateinamerikanische Drogenbosse und US-amerikanische Pharmamanager – ihre Menschlichkeit verloren haben, als sie die erstaunlichen Profite erkannten, die erzielt werden konnten.« Und die Reaktion der Regierung? In Kristofs Worten: »Unsere Politik sah es folgendermaßen: ›Wenn du 15 Menschen mit Opioiden süchtig machst, bist du ein Verbrecher, der es verdient, in der Hölle zu schmoren; wenn du 150 000 Menschen süchtig machst, bist du ein Marketinggenie, das einen riesigen Bonus verdient.‹«[62] Es ist allgemein bekannt, dass große Pharmaunternehmen, wie das von den Sacklers geleitete Unternehmen Purdue, bei Ärzten Opiate wie Oxycontin als relativ sichere Schmerzmittel beworben haben. Sie taten dies im vollen Bewusstsein des Suchtpotenzials dieser Medikamente. Im Laufe der Jahre sind Hunderttausende daran gestorben.

Die ganze Zeit über gaben sich die Sacklers den Anstrich untadeliger öffentlicher Wohltäter: ein bewährtes Phänomen in der Welt der Philanthropen der ersten Liga. Die Familie, die mit Medikamenten Geschäfte machte, verteilte ihre Großzügigkeit auf Krankenhäuser, medizinische Fakultäten und Museen auf der ganzen Welt, von Nordamerika über Europa bis Israel. Sie schmückte die Gebäude in schöner Gravur mit ihrem Namenszug. Kristofs Bemerkung über die unterschiedlichen Konsequenzen kam meiner eigenen Erfahrung nur allzu nahe. Wenn eine oder einer meiner Patientinnen oder Patienten in Downtown Eastside beim Verkauf von ein paar Gramm Kokain verhaftet wurde, drohte ihnen eine Gefängnisstrafe. Das war bei vielen der Fall, weil sie verzweifelt versuchten, ihre willkürlich illegalisierten Gewohnheiten zu finanzieren. Während der Entstehungsphase dieses Buches wurde ein gerichtlicher Vergleich bekannt, der viele wütend machte: Für schlappe 4,5 Milliarden Dollar dürfen die Sacklers ihren Reichtum behalten und werden nicht strafrechtlich belangt. Frei wie Vögel – Geier vielleicht –, die Milliarden in ihren Schnäbeln halten.[63]

Fairerweise muss man sagen, dass die Pharmakonzerne nur ihren Vorbildern aus der Tabakindustrie folgten. Diese leugneten jahrzehntelang und mit ebenso gleichgültiger Missachtung des menschlichen Lebens die Gesundheitsgefahren ihres Produkts, verheimlichten sie aktiv und wehren sich weiterhin gegen Regulierungsbemühungen.[64] Tabak tötet jährlich etwa vierzigtausend Kanadierinnen und Kanadier, zehnmal so viele wie an einer Überdosis Opioide sterben – ganz zu schweigen von den Hunderttausenden, die an tabakbedingten Krankheiten und Gebrechen leiden. Weltweit sterben jedes Jahr mehr als sieben Millionen Menschen an den Folgen des Tabakkonsums.[65] Auf jeden Menschen, der stirbt, kommen dreißig, die an chronischen Krankheiten leiden.

Tabakkonzerne sind geschickte Drücker. Sie lassen keinen Winkel aus und zielen auf die Schwächsten. »Jahrzehntelang wurden in den Vereinigten Staaten Menthol-Zigaretten vehement an Schwarze vermarktet«, berichtet die *New York Times*. »Nach Angaben der US-Behörde für Lebens- und Arzneimittel verwenden etwa 85 Prozent der Schwarzen Raucher Mentholzigaretten, darunter Newport und Kool. Untersuchungen belegen, dass Mentholzigaretten leichter abhängig machen und schwerer aufzugeben sind als normale Tabakprodukte.«[66] (Zum Zeitpunkt der Erstellung dieses Buches kündigte die Biden-Regierung Pläne für ein Verbot des Verkaufs von Mentholzigaretten an.) Die multinationalen Händler von Tabak, Alkohol, zuckerhaltigen Getränken und Junkfood sind bei der Vermarktung ihrer Produkte innerhalb der wohlhabenderen Länder mittlerweile eingeschränkt, aber noch lange nicht gebremst. Nun haben sie ihren Blick auf die sogenannten Entwicklungsländer gerichtet, wo die Regeln laxer und die Regierungen noch nachgiebiger sind. Millionen werden krank werden, Millionen werden sterben – nein, nicht »werden«, sie sterben bereits.

Was sind das für Menschen, die wissentlich die Krankheit und den Tod von unzähligen Millionen Menschen verursachen? Der Rechtsprofessor Joel Bakan (siehe Kapitel 13), dessen Buch *Das Ende der Konzerne. Die selbstzerstörerische Kraft der Unternehmen* zur Grundlage des preisgekrönten Dokumentarfilms *The Corporation* wurde, bewertet Unternehmen. Er nutzt dazu die Standardmaßstäbe für die psychische Gesundheit von Menschen. Dieses Vorgehen ist durchaus gerechtfertigt, da das amerikanische Recht Unternehmen seit dem ausgehenden 19. Jahrhundert als »juristische Personen« betrachtet. »So gesehen«, folgerte er, »erfüllen viele Unternehmen die Kriterien von ›Soziopathen‹, die gewissenlos handeln: Sie kümmern sich nicht darum, was anderen Menschen durch ihr Handeln widerfährt, sie fühlen sich keinen sozialen oder gesetzlichen Normen verpflichtet und empfinden weder Schuld noch Reue.« Nach den Bewertungsmaßstäben psychischer Gesundheit ist der Fall klar: Wie sonst sollte man verantwortungslose »Personen« mit grenzenloser Macht beurteilen, die bereit sind, Wahrheiten zu verschleiern und Lügen zu verbreiten, die Krankheit und Tod säen? Falls jemand eine zweite Meinung benötigt, hat der New Yorker Psychoanalytiker Steven Reisner[67] sie parat: »Narzissmus und Soziopathie beschreiben die amerikanische Wirtschaft. Aber es wäre völlig falsch zu denken, dass Narzissmus und Soziopathie im Amerika des 21. Jahrhunderts Krankheiten seien. Im Amerika von heute sind Narzissmus und Soziopathie *Strategien*. Und sie sind sehr erfolgreich – vor allem in Wirtschaft, Politik und Unterhaltungsindustrie«, erzählte er mir. Nennen wir es den Mythos des Abnormen, die Vorstellung, dass diese antisozialen Züge irgendwie gegen den Strom schwimmen; richtiger wäre es zu sagen: Sie sind der Strom.

Warum sollten solche Strategien verfolgt werden? Der Schutzpatron der ungezügelten freien Marktwirtschaft, der Wirtschaftsnobelpreisträger Milton Friedman, hat es nicht schöngeredet und auch keine ethische Handbremse angelegt. »Sagen Sie mir zunächst einmal«, merkte er in einem Interview an, »ob Sie eine Gesellschaft kennen, die nicht auf Gier basiert? Glauben Sie, Russland lebt nicht von Gier? Glauben Sie, dass China nicht auf Gier basiert? … Die Welt wird von Individuen regiert, die ihre eigenen Interessen verfolgen.«[68] Als eiserne Regel legte Friedman fest, dass »es eine und nur eine soziale Verantwortung seitens der Wirtschaft gebe – ihre Ressourcen zu nutzen und sich an Aktivitäten zu beteiligen, die darauf abzielen, ihren Profit zu steigern.«[69] Man beachte die Verwendung des Begriffs »soziale Verantwortung«: Friedman glaubte fest daran, dass ein eigennütziger, minimal regulierter Unternehmenskapitalismus *das Beste für alle* sei. So spricht nicht der Schnurrbart zwirbelnde Filmschurke, der sich seiner Niederträchtigkeit bewusst ist und am Ende des Films seine gerechte Strafe erhält. So spricht ein Theoretiker, dessen immer noch herausragende Stellung in »normalen« politischen und wirtschaftlichen Kreisen Bände darüber spricht, was für eine Gesellschaft wir sind.

Bakan erzählte mir, dass er sich ursprünglich Konzerne als ungesunde Lebensformen vorstellte, die »eine im Grunde gesunde, demokratische Gesellschaft« drangsalieren. Daran glaubt er nicht mehr. »Die Pathologie hat metastasiert – der Erreger hat den Wirt infiziert«, sagte er.

Die Menschheit steht angesichts der Klimakrise vor extrem schwierigen und folgenreichen Herausforderungen; viele Regionen der Welt sind bereits verwüstet und das Leben auf dem Planeten selbst ist bedroht. Meines Erachtens veranschaulicht kein Thema das soziopathische Verhalten der Verantwortlichen deutlicher: Sie sitzen in Unternehmen und Regierungen und waren schon lange vorgewarnt, haben aber die Bedrohung um des Profits oder der Macht willen jahrzehntelang verharmlost oder geleugnet.

Im Jahr 1800 schlug der große deutsche Naturforscher und Geograf Alexander von Humboldt wegen der Auswirkungen menschlicher Aktivitäten auf das Klima erstmals Alarm. Er hatte die Umweltschäden gesehen, die durch Plantagen während der Kolonialzeit in Venezuela entstanden waren. Er prophezeite, dass unsere Eingriffe in die Ökologie »unvorhersehbare Auswirkungen auf künftige Generationen« haben könnten.[70] Mehr als zwei Jahrhunderte später hielten es mehr als elftausend führende Wissenschaftler aus 153 Nationen für notwendig, eine dringende Warnung zu unterzeichnen. »Wir erklären klar und unmissverständlich, dass der Planet Erde mit einem Klimanotstand konfrontiert ist«, schrieben sie. »Um eine nachhaltige Zukunft zu sichern, müssen wir unsere Lebensweise ändern. [Dies] erfordert große Veränderungen hinsichtlich der Art und Weise, wie die Weltgemeinschaft funktioniert und wie sie mit den natürlichen Ökosystemen umgeht.«[71] Vier Jahrzehnte zuvor hatte die erste internationale Klimakonferenz in Genf stattgefunden; sie war weitgehend ignoriert worden. Seitdem haben Wissenschaftler, Aktivisten und Mediziner aus aller Welt immer wieder Alarm geschlagen. 1992, lange bevor die Klimaaktivistin Greta Thunberg die Politikerinnen und Politiker der Welt wegen ihres Versagens beim Klimaschutz anprangerte – ja, lange bevor Thunberg geboren wurde –, wandte sich die kanadische Aktivistin Severn Cullis-Suzuki im Alter von zwölf Jahren an die Staats- und Regierungschefs, die sich auf der ersten UN-Umweltkonferenz in Rio de Janeiro versammelt hatten. »Wenn ich heute hierherkomme, habe ich keine Hintergedanken«, sagte sie. »Ich kämpfe für meine Zukunft. Seine Zukunft zu verlieren ist nicht das Gleiche wie eine Wahl oder ein paar Punkte an der Börse zu verlieren. Ich bin hier, um für alle kommenden Generationen zu sprechen.« Wir wissen, was angesichts einer sich abzeichnenden Katastrophe, die jetzt das Wohlergehen der Menschen auf der ganzen Welt beeinträchtigt und die Grundlagen unserer Existenz bedroht, getan wurde – oder besser gesagt: was nicht getan wurde.

»Unsere Gesundheit ist untrennbar mit dem Klimawandel verbunden«, warnte das *Journal of the American Medical Association* im Jahr 2014. Die gesundheitlichen Auswirkungen sind gut dokumentiert. Vier Jahre später berichtete *The Lancet*: »Das Risiko für extreme Hitzephasen hat seit 1990 in allen Regionen stetig zugenommen, wobei 2017 157 Millionen Menschen mehr unter Hitzewellen gelitten haben als im Jahr 2000.«[72] Kürzlich bezeichneten die Herausgeber von zweihundert internationalen medizinischen Fachzeitschriften, darunter *The Lancet*, das *British Medical Journal* und das *New England Journal of Medicine*, in einem »beispiellosen Appell«, wie das *Wall Street Journal* es nannte, das Versagen der politischen Führung bei der Bewältigung der Klimakrise als »die größte Bedrohung für die globale öffentliche Gesundheit«.[73] Zu den Folgen des Klimawandels gehören akute und chronische körperliche Erkrankungen wie Herz-Kreislauf-Erkrankungen und die Anfälligkeit für Infektionen sowie psychische Probleme. Besonders gefährdet sind Menschen mit Herz- oder Nierenerkrankungen, Diabetes und Atemwegserkrankungen. Ich brauche wohl kaum zu erwähnen, dass Nahrungsmittel- und Wassermangel bereits für Millionen von Menschen ein großer Stressfaktor sind.

Die soziopathologische Grundhaltung der mächtigsten Konzerne ist von einer aktiven und gefühllosen Missachtung der Gesundheit unserer Erde geprägt; die Verseuchung unseres Planeten, die sie verursachen, nimmt dem in diesem Buch verwendeten Begriff der »toxischen Kultur«, jeden Anflug von Metaphorik. »Die Ölkonzerne haben Milliarden Dollar in die Vereitelung von Regierungsmaßnahmen gepumpt. Sie finanzierten Denkfabriken, bezahlten Wissenschaftler im Ruhestand und erfundene Graswurzelbewegungen, um die Klimawissenschaft in Zweifel zu ziehen und zu verhöhnen. Sie unterstützten Politiker, vor allem im US-Kongress, um zu blockieren, dass die Treibhausgasemissionen international begrenzt werden. Sie investierten massiv in ihr vermeintlich umweltbewusstes öffentliches Image.« So berichtete der *Guardian* im Jahr 2019 über ein Szenario, das auch von der *New York Times* und vielen anderen Publikationen ausführlich thematisiert wurde. Wir sprechen nicht nur über die Vergangenheit: 2020 haben die (mehr als) hundert größten amerikanischen Unternehmen ihre politischen Spenden größtenteils an Abgeordnete verteilt, die an der Gesetzgebung beteiligt sind. Das Ergebnis war, dass die Klimagesetzgebung blockiert wurde. Zweifellos war diese Großzügigkeit der Gewissheit geschuldet, dass dieselben Politiker auch die Interessen des Großkapitals eifrig unterstützen würden. Verglichen mit den finanziellen Gewinnen handelt es sich, nun ja, um einen kleinen Klimawandel.

Aus medizinischer Sicht könnte Joel Bakans Kommentar darüber, dass die Pathologie metastasiert sei, nicht zutreffender sein. Wenn im Körper eine Zelle beginnt, sich auf Kosten des gesamten Organismus zu vermehren, indem sie das umgebene Gewebe zerstört und sich auf andere Organe ausbreitet, dem Wirt die Energie raubt, seine Abwehrkräfte außer Kraft setzt und schließlich sein Leben bedroht, nennen wir dieses unkontrollierte Wachstum Krebs. Eine solche abnormale und bösartige Veränderung ist heute in unserer Welt zu beobachten. Sie wird von einem System gesteuert, das gegen das Leben gerichtet zu sein scheint. Das Abnormale ist zur Norm, das Unnatürliche zum Unausweichlichen geworden.

In der Logik des Profits ist die Gier das Credo und die Gesundheit nichts als ein Kollateralschaden. »Es ist nicht so, dass sie deinen Tod wollen«, sagte mir der Endokrinologe Rob Lustig in einem spöttisch beschwichtigenden Ton. »Sie wollen nur dein Geld. Es ist ihnen egal, ob es dich umbringt.«

# Kapitel 22
# Das angegriffene Selbstwertgefühl
## Wie ethnische und soziale Herkunft unter die Haut gehen

> *»Als Dad uns sagte, dass wir Indianer seien, hob mein Bruder die Hand und fragte ihn mit Tränen in den Augen: ›Aber wir sind doch auch Menschen, oder?‹«*
>
> Helen Knott, *In My Own Moccasins*

Als Kind im Nachkriegsungarn – mit den Nachwirkungen des Völkermordes, der den Großteil meiner Großfamilie und meiner Gemeinde das Leben gekostet hatte – wurde ich oft wegen meiner ethnischen Identität beleidigt. Ich werde nie vergessen, wie ein Freund mich einmal verteidigte: »Lasst ihn in Ruhe«, herrschte er die Übeltäter an. »Es ist nicht seine Schuld, dass er Jude ist.« Ich trug lange Zeit die quälende Schande dieser schuldlosen »Schuld« mit mir herum, da ich die Sichtweise der anderen auf mich übernommen hatte.

Ich habe die persönliche Erfahrung gemacht, schon früh im Leben »anders« gewesen zu sein. Dennoch hat auch mein Status als privilegiertes Mitglied einer dominanten Kultur – ein *weißer* Mann aus der nordamerikanischen Mittelschicht –, das ich seit meiner Jugend war, Einfluss auf meine Weltsicht genommen. Ich neige immer noch zu blinden Flecken, wenn es darum geht, was Menschen aus anderen sozialen Schichten zu tragen haben, welche Belastungen sie aushalten müssen. Die Privilegierten unter uns gehen nur allzu leicht davon aus, dass wir auf denselben Wegen unterwegs seien wie alle anderen.

Auch wenn ein Satellitenbild der Erde das suggerieren mag, so sieht es auf dem Boden der Tatsachen doch ganz anders aus. Bewegen sich die Mitglieder der First Nations in Kanada oder Schwarze in Nordamerika auf demselben Terrain wie ihre *weißen* Mitbürgerinnen und Mitbürger? Haben sie dieselben täglichen Hindernisse zu überwinden und die gleichen Belastungen zu meistern? Sicherlich nicht.

In seiner posthum veröffentlichten Autobiografie erinnert sich der Schwarze Revolutionsführer Malcolm X an seine Selbsterniedrigung, als er versuchte, sich nach den Maßstäben einer Gesellschaft zu formen, die ihn ablehnte. Als junger Mann ließ er sich die Haare chemisch glätten, um die natürliche Lockenstruktur seines Haares zu beseitigen. Dabei verätzte er seine Kopfhaut. »Das war mein erster wirklich großer Schritt in Richtung Selbstentwertung«, schreibt er, »ich verätzte buchstäblich meine Haut, damit mein Haar wie das eines weißen Mannes aussah.«[74] Viele Jahre später, als Führer der Nation of Islam, forderte Malcolm seine Zuhörer auf, sich ihrem eigenen Selbsthass zu stellen. »Wer brachte euch bei, die Beschaffenheit eurer Haare zu hassen?«, fragte er. »Wer brachte euch bei, die Farbe eurer Haut so sehr zu hassen, dass ihr sie bleicht, um wie die Weißen auszusehen? Wer hat euch gelehrt, die Form eurer Nase und eurer Lippen zu hassen? Wer hat euch gelehrt, euch selbst zu hassen, vom Scheitel bis zur Fußsohle?« Als ich diese Worte las, zuckte ich zusammen. Ich erkannte mich darin wieder, denn mir war mein eigenes, leicht identifizierbares »ethnisches« Aussehen in Osteuropa nur allzu bewusst.

Malcolms vernichtende Fragen gehen weit über das mentale oder emotionale Selbstverständnis hinaus. Die Selbstverleugnung hat starke physiologische Dimensionen, die jeden Aspekt des Wohlbefindens betreffen. Von Anbeginn ist sie eine der schwersten und intimsten Verletzungen, die der Rassismus mit sich bringt. Der kanadische Arzt Dr. Clyde Hertzman[75] prägte das Konzept der »biologischen Einbettung«. Damit meinte er genau das, was wir in diesem Buch auf vielfältige Weise untersucht haben: dass unser soziales Umfeld und unsere Erfahrungen, wie er es ausdrückte, »früh im Leben unter die Haut gehen« und unsere Biologie und Entwicklung prägen. Hertzman meinte »unter die Haut« wörtlich und bezog sich damit auf das, was Lebensereignisse mit der Haut, dem Nervensystem und den inneren Organen machen. So ist es beispielsweise nicht das Ergebnis genetischer Vorherbestimmung, dass indigene Menschen in Kanada häufiger krank werden und früher sterben als andere. Rassismus und Armut gehen in vielerlei Hinsicht unter die Haut.

Dieses Kapitel wirft einen kurzen Blick auf ein wichtiges Thema im Zusammenhang mit Traumata: wie zwei entscheidende soziale Determinanten der Gesundheit sich biologisch verankern – ethnische Herkunft und wirtschaftlicher Status. Einen dritten bestimmenden Faktor, das Geschlecht, werde ich im nächsten Kapitel aufgreifen. Auch wenn ich die Aspekte hier getrennt behandle, wäre es ein Trugschluss, sie als unabhängige Faktoren zu verstehen. Für viele Menschen überschneiden sie sich (man spricht von Intersektionalität). Das macht es fast unmöglich, herauszufinden, welcher Faktor welchen bedingt – daher der Begriff »überschneiden«. Es ist schwierig, die gesundheitlichen Auswirkungen davon zu trennen, ob zum Beispiel eine Frau in einem patriarchalischen System und gleichzeitig als Schwarze in einem rassistischen Klima lebt, ob jemand in einer Kultur, in der Reichtum das Maß der Dinge ist, arm ist, oder als schwule oder lesbische Person in einer Gesellschaft lebt, in der Homophobie immer noch weit verbreitet ist.

Eine afrikanisch-kanadisch-britische Freund*in Valerie (Vimalasara) Mason-John, hat alle vier dieser Faktoren am eigenen Leib erfahren.[76] Sie alle trugen zu einem Absturz in die Bulimie und Drogensucht bei, beginnend mit den rassistischen Quälereien, die Vimalasara als kleines Kind in einem britischen Waisenhaus erlebte. »Jeden Tag kam ein Kind zu mir und sagte: ›Hey, Schwuchtel? N**** – geh nach Hause und iss deine Coon-Flakes[77], dann bist du morgen ganz weiß.‹ Das hörte nicht auf«, erzählte Vimalasara. »Ständig sagte man mir, dass meine Hände aussähen wie die eines Affen. Mit vier Jahren habe ich versucht, meine Haut zu bleichen.« Und jetzt, als erwachsener Mensch in Kanada, sagt Vimalasara: »Es ist unmöglich, meine Sexualität von meinem Geschlecht und/oder meiner Ethnie zu trennen – alles kann eine Rolle spielen, wenn jemand mit mir zu tun hat. Die Überschneidung dieser Faktoren hat sich auf mein ganzes Leben ausgewirkt. Wer weiß schon, welche meiner Identitäten unterdrückt wird, wenn ich morgens aus dem Haus gehe? Manchmal sind es alle, manchmal nur eine, aber die Identität, die immer wieder zu einer Bedrohung für andere wird, ist meine schwarze Haut.«

Der Schwarze US-amerikanische Schriftsteller Ta-Nehisi Coates bringt es auf den Punkt: »›Rasse‹ ist das Kind des Rassismus, nicht sein Vater.« Mit anderen Worten: Das Konzept von »Menschenrassen« selbst entspringt der verzerrten Vorstellung des Rassisten. Obwohl die Auswirkungen des Rassismus real sind, gibt es in physiologischer oder genetischer Hinsicht keine »Rasse«. Äußerliche Unterschiede in der Hautfarbe, der körperlichen Gestalt oder den Gesichtszügen schaffen keine »Rassen«. Historisch gesehen entstand die Idee der »Rasse« aus dem Drang des europäischen Kapitalismus, sich zu bereichern: durch die Unterwerfung, Versklavung und, wenn nötig, Vernichtung der indigenen Völker auf anderen Kontinenten, von Afrika über Australien bis Nordamerika. In der Tat existierte das Wort »Rasse« in keiner sinnvollen Bedeutung, bis es im späten achtzehnten Jahrhundert geschaffen wurde. Psychologisch gesehen ist die rassistische Vorstellung vom »Anderssein« auf persönlicher Ebene ein Mittel gegen den Selbstzweifel: Wenn ich mich selbst schon nicht wohl in meiner Haut fühle, kann ich mich wenigstens jemand *anderem* überlegen fühlen. Ich kann ein Gefühl von Macht und Status erlangen, indem ich Privilegien gegenüber dieser Person beanspruche. »Der Antisemit«, schrieb der französische Philosoph Jean-Paul Sartre, »ist ein Mensch, der Angst hat. Allerdings nicht vor den Juden, sondern vor sich selbst und seinem eigenen Bewusstsein, vor seiner Freiheit, seinen Instinkten, seiner Verantwortung, vor der Einsamkeit, der Veränderung, der Gesellschaft und der

Welt ... Die Existenz des Juden erlaubt es dem Antisemiten lediglich, seine Ängste zu unterdrücken.«[78] Die verhängnisvolle Wirkung des Rassismus ergibt sich aus seinem Wesen. Es besteht darin, einen anderen Menschen, der sich im Grunde nicht von einem selbst unterscheidet, so zu sehen und zu behandeln, wie es seiner eigennützigen, missgünstigen und verdrehten Vorstellung vom anderen entspricht. Der brillante Schriftsteller James Baldwin sagte einmal: »Die Weißen müssen versuchen, in ihrem eigenen Herzen herauszufinden, warum es überhaupt notwendig war, einen N**** zu haben. Wenn ihr, die Weißen, ihn erfunden habt, dann müsst ihr herausfinden, warum.« Wenn ich mich an die Scham erinnere, die ich als Kind darüber empfand, Jude zu sein, bin ich vollkommen im Einklang mit der starken Formulierung des Schwarzen US-amerikanischen Psychologen Kenneth Hardy[79]. Er spricht von einem »angegriffenen Selbstwertgefühl«. In diesem Zustand, so Dr. Hardy, »wird die Seele des Menschen ständig durchlöchert ..., wenn das eigene Selbstverständnis von jemand anderem definiert wird, wenn es durch etwas, das ich nicht bin, und nicht durch das, was ich bin, bestimmt wird«. Er fügt hinzu: »Wer ich bin, wird so zu einer Reaktion auf die Art und Weise, wie ich definiert werde; es ist immer eine Resonanz auf etwas anderes.«[80]

Die Autorin Helen Knott, die Dane-Zaa, Nehiyaw und europäischer Abstammung ist, kennt diese Erfahrung des angegriffenen Selbstwertgefühls gut, da sie als Indigene im modernen Kanada lebt. »Als ich in der achten Klasse war, wurde ich im Sozialkundeunterricht ›die Andere‹«, schreibt sie. »Die Ausgestoßene. Die wilde Indianerin. Die gnadenlose indianische Wilde«.[81] Der Makel und die Belastung durch äußere Vorurteile drangen unweigerlich in ihr innerstes Wesen ein.

Ich verabredete mich an einem Wintermorgen im Jahr 2019 via Zoom mit Knott. Kurz zuvor hatte ich *In My Own Moccasins*, ihre poetischen Memoiren über Trauma, Sucht und Erlösung, gelesen. »Ich wuchs mit dem Anderssein auf«, erzählte sie. »Es war in meiner Familie präsent und äußerte sich darin, wie wir mit der Außenwelt interagierten. Bei meiner Mutter hieß es oft ›Du bist nicht schwarz genug, du bist nicht weiß genug‹. Egal, wo man hingeht, man ist sich immer überall seines Andersseins bewusst. Man sitzt irgendwo und überlegt: ›Ist das ein sicheres Umfeld für mich, um das Gespräch zu führen, das ich führen möchte? Soll ich mich weniger oder mehr sichtbar machen?‹ Es ist ein fast unbewusstes, nahezu ständiges Prüfen der eigenen Sicherheit.«

Knott hatte sich damit beschäftigt, wie die Frauen in ihrem Umfeld die Spuren des Rassismus in sich tragen – »und wie sich selbst ihre Körper in öffentlichen [weiß dominierten] Räumen verändern«. Sie gab mir ein anschauliches Beispiel: »Wenn meine Großmutter in einen Lebensmittelladen geht, zieht sie, seit ich mich erinnern kann, plötzlich … ihre Schultern ein und richtet ihren Blick auf den Boden. Sie nimmt keinen Augenkontakt mit den Leuten auf, sondern schlurft einfach die Regale entlang. So verhält sie sich in allen größeren öffentlichen Räumen. Ihr ganzes Auftreten verändert sich. Ansonsten ist sie unsere Matriarchin, die den Raum mit ihrer Anwesenheit *erfüllt*. Sie ist diejenige, die Geschichten erzählt, die Leute anruft und ihnen sagt, sie sollen dieses oder jenes tun. Im Alter, denn sie ist jetzt neunundsiebzig, hat sich das in den letzten Jahren ein wenig geändert. Sie hat sich mehr Freiheiten herausgenommen, weil sie sich sagt: ›Das ist mir jetzt egal.‹«

Auf die Frage, warum er »immer wieder das Thema ethnische Herkunft anspricht«, antwortet Dr. Hardy gleichfalls medizinisch zutreffend und ehrlich: »Wenn ich es nicht anspreche, gibt es all diese physiologischen Erscheinungen, die damit zusammenhängen.« Emotionale Unterdrückung und die daraus resultierenden biologischen Schäden gehören in der Tat zu den vielen Wunden, die der Rassismus verursacht. In Kapitel 3 habe ich darauf hingewiesen, dass Rassismus das Leben der Betroffenen verkürzt. Eine Studie untersuchte die Chromosomen schützenden Telomere Schwarzer Amerikaner. Sie kam zu dem Ergebnis, dass offene Rassismus-Erfahrungen *und* das angegriffene Selbstwertgefühl, einschließlich der Verinnerlichung rassistischer Vorurteile, »zusammen die biologische Alterung beschleunigen«.[82]

Gesellschaftlich verankerter Fanatismus, ob in seinen subtilen oder offenen Formen, fordert einen enormen und bis vor Kurzem meist unausgesprochenen gesundheitlichen Tribut. Dieses Schweigen – nicht innerhalb der Wissenschaft oder in Statistiken, sondern im öffentlichen Diskurs – wurde nach dem Mord an George Floyd im Mai 2020 und dem Aufkommen des Coronavirus endgültig gebrochen. Der Mord, einer von unzähligen Morden an unbewaffneten Schwarzen, führte Millionen Menschen weltweit die bösartigen rassistischen Ungerechtigkeiten vor Augen, die in den westlichen Gesellschaften, vor allem in den Vereinigten Staaten, strukturell verankert sind. Das zweite Ereignis zeigte nur allzu deutlich, dass die Brutalität der Polizei lediglich eine Form des tödlichen Rassismus darstellt. Latinos und Schwarze haben ein dreimal höheres Risiko, mit Corona infiziert zu werden, und ein doppelt so hohes Risiko, daran zu sterben. Auch in Großbritannien waren Schwarze Bevölkerungsgruppen aufgrund der schlechten Wohnverhältnisse, der wirtschaftlichen Benachteiligung und bereits bestehender Gesundheitsprobleme, die auf Diskriminierung und Ungleichheit zurückzuführen sind, überproportional betroffen.

Hinter den Studien und trostlosen Statistiken verbirgt sich das gequälte Leben echter Menschen, das von vielen großen Autorinnen und Autoren mit bitterer Beredtheit beschrieben wird. Keine Forschungsarbeit könnte beispielsweise die Stress auslösende Erfahrung von Beengtheit, Benachteiligung, Angst und unterdrückter Empörung eindringlicher vermitteln als die Worte von Ta-Nehisi Coates, wenn er sich an seine Jugend in der Innenstadt von Baltimore erinnert: »Wir konnten nicht raus. Der Boden unter unseren Füßen war mit Stolperdraht versehen. Die Luft, die wir atmeten, war vergiftet. Das Wasser hemmte unser Wachstum. Wir konnten nicht raus … Nicht gewalttätig genug zu sein, konnte mich mein Leben kosten. Zu gewalttätig zu sein ebenso. Wir konnten nicht raus.«[83]

»In Amerika ist es Tradition, den Schwarzen Körper zu zerstören – *es ist vererbt*«, sagt Coates. Diese Zerstörung tritt in den Lynchmorden vergangener Zeiten und in der bis heute andauernden, offiziell sanktionierten Gewalt am deutlichsten zu Tage. Durch die Auswirkungen der rassistischen Erfahrungen auf den Körper entstehen noch heimtückischere und weitreichendere Folgen. Entscheidend ist, dass sich diese Auswirkungen in der Physiologie der Menschen niederschlagen, als wäre diese von Anfang an darauf programmiert. »Herzkrankheiten, Diabetes, Fettleibigkeit, Depressionen, Substanzmissbrauch, schulischer Erfolg, frühe Sterblichkeit, Invalidität im Rentenalter, beschleunigte Alterung und Gedächtnisverlust sind allesamt sozial determiniert«, so Clyde Hertzman.[84] Es überrascht nicht, dass Schwarze in den Vereinigten Staaten häufiger an Diabetes, Fettleibigkeit und Bluthochdruck (Hypertonie) sowie an lebensbedrohlichen Komplikationen wie Schlaganfällen erkranken, für die sie ein doppelt so hohes Risiko haben. Ein 45-jähriger afroamerikanischer Mann, der im Südosten lebt, hat beispielsweise das gleiche Risiko, einen Schlaganfall zu erleiden, wie ein 55-jähriger *weißer* Mann aus derselben Region sowie ein 65-jähriger *weißer* Mann, der im Mittleren Westen wohnt. Bei der Literaturrecherche erstaunte es mich, dass die Unterschiede bei den Blutdruckwerten je nach ethnischer Herkunft bereits bei Kindern und Jugendlichen messbar sind.[85] Wie kommt es dazu? »Hyper« bedeutet »zu viel«, »-tonie«, vom Lateinischen »tonus«, bedeutet »Druck, Spannung«. Genau dazu führt rassistische Diskriminierung. Aus ähnlichen Gründen ist die Wahrscheinlichkeit, dass Schwarze US-amerikanische Kinder an Asthma sterben, sechsmal höher als Nicht-Schwarze Kinder.[86]

All diese Erkenntnisse passen zu dem, was ich in diesem Buch aufgezeigt habe. Bei kleinen Kindern führt die Unterordnung in ihrem sozialen Umfeld – sei es in der Familie oder im Klassenzimmer – zu verstärkten stressbedingten Reaktionen des Herz-Kreislauf-Systems, des Nervensystems und des Hormonhaushalts sowie zu einem höheren

Risiko, chronisch zu erkranken. Das gilt auch für Erwachsene. Unterdrückt man seine individuelle Authentizität, wirkt sich das höchst negativ auf die menschliche Biologie aus und erzeugt Krankheiten; ein noch größeres Chaos entsteht für die Körper derjenigen, deren Selbstunterdrückung systemisch und oft mit großer Gewalt durchgesetzt wurde.

James Baldwin sagte einmal, dass, »ein N**** in diesem Land zu sein und dies relativ bewusst zu sein, fast immer bedeutete, sich in einem Zustand der Wut zu befinden«. Das Zitat stammt aus dem Jahr 1961. Jahrzehnte danach, nach Fortschritten bei den Bürgerrechten und einem Schwarzen Präsidenten, sind sie immer noch aktuell. Baldwin erkannte aber auch, dass Wut allein, selbst wenn sie von ganz allein kommt, nicht das Ende der Geschichte sein kann. Gleich im nächsten Satz beschrieb er »als vorrangiges Problem« die Frage, »wie man diese Wut kontrollieren kann, damit sie einen nicht zerstört«.[87] Ich bin überzeugt, dass diese Wut und noch mehr ihre notwendige Unterdrückung in einer Gesellschaft, die die Wut der Schwarzen fürchtet und bestraft, zum erhöhten Risiko Schwarzer Amerikaner beiträgt, an Prostatakrebs zu sterben, sowie zu dem erhöhten Risiko Schwarzer Amerikanerinnen, an Brustkrebs zu erkranken.

Die ethnischen Unterschiede sind unabhängig von der Genetik und setzen sich über ökonomische Kategorien hinweg: Das oben erwähnte Brustkrebsrisiko für Schwarze Frauen beispielsweise ist klassenübergreifend. Um die Geburt herum sterben Schwarze Mütter drei- bis viermal so häufig wie nicht-hispanische *weiße* Mütter. Und bei ihren Kindern ist die Wahrscheinlichkeit, dass sie sterben, mindestens doppelt so hoch wie bei *weißen* Babys – ein weiterer Trend, der sich über alle Bildungsniveaus und sozioökonomischen Status hinweg hält. »Einfach ausgedrückt«, warnte kürzlich ein Artikel im Magazin der Harvard T. H. Chan School of Public Health, »*kann die Entbindung für Schwarze Frauen weit mehr als für weiße Frauen einem Todesurteil gleichkommen.*«[88] Wie sollte man nicht erschrecken, wenn man feststellt, dass ein Nicht-Schwarzer Arzt das Sterberisiko eines Schwarzen Babys verdoppelt – sozusagen als »Strafe« für das Verbrechen, als Schwarzer geboren zu werden?[89] Für *weiße* Babys spielt die Ethnie des Arztes keine Rolle. Kurz gesagt, es ist »der Rassismus, nicht die Ethnie selbst, die das Leben afroamerikanischer Frauen und Kinder bedroht«, so die Schlussfolgerung einer kürzlich durchgeführten Literaturübersicht mehrerer Studien.[90]

Es ist deutlich geworden, wie emotionale Stressfaktoren, unter denen Rassismus als Spitzenreiter gilt, »unter die Haut« gehen: Sie bewirken die Aktivierung entzündungsfördernder Gene, die vorzeitige Alterung von Chromosomen und Zellen, Gewebeschäden, die Erhöhung des Blutzuckerspiegels sowie eine Verengung der Atemwege. Auch ohne wirtschaftliche Benachteiligung nehmen die Belastungen durch rassistische Vorurteile mit der Zeit zu. Sie vergiften den Körper und untergraben seine Fähigkeit, sich selbst zu erhalten. Diese allostatische Last, der Verschleiß, wird einfach zu viel. Bei der Messung sogenannter Biomarker wie Blutdruck, Stresshormone, Blutzuckerwert, entzündlicher Proteine und Lipide waren die Werte bei Schwarzen deutlich höher als bei *Weißen*, wobei Schwarze Frauen durchweg höhere Werte aufwiesen als Schwarze Männer. Bei beiden Gruppen erzielten arme Menschen höhere Werte als ihre wirtschaftlich besser gestellten Mitmenschen, aber *nicht-arme* Schwarze hatten eine größere Wahrscheinlichkeit für hohe Werte als *arme* Weiße. Besonders ausgeprägt waren die Unterschiede bei nicht-armen Schwarzen Frauen im Vergleich zu nicht-armen *weißen* Frauen: Das verdeutlicht einmal mehr die Überschneidung von Ethnie und Geschlecht als bestimmenden gesundheitlichen Faktor in einer ethnisch geschichteten Gesellschaft.[91]

»Wenn Rassismus als Mechanismus vorherrscht, gibt es ein generationsübergreifendes Trauma«, sagte mir die Psychotherapeutin Eboni Webb aus Tennessee. Die Sanftheit ihrer Stimme während unseres Zoom-Telefonats konnte die harten Realitäten ihrer Familiengeschichte nicht übertünchen. »Alle Frauen in meiner Familie sind sehr hell«, erzählte Webb. »Wir haben die Weißen nicht freiwillig in unsere Geschichte gelassen, sie kamen gewaltsam. Die Frauen in meiner Familie wurden über Generationen hinweg immer wieder brutal behandelt. Diese Übergriffe allein sind schon traumatisch, aber das Trauma liegt auch in der Art und Weise, wie wir uns wappnen mussten. Ich erinnere mich an die Worte meiner Eltern, ich solle, wenn in der Schule etwas passiert, nach Hause kommen und dort weinen, und nicht in der Schule heulen. Wir sprechen darüber, dass Emotionen traumatisierend sind: Was passiert mit Menschen, die nicht die ganze Bandbreite ihrer Gefühle zeigen können? Für People of Colour, die Kinder großziehen, heißt es nicht nur ›es gibt Rassismus‹, sondern ›der Rassismus kann lebensbedrohlich sein‹. In unserer Kindheit haben wir gelernt, mit Überlebensstrategien zu leben, und das hat sich nicht geändert. Wir haben nicht den Luxus, unsere Kinder in einer idealen Weise zu erziehen.« Ein von Überlebensstrategien geprägtes Leben bildet eine Vorlage für die lebenslange Aktivierung des körpereigenen Stressapparats – mit unzähligen Folgen.

Ich war dreizehn Jahre alt, als ich 1957 mit meiner Familie – zusammen mit fast achtunddreißigtausend ungarischen Mitbürgerinnen und Mitbürgern, die vor einer brutalen stalinistischen Diktatur flohen – von Kanada mit offenen Armen empfangen wurde. Der Norden schien in der Tat »wahrhaftig, stark und frei« zu sein, ganz im Sinne der Worte der Nationalhymne dieses Landes. Was ich nicht wusste und worüber niemand sprach: Im selben Jahr, als wir uns an die Vorteile des Lebens in Britisch Columbia gewöhnten, wurde dem vierjährigen First-Nations-Kind Carlene eine Nadel in die Zunge gestochen. Das geschah an ihrem ersten Tag in einer Internatsschule, die nicht weit von meinem Wohnort entfernt von der Kirche geführt wurde. Ihr Vergehen war, dass sie im Unterricht ihre indigene Sprache gesprochen hatte. Eine Stunde lang konnte das kleine Mädchen seine Zunge nicht in den Mund zurückziehen, weil es Angst hatte, sich die Lippen aufzuschneiden. Bald darauf erlebte sie Jahre des sexuellen Missbrauchs. Im Alter von neun Jahren war Carlene Alkoholikerin und wurde später abhängig von Opiaten, um ihr Leid zu lindern. Wir trafen uns vor nicht allzu langer Zeit bei einer Heilungszeremonie. Sie erzählte mir schluchzend und zitternd vor Emotionen ihre Geschichte. Ich dachte, ich hätte schon alles gehört, aber das schien nicht der Fall zu sein. Jetzt ist sie Großmutter und seit Jahren abstinent. Aber es quält sie, wenn sie sieht, wie ihre Enkelkinder an der Sucht leiden. Für sie war unsere Nationalhymne ein grausamer Schwindel: Es gab keinen »wahrhaftigen Norden, stark und frei«. Und es gibt ihn auch heute noch nicht.

So kommt es, dass wir in Kanada, wo das Herabsehen auf die Amerikaner so etwas wie ein nationales Vergnügen ist, nichts haben, weshalb wir uns überlegen fühlen könnten. Die Vorverurteilungen der Polizei gegenüber indigenen Volksgruppen und People of Color, einschließlich brutaler Gewalt, sind berüchtigt. Fast 30 Prozent der Inhaftierten in diesem Land sind Indigene, die nicht mehr als fünf Prozent der Gesamtbevölkerung ausmachen.[92]

Bei meinen verarmten, süchtigen Klienten in Vancouvers Stadtteil Downtown Eastside war der Anteil derer, die indigener Herkunft waren, ungefähr gleich. Sie sind die Erben eines toxischen kolonialen Vermächtnisses. Es war geprägt von Ausrottung und Vertreibung, genozidaler Zerstörung der gemeinschaftlichen Existenz, von der jahrzehntelangen unfreiwilligen Unterbringung indigener Kinder in staatlich finanzierten streng christlichen Internatsschulen, in denen die Sprache und die Kultur der Ureinwohner unter Androhung von Strafe verboten waren, und von einer Kultur des entsetzlichen, fest verwurzelten sexuellen und körperlichen Missbrauchs. Sie sind Nachkommen einer als »The Sixties Scoop«[93] bekannten Zeit, in der die kanadische Kinderwohlfahrtsbehörde (!) Tausende von Kindern der First Nations aus ihrem Zuhause entführte und sie in nicht-indigenen Familien unterbrachte. Sie leiden unter den Folgen der grausamen Lebensbedingungen in den Reservaten, an fortdauernden, über Generationen weitergegebenen Traumata und daran, dass indigenes Land für wirtschaftliche Projekte, die weit entfernte Konzerne begünstigen, beeinträchtigt und verschmutzt wurde. Im Jahr 2021 war die Welt entsetzt über die Entdeckung Tausender kleiner Leichen an den ehemaligen Standorten von Internatsschulen in ganz Kanada. Es ist bekannt, dass Tausende Menschen verschwunden sind, deren Überreste noch nicht gefunden wurden. Ihr Tod hat sich tief in das Bewusstsein ihrer Familien und Gemeinschaften eingegraben, wurde aber bis vor Kurzem von den verantwortlichen staatlichen und kirchlichen Institutionen nicht offiziell anerkannt. Bis zum Jahr 2021 wurden fast zweitausend nicht gekennzeichnete Gräber identifiziert. Wahrscheinlich gibt es weitere fünf- bis zehntausend solcher Gräber, die darauf warten, entdeckt zu werden.

Die Gesundheits- und Lebensbedingungen der Bevölkerung unserer First Nations sind skandalös. Sie werden nur noch durch das chronische Versagen der Regierungsverantwortlichen auf allen Ebenen übertroffen. Sie sind nicht in der Lage, die sozialen, wirtschaftlichen und kulturellen Umstände zu verbessern, die diese Zustände begünstigen. Die Lebenserwartung der Ureinwohner ist fünfzehn Jahre kürzer als die anderer Kanadierinnen und Kanadier, die Kindersterblichkeit ist zwei- bis dreimal so hoch und Typ-2-Diabetes ist viermal so weit verbreitet – und zwar bei einer Bevölkerung, die vor etwas mehr als einem Jahrhundert noch keine Diabetes kannte.[94] Erhöhte Blutzuckerwerte sind noch das geringste Problem: Diabetes ist eine der Hauptursachen für Erblindung, Herz- und Nierenversagen sowie die Amputation von Gliedmaßen. Bei den Ureinwohnern tritt die Krankheit bereits in den Vierzigern auf, während sie bei anderen Bevölkerungsgruppen meist erst im achten Lebensjahrzehnt beginnt. Die Zahlen steigen. »Im Jahr 2005«, so eine Studie aus dem Jahr 2010, »hatten fast 50 Prozent der First-Nations-Frauen und mehr als 40 Prozent der First-Nations-Männer im Alter von 60 Jahren oder älter

Diabetes, während es bei den Nicht-First-Nations-Männern weniger als 25 Prozent und bei den Nicht-First-Nations-Frauen weniger als 20 Prozent im Alter von 80 Jahren oder älter waren. Die Erwachsenen der First Nations erleben eine Diabetes-Epidemie, von der Frauen im gebärfähigen Alter unverhältnismäßig stark betroffen sind.«[95] In einigen indigenen Gemeinschaften Kanadas – First Nations, Inuit, Métis – waren einer Studie aus dem Jahr 1994 zufolge die Selbstmordraten unter Jugendlichen höher als in jeder anderen kulturell identifizierbaren Bevölkerungsgruppe der Welt.[96] Das trifft auch weiterhin zu.

Dr. Esther Tailfeathers ist Ärztin für indigene Völker im Blood Tribe Reserve in Alberta, einer Gemeinschaft, in der es überproportional viele schwere Fälle von Drogenabhängigkeit gab. Sie hat mich zweimal dorthin eingeladen, um ihre Suchtprogramme zu unterstützen, das erste Mal nach einem dreimonatigen Zeitraum, in dem die Gemeinde mit 7500 Einwohnern 20 Menschen durch Überdosen verloren hatte.[97] Ich fragte Dr. Tailfeathers, wie es für sie, die jetzt erfolgreich ihren Beruf ausübt, war, als Indigene in Kanada aufzuwachsen. »Zuweilen schrecklich«, sagte sie. »Wir waren eine der ersten indigenen Familien, die in die Stadt Cardston zogen und ein Haus mieteten. Es gab keinen Schulbus, also musste ich den langen Weg zur Schule am anderen Ende der Stadt zu Fuß laufen. Ich erinnere mich, dass ich in der ersten Klasse von einer Gruppe von Kindern den ganzen Weg nach Hause verfolgt wurde. Der Anführer dieser Gruppe hob einen großen Stein auf und warf ihn nach mir, woraufhin auch die anderen Kinder mit Steinen warfen. Das war meine erste Lektion in Sachen Mobbing und Hass.« Es war nicht ihre letzte. »Als ich etwa neunzehn war, gab es große Proteste wegen Landansprüchen. Ich wurde von der RCMP[98] verprügelt und ins Gefängnis gesteckt.«

»Es ist traurig«, fügt sie hinzu, »man sollte eigentlich meinen, dass sich die Dinge gebessert haben, denn wir wissen, was in den Internaten passiert ist und wie es weiterging. Ich glaube nicht, dass es besser geworden ist. Es ist schlimmer geworden.«

Im Jahr 1848 wurde der 27-jährige Berliner Arzt Rudolf Virchow nach Oberschlesien entsandt. Er sollte einen tödlichen Typhusausbruch untersuchen, eine bakterielle Seuche, die damals in dieser verarmten, überwiegend polnisch-sprachigen Region Deutschlands grassierte. Neben seinen medizinischen Empfehlungen zur Bekämpfung der Epidemie sorgte Virchow mit seiner Forderung nach sozialen, politischen und wirtschaftlichen Reformen für Aufsehen. Dazu gehörten die Einführung von Polnisch als Amtssprache, die Trennung von Kirche und Staat, die Schaffung von Basisorganisationen, kostenlose Bildung für beide Geschlechter und vor allem eine *»freie und uneingeschränkte Demokratie«*.

Virchow, der heute als Vater der modernen Pathologie gewürdigt wird, verachtete hinsichtlich der Gesundheitsversorgung jegliche Unterscheidung nach sozialen Verhältnissen und Bildung. »Die Medizin hat uns unmerklich in den sozialen Bereich geführt und uns in die Lage versetzt, uns direkt mit den großen Problemen unserer Zeit auseinanderzusetzen«, schrieb er. Auf die kritische Behauptung, seine Ansichten hätten mehr mit Politik als mit Medizin zu tun, gab Virchow seine zeitlos gültige Antwort: »Die Medizin ist eine Sozialwissenschaft, und die Politik nichts anderes als Medizin im großen Stil.«

Trotz Virchows Bekanntheit kämpfen auch fast zwei Jahrhunderte später noch viele Ärzte und Wissenschaftler auf der ganzen Welt – angesichts der Gleichgültigkeit auf politischer, professioneller und sozialer Ebene – darum, die Lehren, die er aus seinen Untersuchungen zog, zu vermitteln. Der heutige Epidemiologe Sir Michael Marmot[99] betrieb Forschungen über die Auswirkungen der sozialen Schichtung auf die Gesundheit. Als er damit begann, stellte er fest, dass »Ungleichheit und Gesundheit, abgesehen von ein paar Vorreitern, die über die Übel des Kapitalismus schrieben, überhaupt nicht auf der Tagesordnung stehen«.[100] Die Erkenntnisse, die er im Laufe der Jahrzehnte gewonnen hat und die in zahlreichen Publikationen und Büchern veröffentlicht wurden, haben den Zusammenhang zwischen sozialen und gesundheitlichen Ungleichheiten deutlich gemacht.

Es ist nicht nötig, die wissenschaftlichen Befunde im Detail zu wiederholen. Sowohl Ungleichheit als auch Armut rufen das inzwischen bekannte Gebräu aus gestörten Genfunktionen, Entzündungen, chromosomaler und zellulärer Alterung, körperlicher Abnutzung, hormonellen Problemen, Beeinträchtigung des Herz-Kreislauf-Systems und Immunschwäche hervor. Sie alle führen zu Krankheit, Invalidität und Tod. All diese Faktoren, die bereits in der Gebärmutter, in der Kindheit und in der Jugend biologisch verankert sind, werden in jeder Lebensphase durch Belastungen oder Gefährdungen noch verstärkt. Der Stresshormonspiegel ist beispielsweise bei Kindern mit niedrigem wirtschaftlichem Status viel höher – ein biologisches Risiko für spätere Krankheiten unterschiedlicher Art.[101]

Als Kanadierinnen und Kanadier sind wir stolz auf unser staatlich finanziertes Gesundheitssystem – und zwar zu Recht. Vor allem, wenn wir über den 49. Breitengrad hinaus in den Süden blicken, wo das Gesetz des Dschungels herrscht. Aber die Forschung zeigt, dass höchstens etwa 25 Prozent der öffentlichen Gesundheit auf die Leistungen des Gesundheitswesens zurückzuführen sind. Ganze 50 Prozent werden durch das soziale und wirtschaftliche Umfeld bestimmt.[102] Meines Erachtens gibt es viele Gründe, die dafür sprechen, dass selbst dieser Wert von 50 Prozent stark unterschätzt ist. »Nennen Sie mir Ihre Postleitzahl«, forderte ein Redner auf einer Gesundheitskonferenz in Chicago 2014 auf, »und ich sage Ihnen, wie lange Sie leben werden.« Die Kluft in der Lebenserwartung zwischen den ärmsten und den wohlhabendsten Vierteln Chicagos beträgt fast dreißig Jahre.[103] »Das entspricht im Grunde, innerhalb weniger Meilen, dem Unterschied zwischen dem Irak und Kanada«, kommentierte ein befreundeter Arzt. Patriotisch selbstgefällige Kanadierinnen und Kanadier sollten sich eine ähnliche Studie aus dem Jahr 2006 ansehen, die unser Land betrifft: Die Wahrscheinlichkeit, innerhalb eines Jahres zu sterben, war in den ärmsten Vierteln der Stadt Saskatoon zweieinhalbmal so hoch und die Kindersterblichkeitsrate im Stadtzentrum dreimal so hoch wie im wohlhabenderen Umland.[104]

1974 prägte der Anthropologe Ashley Montagu, der in diesem Buch bereits zitiert wurde, den Begriff »soziogene Hirnschäden«. Die Technologien, die uns seitdem zur Verfügung stehen, bestätigen, dass ein gestresstes Umfeld, einschließlich Armut, die Entwicklung des Gehirns beeinträchtigt. Vor Kurzem hat ein Wissenschaftler Armut als »Neurotoxin« bezeichnet. Gehirnscans von Kindern und Jugendlichen aus benachteiligten Verhältnissen haben eine verringerte Oberfläche der Großhirnrinde sowie eine Volumenminderung von Hippocampus und Amygdala gezeigt – also der subkortikalen Regionen, die an der Gedächtnisbildung und der emotionalen Verarbeitung beteiligt sind.[105] Es wurde nachgewiesen, dass das Serotoninsystem des Gehirns bei Jugendlichen aufgrund des Stresses durch Armut beeinträchtigt wird, was das Risiko für emotionales Chaos erhöht.[106]

Der Arzt Gary Bloch aus Toronto betreut eine verarmte Innenstadtbevölkerung. Er hat innerhalb der Ärzteschaft und darüber hinaus eine Kampagne geführt, um das Bewusstsein dafür zu schärfen, wie Armut, ethnische Zugehörigkeit und geschlechtsspezifische Ungleichheiten zusammenwirken und Krankheiten fördern. Er möchte, dass Ärztinnen und Ärzte Armut als Risikofaktor für Krankheiten anerkennen, so wie sie auch Bluthochdruck, Rauchen oder schlechte Ernährung als Risikofaktoren einstufen würden. In der Praxis ist es natürlich so, dass all diese Faktoren miteinander einhergehen. Gary, ein sympathischer 47-Jähriger mit einem offenen Lächeln und ernstem Auftreten, ist ein langjähriger Freund unserer Familie. Er stellt Rezepte für Nahrungsergänzungsmittel aus und verweist Menschen an Finanzberater, die ihnen bei Beihilfen und Steuerproblemen helfen: eben bei allem, was ihre Armut lindern kann. Er erzählte aufschlussreiche Anekdoten, die er von einem Sozialarbeiter gehört hatte. »Wenn ein Arzt sagt: ›Nehmen Sie dieses Antibiotikum dreimal … jeweils auf vollen

Magen‹, kann ich mich immer vor Lachen nicht halten. Die Frauen, die ich kenne und die arm sind, lachen ebenfalls, weil ihnen klar ist: ›Drei Mahlzeiten? Was redet der da von drei Mahlzeiten? *Ein voller Magen*?‹ In einem anderen Fall ging es um einen alten Mann, der Diabetesmedikamente brauchte und in einer Unterkunft in Toronto lebte. Er war schon älter und nicht mehr so beweglich. Er nahm seine Diabetesmedikamente nicht, weil sie bei ihm Durchfall verursachten und er in einer Unterkunft mit sechzig jüngeren Männern und zwei Toiletten lebte … Er hatte keine Chance, schnell auf die Toilette zu kommen, wenn er musste, deswegen nahm er die Tabletten nicht.«

»Ich befasse mich mit dem fehlenden Verbindungsstück zwischen dem Wissen, wie sich soziale Probleme auf die Gesundheit der Menschen auswirken, und dem, was man dagegen tun kann«, erklärte mir Gary – eine Sisyphusarbeit angesichts der derzeitigen sozialen Bedingungen. »Gesellschaftliche Traumata sind etwas, mit dem ich ständig zu tun habe«, sagte er. »Ich kann mich ehrlich gesagt nicht daran erinnern, dass mir das während meines Medizinstudiums beigebracht wurde. Der traditionelle Wissensstand, das Selbstverständnis der Medizin, begreift die Beschäftigung mit sozialen Fragen nicht als Kernbestandteil ihres Fachgebiets. Ein soziales Trauma ist ein riesiges Ungeheuer, mit dem man es zu tun hat. Ich kann fast mit Händen greifen, wie stark und real es ist. Der Versuch, sich damit auseinanderzusetzen, ist entmutigend.«

Würden sich die Angehörigen der Gesundheitsberufe die Informationen über die sozialen Determinanten zu Herzen nehmen, schlägt der kanadische Gesundheitsexperte Dennis Raphael spöttisch vor, würden sie aufhören, Anweisungen zu erteilen wie »Hören Sie auf zu rauchen«. Stattdessen würden sie anfangen, Ratschläge zu geben wie »Seien Sie nicht arm« und Empfehlungen auszusprechen wie »Wohnen Sie nicht in feuchten, minderwertigen Wohnungen«, »Arbeiten Sie nicht in einem stressigen, schlecht bezahlten Handwerksberuf«, »Wohnen Sie nicht an einer stark befahrenen Hauptverkehrsstraße oder in der Nähe einer umweltverschmutzenden Fabrik«, »Sehen Sie zu, dass Sie sich einen Urlaub im Ausland leisten können und legen Sie sich in die Sonne«.[107] Mit anderen Worten: Immigrieren Sie in ein freundlicheres, gesünderes und gerechteres Paralleluniversum.

Die Bestie der Ungleichheit hat viele Tentakel, mit denen sie das Leben der Menschen ausquetscht. Dabei betrifft die biologische Prägung durch Ungleichheit nicht nur die ganz Armen. In Gesellschaften, die von materialistischen Grundsätzen beherrscht werden, ist die relative Position auf der sozialen Leiter etwas, das die Gesundheit aller Schichten vorhersagt. Der Zusammenhang zwischen sozialem Status und Gesundheit ist als *sozialer Gradient* bekannt, ein Gefälle, das sich durch alle Gesellschaftsschichten zieht. Es ist leicht zu erkennen warum. Der Status verleiht den Menschen ein höheres oder geringeres Maß an Kontrolle. Ein Mangel daran ist, wie wir bereits wissen, ein Auslöser für physiologischen Stress und Krankheit. Das wurde in den berühmten Whitehall-Studien von Michael Marmot aufgezeigt. Sie wiesen nach, dass die Stellung im britischen öffentlichen Dienst mit dem Risiko für Herzkrankheiten, Krebs und psychische Erkrankungen korreliert.[108] Je weiter unten man sich auf der Karriereleiter befindet, desto höher ist das Risiko – unabhängig von Faktoren wie Rauchen oder Blutdruck. Und das betrifft eine Gruppe von Menschen mit relativer wirtschaftlicher Sicherheit und einer respektablen bürgerlichen Beschäftigung! »Es ist leichter, verseuchte Gebäude zu räumen, als soziale Strukturen zu verändern«, bemerkte ein anderer führender Chronist der Ungleichheit, der britische Epidemiologe Richard Wilkinson. »Man könnte darüber spekulieren, wie anders die Reaktion ausfallen würde, wenn das soziale Gefälle im Zusammenhang mit Tod und Krankheit in die entgegengesetzte Richtung verliefe, sodass die Menschen mit dem höchsten Status am schlimmsten betroffen wären.«[109]

Schließlich sind wir in einer Kultur, die auf Werten wie Wettbewerb und Materialismus beruht, nicht nur mit den tatsächlichen materiellen Bedingungen konfrontiert, so wichtig sie auch sind, sondern auch damit, wie die Menschen dazu gebracht werden, sich selbst *wahrzunehmen*. Wenn Menschen sich selbst nach ihrer finanziellen Leistung beurteilen oder das durch andere geschieht, ist eine untere Position in der Pyramide – selbst wenn sie relativ stabil ist – an sich eine Quelle von Stress, der das Wohlbefinden untergräbt. Der Neurowissenschaftler Robert Sapolsky formulierte es so: »Die Gesundheit wird vor allem dadurch angegriffen, dass man ständig unter die Nase gerieben bekommt, was man nicht hat.«[110]

Rassismus, Armut, Ungleichheit – in unserer Gesellschaft wird den Menschen ständig vor Augen geführt, was sie nicht haben und was sie nach Auffassung des Systems auch nicht verdienen.

# Kapitel 23
## Die Stoßdämpfer der Gesellschaft
## Warum Frauen es schwerer haben

> *»Viele meiner Patientinnen wissen nicht, wie sie ihrem Ärger auf eine gute Art und Weise Luft machen sollen, und der unterdrückte Ärger trägt nicht nur zu ihrer Depression bei, sondern führt auch zu anderen Krankheitssymptomen, davon bin ich überzeugt.«*[111]
>
> Julie Holland, M.D., *Moody Bitches*

Dieses Kapitel möchte ein scheinbar medizinisches Rätsel lüften: Warum leiden Frauen viel häufiger an chronischen körperlichen Erkrankungen als Männer? Und warum werden bei ihnen viel häufiger psychische Krankheiten diagnostiziert? Ich sage bewusst »scheinbar«. Nach allem, was wir über den *Körpergeist* sowie unser biopsychosoziales Umfeld wissen, liegen die Antworten klar auf der Hand und sind vollkommen vorhersehbar. Dass wir sie nicht erkennen, hat vor allem damit zu tun, dass wir den »normalen« Lauf der Dinge in einer Kultur des Patriarchats für selbstverständlich halten. Sie wird trotz des jahrhundertelangen weiblichen Widerstands und Fortschritts ebenso oft von unterschwelligen männlichen Interessen wie von einer offenen Machtdynamik beherrscht.

Mit »wir« beziehe ich mich nicht nur auf meinen medizinischen Berufsstand und die Gesellschaft im Allgemeinen, sondern auch darauf, dass ich zur herrschenden männlichen Geschlechterklasse gehöre und dadurch konditioniert wurde. Die Wahrheit ist, dass es mir viel leichter fällt, über die Gleichstellung der Geschlechter zu reden, als mich danach zu verhalten. Es brauchte und braucht eine sehr starke und entschlossene Frau – meine Frau Rae –, um mich immer wieder auf solche Realitäten in unserer persönlichen Beziehung aufmerksam zu machen, viel öfter als es eigentlich nötig sein sollte. Wenn ich mich umschaue, stelle ich fest, dass Rae und ich bei Weitem nicht die Einzigen sind, bei denen sich zeigt, wie in unserer Kultur tagtäglich unbewusste Vorgänge zwischen Männern und Frauen ablaufen. Das geschieht zum Nachteil beider Geschlechter, aber vor allem auf Kosten des körperlichen und seelischen Wohlbefindens der Frauen.

Das geschlechtsspezifische Gefälle im Gesundheitsbereich ist real, wenn auch unterschätzt. Frauen sind lange, bevor sie alt werden, in stärkerem Maße von chronischen Krankheiten betroffen und haben länger mit einer schlechten Gesundheit und körperlichen Einschränkungen zu kämpfen. »Frauen sind schlechter dran«, schrieb kürzlich ein führender US-Mediziner. Er wies darauf hin, dass Frauen ein viel höheres Risiko haben, an chronischen Schmerzen, Migräne, Fibromyalgie, Reizdarmsyndrom und Autoimmunkrankheiten wie rheumatoider Arthritis zu erkranken.[112] Wie in Kapitel 4 erwähnt, sind Frauen dreimal häufiger von rheumatoider Arthritis betroffen als Männer; bei der Autoimmunerkrankung Lupus ist der Anteil der Frauen überproportional neunmal so hoch, bei Multipler Sklerose steigt das Verhältnis von Frauen zu Männern seit Jahrzehnten. Frauen sind auch häufiger von Tumorerkrankungen betroffen, die nicht mit dem Rauchen zusammenhängen. Auch die Wahrscheinlichkeit, an Lungenkrebs zu erkranken, ist bei Frauen, die rauchen, doppelt so hoch als bei Männern.[113] Das gleiche Verhältnis findet man bei Diagnosen von Angstzuständen, Depressionen und PTBS.[114] »Wir schaffen eine neue Normalität, die in keiner Weise normal ist«, sagte die New Yorker Psychiaterin und Autorin Julie Holland in einem Interview, das ich mit ihr führte. »Etwa eine von vier oder mehr amerikanischen Frauen nimmt derzeit psychiatrische Medikamente ein; wenn man jedoch

Mittel wie Schlaftabletten und Medikamente gegen Angstzustände hinzurechnet, ist die Zahl noch höher. Unter den Teilnehmerinnen jeder beliebigen Betriebs- oder Elternversammlung nimmt etwa ein Viertel, vielleicht sogar mehr, täglich Medikamente ein, um ihre Gefühle und ihr Verhalten zu dämpfen.« Auch die Alzheimer-Demenz scheint Frauen überproportional zu treffen, ebenso wie Schwarze in den Vereinigten Staaten.[115]

Allein diese letzte Tatsache sollte uns zu denken geben. Sie enthält einen bedeutenden Hinweis auf die Ursachen solcher Erkrankungen. In diesem Buch werden schließlich die physiologischen Auswirkungen nicht erfüllter Entwicklungsbedürfnisse in Form von Stress und Trauma untersucht. Ein durchgängiges Thema, an dem kein wissenschaftlicher Zweifel besteht, ist: Solche emotionalen Störungen lösen häufig Entzündungen und andere Formen physiologischer und psychischer Schäden aus. Wir könnten uns fragen, welche Belastungen und welchen Stress Frauen jeglicher Hautfarbe und Klasse mit der Gruppe der Schwarzen Bevölkerung gemeinsam haben. Für mich liegt die Antwort auf der Hand: Sie sind beide in besonderer Weise von einer Kultur betroffen, die Menschen anderer Herkunft nicht anerkennt, sondern erniedrigt und deformiert. Sie zwingt sie sogar dazu, ihr eigenes Selbst zu unterdrücken. Wenn das eine zutreffende Einschätzung wäre, könnten wir davon ausgehen, dass mit dem Zusammentreffen und der gegenseitigen Verstärkung dieser Belastungen auch die Häufigkeit von Krankheiten zunehmen würde. Und das tut sie auch, und zwar gewaltig.[116]

Im vorigen Kapitel haben wir die biologische Einbettung von Rassismus und Ungleichheit sowie die daraus resultierenden gesundheitlichen Unterschiede untersucht. Nun machen wir den logischen Schritt und betrachten die Belastungen, die Frauen in einer patriarchalischen Gesellschaft erleben. Auch sie gehen unter die Haut und ziehen alle Systeme des Körpers, einschließlich des Immunsystems, in Mitleidenschaft.

Eine temperamentvolle 38-jährige Feuerwehrfrau aus einer Kleinstadt in Manitoba, die ich Liz nenne, erzählte mir von ihrem gesundheitlichen Leidensweg, als wir uns auf einer Gesundheitskonferenz in Toronto trafen. Zu diesem Zeitpunkt war sie bereits seit fast einem Jahr an Morbus Crohn erkrankt, der Autoimmunerkrankung des Darms, die auch in Glendas Geschichte in Kapitel 2 eine Rolle spielte. Ihre Symptome sind zum Beispiel Müdigkeit, blutiger Stuhl und Bauchkrämpfe. Als dieser Zustand abklang, litt sie unter den Folgen von posttraumatischem Stress: lähmende Angst, Schreckensfantasien, Schlaflosigkeit. »Ich war jeden Tag am Zittern«, erzählte sie mir. »Ich hatte Angst vor Dingen, die mir eigentlich keinen Anlass dazu gaben. Ich begann, mir zu misstrauen und wusste nicht, wie ich in vielen Situationen reagieren würde. Ich weinte ohne den geringsten Grund, wenn ich in der Öffentlichkeit war oder etwas unternahm, und konnte es mir nicht erklären. Ich hatte Selbstmordgedanken. Ich habe viel Alkohol konsumiert, um diese Symptome in den Griff zu bekommen; ich fing an, jeden Tag zu trinken.«

Inzwischen wird es Sie nicht mehr überraschen, dass Liz schon früh traumatisiert war. Im Alter von sieben Jahren wurde sie sexuell missbraucht – eine Gewalterfahrung, die sich während ihrer gesamten Kindheit und Jugend wiederholte. Wir wissen, dass ein sexuelles Trauma ein Risikofaktor für alle möglichen psychischen und körperlichen Erkrankungen ist und dass Mädchen mit größerer Wahrscheinlichkeit davon betroffen sind als Jungen. Es ist kein Geheimnis mehr, dass Frauen in unserer Kultur weit über die Kindheit hinaus ständig von sexueller Belästigung bedroht sind, sowohl im Privaten als auch im Berufsleben. Auch wenn das Aufkommen der #MeToo-Bewegung diesem Übel die notwendige Aufmerksamkeit gebracht hat, so war es doch schon lange bekannt. Als meine Frau sechzehn war, arbeitete sie in einem Eiscafé. Als ihr Chef, der ihr Großvater hätte sein können, und sein Sohn hinter ihr gingen, hörte sie, wie der Chef feixend zu seinem Sohn sagte: »Ich hätte nichts dagegen, ihr an die Wäsche zu gehen.«

»Ich war schockiert und angewidert und völlig konsterniert«, erinnert sich Rae. »Ich hatte diesen Ausdruck noch nie gehört, aber ich fand ihn eklig. Ich fühlte mich wie ein Objekt. Natürlich habe ich geschwiegen.« Oder unnatürlich, wie es eigentlich war – aber so oder so: Es ist eine Erfahrung von Frauen und Mädchen, die so regelmäßig vorkommt, dass sie völlig »normal« geworden ist. Und zwar weltweit.[117] Wie können Frauen in einem derart sexualisierten und bedrohlichen Klima verhindern, dass sie jenes »angegriffene Selbstwertgefühl« (siehe Kapitel 22) entwickeln, das Dr. Kenneth Hardy als eine der tiefen Prägungen durch den Rassismus identifiziert hat? Wie können sie Schädigungen des physiologischen und psychischen Wohlbefindens vermeiden?

Immer öfter hört man von den Gefahren, denen Frauen in traditionell männlichen Berufen wie Polizei und Feuerwehr ausgesetzt sind. Bei Liz wirkte sich neben dem Risiko einer sekundären Traumatisierung, mit dem alle Ersthelferinnen und -helfer konfrontiert sind, auch die Atmosphäre toxischer Männlichkeit am Arbeitsplatz negativ aus. Das löste die Magen-Darm-Erkrankung und psychische Störungen aus. Wenn Liz sich verletzlich zeigte und die Tragödien, deren Zeuge sie oft wurde, sie bestürzten, reagierte man mit Spott und Verachtung. »Es war eine äußerst machohafte Szene«, erinnert sie sich. »Wenn man irgendwelche Probleme hat, ist man eine Belastung. Vor allem, wenn man eine Frau ist und darüber spricht, wird man als ›Pussy‹ betrachtet. Sie werden tätlich, sabotieren dich auf irgendeine Weise. Sie haben mir Tampons ins Bett geworfen. Ich weiß nicht einmal warum. Sie betrachteten sie wohl als Symbol der Weiblichkeit.« Solches Mobbing greift ebenfalls den Körper und die Psyche an. In einer Studie aus dem Jahr 2017, die sich auf weibliche Feuerwehrleute bezog, wurden Belästigungen und Drohungen am Arbeitsplatz mit Selbstmordgedanken und schwereren psychiatrischen Symptomen in Verbindung gebracht.[118] Das gilt auch für andere, weniger von Männern dominierte Berufe. Nicht nur die seelische, sondern auch die körperliche Gesundheit leidet.[119]

Eine gesunde Reaktion auf Übergriffe ist für jedes empfindungsfähige Lebewesen die Wut. Sie ist eine Funktion des evolutionären WUT-Systems im Gehirn, das unsere Grenzen verteidigen soll, seien sie körperlicher oder emotionaler Natur.[120] Meine Freundin Dr. Julie Holland bemerkte in der Einleitung zu diesem Kapitel, dass Frauen ihren Ärger zum Nachteil ihrer Gesundheit unterdrücken. Das deckt sich ausnahmslos mit meiner Beobachtung bei Menschen mit Depressionen, Autoimmunerkrankungen und Krebs. Der tief verwurzelte Verzicht auf das natürliche, spontane »Nein« ist in unserer Kultur nicht auf Frauen beschränkt, aber er wird ihnen sicherlich in höherem Maße und stärker aufgezwungen. Die Dynamik geht sogar noch tiefer als das absichtliche Zurückhalten von Ärger. Wie ich bereits unterschieden habe, erfolgt die Unterdrückung (im Gegensatz zur Verdrängung) ohne bewusstes Erkennen, da gesunde Gefühle unter die Ebene des Bewusstseins verbannt werden: aus dem Bewusstsein, außer Sichtweite. »Wenn man immer nett und freundlich zu sein hat, bleibt kein Platz für schlechte Gefühle«, schreibt Holland. »Wenn wir nicht einmal wissen, dass wir wütend sind, können wir nicht mit der verantwortlichen Person sprechen oder das Problem anderweitig angehen. Wir weinen, wir essen, wir besänftigen uns auf tausend verschiedene Arten.«[121]

Frühkindliche Mechanismen der Selbstverleugnung werden durch anhaltende, geschlechtsspezifische soziale Konditionierung verstärkt. Viele Frauen bringen *sich selbst zum Schweigen*. Das bedeutet konkret, »die eigenen Gedanken und Gefühle zum Schweigen zu bringen, um sichere Beziehungen, insbesondere intime Beziehungen, aufrechtzuerhalten«. Dieses chronische Verleugnen des eigenen authentischen Erlebens kann sich fatal auswirken. In einer Studie, die fast zweitausend Frauen über einen Zeitraum von zehn Jahren begleitete, hatten diejenigen, »die angaben, dass sie bei Konflikten mit ihrem Ehepartner ihre Gefühle gewöhnlich oder immer für sich behielten, ein mehr als viermal so hohes Risiko, während der Nachbeobachtungszeit zu sterben, verglichen mit Frauen, die ihre Gefühle immer zeigten«.[122] Was für zu Hause gilt, gilt auch am Arbeitsplatz. Eine andere Studie belegte, dass bei Frauen mit Chefs, die wenig Unterstützung boten, das Unterdrücken von Wut – eine natürliche Anpassung an ein Umfeld, in dem das Äußern von Gefühlen den Verlust des Arbeitsplatzes bedeuten würde – das Risiko einer Herzerkrankung erhöht.[123]

Erinnern wir uns an die in den Kapiteln 5 und 7 beschriebenen selbstverleugnenden Eigenschaften, die für Krankheiten anfällig machen: ein zwanghaftes und selbstaufopferndes Handeln für andere, die Unterdrückung von Wut und eine übermäßige Sorge um soziale Akzeptanz. Diese Persönlichkeitsmerkmale, die bei allen Autoimmunerkrankten zu finden sind, entsprechen genau denjenigen, die Frauen in einer patriarchalischen Kultur eingeimpft werden. »Ich habe mich selbst als Person verleugnet, meine eigenen Wünsche und Bedürfnisse missachtet«, sagte Liz, die bei der Feuerwehr Ersthelferin ist. »Ich habe nicht darauf geachtet, was ich brauche. Alle anderen waren viel wichtiger. Mein Job war viel wichtiger als all meine Probleme. Ich habe in keiner Weise auf mich selbst gehört.«[124]

Dieses »Nicht-auf-sich-selbst-Hören«, um die Bedürfnisse anderer in den Vordergrund zu stellen, ist eine wesentliche Ursache für die gesundheitsschädlichen Rollen, die Frauen einnehmen. Sie gehört zu den medizinisch übersehenen, aber schädlichen Formen, in denen das »Normale« unserer Gesellschaft den Frauen erhebliche gesundheitliche Belastungen aufbürdet. Mehr dazu später.

Die Sexualisierung von Frauen ist eine weitere Quelle von Krankheiten. Wenn man als Person nur danach bewertet wird, wie ein anderer Nutzen aus einem selbst ziehen kann, ist das ein Angriff auf das Selbst. Mädchen und Frauen sind dieser Situation viel eher ausgesetzt. Ihnen wird sogar die verführerische Vorstellung vermittelt, sie würden dadurch Macht erlangen. Die berühmte kanadische Singer-Songwriterin Alanis Morissette sprach mit mir über den »Rausch der Macht«, den sie verspürte, als die männliche Aufmerksamkeit, die sie als junger Popstar und TV-Berühmtheit erhielt, eine körperliche Färbung annahm. Einerseits, so erinnert sie sich, »wurden mein Intellekt oder mein Wesen fast überall, wohin ich mich wandte, geschmälert, wenn nicht sogar ganz ausgelöscht. Gleichzeitig aber habe ich plötzlich diese Macht verspürt, die ich ausüben kann, indem ich zum Objekt gemacht oder sexualisiert werde. In gewisser Weise war es verlockend, sich auf diese Art und Weise ermächtigt zu fühlen, attraktiv gefunden zu werden, oder dass man mich als Minderjährige vor den Augen des Gesetzes vergewaltigte.[125] Es gab da etwas, das sich für mich wie Macht anfühlte. Es war eine Art jugendlicher Denke von ›Hey, ich nehme mir die Macht, wo immer ich sie kriegen kann.‹« Die Zeit, die Morissette beschreibt, lag Jahrzehnte vor dem Aufkommen von Online-Plattformen wie OnlyFans. Dort stellen junge Frauen (überwiegend männlichen) Abonnenten explizite »Inhalte« aller Art zur Verfügung. Eine Schlagzeile der *New York Times* – und zwar im Wirtschaftsteil – brachte es auf den Punkt: »Arbeitslos, verkauft Nacktfotos online, und kämpft immer noch«.[126]

Junge Menschen erhalten ihre erste Lektion in Sexualerziehung zunehmend im Internet über Pornoseiten, die allzu leicht zugänglich sind. Wir sprechen hier nicht von viktorianischer Erotik oder der Sammlung von pornografischen Magazinen. Laut der Soziologin und *Pornland*-Autorin Gail Dines ist die derzeit populärste (das heißt profitabelste) Art von Internetpornografie in der Branche als »Gonzo« bekannt. Dabei handelt es sich um ein Genre, das sich durch »knallharten, körperlich bestrafenden Sex auszeichnet, in dem Frauen erniedrigt und entwürdigt werden«.[127] Diese Internetseiten mit körperlich gewalttätigen, gefühlsfeindlichen Sexdarstellungen werden von Kindern in immer jüngerem Alter aufgerufen – die meisten Quellen geben ein Durchschnittsalter für den ersten Kontakt mit Pornodarstellungen von etwa elf Jahren an.

Mädchen müssen mit einer toxischen Verknüpfung von Sexualität und Unterwerfung fertigwerden. Dines stellt fest, dass Frauen- und

Teenagerzeitschriften immer mehr Inhalte anbieten, die Frauen dabei helfen sollen, das Beste aus dem kulturellen Wandel zu machen. Sie sollen ihre Fähigkeiten erweitern, um jemand anderem, meist einem Mann, zu gefallen. Mädchen werden ermutigt, sich als sexuelle Wesen zu betrachten, und zwar nicht im Sinne eines natürlich auftretenden Selbstausdrucks, sondern als Mittel, um einen Partner anzuziehen und zu halten, oder als Möglichkeit, sich in einer Machtstruktur, die von Unterdrückung geprägt ist, zu »ermächtigen«. Wo es normal wird, dass missbräuchlicher Sex auf das Streben nach Aufmerksamkeit in den sozialen Medien trifft, können die Ergebnisse grauenvoll sein: Im Sommer 2020 wurde eine virale »TikTok-Challenge« bekannt, bei der Teenager-Mädchen »postkoitale Videos ihrer mit blauen Flecken versehenen und zerkratzten Gliedmaßen teilen, in einem Versuch, den jüngsten Netflix-Entführungspornofilm *365 Days* nachzuahmen«.[128] Mittlerweile vermittelt die Pornografie vielen Jungen, dass Vergnügen mit Dominanz und der Unterdrückung zärtlicher Gefühle assoziiert ist. Die Unterdrückung verwundbarer Emotionen ist natürlich eine der Manifestationen männlicher Traumata. Sie führen unweigerlich dazu, dass das Mitgefühl für andere verkümmert. Das gilt vor allem, wenn diese anderen etwas haben, das wir wollen – wie in jedem Fall von Vergewaltigung oder nicht einvernehmlicher sexueller Aggression.

Die Belastungen, die Frauen in patriarchalischen Kulturen auferlegt werden, und die Art und Weise, wie diese deren Aussichten auf autonome Selbstverwirklichung beschneiden und einschränken, wurden seit Langem erkannt – und zwar von Frauen. Im Jahr 1792 veröffentlichte die 33-jährige Mary Wollstonecraft ihr erstaunlich radikales Buch *Die Verteidigung der Rechte der Frau*. Darin stellte sie fest, dass Frauen »*gezwungen werden, ein künstliches Wesen anzunehmen, bevor ihre eigenen Fähigkeiten irgendeine Stärke erlangt haben*«.[129] Fast genau zweihundert Jahre später hat die unbeugsame radikale feministische Denkerin Andrea Dworkin erkannt, welche tiefgreifende Auswirkung das Leben in einem weiblichen Körper unter dem Patriarchat hat: »Der Verlust des Selbst ist eine physische Realität, nicht nur ein psychischer Vampirismus; und als physische Realität ist er erschreckend und extrem, eine *buchstäbliche Erosion der Integrität des Körpers und seiner Fähigkeit, zu funktionieren und zu überleben.*«[130] Ich bin mir nicht sicher, ob Dworkin die wissenschaftlichen Erkenntnisse kannte, die ihre Behauptung untermauern. Aber ihre Verwendung des Wortes »buchstäblich« traf den Sachverhalt genau.

Ein solcher Verlust des Selbst, wie Dworkin es ausdrückt, betrifft zum großen Teil Frauen, weil sie nicht nur für die wirtschaftlichen und physischen Bedürfnisse ihrer Familien sorgen. Sie sind auch für die emotionale Fürsorge zuständig, was auf ihre Kosten geht. Die Aufgabe der Fürsorge fällt in unserer Kultur in der Tat weitgehend den Frauen zu. Der gängige Begriff *emotionale Arbeit* beschreibt den arbeitsähnlichen Charakter dieser Rolle, die Stress auslöst und von außen auferlegt wird, sehr gut. Es handelt sich hier um die sprichwörtliche »Frauenarbeit«, die »niemals erledigt ist« – und zwar unbestreitbar in einem noch größeren Maße als im Zusammenhang mit Hausarbeit und Kindererziehung.

Frauen sind oft der emotionale Klebstoff – das Bindegewebe, wenn man so will –, der Kern- und Großfamilien sowie Gemeinschaften zusammenhält. Es ist kein Zufall, dass sie viel häufiger als Männer an Krankheiten des *echten* Bindegewebes leiden. Dazu gehören Lupus, rheumatoide Arthritis, Sklerodermie, Fibromyalgie und ihre zahlreichen Verwandten. Wie die meisten chronischen Krankheiten sind diese Erkrankungen also Ausdruck einer sozialen Dynamik, wie wir sie bereits untersucht haben, und nicht einfach nur eine fehlgeleitete individuelle Physiologie.

Es ist kein Geheimnis, dass der Stress, der bei der Pflege entsteht, das Immunsystem schwächt. Die Betreuerinnen und Betreuer von Alzheimer-Erkrankten beispielsweise – die überwiegende Mehrheit von ihnen sind Frauen – haben eine deutlich verringerte Immunfunktion und eine schlechtere Wundheilung. Sie leiden häufiger an Atemwegserkrankungen und weisen eine viel höhere Depressionsrate auf als vergleichbare Nicht-Pflegende ihres Alters.[131] Die Immunität ist nicht die einzige Funktion, die durch den Stress bei der Pflege beeinträchtigt wird. Bei Müttern, die sich um emotional beeinträchtigte Kinder kümmern, wurden durch Bluttests ungewöhnliche Cortisol-Indikatoren und eine schlechtere Stoffwechselfunktion festgestellt; außerdem wiesen sie eine ungesündere Verteilung des Körperfetts auf.[132] Wie in Kapitel 4 erwähnt, haben sie auch kürzere Telomere, was auf eine vorzeitige Alterung hindeutet.

Die Erwartung, die Frauen an sich selbst stellen, sich um die Kinder zu kümmern und dabei die eigenen Gefühle und Bedürfnisse zu ignorieren, wurde durch die Corona-Pandemie nur weiter verstärkt. »Mütter sind die ›Stoßdämpfer‹ unserer Gesellschaft«, titelte die *New York Times* im Oktober 2020. Eine Umfrage unter verheirateten Frauen ergab, dass die Kinderbetreuung einer der Hauptstressfaktoren ist, wobei die Frauen ihre Frustrationen weitgehend verinnerlichen. Anstatt ihre Ehepartner zu bitten, ihren Beitrag im Haushalt zu erhöhen, so die Forscher, »geben sich die Mütter selbst die Schuld an diesen Konflikten und fühlen sich dafür verantwortlich, sie zu verringern, indem sie beispielsweise aus dem Berufsleben aussteigen, Antidepressiva einnehmen oder ihre eigenen Bedenken bezüglich Corona ignorieren«.[133]

»Diese zusätzliche Arbeit wirkt sich auf die Gesundheit der Frauen aus«, so die britische Autorin Caroline Criado Perez in ihrem preisgekrönten Buch *Unsichtbare Frauen*. Es thematisiert die implizite, männlich orientierte Ausrichtung in praktisch allen Aspekten des sozialen, wirtschaftlichen, kulturellen, akademischen und sogar medizinischen Lebens. Perez gibt ein faszinierendes Beispiel für die asymmetrische Aufteilung der Hausarbeit zwischen Männern und Frauen: »Wir wissen seit Langem, dass Frauen (insbesondere Frauen unter fünfundfünfzig) nach einer Herzoperation eine schlechtere Bilanz haben als Männer. Aber erst in einer kanadischen Studie aus dem Jahr 2016 konnten Forscher die Pflegebelastung von Frauen als einen der Faktoren für diese Diskrepanz isolieren. Sie stellten fest, dass Frauen nach einer Bypass-Operation dazu neigen, sofort wieder in ihre fürsorgende Rolle zu schlüpfen, während Männer eher jemanden haben, der sich um sie kümmert.«[134]

In unserer Gesellschaft wird das Selbstverständnis der Männer, Anspruch auf die Fürsorge der Frauen zu haben, auf eine Weise gestärkt, die sich kaum in Worte fassen lässt. Ich beziehe mich hier auf die automatische Bemutterung, die Frauen ihren männlichen Partnern zukommen lassen, die emotionale Versorgung, die den unsichtbaren Kit vieler heterosexueller Beziehungen bildet. Diese sehr konventionelle Dynamik zeugt davon, wie hartnäckig geschlechtsspezifische soziale Konstruktionen sind und wie sehr wir sie verinnerlicht haben. Manche Männer sind sich dieser Fürsorge nur bewusst, wenn sie fehlt. Sie empfinden großen Groll, wenn sie ihnen entzogen wird. Das ist zum Beispiel der Fall, wenn die Partnerin anderweitig beschäftigt ist: wie nach der Geburt eines Kindes. Manch eine Frau hat sich bei mir darüber beklagt, dass ihr Partner distanziert und unangenehm wird, wenn sie auch nur eine Erkältung hat. Wie ich bei der hausärztlichen Versorgung beobachten konnte, kommt es vor, dass Kinder die mütterliche Aufmerksamkeit verlieren, wenn der Ehemann diese mütterliche Fürsorge von seiner Partnerin verlangt. (Es versteht sich von selbst, dass auch die stabile Beziehung des Vaters zu seinen Kindern beeinträchtigt wird, wenn er in der Partnerschaft eine infantile Rolle einnimmt.) Oftmals verliert die Mutter an Vitalität oder entwickelt körperliche oder emotionale Symptome. Sie signalisieren die Rebellion ihres Körpers gegen die Überforderung und belasten sowohl sie als auch ihre Angehörigen zusätzlich.

Ich gebe zu, dass das, was ich »in meiner Hausarztpraxis beobachtet« habe, das Szenario widerspiegelt, das sich bei uns zu Hause abgespielt hat – vor allem, als unsere Kinder noch klein waren. Es ist jedoch keine Dynamik, die ich auf die Vergangenheit beschränken kann. Ich befragte meine Frau Rae dazu, die weltweit führende Autorität auf diesem Themengebiet. »Es ist, als wäre ich für deine innere Anspannung verantwortlich und hätte mich nicht genügend darum gekümmert«, sagte sie. »Du siehst mich durch eine negative Brille, als ob es irgendwie an mir liegen müsste. Ich beginne, an mir selbst zu zweifeln. Ich werde in deiner Nähe vorsichtig, als würde ich auf Eierschalen laufen. Ich beginne, mich deprimiert, entfremdet und einsam zu fühlen. Ich bin voller Groll, und das ist wirklich anstrengend und frustrierend.« Dann folgte die Diagnose der Expertin: »Ich glaube, es gibt eine Wut auf die Mutter, die sich in männlicher Frustration entlädt und an der Partnerin ausgelassen wird«, schloss Rae. »Sie muss ihn bei Laune halten. Er kann seine Wut und seine Frustration nicht von ihr abgrenzen – sie wird für ihn zu einem bloßen Objekt.«

Als ich mit Dr. Julie Holland sprach, stellte sie fest, dass die unverhältnismäßig hohe Rate an Angstzuständen und Depressionen bei Frauen zum großen Teil darauf zurückzuführen ist, dass sie die männliche Angst in sich aufnehmen. Sie fühlen sich kulturell dafür verantwortlich, sie zu lindern. So gesehen schlucken Frauen die Antidepressiva und Anxiolytika (Medikamente gegen Angstzustände) für beide Geschlechter. »Mädchen bekommen alle möglichen offenen und versteckten Botschaften vermittelt, dass man nur dann zurechtkommt, wenn man mitmacht und den Konsens sucht und dafür sorgt, dass alle anderen glücklich sind«, sagte sie. »Wissen Sie, sie haben ihre Mütter vor Augen. Ich habe auf jeden Fall erlebt, wie meine Mutter das für meinen Vater gemacht hat – Abendessen kochen, abwaschen, die Wäsche machen. Nach dem Essen liest er die Zeitung … Du übernimmst den Schmerz von jemand anderem. Bei meinen ersten Dates mit meinem Partner Jeremy habe ich zu ihm gesagt: ›Wenn du traurig bist oder Angst hast, möchte ich dich ins Licht führen.‹« Ich nickte bestätigend, als Julie dies sagte. Vor mehr als einem halben Jahrhundert hat Rae genau die gleiche Aufgabe, oder sollte ich sagen »Last«, übernommen. »Als wir uns das erste Mal trafen, habe ich dein Licht gesehen«, erinnert sie sich, »und ich habe deinen Schatten gesehen. Ich wollte dich heilen; ich wollte die Dunkelheit vertreiben.« Eine wenig beneidenswerte Aufgabe, um es vorsichtig auszudrücken.

In ihrem Buch *Down Girl: Die Logik der Misogynie* gibt uns Kate Manne, die zeitgenössische feministische Philosophin und außerordentliche Philosophieprofessorin an der Cornell University, eine hilfreiche Darstellung an die Hand, welche Erwartungen und Anforderungen an Frauen gestellt werden: *weiblich assoziierte Güter und Dienstleistungen* – solche, die »sie zu geben haben«. Dazu gehören »Aufmerksamkeit, Zuwendung, Bewunderung, Mitgefühl, Sex und Kinder (d. h. soziale, häusliche, reproduktive und emotionale Arbeit); … ein sicherer Hafen, Pflege, Sicherheit, Linderung und Trost«. Diesen Aufgaben stehen die männlich kodierten Vergünstigungen und Privilegien gegenüber, die »ihm gehören«, z. B. »Macht, Prestige … Rang, Ansehen, Ehre … hierarchische Positionen, Aufstieg und der Status, der sich aus der hohen Loyalität, Liebe, Hingabe usw. einer Frau ergibt«.[135] Es ist nicht schwer zu erraten, welche dieser Gruppierungen mehr Selbstunterdrückung, Aufopferung und Stress mit sich bringt und erzeugt. Man darf dabei nicht vergessen, dass Manne hier Frauen aus relativ privilegierten Verhältnissen beschreibt. So viele andere haben zusätzlich zu der zugewiesenen Geschlechterrolle mit den schweren Belastungen durch Armut, Alleinerziehung und rassistische Diskriminierung zu kämpfen. Wir haben gesehen, welche gesundheitlichen Nachteile die Überschneidung verschiedener Schicksalsschläge verursacht.

Wenn ich vom *Patriarchat* spreche, meine ich nicht den bewussten Willen und oft nicht einmal die bewusste Wahrnehmung einzelner Männer, sondern ein Machtsystem. Obwohl das Patriarchat uralt ist und mit dem Beginn der Zivilisation aufkam, hat der Kapitalismus es komfortabel an seine Bedürfnisse angepasst: Wir erleben es in der

Wirtschaft, in der Politik, in allen Institutionen dieser Gesellschaft, genauso wie zu Hause. Auch die Männer zahlen einen Preis, selbst wenn sie die zweifelhaften »Wohltaten« des Systems ernten, das sie privilegiert. Wenn ich meine Frau auf ein Objekt reduziere, dessen Zweck es ist, meine Bedürfnisse zu befriedigen, in welche Rolle schlüpfe ich dann? In die eines ohnmächtigen, abhängigen Kindes, dessen emotionales Wohlergehen davon abhängt, ob Mama bereit ist, seine vermeintlichen Bedürfnisse zu erfüllen. Dieses Kind im Körper eines Erwachsenen stolziert herum, beschwert sich, schmollt und stellt Forderungen an seine Bezugsperson. Es wird nie gesättigt, nie zufrieden sein. Beide Partner sind auf ihre Weise machtlos.

Auch das Leid der Männer ist Teil des patriarchalen Kreislaufs, als Ursache und auch als Auswirkung. Vor allem das Tabu der Verletzlichkeit ist für Männer wie für Frauen sehr schädlich. Wut mag unter Männern eher erlaubt sein, aber Traurigkeit, Trauer oder »Schwäche« – Gefühle, die dafür stehen, die eigenen Grenzen anzuerkennen – sind es nicht. Viele Kriegsveteranen mussten dieses patriarchalische Gesetz überwinden, als sie mit Angst, Depression, Suizidalität und anderen Symptomen von posttraumatischem Stress zu kämpfen hatten. Von all dem gibt es keine Heilung, wenn man seinen verletzlichen Gefühlen keinen Ausdruck verleiht. Toxische Männlichkeit ist genauso tödlich wie die Unterdrückung des Weiblichen. Sie fordert ihre Opfer auf unterschiedliche Weise, darunter Alkoholismus und andere Substanzabhängigkeiten, Arbeitssucht, Gewalt und Suizidalität[136] – allesamt Verteidigungsmaßnahmen gegen oder Fluchten vor Verletzlichkeit, Trauer und Angst.

»In unserer Kultur ›machen wir aus Jungen Männer‹, indem wir sie von sich selbst abkoppeln«, sagt der Therapeut Terry Real. »Zu lernen, sich von seinen Gefühlen, von seiner Verletzlichkeit und von anderen abzukoppeln, nennen wir Autonomie und Unabhängigkeit. Das ist eine traumatische Verletzung – zudem eine versteckte, weil sie kulturell normiert ist. Sie ist fast präverbal.« In seinem Buch *Mir geht's doch gut: Männliche Depressionen – warum sie so oft verborgen bleiben, woran man sie erkennt und wie man sie heilen kann* spricht Real von männlicher Zerbrechlichkeit und der Verleugnung der Sensibilität von Männern. »Für mich hat die Zerbrechlichkeit sowohl mit Trauma als auch mit dem Verbot zu tun, menschlich zu sein«, sagte er mir. »Das Wesen der [toxischen] Männlichkeit ist die Unverwundbarkeit. Je verletzlicher du bist, desto ›mädchenhafter‹ bist du, und je unverwundbarer, desto ›männlicher‹ bist du. Auf diese Weise wird die Zerbrechlichkeit des Menschseins, die normale menschliche Verwundbarkeit, unterdrückt. Männer versuchen, einem unmenschlichen Standard gerecht zu werden. Dabei werden sie von dem Gefühl verfolgt, diesem Standard immer wieder nicht zu genügen.« Bei Reals Worten wurde ich an die Feuerwehrmänner erinnert, die Tampons in Liz' Bett geworfen hatten, und an Liz' Vulnerabilität, die sie zu beschämen versuchten, so wie sie sich für ihre eigene schämten.

»Die Männer, die ich behandle, sind allesamt Industriekapitäne, die es in der Welt zu etwas gebracht haben und deren Privatleben eine Horrorgeschichte ist«, so Real. Männliche Dominanz fordert von beiden Seiten einen hohen Preis, und allem Anschein nach kostet sie mehr, als sie einbringt.

## Kapitel 24
# Wir empfinden ihren Schmerz
## Unsere von Traumata geprägten Politiker

> *»In politischen Insiderkreisen werden fast alle Politiker als schwierige oder gar gestörte Menschen angesehen, die (in einer Art Umkehrung des Gemeinschaftskundeunterrichts) leider toleriert werden mussten, weil sie nun mal gewählt worden waren.«*[137]
>
> Michael Wolff, *77 Tage: Amerika am Abgrund: Das Ende von Trumps Amtszeit*

Wir haben unsere Erkundungsreise auf der individuellen und zellulären Ebene begonnen. Nun kommen wir zur äußersten Schicht der biopsychosozialen Zwiebel: der politischen. Sie werden sich vielleicht fragen: Was hat das mit den Themen dieses Buches zu tun – mit Krankheit und Wohlbefinden, mit Trauma? Warum ist das wichtig?

Wo auch immer man sich auf dem politischen Spektrum befindet (oder auch nicht), kann man leicht zur Erkenntnis gelangen, dass die heutigen Politiker und die Medienkultur, die sie umgibt, toxischer sind denn je. Es stimmt, dass aktuelle Ereignisse, vom Dorftratsch bis zum Weltgeschehen, schon immer für Gesprächsstoff gesorgt haben. Mittlerweile ist jedoch so viel Hetze dabei, dass es oft scheint, als sei kein Gespräch mehr möglich. Viele Menschen – laut einer Umfrage sogar 60 Prozent der Amerikanerinnen und Amerikaner – sehen Feiertagen mit der Familie deswegen mit Grauen entgegen.[138] Die Autoren einer 2019 unter Amerikanern durchgeführten Studie der University of Nebraska-Lincoln stellten fest, dass »eine große Anzahl von Amerikanern glaubt, dass ihre körperliche Gesundheit durch die Beschäftigung mit Politik geschädigt wurde, und noch mehr berichten, dass die Politik zu emotionalen Belastungen und verlorenen Freundschaften geführt habe«.[139] Diese Ergebnisse sind vielleicht zutreffender, als den Befragten bewusst ist. Dr. Elissa Epel (siehe Kapitel 4) schrieb einen Artikel mit dem Titel »Stressed Out by Politics? It Could Be Making Your Body Age Faster, Too,« (dt.: Stresst Sie die Politik? Es könnte sogar sein, dass Sie für die frühzeitige Alterung Ihres Körpers verantwortlich ist). Darin vermutet die Telomerforscherin, dass die allostatische Last durch die Politik erhöht wird. Das könnte diese gesundheitsbewahrenden Chromosomenstrukturen verkürzen.[140] Ein Psychologe aus der Gegend von Washington hat sogar einen Namen für dieses Unwohlsein der Regierten geprägt: »Headline Stress Disorder«[141]. Die schädlichen Auswirkungen durch die politische Berichterstattung wären vielleicht weniger besorgniserregend, wenn wir uns auch nur einen Moment lang davon erholen könnten. Unsere Handys haben sich in tragbare Stressmaschinen verwandelt. Sie laufen mit den neuesten, banalen bis gravierenden, Nachrichten über Konflikte und Ungewissheiten heiß – Dinge, die sich weitgehend unserer Kontrolle entziehen. Social-Media-Feeds »füttern« uns mit allem, was wir verdauen können, und noch mehr. Es hört nie auf.

Es ist ja nicht so, dass wir völlig hilflos wären: Wahrscheinlich könnten wir beispielsweise alle unsere Gewohnheiten beim Nachrichtenkonsum ändern, um den Hass, die Bosheit, die Angst und die Untergangsstimmung besser auszublenden. Wir könnten uns darin üben, besser zuzuhören und mehr Einfühlungsvermögen für diejenigen aufzubringen, mit denen wir nicht einer Meinung sind. Wir könnten uns ein strenges Achtsamkeitsprogramm auferlegen: fünf Minuten tiefes Ein- und Ausatmen vor und nach dem Scrollen, ohne Ausnahmen. All diese Maßnahmen wären heilsam. Sie würden aber nicht ausreichen. Ich habe den Eindruck, dass jenseits der oft beklagten »extremen Parteiloyalität«, »Polarisierung« und »Radikalisierung« aktuell noch etwas anderes eine Rolle spielt.

Je genauer ich mir ansehe, wer die politische Landschaft bevölkert – die Leute an der Spitze und die an der Basis (oder irgendwo dazwischen, wenn es um die Privilegierteren geht) –, desto bewusster wird mir, dass die Verwundeten die Verwundeten wählen, dass die Traumatisierten die Traumatisierten anführen. Und diese setzen unweigerlich eine Politik um, die traumatisierende soziale Bedingungen festigt. Unter all den Selbstinszenierungen, den Expertenmeinungen und dem politischen Aktionismus vibrieren vehement unsichtbare emotionale Strömungen. Beweisen kann ich das natürlich nicht. Die Sozialpsychologie eignet sich nicht für die Art von eindeutigen Schlussfolgerungen, die in den Naturwissenschaften möglich sind. Ich kann nur darauf hinweisen, indem ich meine Beobachtungen darlege. Wo möglich, zitiere ich Beispiele und Forschungsergebnisse; außerdem vertraue ich darauf, dass die Menschen sich selbst ein Bild machen. Ich halte das Thema für enorm wichtig – und nicht nur, weil das Trauma den Debatten am Familientisch, die ohnehin schon heftig sind, noch mehr emotionalen Zündstoff verleiht.

Die politische Kultur ist eine der vielen Möglichkeiten, um toxische Mythen zu normalisierten Wahrheiten zu machen. Die Politik ist eng mit dem Sozialcharakter verbunden, wie wir ihn erörtert haben: mit den erwünschten Eigenschaften, die die Menschen am besten dazu befähigen, in einem bestimmten System reibungslos zu funktionieren – selbst wenn diese Eigenschaften buchstäblich krank machen. Dasselbe gilt für diejenigen, die das Schiff lenken. Eine Gesellschaft wie unsere verlangt von ihren Führungspersönlichkeiten eine Reihe von Charaktereigenschaften und Weltanschauungen – nennen wir sie den *politischen Charakter*. Ohne ihn würde ihre Karriere angesichts der Arbeitsanforderungen niemals in Gang kommen. Es gibt Charakterzüge, die am besten geeignet sind, ein sozioökonomisches System zu verwalten, das die Bevölkerung ganz selbstverständlich traumatisiert. Das sind natürlich solche, die ihren Träger für wichtige Aspekte des Gefühlslebens unempfänglich machen, wenn sie nicht sogar seinen neuronalen Schaltkreis für Mitgefühl völlig ausschalten. Das fängt immer mit dem Selbst an, schon früh im Leben. Es mag Ausnahmen geben, aber ich habe noch nicht viele erlebt, vor allem nicht in den obersten Rängen der Macht.

Wenn sich ein Trauma auf der politischen Bühne manifestiert, sind die Folgen für die Menschen und den Planeten enorm. Politiker machen schließlich Politik, und die Politik schafft oder zementiert genau die kulturellen Bedingungen, von denen wir wissen, dass sie unserer Gesundheit zuwiderlaufen. Der Grad des Trauma-Bewusstseins oder der -blindheit, den die Politiker und wir alle in die politische Diskussion einbringen, wirkt sich zwangsläufig auf die Welt aus, in der wir leben. Mit Krankheit macht der *individuelle Körper* auf etwas aufmerksam, das aus den Fugen geraten ist, auf etwas, das dem widerspricht, was unsere Natur für uns vorgesehen hat. Dann sind soziale Krankheiten wie Sucht und globale Katastrophen wie der Klimawandel sicherlich allesamt Anzeichen dafür, dass im *politischen Körper* etwas nicht stimmt. Das Gleiche gilt für die Atmosphäre der Resignation und des Zynismus, die die Politik im Allgemeinen umgibt, und für das manchmal lächerliche Ausmaß an Misstrauen und Gehässigkeit, das die öffentlichen Diskussionen in jeder Hinsicht prägt. Egal, ob es um Wahlen, um Abtreibung oder den Umgang mit Pandemien geht.

Bizarre Impfparanoia ist zum Beispiel nicht dasselbe wie gesunde Skepsis. Ebenso wenig ist eine herablassende, selbstgerechte Verachtung von Impf- oder Lockdown-Gegnerinnen und -Gegnern gleichbedeutend mit verantwortungsbewusstem Bürgersinn. Bei meiner Arbeit zum Thema Trauma habe ich Folgendes festgestellt: Nicht nur die Anschauungen, die die Menschen haben, sondern vor allem die emotionale Resonanz ihres Sprechens und Handelns – *wer und wie sie sind* – offenbaren ihr inneres psychisches Leben. Wenn wir versuchen, den Inhalt ihrer Äußerungen oder ihrer Überzeugungen zu thematisieren, ohne auf den energetischen Antrieb zu achten, verfehlen wir das Ziel. Das Gleiche gilt für den gesellschaftspolitischen Bereich: Wenn wir verstehen wollen, warum Einzelne und Gruppen bestimmte Ansichten vertreten und sich entsprechend verhalten – und das sollten wir auch, wenn uns die Folgen wirklich am Herzen liegen –, dann müssen wir bereit sein, die traumatischen Narben zu erkennen, die sich hinter den extremen emotionalen Reaktionen verbergen. Das kann schwierig sein, wenn wir selbst der festen Überzeugung sind, dass wir im Recht und die anderen im Unrecht sind – ein Grund mehr, sich der Sache anzunehmen.

Diese Annahmen sind mehr als nur spekulativ. Denn es ist erwiesen, dass sich traumatische Kindheitserfahrungen sehr direkt auf die politische Orientierung von Erwachsenen auswirken. Michael Milburn, emeritierter Professor für Psychologie der University of Massachusetts, hat herausgefunden: Je härter die Erziehung war, der die Menschen als Kleinkinder ausgesetzt waren, desto eher neigen sie dazu, autoritäre oder aggressive politische Maßnahmen zu unterstützen, wie z. B. Auslandskriege, Strafgesetze und die Todesstrafe. »Wir haben körperliche Bestrafung in der Kindheit als Indikator für ein dysfunktionales familiäres Umfeld definiert«, erklärte er mir. »Insbesondere unter Männern, die ein hohes Maß an körperlicher Bestrafung erlebt haben, gab es signifikant mehr Abtreibungsgegner sowie Befürworter der Todesstrafe und des Einsatzes militärischer Gewalt – *vor allem, wenn sie nie eine Psychotherapie gemacht haben.*«

Diese letzte Feststellung machte mich neugierig. »Durch Psychotherapie«, erklärte Milburn, »wird ein Potenzial zur Selbstbetrachtung und zur Selbstreflektion angesprochen.«

Die Verbindung von Politik und Trauma ist kein neues Konzept. Vor Jahrzehnten wies die große polnisch-schweizerische Psychotherapeutin Alice Miller darauf hin, dass die harten Erziehungspraktiken, die in Deutschland lange Zeit üblich waren, dazu beigetragen hatten, die Vorlage für den autoritären Nationalsozialismus zu liefern. Sie argumentierte überzeugend, dass das intensive Leiden und die Unterdrückung in der Kindheit der deutschen faschistischen Führer, insbesondere von monströsen Psychopathen wie Adolf Hitler und Hermann Göring, eine entscheidende Rolle dabei spielten, wie sich ihr geistig-emotionales Leben und notwendigerweise auch ihre politischen Neigungen entwickelt hatten. »Unter allen führenden Gestalten des Dritten Reiches«, schrieb sie in *Am Anfang war Erziehung*, »habe ich keine einzige gefunden, die nicht streng und hart erzogen worden wäre.«[142] Für »streng und rigide« können wir »traumatisierend« einsetzen. Denn Miller sprach natürlich nicht von einem Zuhause, das von freundlichen Eltern geführt wurde und in dem es strenge Ausgehverbote gab, sondern von einem Umfeld, das einem Kind ein angstbesetztes Weltbild einprägte und/oder von ihm verlangte, angesichts von Leid zu erstarren – angefangen bei seinem eigenen.

Auch führende Persönlichkeiten haben unterschwellige Überzeugungen über die menschliche Natur, die Welt und ihre Stellung darin. Sie verfügen auch über unbewusste Impulse, die ihr Handeln motivieren. Das alles ist von großer Bedeutung für ihre Politik, d. h. für unser Leben und unsere Welt. Ihre Weltanschauung haben sie in jungen Jahren unter dem Einfluss von Widrigkeiten entwickelt, die sie sich nicht ausgesucht haben und die sie nicht kontrollieren konnten. Sie prägt die Art und Weise, wie sie Jahrzehnte später über das Universum und ihre Mitmenschen denken, mit ihnen interagieren und auf sie einwirken. Und dennoch »setzen wir uns nur selten mit der zugrunde liegenden psychologischen und emotionalen Dynamik der Persönlichkeiten unseres öffentlichen Lebens oder unserer Kultur insgesamt auseinander«, wie die britische Psychotherapeutin Sue Gerhardt zu bedenken gibt.[143]

Werfen wir einen kurzen Blick auf zwei Paare politischer Gegner – zunächst in Kanada, dann in den Vereinigten Staaten. Sie haben Millionen Menschen davon überzeugt, ihnen große Macht anzuvertrauen. Was jede und jeden von ihnen so anziehend oder so abstoßend macht, beruht – je nach Perspektive – zu einem großen Teil auf den Persönlichkeitsmerkmalen, die im Schmelztiegel früher Traumata geschmiedet wurden.

In meinem Heimatland wurde der ehemalige Premierminister Stephen Harper von den Konservativen für seine harte Linie bewundert: im Strafrecht, bei der Missachtung klimawissenschaftlicher Erkenntnisse und bei der Verurteilung von Sucht als kriminelle Entscheidung. Von den Progressiven wurde er für dieselben Dinge verachtet. Harper erinnerte sich an eine idyllische Kindheit, obwohl er unter einem strengen Vater aufwuchs, dessen eigener Vater Jahre zuvor auf mysteriöse Weise verschwunden war und nie gefunden wurde. Ich schließe mich der Bemerkung des *Toronto Star*-Journalisten Jim Coyle an, dass es im Gegensatz zu Harpers Erinnerungen »nicht schwer vorstellbar ist, dass das Leben unter einem solchen Patriarchen erdrückend gewesen sein könnte«.[144] Immerhin handelt es sich hier um einen Mann, den sein Biograf als »autokratisch, verschlossen und grausam« charakterisiert. Sein ehemaliger Stabschef bezeichnete ihn als »misstrauisch, verschlossen, nachtragend und anfällig für plötzliche rasende Wutausbrüche wegen bedeutungsloser Kleinigkeiten«. Ein kanadischer Kolumnist schrieb einmal über Stephen Harpers »tote, soziopathische Augen«, während ein anderer Journalist ihn als »kühl und undurchschaubar« beschrieb. Kein Kind kommt mit toten Augen auf die Welt: Ein solcher Blick zeugt davon, dass man vor dem zurückschreckt, was für eine junge Seele furchtbar ist.

Der Mann, der Harper auf dem Parlamentshügel in Ottawa nachgefolgt ist, hat eine ganz andere Ausstrahlung, eine von unmittelbarer Sympathie. Justin Trudeau ist dafür bekannt, dass er mit einer warmen Stimme und in einer geschlechtergerechten Sprache spricht. Bei mehr als einer Pressekonferenz hat er öffentlich Tränen der Trauer vergossen, unter anderem als ein in Kanada gefeierter Rockmusiker 2017 an einem Hirntumor starb.[145] Es ist nichts Falsches daran, wenn sich ein Politiker von seiner verletzlichen Seite zeigt – wäre es doch nur normaler! Aber wie viele bemerkt haben, hat Trudeaus sympathisches Auftreten auch etwas Unauthentisches, ja sogar Salbungsvolles an sich. Kürzlich musste er sich demütig für einen privaten Familienausflug entschuldigen: Er hatte ihn an einem Nationalfeiertag unternommen, der zum Gedenken an das Trauma der kanadischen Ureinwohner ins Leben gerufen wurde – eine Vergangenheit, wegen der er zu einem anderen Zeitpunkt Reue zum Ausdruck gebracht hatte.[146] Ein solcher Mangel an ethischer und emotionaler Sensibilität ist das Ergebnis einer traumatisierten Kindheit. Justin wuchs in einem Elternhaus auf, in dem der Vater – Pierre Trudeau, der berühmte und jähzornige Premierminister der 1960er- und 1970er-Jahre – von seiner Arbeit, seiner Stellung und seiner Männlichkeit erfüllt war. Als Junge war Justin in der Obhut einer Mutter, die drei Jahrzehnte jünger war als ihr Ehemann, der Affären hatte und mit dem sie oft in Streit geriet. Dabei wurde ihre Schwermut noch durch eine bipolare Störung verstärkt. Zuweilen neigte sie zu manischen Hochstimmungen und peinlichen öffentlichen sexuellen Eskapaden mit Leuten wie Mick Jagger. Der jetzige Premierminister erinnerte sich daran, dass er »verzweifelt … versuchte, jedem Moment, den wir als Familie miteinander verbrachten, etwas Magisches zu verleihen«.[147] Ich gebe zu, dass ich nur spekuliere: Weder Trudeau noch irgendein anderer Politiker hat mich jemals um Rat gebeten. Aber ich halte es nicht für übertrieben zu sagen, dass seine belastete Kindheit ihn vermutlich dazu gebracht hat, eine übermäßige Liebenswürdigkeit und oberflächliche Anbiederung zu seinem Spezialgebiet zu machen.

In der öffentlichen Wahrnehmung gab es in der US-amerikanischen Politik wohl keine größeren Gegensätze als die beiden Präsidentschaftskandidaten von 2016: Donald J. Trump und Hillary Rodham Clinton. Sei es in Bezug auf die demografische Wirkung, ihre ethischen Werte oder ihre Persönlichkeit. Die Unterschiede sind leicht zu erkennen, die Gemeinsamkeiten sind subtiler, aber aufschlussreich. Es mag die Anhänger beider Parteien überraschen, wenn sie eine Analyse von *Scientific American* lesen, die 2016 veröffentlicht wurde. Sie verweist darauf, dass viele Eigenschaften der Psychopathie regelmäßig bei Spitzenpolitikern zu finden sind. Eine davon ist »Kaltherzigkeit«, eine Eigenschaft, bei der sowohl Trump als auch seine damalige Gegnerin Clinton in den oberen 20 Prozent lagen.[148]

Das Karikaturhafte an Donald Trump, die Verwüstung, die er im politischen System der USA angerichtet hat, und der kulturelle Aufruhr um seinen Aufstieg können allzu leicht verdecken, was für ein trauriger, durch und durch verletzter Mensch er ist. Es bedurfte einer Person, die ihn besser kennt als die meisten anderen, nämlich seiner Nichte, der Psychologin Mary Trump, um sowohl den Rummel als auch die Schmach zu durchbrechen und zum dunklen Kern vorzudringen. Aufgrund Marys aufschlussreicher Biografie *Zu viel und nie genug: Wie meine Familie den gefährlichsten Mann der Welt erschuf* wissen wir nun: Der junge Donald hatte reichlich Anlass, die Realität aus seinem Kopf und aus seinem Blickfeld zu verdrängen und grandios, narzisstisch, kämpferisch und absolut opportunistisch zu werden. »Tief in mir habe ich kein Problem damit, ihn als Soziopathen zu bezeichnen«, schrieb Mary über Donalds Vater Fred, das Familienoberhaupt. »Er hatte keine wirklichen menschlichen Gefühle und er behandelte seine Kinder auf unterschiedlichste Weise mit Verachtung.« Ihr eigener Vater, Fred Jr., Donalds älterer Bruder, wurde durch ein Kindheitstrauma in den Alkoholismus und einen frühen Tod im Alter von 41 Jahren getrieben. Die Welt hat mitbekommen, wozu Donald gebracht worden ist. Es hätte nicht der Enthüllungen von Mary Trump bedurft, um das Leiden hinter der marktschreierischen Persönlichkeit des Präsidenten aufzudecken, aber in unserer traumablinden Welt ist es so. »Er ist ein Musterbeispiel für jemanden, der in der Kindheit traumatisiert wurde«, bemerkte der Psychiater Bessel van der Kolk.

Der Journalist Tony Schwartz bekam dies aus nächster Nähe mit, als er als Ghostwriter an Trumps Buch *Die Kunst des Erfolgs* mitschrieb. »Lügen ist für ihn eine Selbstverständlichkeit«, sagte Schwartz Jahre später dem *New Yorker.* »Mehr als jeder andere, dem ich je begegnet bin, besitzt Trump die Fähigkeit, sich selbst davon zu überzeugen, dass alles, was er in einem bestimmten Moment sagt, wahr ist oder irgendwie wahr ist oder zumindest wahr sein sollte.«[149] Die »zweite Natur« ist, wie wir bereits festgestellt haben, niemandes wahre Natur. Niemandes ursprüngliche Natur treibt ihn zur Lüge; es gibt viele *kongeniale* Lügner, aber keine *kongenitalen* Lügner, also solche von Geburt an. Friedrich Nietzsche schrieb einmal, dass sich die Menschen aus der Realität herauslügen, wenn sie von ihr verletzt wurden. Das trifft in hohem Maße auf die Herkunftsgeschichte von Donald Trump zu. Die Lüge, ob unwillkürlich oder absichtlich, hat ihn zunächst vor der verheerenden Zurückweisung in seiner Kindheit geschützt und im Bereich der Machtpolitik diente sie ihm später.

Hillary Clinton wird immer noch von vielen als hartnäckige Überlebenskünstlerin und rechtmäßige Gewinnerin der Wahl von 2016 bewundert und verehrt. Zumindest im Vergleich zu Trump ist sie ein Ausbund an Gelassenheit, Anstand, Empathie, Fleiß und Vernunft. Was fast nie hinterfragt wird, ist: Woher kommen dieser unerbittliche Ehrgeiz und diese »Hartnäckigkeit«? Welchen Preis zahlt sie dafür? Sollten wir diese Eigenschaften wirklich feiern, oder stehen sie auf ihre Weise auch für eine ungesunde Norm, wenn auch nicht in demselben Maße wie Trumps marktschreierisches Getöse? Solche Fragen wurden bei den idealisierenden Lebensbeschreibungen während Clintons Wahlkampf völlig übergangen – und zwar auf eine Art und Weise, die ich buchstäblich unglaublich fand. Ein Moment ist mir besonders im Gedächtnis geblieben; er zeigt, wie leicht wir die »Gewinner«-Persönlichkeiten unserer Anführer normalisieren und vergöttern.

Am Abend ihrer Nominierung wurde einem internationalen Publikum ein Video präsentiert, in dem Hillarys Leben und ihre Leistungen gewürdigt wurden – erzählt von Schauspieler Morgan Freeman. Darin berief sich die Kandidatin auf eine Lebensweisheit, die ihr in ihrer Kindheit von ihrem strengen, fordernden Vater vermittelt wurde: »Jammere nicht, beschwere dich nicht, tu, was man von dir erwartet, und tu es nach besten Kräften.« Allem Anschein nach war das eine Beschönigung. Wie wir aus biografischen Berichten wissen, konnte ihr Vater launisch und grausam sein. »Er überzog seine Frau und seine einzige Tochter mit beißendem Sarkasmus und versohlte seine drei Kinder, manchmal maßlos, um sie unter Kontrolle zu halten.«[150] In dem Video erzählte Außenministerin Clinton außerdem: »Meine Mutter wollte, dass ich widerstandsfähig bin, sie wollte, dass ich mutig bin.« Dann schilderte sie ein Beispiel, wie ihr diese »Widerstandsfähigkeit« eingeimpft wurde. »Ich war vier, und es gab viele Kinder in der Nachbarschaft. Ich kam raus und hatte eine Schleife im Haar, und die Kinder hänselten mich deswegen. Das war meine erste Erfahrung mit Mobbing, und ich war verängstigt. Einmal rannte ich ins Haus, und meine Mutter kam mir entgegen und sagte zu mir: ›In diesem Haus ist kein Platz für Feiglinge. Du gehst wieder nach draußen und überlegst dir, wie du mit dem umgehen willst, was diese Kinder tun.‹« Das ist kein Aufruf zur Resilienz, sondern zur Verdrängung. Die Botschaft, die ein kleines Kind in einer solchen Situation erhält, lautet: »Verletzlichkeit ist in diesem Haus eine Schande, es gibt keinen Platz für deine Angst. Fühl oder zeig deinen Schmerz nicht, schluck deine Gefühle herunter, du bist auf dich allein gestellt. Erwarte hier kein Mitgefühl.« Und doch schien niemand diesen Schlag gegen die Sensibilität eines kleinen Kindes als beunruhigend zu empfinden. Kein Medienkommentator registrierte auch nur, dass dieses handverlesene Beispiel einer Erziehung, die angeblich inspirierend gewesen sein soll, in Wirklichkeit das öffentliche Anpreisen eines Traumas war. Kein Beobachter gab zu bedenken, dass ein kleines Mädchen, das die Sicherheit der elterlichen Umarmung sucht, wohl kaum ein Feigling ist. Es war ein normales vierjähriges Kind.

In jedem Fall hat die Lektion, dass man sich gegen den Schmerz durchsetzen muss, ihre Wirkung nicht verfehlt. Mehr als sechs Jahrzehnte später war Clinton im Wahlkampf an einer Lungenentzündung erkrankt und dehydriert. Aber sie verbarg ihre »Schwäche« vor allen, bis sie auf der Straße zusammenbrach. »Ich fühle mich großartig«, versicherte sie der Öffentlichkeit noch am selben Tag glaubhaft. »Es ist ein schöner Tag in New York.« Zweifellos zwang sie dieselbe eigene Verdrängungsdynamik dazu, den Hang ihres Mannes zu Affären zu tolerieren: Von der bereits verstorbenen Schriftstellerin Joan Didion wurde sein Verhalten als »die vertraute Raubtiersexualität eines Teenagers aus der Provinz« beschrieben. In stereotyper traumatisierender Weise gab Hillary sich selbst die Schuld an der Untreue ihres Mannes. Er habe unter großem Stress gestanden, und sie habe sich nicht ausreichend um seine emotionalen Bedürfnisse gekümmert, sagte sie zu einer Freundin. Das entspricht der Rolle, die den Frauen in der Kultur des Patriarchats zugewiesen wird. »Sie glaubt, dass sie nicht klug genug, nicht sensibel genug, nicht frei genug von ihren eigenen Sorgen und Kämpfen gewesen sei, um zu erkennen, welchen Preis er zu zahlen hatte«, fasste diese enge Vertraute Hillarys Ansichten zusammen.[151]

Der verinnerlichte Mangel an Empathie zeigte sich während des Wahlkampfs, als sie die Hälfte von Trumps Anhängerschaft leichtfertig – aber umso bezeichnender – als »basket of deplorables« (einen Haufen Bedauernswerter) bezeichnete. Damit offenbarte sie weiten Teilen Amerikas, was diese bereits tief in ihrem Inneren wussten: dass viele städtische Eliten sie mit arroganter Verachtung als Menschen betrachten, deren wirtschaftliche, politische und moralische Missstände ignoriert werden können. Die Antwort der »Bedauernswerten« folgte im November in Form eines bemerkenswerten politischen Überraschungserfolgs.

»Hillary Clinton und Donald Trump«, schrieb der konservative Kolumnist David Brooks im Jahr 2016 anerkennend, »... halten sich letztlich beide an ein misstrauisches, schonungsloses, aggressives Nullsummen-Weltbild – an die Vorstellung, dass das Leben eine unerbittliche Plackerei ist und dass Verletzlichkeit angesichts der selbstsüchtigen Natur anderer Menschen gefährlich ist.«[152] Dieses Gefühl von Gefahr, möchte ich hinzufügen, begann lange vor ihren Ausflügen in die Politik. Obwohl ihre jeweiligen Anhänger bei dem Gedanken daran, dass sich die beiden auch nur im Entferntesten ähnlich sein könnten, vermutlich erschaudern würden, galt für Trump wie für Clinton, dass sie durch Leid in der Kindheit geformt wurden.

Liest man die Biografien führender Persönlichkeiten aus vielen Ländern und verschiedenen historischen Epochen, so stellt man fest, dass alle auf ihre Weise eine emotional verarmte Kindheit hatten. Sie »überwanden« diese Widrigkeiten durch genau die Persönlichkeitsmerkmale, die sie in den Geschichtsbüchern als Ikonen und Gestalter des Wandels erscheinen lassen – ganz gleich, welch großes Unheil sie anrichteten. In jedem Fall werden diese Eigenschaften von vielen Menschen bis zum heutigen Tag als lobenswert und nachahmenswert angesehen. Das ist so normal, wie es nur sein kann.

Und hier kommt der Rest von uns ins Spiel. Die politische Kultur – begünstigt und verstärkt durch eine profitorientierte Medienmaschinerie – spielt mit unseren tiefsten Sehnsüchten nach Sicherheit, Gewissheit und auch Herrschaft. Sie spricht mit Vehemenz und Präzision unser beschädigtes »inneres Kind« an. Tatsächlich wird ein Großteil der Politik viel verständlicher, wenn wir erkennen, wie die Menschen, viele Millionen auf einmal, unbewusst zu denen schauen, die sie anführen, um ihre eigenen unerfüllten Kindheitsbedürfnisse zu befriedigen. Der kognitive Linguist George Lakoff drückt es folgendermaßen aus: »Wir alle denken in einer weitgehend unbewussten Metapher: von der Nation als Familie.«[153]

Ich habe Daniel Siegel gefragt, was Menschen dazu bringt, Anführern zu folgen, die Feindseligkeit und autoritäre Züge ausstrahlen wie z. B. Donald Trump. »Die Menschen empfinden vielleicht sogar einen gewissen Nervenkitzel, dass jemand, der in der Öffentlichkeit steht, Aggression oder Durchsetzungsvermögen zeigt, also das Gegenteil von Ohnmacht«, erläuterte der Psychiater und Gehirnforscher; er ergänzte, dass solche Eigenschaften für diejenigen ermutigend sein könnten, denen das Gefühl echter Macht fehle. »Es ist wie bei einem Kind, das bei einem Elternteil sein möchte, das es beschützt. Es hat das Gefühl: ›Dort werde ich sicher sein, und alles wird gut.‹« Was Daniel beschreibt, ist auch eine *Sinneserinnerung*, eine unauslöschliche und meist unerforschte Prägung aus der Kindheit, eine Sehnsucht, die im Körpergeist gespeichert ist. Sie wird durch gegenwärtige Unsicherheiten aktiviert und in den politischen Bereich projiziert.

Bei den Liberalen kann die idealisierte Betrachtung eines Anführers als freundlicher, unterstützender, fürsorglicher und integrativer Politiker eine weitere Form der verdrängten Sehnsucht nach einer stabilen Elternschaft sein. Ein markanter Prominenter, der die Demokraten unterstützt und als Randy Rainbow für seine Songparodien bekannt ist, twitterte an dem Abend, als Kamala Harris als Bidens Kandidatin angekündigt wurde, ein Foto vom lächelnden Joe Biden zusammen mit Kamala Harris mit der Bildunterschrift: »Gute Nacht, Mama und Papa. Bis morgen früh«.[154] Menschen, die unter dem Einfluss solch kindlicher Idealisierungen stehen, selbst wenn diese halb scherzhaft gemeint sind, neigen dazu, unangenehme Gegenbeweise zu ignorieren.

Angrenzend an die Politik – und sich zunehmend mit ihr überschneidend – befindet sich der riesige Bereich der Unterhaltungsindustrie, des Profisports, der Mode und der Trendversessenheit. Wir nennen sie Popkultur. Eine soziale Funktion der Popkultur besteht in der Tat darin, die Aufmerksamkeit der Menschen von Dingen abzulenken, die wirklich wichtig sind. Es wird eine Menge Energie für die Beschäftigung mit dem Privatleben von Prominenten oder die detailversessenen Besonderheiten von Sportereignissen aufgewendet. Stellen Sie sich vor, sie würde stattdessen dafür eingesetzt, die Bevölkerung zu mobilisieren, um die großen Probleme unserer Zeit gemeinsam anzugehen.

Dass der ehemalige Moderator einer Reality-Game-Show in das höchste Amt seines Landes gewählt wird (wie es Donald Trump nach seiner Show »The Apprentice« gelungen ist), ist nur ein Beispiel dafür, dass sich die Membran zwischen den beiden Sphären auflöst. »Gut aussehender Filmstar« ist nur eine der Auszeichnungen, mit denen Kanadas derzeitiger Premierminister auf seinem Weg zu internationalem Ruhm überschüttet wurde. Vor dreißig Jahren erlangte Bill Clinton, damals noch ein unerfahrener Präsidentschaftskandidat, nationale Bekanntheit, indem er in der *Arsenio Hall Show* Saxophon spielte. Heutzutage lässt sich der ehemalige Präsident Barack Obama von spätabendlichen Talkshow-Moderatoren huldigen,[155] wenn er nicht gerade wegen seiner Promi-Partys auf Martha's Vineyard in aller Munde ist. Nachrichten sind Unterhaltung – und umgekehrt.

Man mag das als eine Degradierung des politischen Lebens beklagen. Weniger jedoch wird die Art und Weise wahrgenommen, wie uns die Popkultur auf eine passive, zuschauende Auseinandersetzung mit der Politik vorbereitet. Die Heldenverehrung und die emotionale Projektion, die das moderne Showbusiness vorantreiben, basieren auf einem Superkraftstoff, der zum großen Teil aus Traumata destilliert wird. Denken Sie nur daran, wie vorhersehbar, wie ausgesprochen *normal*, die folgenden Phänomene sind: Ein verheißungsvoller junger Star, oft zur Avantgarde seines Metiers gehörend, scheitert durch Sucht, psychische Instabilität oder Selbstverletzung; langjährige sexuelle Vergehen dieses oder jenes geliebten Multimillionärs oder Stars werden aufgedeckt; eine Sportlerin oder Entertainerin enthüllt, dass sie während ihrer gesamten Karriere oder darüber hinaus sexuelle Übergriffe erduldet hat; ein ehemals blitzsauberer Kinderstar wird zum Sexsymbol, oft mit unglücklichem Ausgang.

Im besten Fall behandelt die Popkultur-Maschinerie diese Vorfälle als ernüchternde Unterbrechungen: Wir verneigen uns kurz in feierlicher Stille, um der Gefallenen zu gedenken, bevor wir uns wieder dem Gaffen, Klatsch und Konsumieren zuwenden. Und was genau konsumieren wir? Kunst? Manchmal. Harmlosen Spaß? Oft genug. Aber wir nehmen auch den Schmerz verletzter Menschen auf – verpackt als Unterhaltung. Er soll unser eigenes Leid betäuben oder vielleicht sogar bestätigen. Wir verehren die »Persönlichkeiten«, die ihr krankmachendes Leid verbergen, und sind dann überrascht, wenn die Dinge schiefgehen.

Viele Prominente streben gerade deshalb nach Ruhm, weil die Liebe einer Fangemeinde für sie der einzige Weg ist, die lebenslange fehlende Wertschätzung der eigenen Person zu erhalten. Ikonen wie Marilyn Monroe, Elvis Presley, Kurt Cobain und Amy Winehouse sind die Jahrgangsbesten einer traurigen Klasse von Superstars. Sie kamen durch die Kollision ihrer frühen Qualen mit dem öffentlichen Rampenlicht zu Fall. Alle vier wurden durch eine Mischung aus außergewöhnlichen Fähigkeiten und traumatisch bedingter Verzweiflung zu Superstars. Ihr Talent wurde vergöttert und ausgebeutet und ihre Verletzungen wurden selbst dann noch ignoriert, wenn sie in der Öffentlichkeit zum Ausdruck kamen.

Viele andere leiden im Laufe einer langen glanzvollen Karriere im Verborgenen, wie im Fall von Aretha Franklin. Deren Schwester Erma sagte einmal: »Aretha ist eine Frau, die heftig leidet, es aber nicht gerne zeigt.« Natürlich *zeigte* sie es jedem, der Augen hatte, es zu bemerken. Die verehrte Sängerin der selbstbewussten Hymne »Respect« wurde in ihrer Kindheit überaus respektlos behandelt. Auch als Erwachsene musste sie in ihren Beziehungen Missbrauch ertragen. Der atemberaubende Konzertfilm *Amazing Grace,* der 1972 in einer Kirche in Los Angeles gedreht wurde, macht diese Diskrepanz auf schmerzliche Weise deutlich. Mit mitreißender Autorität und Gefühlstiefe bringt die 30-jährige Aretha die Dachsparren zum Beben und versetzt die Menge in Begeisterung. Die selbstbewusste Maske fällt erst, als ihr Vater, ein Prediger, auf der Kanzel die Gaben seiner Tochter preist. In Gegenwart dieses emotional grausamen Patriarchen erstarrt sie, verzieht ihr Gesicht zu einer seltsamen Mischung aus eingeübter Ehrerbietung und unwillkürlicher Abspaltung. Es wirkt, als befände sie sich nicht mehr ganz in ihrem Körper – demselben Körper, der noch Minuten zuvor das göttliche Wort und den süßen Schmerz der Sehnsucht so transzendent heraufbeschworen hatte. In ihrer Musik imaginierte diese großartige Künstlerin die Macht und Kraft, die sie in ihrem persönlichen Leben nicht ausüben konnte. Ihr Los war es, in einer Branche und einer Kultur legendär zu sein, die lieber mythologisiert als mitfühlt. Wir wenden unseren Blick vom Schmerz ab, damit das wirkliche Leben nicht in die Magie eindringt.

Mich hat es ermutigt, dass Prominente wie Alanis Morissette, Dave Navarro, Lena Dunham, Ashley Judd, Russell Brand und Jamie Lee Curtis, die ich alle für dieses Buch interviewt habe, und dass andere wie Oprah Winfrey und die Sängerinnen Jewel, Sia und Lady Gaga kürzlich über ihr Trauma und dessen Auswirkungen auf ihr Leben und ihre Karriere gesprochen haben. Im Bereich der Politik hat Hunter Biden, der Sohn des derzeitigen US-Präsidenten, öffentlich über einige der Traumata gesprochen, die seiner Suchtgeschichte zugrunde liegen. Sein Vater, der zwar eine berüchtigte Strafpolitik verfolgt, wenn es um drogenbedingte »Verbrechen« geht, hat in letzter Zeit, als die Probleme seines Sohnes in den Nachrichten waren, zumindest einige eher mitfühlende Erklärungen abgegeben.

Alles in allem funktioniert das System mit zyklischer Eleganz: Eine Kultur, die auf falschen Vorstellungen darüber beruht, wer und was wir sind, schafft Bedingungen, die unsere Grundbedürfnisse enttäuschen. Sie bringen eine Bevölkerung hervor, die leidet und von sich selbst, von anderen und vom Lebenssinn abgekoppelt ist. Einige wenige Auserwählte werden an die Macht gebracht – vor allem diejenigen, die früh über Bewältigungsmechanismen verfügen, die sie darauf vorbereiten, die Realität zu verleugnen, Empathie auszublenden, Verletzlichkeit zu fürchten, das eigene Gefühl für Richtig und Falsch auszuschalten und darauf zu verzichten, sich selbst zu genau zu betrachten. Sie regieren über eine Mehrheit, die sich so sehr nach Trost und Stabilität sehnt und durch Zynismus und Entfremdung so sehr am Boden liegt, dass sie ihre authentischen Instinkte und ihre kollektive Selbstbehauptung eintauscht – gegen eine Pseudo-Bindung, die falsche Versprechungen macht, und ein beruhigendes Charisma. Der Kreislauf schließt sich, wenn unsere verwundeten Anführerinnen und Anführer mit ihren kurzsichtigen Prioritäten eine Sozialpolitik betreiben, die die Bedingungen so belässt, wie sie waren, oder sie noch verschlimmert.

Als die ehemalige Senatorin des Bundesstaates Ohio, Nina Turner, im Jahr 2020 für Bernie Sanders warb, zitierte sie gern Matthäus 7:16 mit den Worten: »Und ihr werdet den Baum an seinen Früchten erkennen.« Nach der aktuellen Ernte zu urteilen, ist der Baum unseres gesellschaftlichen Lebens und unserer Politik von der Wurzel bis zur Frucht mit Traumata durchsetzt. Wenn es irgendeine Hoffnung auf eine andere Ernte gibt, eine Hoffnung, von der die Zukunft des Planeten mit Sicherheit abhängt, müssen viele von uns – jedenfalls die, die dazu in der Lage sind – das tun, wozu so viele unserer führenden Politiker konstitutionell (Wortspiel beabsichtigt) nicht in der Lage sind: mutig nach innen schauen, um besser und auf ehrliche Weise nach außen und umherschauen zu können.

## Teil V

# Wege zur Ganzheit

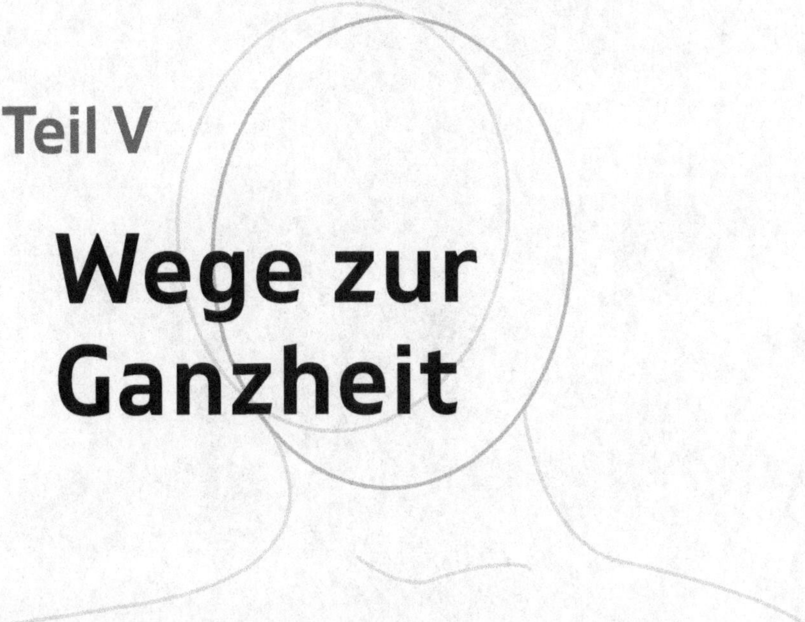

# Kapitel 25

## Alle Dinge werden vom Geist vorhergesehen

## Die Möglichkeit der Heilung

> *»Der Verstand schreit auf, erklärt, beweist, wehrt sich;*
> *aber in mir erhebt sich eine Stimme und herrscht ihn an:*
> *Sei still, Verstand, lass uns das Herz hören!«*
>
> Nikos Kazantzakis, *Rechenschaft vor Greco*

Wir haben die konzentrischen Kreise menschlicher Gesundheit und Krankheit von der zellulären bis zur sozialen Ebene erkundet und nachgezeichnet, wie sie untrennbar und wechselseitig miteinander verbunden sind. Nun widmen wir uns der »guten Nachricht«: dem Thema Heilung. Die Nachricht mag ermutigend sein, aber das bedeutet nicht, dass sie einfach ist. Wie kann man in diesen schwierigen Zeiten Heilung erreichen? Wie kann man angesichts eines sozioökonomischen Systems, das nicht daran interessiert ist, eines seiner grundlegenden Probleme zu beheben, Gesundheit erlangen? Angesichts einer Pandemie, die uns so vieles, das wir für selbstverständlich halten, sowohl vor Augen geführt als auch genommen hat? Wie kann man die Hoffnung aufrechterhalten, wenn die Chancen offensichtlich so schlecht stehen?

Und was *bedeutet* überhaupt Heilung?

Wenn ich von Heilung spreche, meine ich damit nicht mehr und nicht weniger als eine *natürliche Bewegung hin zur Ganzwerdung*. Wohlgemerkt bezeichne ich sie nicht als den Endzustand völliger

Ganzheit, als »erleuchtet« oder ein ähnliches psychospirituelles Ideal. Es beschreibt eine Richtung, kein Ziel, eine Linie auf einer Landkarte, keinen Punkt.

Heilung ist auch nicht gleichbedeutend mit Selbst-Vervollkommnung. Treffender wäre es, von einer *Selbst-Findung* zu sprechen. Tatsächlich kann unsere moderne Kultur der Selbstoptimierung den Weg der Heilung allzu leicht verschleiern oder verkomplizieren. Sie wird schließlich zu einem großen Teil von denselben konsumorientierten Kräften mitbestimmt, die für die Lebensbedingungen verantwortlich sind, die wir aufgezeigt haben. Wenn wir heilen, geht es darum, die verlorenen Teile unseres Selbst wiederzufinden, und nicht darum, sie zu verändern oder zu »verbessern«. Der Tiefenpsychologe und Wildnisführer Bill Plotkin[1] stellte fest, dass die Kernfrage sei, »nicht so sehr danach zu suchen, was falsch ist, sondern danach, wo die Ganzheit der Person nicht vollständig verwirklicht oder ausgelebt ist«.

Heilung ist auch etwas anderes als Genesung: Letztere bedeutet die Abwesenheit von Krankheit, erstere bedeutet, zur Ganzheit zu gelangen. »Es ist möglich, *geheilt*, aber nicht *genesen* zu sein, und es ist möglich, genesen, aber nicht geheilt zu sein«, sagt meine Kollegin Dr. Lissa Rankin.[2] »Im Idealfall gehen Heilung und Genesung Hand in Hand, aber das ist nicht immer der Fall.« Wir werden in den folgenden Kapiteln Beispiele dafür kennenlernen.

Ich habe eine ähnliche Unterscheidung im Zusammenhang mit der Sucht getroffen: Es ist möglich, *abstinent* zu sein, ohne *nüchtern* zu sein. Das eine ist die Abwesenheit oder Vermeidung von etwas Schädlichem – an sich ein lohnendes Ziel. Das andere ist die neue, positive Fähigkeit, in der Gegenwart zu leben und das Leben frei so zu erleben, wie es ist. Wenn Genesung also bedeutet, die lebensbeeinträchtigenden Symptome oder Zustände zu verbannen, dann ist Heilung der Prozess, der uns mit den inneren Kräften wiedervereint, die immer noch als inhärente Möglichkeiten in uns leben. Ich glaube, das werden sie immer tun, und sie werden das Leben lebenswert machen.

Wir heilen nicht, »um« gesund zu werden, auch wenn dieser verständliche Wunsch vorhanden ist. Heilung ist am besten als Selbstzweck zu sehen.

Daher sind die folgenden Ausführungen kein Versuch, eine Einheitslösung vorzugeben – die gibt es nie. Sie sollen auf die Möglichkeit der Heilung auf individueller und gesellschaftlicher Ebene hinweisen, selbst im Zusammenhang unserer zunehmend ängstlichen und zerrütteten Kultur. Ich möchte auch, so gut ich kann, Hinweise darauf geben, welche Anstrengungen bei der Heilung von uns verlangt werden und was günstige innere und äußere Voraussetzungen für ihr Gelingen sind.

Jede Bewegung in Richtung Ganzheit beginnt damit, unser eigenes Leiden und das Leiden in der Welt anzuerkennen. Das bedeutet nicht, dass wir uns in einem Strudel aus Schmerz und Melancholie, der nie enden will, und vor allem nicht in der Opferrolle verfangen. Eine neue und starre Identität, die auf »Trauma« – oder in diesem Zusammenhang auf »Heilung« – beruht, kann selbst eine Art Falle sein. Wahre Heilung bedeutet einfach, dass wir uns der Wahrheit unseres Lebens, unseres vergangenen und unseres gegenwärtigen, so offen und objektiv wie möglich stellen. Wir gestehen uns ein, wo wir verletzt wurden, und prüfen ehrlich, soweit wir dazu in der Lage sind, die Auswirkungen dieser Verletzungen, die sowohl unser eigenes Leben als auch das der Menschen um uns herum berührt haben.

Das kann aus unzähligen verständlichen Gründen außerordentlich schwierig sein. Ganz gleich, wie groß das Unbehagen ist, das unsere Illusionen überdeckt, die Wahrheit tut weh. Und wir tun uns nicht gerne weh, sofern wir es vermeiden können – selbst wenn wir spüren, dass hinter dem Schmerz etwas Besseres liegen könnte. Wie Nadezhda Mandelstam in ihren erschütternden Memoiren *Hope Against Hope* über das Leben unter dem Stalinismus schrieb: »Es ist sehr schwierig, dem Leben ins Gesicht zu sehen.« Viele werden erst dann bereit sein, nach der Wahrheit zu suchen, wenn sie zu dem Schluss gekommen sind, dass der Preis, den sie zahlen, wenn sie es *nicht* tun, zu hoch ist. Oder wenn sie ihre eigene schmerzliche Sehnsucht nach dem Wahren hinreichend kennengelernt haben. Der griechische Dramatiker Aischylos brachte es auf den Punkt, als er seinen Chor verlauten ließ:

»Denn der Weisheit Führer ist
Zeus des Urgesetzes Herr,
dass im Unglück Lehre wohnt«.[3]

Es gibt Ausnahmen, aber ich selbst bin noch nie jemandem begegnet, der nicht durch einen Rückschlag, durch Verlust, Krankheit, Angst oder Entfremdung auf seinem Weg des Wachstums und der Veränderung vorangetrieben wurde. Glücklicherweise – oder unglücklicherweise, je nachdem, wie wir es sehen wollen – hat das Leben die Angewohnheit, uns das nötige Leid direkt vor die Haustür zu liefern.

»Wahrheit« ist ein großes kleines Wort, das leicht missverstanden werden kann. Ich spreche nicht von einer ultimativen spirituellen Wahrheit; ich beziehe mich auch nicht auf rein intellektuelle Wahrheiten oder überprüfbare Tatsachen wie »wahr oder falsch«. Wenn das alles wäre, dann könnten wir die Wahrheit studieren, bis wir sie gefunden haben, und jede akademische Fakultät würde von modernen Buddhas geleitet. Wohin hat uns, bei all ihren Verdiensten, unsere große intellektuelle Kapazität gebracht? Genau dorthin, wo wir uns jetzt befinden: in eine ungerechte Welt, die von Selbstauslöschung bedroht ist, in ein Universum des Überflusses mit unsäglichem und unnötigem Leid und Entbehrungen, zu weitverbreiteter Entfremdung und Verzweiflung. In der Tat lässt sich unser Gehirn nur allzu bereitwillig von dem Teil unseres Selbst rekrutieren, der *leugnen* will, wie die Dinge sind: Es gibt einen Grund, warum »Rationalität« und »rationalisieren« sprachlich verwandt sind.

Die Wahrheit, von der ich spreche, ist viel bescheidener und bodenständiger: Sie betrifft den klaren Blick darauf, wie es ist, wie die Dinge in diesem Moment tatsächlich sind. Das ist die Art von Wahrheit, die Heilung einleitet. Um sie zu erlangen, müssen wir etwas nutzen, das genialer ist als unsere Intelligenz.

Der Intellekt wird zu einem weitaus intelligenteren Werkzeug, wenn er das Herz sprechen lässt; wenn er sich dem öffnet, was in uns die Wahrheit nachklingen lässt, anstatt zu versuchen, dagegen zu argumentieren. »Und hier ist mein Geheimnis, ein sehr einfaches Geheimnis«, rät der Fuchs dem Kleinen Prinzen in Antoine de Saint-Exupérys beliebter Erzählung: »Man sieht nur mit dem Herzen gut. Das Wesentliche ist für die Augen unsichtbar.« Der Intellekt kann überprüfbare *Tatsachen* wahrnehmen – vorausgesetzt, dass die Verleugnung sie nicht verschleiert oder verzerrt. Das geschieht oft, um Teile in uns zu schützen, die verletzt sind oder Schmerz vermeiden wollen. Es ist möglich, Tatsachen vorzutragen, zu erklären und auf ihnen zu bestehen, ohne dass sie ein Fünkchen von dem, was ich Wahrheit nenne, enthalten. Die Art von Wahrheit, die heilt, erkennt man an ihrem »Felt Sense«, dem gespürten Wissen, nicht nur daran, wie viel »Sinn« sie macht.

Falls Ihnen das alles vage oder unwissenschaftlich vorkommt, denken Sie daran, dass das Herz ein lebendiges, schlagendes Organ ist, kein abstraktes Konzept. Dr. Stephen Porges hat auf brillante Weise gezeigt, dass die neuronalen Schaltkreise für soziales Engagement und für Liebe eng mit dem Herzen und seinen Funktionen verbunden sind. Mehr noch: Das Herz hat auch sein eigenes Nervensystem.[4] Das verbal denkende Großhirn beansprucht zu Unrecht die Auszeichnung, das einzige Gehirn zu sein. In Wirklichkeit teilt es sich diese Ehre mit dem Darm und dem Herzen. Mit anderen Worten, das Herz *weiß* Dinge – so sicher wie ein Bauchgefühl auch eine Art von Wissen ist. Das Nervengeflecht des Darms wird zu Recht als »zweites Gehirn« bezeichnet. Wir können also von drei Gehirnen sprechen, die gut zusammenarbeiten sollen, wobei das autonome Nervensystem sie alle miteinander verbindet. Ohne dieses Herz- und Bauchwissen funktionieren wir oft nur wie »geniale Reptilien«, wie Pearce einmal treffend formuliert hat.[5]

Trotzdem können wir unseren Verstand nicht ignorieren, denn dort spielt sich so vieles ab. Wenn das Herz also unser bester Kompass auf dem Weg der Heilung ist, dann ist der Verstand – bewusst und unbewusst – das Terrain, auf dem wir navigieren müssen. Heilung bringt beide Teile in Einklang und zur Zusammenarbeit. Oft hat sich einer ein Leben lang hinter dem anderen versteckt oder wurde von ihm missachtet.

»Alle Dinge werden vom Geist vorhergesehen, vom Geist geführt, vom Geist erschaffen«, sagte Buddha vor 2500 Jahren. Ich komme auf diesen Satz des großen Lehrers Gautama zurück, weil er der Schlüssel dazu ist, unsere Beziehung zu dem zu verstehen, was wir für real halten.

Er ist auch das Fundament des therapeutischen Ansatzes, den ich in meiner Arbeit und, wenn ich ihn mir bewusst mache, auf meinem persönlichen Weg verfolge. Wir konstruieren die Welt, in der wir leben, mit unserem Geist: Das ist die zentrale Botschaft. Der Beitrag der modernen Psychologie und der Neurowissenschaften besteht darin zu zeigen, dass die Welt unseren Geist geformt hat, bevor unser Geist unsere Welt erschaffen konnte.

Wir erschaffen unsere Welt aus dem Verständnis heraus, das die Welt uns eingeimpft hat, bevor wir überhaupt eine Wahl hatten. Die Welt, in die wir hineingeboren wurden, war natürlich zum Teil das Produkt der Erfahrungen *anderer* Menschen – eine Kausalkette, die ewig zurückreicht.

Das mag düster klingen. Doch Buddhas berühmte Worte bieten einen Ausweg: Wir sind weiterhin diejenigen, die die Welt erschaffen, die wir wahrnehmen, die Welt, die wir für real halten, in jedem Moment. Und genau hier setzt die Heilung an. Wir können nichts an der

Welt ändern, die unseren Geist erschaffen hat, die uns vielleicht einschränkende, schädliche, unwahre Ansichten über uns selbst und andere eingeflößt hat. Aber – und das ist die gute Nachricht, auf die ich anspielte – wir können lernen, für den Geist verantwortlich zu sein, mit dem wir unsere Welt erschaffen. Die Fähigkeit zur Heilung entsteht aus der Bereitschaft, genau das zu tun, diese Verantwortung zu übernehmen. Diese Bereitschaft ist keine Erklärung, die ein für alle Mal getroffen wird. Sie ist eine Verpflichtung, die wir in jedem Moment erneuern können, wenn wir den Kontakt zu ihr verlieren. Ich für meinen Teil muss mich immer wieder daran erinnern, das zu tun. Es handelt sich auch nicht um eine Einladung zu selbst gewählter Naivität oder zu unbekümmertem sogenanntem positivem Denken. Es geht um die Bereitschaft, unsere gesamte Sichtweise zu überdenken.

Wenn der verletzte Geist möglicherweise tyrannisch ist, dann ist er ein Tyrann, der sich insgeheim danach sehnt, abgesetzt zu werden. Ich habe es selbst in meinem eigenen Leben mehrfach erlebt: Ich habe die Freiheit erfahren, die sich einstellt, wenn ich eine ungute Überzeugung oder Wahrnehmung aufgebe, an der mein Geist nur Sekunden zuvor festgehalten hat. Ich hatte auch das große Glück, bei meiner Arbeit mit meinen Klientinnen und Klienten immer wieder erstaunliche Wendungen zu erleben. Jedes Mal hat sich die wesentliche Veränderung nicht in den Lebensumständen oder der Lebensgeschichte der Menschen vollzogen, sondern in ihrer Beziehung dazu. Das wird in den folgenden Geschichten zweier Menschen deutlich. Sie litten im wahrsten Sinne des Wortes und auf eine Art und Weise, die die meisten zum Glück nie erleben müssen, an der Wahrheit. Wenn es ihnen gelungen ist, dann kann es jeder von uns.

An einem nieseligen Morgen im Jahr 2019 interviewte ich Sue Hanisch in ihrem gemütlichen Cottage in Sedgwick, einem Dorf in Englands grünem Lake District, etwa einhundertzwanzig Kilometer nördlich von Liverpool. Bei einer Tasse Tee erzählte mir die freundliche 62-jährige Beschäftigungs- und Traumatherapeutin von ihrer Besteigung des Kilimandscharo: eine bedeutsame Leistung für jede und jeden, aber umso mehr für sie. Denn dreizehn Jahre zuvor hatte eine Bombe, die von der IRA in der Londoner Victoria Station gelegt worden war, ihren rechten Unterschenkel weggesprengt und ihren linken Fuß schwer beschädigt. »Ich erinnere mich, dass eine Krankenschwester weinte und eine andere würgte, als sie meine Beine sah«, entsinnt sie sich. Die Explosion des Sprengsatzes, der in einem Mülleimer deponiert war, ereignete sich auf den Tag genau fünfzig Jahre nach der Bombardierung von Coventry 1940 durch die deutsche Luftwaffe, bei der Hanischs Großvater ums Leben kam.

Es folgten zahlreiche Operationen und Jahre der Verzweiflung. Vierzig Menschen wurden an jenem Tag verletzt; der Mann neben Sue Hanisch war auf der Stelle tot. Sie trug enorme Schuldgefühle, weil sie überlebt hatte, aber auch wegen ihrer Depression. »Dieser Mann befand sich zwischen mir und der Bombe. Es ist fast so, als würde ich mich fragen: Wie kann ich, obwohl ich überlebt habe, es wagen, das Leben auf dem Planeten Erde nicht in vollen Zügen zu genießen, während er diese Chance nicht hatte?«

Als Hanisch sich mit einer Prothese unterhalb des rechten Knies und einem operativ wiederhergestellten, jedoch fast gefühllosen linken Fuß aufmachte, den Kilimandscharo zu besteigen, waren ihre seelischen Verletzungen deutlich verheilt. Diese Befreiung war damit gewachsen, dass sie ihre Erfahrungen in ihre Lebensgeschichte integriert hatte. Sie hatte sich der einschränkenden Gedanken entledigt, die sie sich einst darüber gemacht hatte, was die Ereignisse für ihr Leben bedeuteten. »Es ist ein zweifelhafter Segen, auf dem Planeten Erde zu sein«, sagte sie leise zu mir. »Es ist eine schwierige Erfahrung. Aber ich habe auch die Gelegenheit bekommen, das Positive in meiner Verletzung zu sehen. Ich habe wegen dem, was mir widerfahren ist, einige erstaunliche Erfahrungen gemacht.« Für sie sind diese Erfahrungen immer mit anderen Menschen verbunden. »Ich habe gemerkt, dass es die zu anderen geknüpften Verbindungen sind, für die es sich zu leben lohnt, und nichts anderes. Es sind diese Verbindungen, die mir das Gefühl geben, dass ich existiere. Sie bringen mich dazu, hier sein zu *wollen*. Wie kann ich anderen Menschen helfen, damit sie sich verbunden fühlen? Das ist das Einzige, was mir wirklich am Herzen liegt.«

Zu den tiefgreifenden Verbindungen, die Sue knüpfte, gehörten auch welche zu Menschen, von denen man es am wenigsten erwartet hätte. Die abenteuerlustige Sue fand sich einige Jahre nach der Explosion in der südafrikanischen Wildnis von KwaZulu-Natal auf einer friedensstiftenden Mission wieder. Dazu gehörten unter anderem mehrere Teilnehmende aus Nordirland, Veteranen der Organisation, deren Bombe ihren Körper zerfetzt und ihr Leben für immer verändert hatte. »Die Idee war«, erzählte sie, »die andere Seite der Geschichte zu hören, die Kämpfe der anderen zu sehen und uns in ein anderes Umfeld zu versetzen, in dem wir uns gegenseitig schützen mussten.«

An einem bestimmten Punkt mussten die Teilnehmerinnen und Teilnehmer der Expedition einen Fluss überqueren. Sues Problem war, dass sie ihre Metallprothese nicht dem Wasser aussetzen konnte. Der Gedanke daran machte sie ziemlich nervös. Sie hätte sich keine Sorgen machen müssen: Es waren bereits Pläne für ihre sichere und trockene Überquerung gemacht worden. Zwei Männer trugen sie auf ihren Schultern hinüber, einer von ihnen ein ehemaliger IRA-Aktivist. »Die Tatsache, dass es ein IRA-Mann war, hat mich völlig aus dem Konzept gebracht. Ich habe geweint und Don, der IRA-Mann, auch. Bei der Arbeit mit diesen Leuten wurde mir klar, wie sehr sie durch das beschädigt worden waren, was in ihrem Leben zuvor geschehen war. Don selbst war mit siebzehn Jahren der Jüngste gewesen. Mit acht Jahren hatte er seine erste Waffe in der Hand gehalten; er war in einem Kinderheim aufgewachsen. Er war im Gefängnis, wurde schikaniert, und machte selbst eine schwere Zeit durch. Er trug die Last, Menschen umgebracht und kein reines Gewissen zu haben. Es war gut für mich, mit diesen Menschen zusammen zu sein, von deren Leben ich vorher keine Ahnung hatte. Mir wurde klar, dass ich leicht hätte Don sein können, wenn ich unter seinen Umständen aufgewachsen wäre.«

Hanischs Besteigung des Kilimandscharo erfolgte einige Jahre später. Auch dort wurde sie von einem Mann aus Nordirland begleitet, der von ihrer Geschichte erfahren hatte und mit ihr den Gipfel erreichen wollte. Sie kamen oben an, und dann taten die beiden unglaublichen Co-Besteiger etwas noch Unglaublicheres: Sie tanzten und verliehen dem Begriff »Gipfelerlebnis« damit eine neue Bedeutung. »Ich musste eingeladen werden, ins Leben zurückzukehren«, sagte sie. »Und es war die Liebe, die mich zurückholte.«

Ein anderes aufschlussreiches Gespräch mit einer Frau, die durch eine persönliche Hölle gegangen war, unterstützte schließlich meine eigene, ungleiche Versöhnung mit der Vergangenheit. Meine Gesprächspartnerin war Bettina Göring, die Großnichte von Hermann Göring, dem Nazi-Reichsmarschall. Dessen Luftwaffe hatte Sues Großvater getötet, und er war eine der Stützen des verbrecherischen Regimes, das meine Großeltern ermordet hatte. Der Regisseur einer Dokumentarserie, in der wir beide vorkamen, hatte uns zusammengebracht. Der Filmemacher ahnte zu Recht, dass wir einander etwas zu geben hatten. Wir sprachen über Skype: ich von Vancouver, Bettina von Thailand aus, wo sie jetzt lebt und zusammen mit anderen in Teilzeit Heilungsarbeit leistet. Dass ein solcher Austausch tatsächlich stattgefunden hat, und dass er so herzlich war, erfordert ein Wort, das ich nicht oft benutze: Es war wie ein »Wunder«. Sie hatte den Austausch dadurch initiiert, mir zu schreiben. Sie wollte mir ihre Wertschätzung für meine Arbeit ausdrücken. Das Magische an dieser Begegnung war für mich die Tatsache, dass zwei Menschen, die ihr Leben an so unterschiedlichen Polen begonnen hatten – der eine Nachfahre von Opfern, die andere Angehörige eines berüchtigten Täters –, auf eine Heilungsreise geschickt wurden, auf der sie sich glücklicherweise begegneten und sich gegenseitig verstanden.

Bettina wurde elf Jahre nach Ende des Krieges geboren und trug ihr ganzes Leben lang ein dunkles Erbe mit sich herum. Als hypersensibles Kind schulterte sie die ganze familiäre Last des generationsübergreifenden Traumas. Sie übernahm die Schuld für die monströse Verdorbenheit ihres Onkels. Hermann Göring wurde als Säugling, im Alter von sechs Wochen, von seiner Mutter verlassen. Er wuchs unter den rigiden und grausamen Erziehungsmethoden auf, die Alice Miller bei der Untersuchung der Biografien aller führenden Nazis als solche identifiziert hatte – und die sie »Schwarze Pädagogik« nannte. Morphiumsucht und zwanghaftes Essen gehörten zu seinen Fluchtversuchen aus seiner schrecklichen inneren Welt, deren Ungeheuerlichkeiten er anderen in solch einem Maße auferlegt hatte.

Bettina erzählte, wie sie Heilung für sich selbst gesucht hatte. Bei einer Selbsterfahrungsgruppe in Australien erkannte sie, »wie schuldig ich mich fühlte, obwohl es keinen Sinn machte – ich meine, mein Verstand, mein Geist sagten mir, dass es keinen Sinn machte –, aber ich empfand es so«. Sie schauderte, als sie mir das erzählte. »Es war sehr schmerzhaft, sich dieser Scham zu stellen und dem Schrecken und all dem, was dazugehört.« Als Frau mit einer ausgeprägten Empathiefähigkeit beschloss sie, diese innere Ressource zu nutzen. Mutig öffnete sie sich, um die Psyche ihres Großonkels zu erforschen – das heißt, um deren Resonanz und Schwingungen in sich selbst zu spüren. Sie tat das nicht, um Göring zu verzeihen, sondern um *sich selbst* zu verzeihen. Sie wollte die Dunkelheit loslassen, mit der sie sich immer identifiziert hatte. »Ich habe mich dem gestellt«, sagte sie zu mir. »Es war furchtbar. Es war, als würde ich die dunkelste Nacht meiner Seele durchleben. Ich begegnete dem Schlimmsten vom Schlimmen, dem Monster. Sehr beängstigend. Aber als ich da wieder herauskam, fühlte ich mich viel freier.«

Genauso fühlte ich mich, nachdem wir uns verabschiedet hatten. Meine eigene Vergangenheit hatte sich nicht im Geringsten verändert, mein Gefühl für das Mögliche jedoch schon. Das erinnerte mich an etwas, das der Traumaexperte Bessel van der Kolk an einem lauen Herbsttag vor etwa zehn Jahren zu mir gesagt hatte. Wir aßen gerade zu Mittag bei einer Konferenz im Bundesstaat New York, auf der wir beide einen Vortrag hielten. Mir fällt nicht mehr ein, was in dem Gespräch oder in meinem Verhalten den Ausschlag für seine Bemerkung gegeben hatte. Aber plötzlich schaute Bessel von der anderen Seite des Tisches über die Ränder seiner Brille zu mir herüber und sagte: »Gabor, du musst Auschwitz nicht überall mit dir herumschleppen.« In diesem Augenblick erkannte Bessel mich. Trotz all meiner positiven Begegnungen mit dem Leben, trotz der Liebe und der Freude, trotz des unermesslichen Glücks, das auch mir zuteilgeworden war, war diese selbstbestimmte Hoffnungslosigkeit ein ständig lauernder Schatten. Er war bereit, das Licht auszulöschen, wann immer ich einen Rückschlag oder eine Entmutigung erlebte, selbst in arglosen, unbedachten Momenten.

Das von Bessel beschriebene geistige Gefangenenlager wurde durch die *Bedeutung* errichtet und eingezäunt, die mein kindlicher Geist aus den schmerzhaften und beängstigenden, für mich unkontrollierbaren Ereignissen geschmiedet hatte – *nicht nur durch die Ereignisse selbst.* »Ich bin ein geschädigtes Wesen, jenseits aller Hoffnung auf Heilung«, lautet die Moral dieser unendlichen Geschichte, das ist die Bedeutung. Sie hat meine subjektive Lebenserfahrung häufig gefärbt, ungeachtet äußerer Faktoren und ungeachtet all dessen, was ich erlebt und gelernt habe, und was dem widerspricht – sogar trotz meiner Grundwerte und Überzeugungen über die Menschheit. Ich habe immer geglaubt – wobei »geglaubt« hier nicht stark genug ist, denn ich spreche von einer Überzeugung, die stärker ist als der Glaube –, dass in jedem Menschen das Potenzial für Entwicklung und Wachstum steckt, unabhängig davon, was er erlebt, geglaubt oder getan hat. Und dann gab es mich: die einsame Ausnahme! Das ist die Macht des Geistes: Er kann lange Zeit an seinen Überzeugungen festhalten, selbst wenn diese Ansichten selbstzerstörerisch sind, im Widerspruch zu den Erfahrungen stehen und sogar mit anderen, benachbarten Überzeugungen nicht übereinstimmen.

Die am stärksten inspirierenden Reisen auf dem Weg zur Ganzheit sind die unwahrscheinlichsten. Sie widerlegen die Vorstellung, dass manche Traumata unüberwindbar sind. Als ich dieses Kapitel schrieb, hatte ich das Vergnügen, mit Dr. Edith Eger zu sprechen, einer ungarischen Jüdin, international geschätzten Psychotherapeutin und Autorin. Sie ist jetzt in ihren Neunzigern. Dieselben Filmemacher, die mich mit Bettina zusammengebracht hatten, stellten mich auch Edith vor.

Im Juni 1944 wurde Edith im Alter von sechzehn Jahren, fünf Monate nach meiner Geburt, mit ihrer Familie nach Auschwitz verschleppt. Sie kamen aus Košice, der slowakischen Stadt, in der meine Mutter aufgewachsen ist und aus der meine Großeltern deportiert wurden. Sehr wahrscheinlich waren sie im selben Zug wie die Egers. Ihre Eltern wurden zusammen mit meiner Großmutter und meinem Großvater sofort nach ihrer Ankunft in die Gaskammern geschickt. Edith hat ihr Überleben und darüber hinaus ihre Überwindung der Schrecken, die sie ertragen musste, in ihrem Buch *In der Hölle tanzen: Wie ich Auschwitz überlebte und meine Freiheit fand* (englisch: *Choice)* beschrieben. Welche Wahl könnte sie mit dem Originaltitel ihres Buches meinen? Sicherlich nicht die Wahl, wann und wo sie geboren wurde, oder was mit den Menschen geschah, die ihr am nächsten standen. Vielmehr fand sie einen Weg, die einzige Handlungsmöglichkeit, die ihr zur Verfügung stand, nämlich ihre eigene Sichtweise und emotionale Haltung gegenüber der Vergangenheit, die sie nicht verändern konnte, auszuüben. In ihrem Buch erklärt sie, wie sie Hitler Jahrzehnte später verziehen hat. Das geschah auf dem Berghof in den bayerischen Alpen, Hitlers Aufenthaltsort ab 1933. »Es ist zu einfach, aus unserem Schmerz, aus unserer Vergangenheit ein Gefängnis zu machen«, schreibt sie. »Also stand ich auf dem Gelände von Hitlers ehemaligem Wohnhaus und vergab ihm. Das hatte nichts mit Hitler zu tun. Es war etwas, das ich für mich tat. Ich ließ los. Ich ließ den Teil meines Selbst los, der die meiste Zeit meines Lebens damit verbracht hatte, geistige und emotionale Energie aufzubringen, um Hitler in Ketten zu halten. Solange ich an dieser Wut festhielt, war ich selbst mit ihm in Ketten, gefangen in der zerstörerischen Vergangenheit, gefangen in meinem Kummer. Vergeben heißt trauern – um das, was geschehen ist und um das, was nicht geschehen ist – und das Bedürfnis nach einer anderen Vergangenheit aufgeben. Das Leben so zu akzeptieren, wie es war und wie es ist.«[6] Man könnte sagen, dass sie sich für ihre Vergangenheit »entschieden« hat – nicht in dem Sinne, dass sie sie mochte oder billigte, sondern indem sie sie einfach sein ließ. »Ich meine natürlich nicht«, fügt Edith hinzu, »dass es akzeptabel ist, dass Hitler sechs Millionen Menschen ermorden ließ. Ich erkenne an, dass es geschehen ist. Aber ich will nicht, dass diese Tatsache das Leben zerstört, an das ich mich geklammert und für das ich gegen alle Widerstände gekämpft habe.«

Als Bessel mir riet, Auschwitz loszulassen, meinte er damit genau das: dass ich weder an dem Schmerz und Groll der Vergangenheit noch an den Überzeugungen weiter festhalten muss, die ich in einer Zeit entwickelt hatte, in der ich es nicht hätte besser wissen können. Darin liegt eine Freiheit, die es wert ist, danach zu suchen.

Als ich 2019 wieder mit Edith Eger sprach, war sie gerade dabei, *Das Geschenk*, ihr zweites Buch mit heilsamen Lebensweisheiten, fertigzustellen. Ich war gerührt, denn ich wusste, dass ich vermutlich nie wieder jemandem begegnen würde, der so eng mit der Geschichte meiner eigenen Anfänge verbunden ist. »Edie«, sagte ich, »ich bin immer noch nicht über all das hinweg. Und nun bin ich hier, sechsundsiebzig Jahre später.« Sie lachte freundlich. »Gabor, vielleicht wirst du das nie sein. Das musst du auch nicht. Du musst dir nur erlauben, damit zu leben.« Edith erinnerte mich daran, dass ich nichts ändern musste – nur die Art und Weise, wie ich meine Geschichte in meinem Bewusstsein verankerte.

Wir müssen nicht perfekt sein, heilige Barmherzigkeit zeigen oder irgendein emotionales oder spirituelles Level erreichen, bevor wir davon sprechen können, auf dem Weg der Heilung zu sein. Alles, was wir brauchen, ist die Bereitschaft, an dem Prozess teilzunehmen, der sich in uns entfalten will, damit Heilung auf natürliche Weise geschehen kann.

Jeder kann unabhängig von seiner Vorgeschichte beginnen, die Zeichen der Ganzheit wahrzunehmen, sei es in Form eines Schreis oder eines Flüsterns, und sich entschließen, sich in ihre Richtung zu bewegen. Mit dem Herzen als Wegweiser und dem Geist als bereitwilligem und neugierigem Partner folgen wir dem Weg, der mit diesem Ruf am meisten in Einklang steht.

Kapitel 26

# Vier Heilungsprinzipien und fünf Formen des Mitgefühls

> *»Alles Lebendige hält sich daran, alles in der Natur wächst und wehrt sich nach seiner Art und ist ein Eigenes aus sich heraus, versucht es um jeden Preis zu sein und gegen allen Widerstand.«*
>
> Rainer Maria Rilke, Briefe an einen jungen Dichter

Niemand kann den Heilungsverlauf eines anderen planen, denn so funktioniert Heilung nicht. Es gibt keinen Wegweiser dafür, denn jeder muss seinen eigenen, individuellen Weg gehen. Wir können jedoch das Gebiet skizzieren, es beschreiben, uns damit vertraut machen und uns auf die Herausforderungen vorbereiten. Außerdem können wir lernen, welche Naturgesetze die Heilung zu steuern scheinen, insbesondere welche unserer Einstellungen und Eigenschaften sie weckt und worauf sie reagiert. Wie bei einer natürlichen Geburt kann Heilung nicht erzwungen oder beschleunigt werden, aber man kann sie durchaus unterstützen. Die Dichterin und Musikerin Jewel drückt es so aus: »Man kann die Natur nicht erzwingen, man kann sie nur nähren.« Das sei ihre persönliche Erfahrung mit Heilung gewesen, erzählte sie mir in einem Interview.

Die folgenden vier Prinzipien der Heilung sind keine Anleitungen oder starren Gebote, vielmehr haben sie sich für viele Menschen als nützliche Wegweiser erwiesen. Ich habe sie ursprünglich für mein Buch *Wenn der Körper nein sagt* entwickelt und sie seitdem angepasst, indem ich sie von sieben auf vier reduziert habe. (In einem späteren Kapitel werde ich zwei weitere Prinzipien vorschlagen, die die individuelle und soziale Heilung in Einklang bringen; dabei wird Gerechtigkeit ein zentraler Punkt sein.) Jedes dieser Prinzipien steht für eine gesunde Eigenschaft. Sie entsprechen alle einem menschlichen Bedürfnis, das oft schon früh im Leben durch emotional oder physisch ungünstige Bedingungen verkümmert oder in die Versenkung gezwungen wurde. Oder es konnte – in unserer Kultur der Verworrenheit und Verdrängung – einfach durch die Umgebung nicht in seiner Entwicklung unterstützt werden. Ein wesentlicher Aspekt der Heilung besteht darin, jede dieser Qualitäten in unserem Leben wieder willkommen zu heißen und uns von ihnen leiten zu lassen.

## 1. Authentizität

Um es offen zu sagen: Authentizität ist eine Qualität, die in unserer Kultur eher vermarktet als gelebt wird. Sogar Coca-Cola wird als »das Original« verkauft. Wir sind umgeben vom grassierenden Phänomen der Ersatz-Authentizität: Jemand spielt dem Publikum oder der Kamera »Echtheit« vor, kann damit aber nicht wirklich überzeugen; vielleicht stimmen die Worte nicht mit dem Ton überein, oder es gibt zu viel Abweichung und Prahlerei bei der Präsentation.

Authentizität ist schwer dingfest zu machen. Es gibt zwar Synonyme wie »Echtheit«, »Glaubwürdigkeit«, »Originalität« usw., aber die Authentizität selbst entzieht sich jeglicher präzisen Definition, die ihr Wesen vollständig erfassen könnte. Wie ihr natürlicher Verwandter, die Liebe, ist Authentizität kein Konzept. Sie ist etwas Gelebtes, Erfahrenes, in das man eintaucht. Meist wird sie einem bewusst, wenn sie da ist. Haben Sie jemals versucht, jemandem rein rational zu erklären, was Liebe ist? Genauso verhält es sich mit der Authentizität.

Das Streben nach Authentizität birgt viele Fallstricke. Zunächst gibt es den Zwiespalt, dass Authentizität nicht angestrebt, sondern nur verkörpert werden kann. So ist das Streben nach einem idealisierten Selbstbild unvereinbar mit der Authentizität, die einem innewohnt. Wir müssen uns zunächst selbst voll und ganz akzeptieren, wie Anita Moorjani feststellte, als sie an einer tödlichen Krankheit litt (siehe Kapitel 7). »Selbst die geringste Zurückhaltung eines Gegenübers …, wenn ich zum Beispiel jemanden geringfügig verärgert hatte – hätte mich *früher* umgeworfen«, sagte sie mir. »Heute habe ich keine Angst mehr davor, nicht gemocht zu werden oder jemanden zu enttäuschen. Ich habe keine Angst vor dem, was ich früher für meine negativen Eigenschaften gehalten habe. Ich habe erkannt, dass sie nur die andere Seite meiner Persönlichkeit sind.«

Der Authentizität kann man sich am unmittelbarsten nähern, wenn man merkt, dass sie nicht vorhanden ist. Man kann sich dann mit Neugier und leichter Skepsis den einschränkenden Selbstüberzeugungen zuwenden, die dazu geführt haben oder ihr einfach im Weg stehen.

Der Mangel an Authentizität macht sich durch Anspannung oder Angst, Gereiztheit oder Bedauern, Niedergeschlagenheit oder Müdigkeit bemerkbar. Wenn eine dieser Beeinträchtigungen auftaucht, können wir uns selbst befragen: Gibt es eine innere Führung, der ich mich widersetze, der ich widerstehe, die ich ignoriere oder die ich vermeide? Gibt es Wahrheiten, die ich aus Angst, meine Sicherheit oder Zugehörigkeit zu verlieren, nicht ausspreche oder nicht einmal in Betracht ziehe? Habe ich kürzlich bei einer Begegnung mit anderen mich selbst, meine Bedürfnisse und meine Werte auf irgendeine Weise preisgegeben? Welche Ängste, Rechtfertigungen oder gewohnten Muster haben mich davon abgehalten, ich selbst zu sein? Kenne ich meine eigenen Werte überhaupt?

»Autsch, das tut weh«, »Eigentlich habe ich nicht wirklich gemeint, was ich gerade gesagt habe«, oder »Ich habe wirklich Angst, in dieser Situation ich selbst zu sein«: Wenn die Fähigkeit wächst, sich diese

Dinge selbst einzugestehen, ist das der Impuls, die Authentizität zu stärken. Wenn wir solche Situationen oft genug wahrnehmen, tauchen allmählich echte Wahlmöglichkeiten auf, *bevor* wir unsere wahren Wünsche und Bedürfnisse verraten. Während wir diese Empfindung früher erst im Nachhinein bemerkten, sind wir jetzt vielleicht in der Lage, im jeweiligen Moment innezuhalten und uns zu sagen: »Hm, ich merke, dass ich im Begriff bin, dieses Gefühl oder diesen Gedanken zu unterdrücken – ist es das, was ich tun will? Gibt es eine andere Möglichkeit?« Das Auftauchen neuer Wahlmöglichkeiten anstelle alter, vorprogrammierter Dynamiken ist ein sicheres Zeichen dafür, dass unser authentisches Selbst wieder online geht.

## 2. Handlungsmacht

Handlungsmacht ist die Fähigkeit, aus freien Stücken die Verantwortung für die eigene Existenz zu übernehmen und bei allen wesentlichen Entscheidungen, die unser Leben betreffen, so weit wie möglich »reaktionsfähig« zu sein. Seiner Handlungsmacht beraubt zu sein, ist eine Quelle von Stress. Ein solcher Verlust kann durch soziale oder politische Umstände entstehen: Armut, Ungerechtigkeit, Ausgrenzung oder wenn die Welt, die uns umgibt, scheinbar zusammenbricht. Im Krankheitsfall ist der Verlust oft auf innere Zwänge zurückzuführen.

Es hat eine stark heilende Wirkung, wenn wir unsere Handlungsmacht ausüben. Die Psychologin Kelly Turner hat viele Fälle von sogenannter Spontanremission untersucht, bei denen eine bösartige Erkrankung im Endstadium diagnostiziert worden war. »Da ich als Beraterin in verschiedenen Krankenhäusern und Arztpraxen gearbeitet habe«, berichtet sie, »weiß ich aus erster Hand, dass Patienten, die zuhören und Anweisungen befolgen, als ›gute‹ Patienten gelten. Diejenigen gelten als ›lästig‹, die viele Fragen stellen, ihre eigenen Nachforschungen anstellen oder – was am schlimmsten ist – die Anordnungen ihrer Ärzte infrage stellen.«[7] Doch gerade letztere, also die, die Wege finden, ihre Heilung selbst in die Hand zu nehmen, sind diejenigen, denen es auf lange Sicht besser geht, so ihre Erfahrung. Im Nachhinein, so Dr. Turner, wünschten sich alle, die durch eine radikale Remission überlebt hatten, sie hätten viel früher begonnen, ihr Schicksal aktiv zu gestalten, anstatt sich als willfährige Patienten in die Hände von Ärzten zu begeben.

Wie im Falle der Authentizität verkauft der Kapitalismus eine Version vermeintlicher Handlungsmacht durch Mantras, die die eigene Macht beschwören: »Mach das Beste aus dir« und »Mach es so, wie du es willst« usw. Individuelle Entscheidungen werden zu einer Marke, ohne dass auf den Kontext geachtet wird, in dem diese Entscheidungen getroffen werden. Oft ist die Freiheit, für die geworben wird, die zweifelhafte Freiheit, sich für dieses oder jenes identitätsstiftende Produkt oder diese oder jene Dienstleistung zu entscheiden, die uns nicht befriedigen kann und wird. Handlungsmacht bedeutet auch nicht, eine Art künstlicher Allmacht oder ultimativer Herrschaft über alle Ereignisse und Umstände zu haben. Das Leben ist so viel größer als wir Individuen, und wir bringen unsere eigene Heilung nicht voran, indem wir so tun, als hätten wir Kontrolle, wo wir sie nicht haben.

Handlungsmacht bedeutet, dass wir eine gewisse Wahl haben, wer wir sind und wie wir im Leben »sein« wollen, mit welchen Aspekten unseres Selbst wir uns identifizieren und auf welcher Basis wir handeln. Das fängt oft damit an, dass wir unsere Beziehung zu den Persönlichkeitsmerkmalen neu definieren, die wir so lange für identisch mit dem gehalten haben, was wir wirklich sind. Sie sind ursprünglich in uns entstanden, um uns zu schützen, engen uns jetzt aber ein. Es gibt keine Freiheit, wenn man »gut« sein muss, oder der Talentierteste oder Erfolgreichste, oder wenn man gefallen, unterhalten oder »interessant« sein muss. Es liegt auch keine Handlungsmacht vor, wenn wir auf die Forderungen anderer Menschen automatisch mit Widerstand reagieren: Eine reflexartige Reaktionsweise lässt keinen Raum für »Reaktionsfähigkeit« – oder das, was wir in unserem ersten Kapitel »Reaktionsflexibilität« genannt haben – also für eine Fähigkeit, die durch ein Trauma stark beeinträchtigt wird.

Handlungsmacht ist weder Haltung noch Affekt, weder blinde Akzeptanz noch Ablehnung von Autorität. Es ist das selbstverliehene Recht, Dinge frei und vollständig zu bewerten und auf der Grundlage eines authentischen Bauchgefühls zu entscheiden. Dabei beugt man sich weder den Erwartungen der Welt noch dem Diktat einer eigenen, tief verwurzelten Prägung.

### 3. Wut

Ich werde oft gefragt, was man unter »gesunder Wut« versteht. Folgendes ist es auf jeden Fall nicht: blinde Wut, Toben, Groll, Bosheit, Gehässigkeit oder Zorn. All diese Befindlichkeiten sind das Ergebnis einer ungesunden Ansammlung unausgesprochener oder nicht integrierter Emotionen, die durchlebt und nachempfunden werden müssen, anstatt ausgelebt zu werden. Sowohl unterdrückte als auch übersteigerte Wut sind toxisch.

Wut in ihrer natürlichen, gesunden Form ist eine Verteidigung der eigenen Grenzen. Sie ist eine Dynamik, die aktiviert wird, wenn wir eine Bedrohung für unser Leben oder unsere körperliche oder emotionale Integrität empfinden. Da unser Gehirn entsprechend verschaltet ist, können wir diese Reaktion kaum vermeiden: Dabei handelt es sich um das von Jaak Panksepp bezeichnete selbstschützende RAGE-System. Seine volle Funktionsfähigkeit ist ein grundsätzliches Merkmal unserer Ganzheit, das für das Überleben unerlässlich ist: Denken Sie an ein Tier, das sein Revier oder seine Jungen schützt. Die Annäherung an unsere Ganzheit beinhaltet oft, dass wir diese Emotion, die häufig verbannt wird, wieder in unser Repertoire an verfügbaren Gefühlen eingliedern. Das ist nicht dasselbe wie das Schüren von Ressentiments oder das Heraufbeschwören von Groll – ganz im Gegenteil. Gesunde Wut ist eine spontane Gefühlsreaktion, keine Bestie, die wir im Keller halten, indem wir sie mit Scham oder selbstrechtfertigenden Erklärungen füttern. Sie ist situationsbedingt und von begrenzter Dauer: Sie taucht auf, wenn sie gebraucht wird, erfüllt ihre Aufgabe, die Bedrohung abzuwehren, und klingt dann wieder ab. Sie wird weder zu einer Erfahrung, die man fürchtet und verabscheut, noch zu einem chronischen Ärgernis.

Tatsache ist – und daran müssen sich manche Menschen vielleicht bewusst erinnern –, dass es sich um ein berechtigtes, natürliches Gefühl handelt, das an sich niemandem schaden will. Wut hat in ihrer reinen Form keinen moralischen Gehalt. Sie ist weder richtig noch falsch – sie ist einfach *da*. Ihr einziger »Wunsch« ist ehrenwert: Integrität und Gleichgewicht zu wahren. Wenn sich die Wut in eine toxische Version ihrer selbst verwandelt, können wir uns mit den wenig hilfreichen Erklärungen und Interpretationen, den selbstgerechten oder selbstquälerischen Denkmustern auseinandersetzen. Sie schüren die Wut weiter, ohne die Emotion als solche zu entwerten. Wir können auch beobachten, wie unsere Unfähigkeit, Nein zu sagen, chronische Ressentiments hervorbringt. Sie machen uns anfällig für einen Zustand schädlicher Erregung.

Viele haben gelernt, ihre Wut so weit zu minimieren, dass sie nicht einmal mehr wissen, wie sie aussieht. In diesem Fall ist es am besten, sie nicht zu idealisieren oder zu übertreiben: Die Vorstellung von einem bombastischen Wutausbruch oder einem rechtschaffenen, mit Flüchen gespickten Monolog wird uns nicht helfen. Genau wie Authentizität ist auch echte Wut kein Verhalten. Die Kernbotschaft der Wut ist ein prägnantes und starkes Nein, das so kraftvoll ausgesprochen wird, wie der Moment es erfordert. Wo immer wir uns dabei ertappen, dass wir Situationen, die uns immer wieder belasten, tolerieren oder wegdiskutieren, wo wir darauf beharren, dass »es nicht so schlimm ist«, »ich damit umgehen kann« oder »ich kein Aufheben darum machen will«, bietet sich wahrscheinlich eine Gelegenheit zur Übung. Hier können wir der Wut etwas Raum geben. Selbst die offenen Eingeständnisse »Ich mag das nicht« oder »Ich will das nicht« können ein Schritt nach vorne sein.

Forschungsergebnisse deuten darauf hin, dass der Ausdruck von Wut die körperliche Gesundheit fördern kann. Das gilt zum Beispiel bei Menschen mit amyotropher Lateralsklerose (ALS) oder Fibromyalgie – zwei Erkrankungen, die die Schulmedizin ratlos machen. Wie wir aus Kapitel 2 wissen, werden ALS-Patientinnen und -Patienten von ihren Ärzten als außergewöhnlich nett wahrgenommen. In einer anderen ALS-Studie zeigte sich, dass sich der Zustand und die Lebensqualität der »angenehmsten« ALS-Patienten – d. h. derjenigen, die am wenigsten Wut in sich hatten – am schnellsten verschlechterten.[8] Das Gleiche gilt für die Fibromyalgie, die in vielen Studien mit einem Kindheitstrauma in Verbindung gebracht wird. Eine Studie, die 2010 im *European Journal of Pain* veröffentlicht wurde, kam zu dem Schluss, dass »Wut und eine allgemeine Tendenz, diese zu unterdrücken, verstärkte Schmerzen im Alltag von Fibromyalgie-Patientinnen prognostiziert. Psychologische Interventionen könnten sich auf den gesunden Ausdruck von Wut konzentrieren, um die Symptome der Fibromyalgie zu lindern.«[9]

Für die meisten stellt sich nicht die Frage, ob man wütend sein soll, sondern wie man auf gesunde Weise mit den Gefühlen umgehen kann, die mit den Gezeiten des Lebens auf- und abschwellen. Dazu gehört auch die Wut.

## 4. Akzeptanz

Akzeptanz beginnt damit, die Dinge so sein zu lassen, wie sie sind, wie auch immer sie sein mögen. Das hat nichts mit Gleichgültigkeit oder Resignation zu tun, obwohl sie sich manchmal als Akzeptanz ausgeben: Denken Sie an die achselzuckende Redewendung »Es ist, wie es ist« – ebenso kann sich sturer Egoismus den Anstrich von Authentizität geben. Akzeptanz ist vielmehr die stets zutreffende Erkenntnis, dass die Dinge *in diesem Moment* nicht anders sein können, als sie sind. Wir verzichten darauf, das Gegebene abzulehnen oder gutzuheißen. Statt uns gegen die Wahrheit zu wehren, sie zu verleugnen oder uns aus ihr herauszufantasieren, bemühen wir uns, einfach *präsent* zu sein. Auf diese Weise unterstützen wir eine angepasste Beziehung zum aktuellen, gegenwärtigen Moment.

Akzeptanz bedeutet auch anzuerkennen, wie schwierig es sein kann, zu akzeptieren. Es mag paradox erscheinen, aber wahre Akzeptanz schließt nichts aus und leugnet keinen Aspekt von dem, was ist; sie leugnet *nicht einmal unseren Impuls, abzulehnen, wie die Dinge sind*. Wut, Traurigkeit, Beklemmung, Widerstand, sogar Hass – in einer Haltung der Akzeptanz haben all diese Gefühle Platz, um zu Wort zu kommen. Manchmal beginnt die Akzeptanz unserer selbst damit, dass wir uns eingestehen, dass wir nicht wissen, was wir fühlen, oder dass wir gemischte Gefühle haben. Die Ablehnung *irgendeines* Teils unserer Erfahrungen ist eine unnatürliche Selbstablehnung. Für viele fühlt sie sich dennoch normal an. Haben Sie schwerwiegende Fehler gemacht? Fühlen Sie sich voller Hass, Groll oder Verwirrung? Auch diese Gefühle sind Kandidaten für Akzeptanz, denn hinter ihnen verbirgt sich immer Schmerz. Tatsächlich können Hass, Groll und sogar chaotische Gefühle Versuche der Psyche sein, Schmerz oder Traurigkeit *nicht* zu empfinden. Häufig folgt eine gesunde Trauer – das Juwel, das so oft in versteinertem Kummer verborgen ist –, wenn wir akzeptiert haben, wie die Dinge sind und waren. Auch dieses Gefühl kann schwer zu akzeptieren sein. Aber wenn wir die Energie der Trauer, die durch uns strömen will, abwehren, stauen wir sie nur auf. Wie Gordon Neufeld es ausdrückt: »Wir werden in einem Meer von Tränen gerettet werden.«

Wir müssen zwischen *Akzeptieren* und *Tolerieren* unterscheiden. Etwas anzunehmen ist etwas anderes, als etwas hinzunehmen. Beides hat nur wenig miteinander zu tun. Akzeptanz ist vitalisierend, weil sie Raum für die anderen drei Prinzipien schafft: Sie lässt *Wut* zu, wenn sie vorhanden ist, stärkt unseren Sinn für unsere *Handlungsmacht* und schafft Raum für unsere *authentische* Erfahrung. Das Unerträgliche zu tolerieren, lässt uns abstumpfen. Wenn man sich zum Beispiel trostlos mit Zuständen wie Missbrauch oder Vernachlässigung abfindet, bedeutet das, dass man wichtige Teile seines Selbst *ablehnt*: die eigenen Bedürfnisse und Werte, die respektiert werden müssen, die Integrität, die geschützt werden muss. Das ist weit entfernt von echter Akzeptanz.

Darlene, eine 38-jährige Familientherapeutin aus San Jose, Kalifornien, sah erst, als sie an einer Autoimmunerkrankung litt, ein, dass die Umstände ihrer Ehe unerträglich waren. Aufgrund ihrer fundamentalistischen christlichen Erziehung hatte sie wirklich geglaubt, es sei ihre gottgegebene Pflicht, das Elend zu »akzeptieren« – im Sinne von: zu ertragen –, das die traumatischen Prägungen ihres Mannes über sie gebracht hatten. »Als mir der Zusammenhang zwischen meinem Stress und meiner Krankheit klar wurde«, erzählte sie, »habe ich irgendwann gesagt: ›Heilige Scheiße – ich befinde mich in dieser Gottlobpreisenden Märtyrerrolle, die mich in dieser missbräuchlichen Ehe hält, und es gibt einfach keinen Ausweg: Das wird mich umbringen!‹«

Das Gleiche gilt im gesellschaftlichen Kontext für Ungerechtigkeit oder Unterdrückung. Als Tatsache zu akzeptieren, dass das, was gegenwärtig geschieht, geschieht, bedeutet nicht, zuzugeben, dass es geschehen *sollte*. Wenn wir uns mit Rassismus, Armut oder anderen gesellschaftlichen Missständen auseinandersetzen, müssen wir zunächst einmal anerkennen, dass sie in unserer Kultur Realität sind. Sie gehören zum Alltag. Sie existieren, und wir müssen unseren Schmerz und unseren Kummer darüber anerkennen. Nun können wir uns fragen, wie wir wirksam daran arbeiten können, nicht nur ihre Ausdrucksformen, sondern auch ihre Ursachen zu beseitigen. Wir können uns der gesunden Wut, der Handlungsmacht und der Autonomie im Handeln zuwenden.

## Die fünf Formen des Mitgefühls

Der renommierte Neurochirurg James Doty[10] leitet ein Zentrum an der Stanford University, das sich der Forschung und Lehre zu den Themen Mitgefühl und Altruismus widmet. »Es gibt eine Gruppe von Menschen, die glauben, dass Mitgefühl ein untergeordnetes Thema ist, dass nicht lohnt, wissenschaftlich untersucht zu werden«, erklärte er bei einer öffentlichen Diskussion, die wir in einem kalifornischen Retreat-Zentrum führten.[11] »Ich versichere Ihnen jedoch, dass die wissenschaftlichen Erkenntnisse, die wir heute haben, belegen, dass die bekannten Praktiken der Achtsamkeit, des Selbstmitgefühls und des Mitgefühls für andere zu den wirksamsten gehören, um Ihre Physiologie zu verändern. Sie verbessern Ihre eigene seelische und körperliche Gesundheit sowie Ihre Lebenserwartung.« Mitgefühl, sowohl als Balsam als auch als Erlösung, ist nicht auf das Individuum beschränkt. Wenn wir von einer gesünderen, weniger zerrissenen Welt träumen wollen, müssen wir uns die Heilkraft des Mitgefühls zunutze machen und es stärken.

In der Arbeit mit meinen Klientinnen und Klienten sowie bei der Ausbildung von Tausenden von Therapeuten habe ich fünf Ebenen des Mitgefühls unterschieden. Sie bauen aufeinander auf und verstärken sich gegenseitig, ohne hierarchisch zu sein. Gemeinsam ermutigen und leiten sie uns auf dem Weg zur Ganzheit, sie geben uns Orientierung. Wie der Dramatiker (und Arzt) Anton Tschechow schrieb: »Es ist das Mitgefühl, das uns jenseits der Gefühllosigkeit zur Heilung führt.«

### 1. Normales menschliches Mitgefühl

Das englische Wort »compassion« für »Mitgefühl« leitet sich vom Lateinischen »compatio« ab (com – mit, patiare – leiden) und beinhaltet die Bedeutung Mitleiden«. Unabhängig davon, ob wir den Schmerz eines anderen so lebhaft erfahren oder nicht, bedeutet Mitgefühl zunächst einmal die Fähigkeit, *am Leid teilzuhaben*. Es bedeutet auch, dass man sich *berührt* fühlt, wenn man mitbekommt, dass jemand leidet; das Leid wird nicht als neutrale Tatsache wahrgenommen.

Zwischenmenschliche Anteilnahme beinhaltet notwendigerweise Empathie, also die Fähigkeit, die Gefühle eines anderen zu verstehen und nachzuempfinden. Unsere Erfahrung damit kann schwanken – je nachdem, wen wir betrachten, und sogar je nachdem, wie wir uns in einem bestimmten Moment fühlen. Natürlich kann sich das Mitgefühl abnutzen oder erschöpfen, wie jeder bestätigen kann, der schon einmal im Zusammenhang mit seinem Beruf »Mitgefühlsmüdigkeit« erlebt hat. Bei den meisten erholt es sich wieder, sobald die nötige Ruhe und Erholung gewährleistet sind. Fehlendes Mitgefühl ist bei jedem Menschen, besonders deutlich bei Soziopathen und Psychopathen, ein Zeichen für eine verwundete Seele. Oder in A. H. Almaas' Worten für »die Unterdrückung von Schmerz«. Wenn wir eine solche Empathielücke bei uns selbst bemerken, könnten wir uns anstelle einer Selbstverurteilung – die selbst Ausdruck eines Mangels an Mitgefühl ist – fragen, welchen Schmerz *wir* noch nicht vollständig gefühlt und verarbeitet haben. Wir können viel über unsere eigene emotionale Verletzungsgeschichte lernen, indem wir uns selbst beobachten: In welchen Situationen und gegenüber wem neigt unser Herz, das von Natur aus offen und weich ist, dazu, sich zu verhärten und zu verschließen?

Mitgefühl ist nicht dasselbe wie Mitleid, das in gewisser Weise immer eine bereits bestehende Geschichte über einen selbst oder einen anderen mit einbezieht. Während Mitgefühl die beste Sozialpolitik steuert, stärkt Mitleid niemanden. Um Mitleid mit Ihnen zu haben, muss ich uns erst einmal in ungleiche Rollen versetzen und von einem imaginären Hochsitz aus auf Ihr Unglück herabblicken. Selbst wenn es tatsächlich ein Machtgefälle zwischen uns gäbe – sagen wir, eines, das aus einer Ethnien- oder Wirtschaftshierarchie resultiert –, täten wir uns keinen Gefallen, wenn wir es als permanente, wesentliche, uns betreffende Tatsache betrachten würden. Selbstmitgefühl, das ebenso notwendig ist, hat auch eine ungesunde Entsprechung: »In Selbstmitleid schwelgen« bedeutet die bequeme, aber morastige Falle, sich ständig selbst zu bemitleiden. Selbstmitleid ist eine Art Trost, wenn man sich selbst als eine unglückliche, vom Schicksal gebeutelte Figur betrachtet. Es untergräbt die Heilung, indem es die Geschichten verstärkt, die uns in einer Welt des Schmerzes gefangen halten, und indem es uns davon abhält, Verantwortung für unsere eigene Sichtweise zu übernehmen. Selbstmitgefühl hingegen wehrt sich nicht dagegen, wie die Dinge sind, noch verpackt es den Schmerz in Schichten verschleiernder Rechtfertigung; es sagt einfach: »Ich bin verletzt.«

**2. Mitgefühl durch Interesse und Verständnis**

Die zweite Form des Mitgefühls geht vom Grundsatz aus, dass alles aus einem bestimmten Grund existiert und dass dieser Grund wichtig ist. Wir fragen, ohne zu urteilen, warum eine Person oder eine Gruppe – jegliche Person oder Gruppe – so ist, wie sie ist, und sich so verhält, wie sie es tut. Auch oder gerade dann, wenn wir darüber verärgert oder verwirrt sind. Wir könnten es auch das »Mitgefühl im Kontext« nennen. Wie aufrichtig unser Wunsch auch sein mag, uns selbst oder jemand anderem zu helfen – wir können es nicht tun, ohne uns das erfahrene Leid, einschließlich dessen Ursache, so gut wie möglich anzusehen. Es reicht zum Beispiel nicht aus, Mitleid mit Menschen zu haben, die in den Klauen der Sucht gefangen sind, ohne zu verstehen, welchem Schmerz in ihrem Leben sie dadurch zu entkommen versuchen und wie diese Verletzung entstanden ist. Ohne einen klaren Blick auf den Kontext bleibt man bestenfalls bei tatenlosen guten Wünschen und gut gemeinten, aber letztlich wirkungslosen Interventionen. Wir erleben diese Einschränkung in den bedauerlicherweise unzureichenden Ansätzen der Suchtbehandlung, die derzeit im Trend sind.

Die Bereitschaft, nach dem Warum zu fragen, bevor man sich auf das Wie stürzt, zeugt von mitfühlendem Interesse und Verstehenwollen. Diese Haltung ist bei jedem Fall chronischen Leidens, sei es im persönlichen oder sozialen Bereich, erforderlich. Trotzdem kann sie in der Praxis eine Herausforderung sein. In der heutigen Gesellschaft greifen wir oft zu einfachen Erklärungen, schnellen Urteilen und reflexartigen Lösungen. Mit klarem Blick nach den systemischen Wurzeln zu suchen, warum die Dinge so sind, wie sie sind, erfordert Geduld, Interesse und Ausdauer.

Der in Kapitel 15 zitierte Métis-Akademiker Jesse Thistle hat einen fesselnden Bericht über seine Kindheit und Jugend, seinen Absturz in die Sucht und Kriminalität und seine letztendliche Genesung verfasst. Ein Buch, das von genau dieser Art von tiefgreifendem Mitgefühl geprägt ist. »Ich habe *From the Ashes* vor allem deswegen geschrieben«, erzählte mir Jesse, »damit die Menschen miterleben können, was mir und meinen Brüdern in unserer Familie widerfahren ist … In gewisser Weise habe ich versucht, meine Familie zu rehabilitieren und den Menschen verständlich zu machen. Mit der Geschichte meines Volkes trage ich also dazu bei, Teil des Ganzen zu werden. Nicht nur daran zu erinnern, wie ein Andenken. Ich versuche, diese Geschichte, die vom Staat vernichtet und vergessen wurde, wieder zusammenzusetzen.« Indem er die Ereignisse seines eigenen Lebens aufgezeichnet hat, fordert Thistle zusammen mit anderen Schriftstellerinnen und Schriftstellern, Künstlerinnen und Künstlern der kanadischen Ureinwohner Mitgefühl für den Kontext seiner Familie und seines Volkes. Sie sollen in den Augen der Welt und in den eigenen Augen wieder existieren und wahrgenommen werden.

### 3. Mitgefühl durch Erkenntnis

Erinnern Sie sich an Bruce aus Kapitel 15? Den Gefäßchirurgen aus Oregon, der in seinem Krankenhaus verhaftet wurde, weil er Rezepte für Medikamente gefälscht hatte, um seine Opiatabhängigkeit zu befriedigen? Er betrachtet diese Erfahrung, so demütigend sie auch war, mit Dankbarkeit: Sie hat ihn wachgerüttelt und sein Leben verändert.

»Wenn es mir nicht so ergangen wäre«, berichtete er mir, »hätte ich meinen Weg als technisch versierter, aber emotional zurückgebliebener Mensch munter fortgesetzt. So geht es typischerweise vielen in der Chirurgie.« Anstelle seiner alten »selbstbezogenen« Art des Umgangs mit anderen beschreibt Bruce »eine neue Haltung«. Sie ist dadurch gekennzeichnet, dass er sich selbst in anderen sieht: »[Ich bin in der Lage, zu sagen]: ›Ich bin ein Mensch, der Probleme hat, der gekämpft hat. Du gehörst vielleicht in die gleiche Kategorie. Lass uns schauen, wie wir dieses Problem gemeinsam lösen können.‹« Bruce verkörpert das, was ich das *Mitgefühl durch Erkenntnis* nenne. Es ermöglicht uns, wahrzunehmen und zu schätzen, dass wir alle im selben Boot sitzen. Wir werden von ähnlichen Schwierigkeiten und Widersprüchen geplagt. Solange wir unsere Gemeinsamkeiten nicht erkennen, verursachen wir mehr Leid für uns selbst und für andere: für uns selbst, weil wir unsere Distanz zu unserer Menschlichkeit vergrößern und uns in physiologisch angespannten Zuständen verfangen, weil wir urteilen und Widerstand leisten; für andere, weil wir bei ihnen Scham auslösen und ihre Isolation vorantreiben. Wenn Sie sich nicht sicher sind, was ich meine: Überprüfen Sie das nächste Mal, wenn Sie ein erbittertes Urteil über jemanden fällen, Ihre körperliche Verfassung: die Empfindungen in Ihrer Brust, Ihrem Bauch, Ihrer Kehle. Fühlt es sich angenehm an? Unwahrscheinlich. Und es ist auch nicht gesund für Sie.

Die Lektion lautet nicht, dass Sie nicht urteilen sollen. Das tun nicht Sie, sondern Ihr Verstand macht es automatisch. Wenn Sie sich selbst dafür verurteilen, dass Sie urteilen, halten Sie das »wheel of shame« am Laufen. Die Chance besteht darin, Ihren urteilenden Verstand und Ihren Körperzustand mit mitfühlendem Interesse zu erforschen. Heilung entsteht, wenn wir in der Lage sind, diese verletzende Welt als Spiegel für unseren eigenen Schmerz zu betrachten und anderen zu erlauben, sich selbst in uns wiederzufinden. Denn das Erkennen ebnet den Weg für eine Wiederanbindung.

### 4. Mitgefühl angesichts der Wahrheit

Wir glauben vielleicht, dass es ein Akt der Güte ist, Menschen vor dem Empfinden von Schmerz zu bewahren. Das ist auch richtig, wenn es sich um Schmerzen handelt, die unnötig und vermeidbar sind. Aber es hat nichts mit Mitgefühl zu tun, wenn man Menschen vor den unvermeidlichen Verletzungen, Enttäuschungen und Rückschlägen schützt, die das Leben jedem von Kindheit an zufügt. Ein solches Anliegen ist nicht nur zwecklos, sondern kontraproduktiv. Vielleicht ist es sogar unauthentisch, denn der scheinbar altruistische Impuls entspringt unserem Unbehagen an unserer eigenen Verletzlichkeit.

Was auch immer unsere Absichten sind, wir tun niemandem einen Gefallen, wenn wir uns vor seinem Schmerz fürchten oder uns an seiner Verdrängung beteiligen. Wenn Menschen daran arbeiten, ihre Traumata zu heilen, wird unweigerlich Schmerz entstehen. Um dem Schmerz zu entgehen, verleugnen viele ihre Gefühle. Sie unterdrücken, verdrängen und rationalisieren sie, rechtfertigen und vernebeln die Erinnerung und dissoziieren sich in unterschiedlichem Maße davon. Wenn wir uns all diese Methoden bewusst machen, mit denen wir uns selbst betäubt haben, wird der Schmerz unweigerlich auftauchen – tatsächlich hat er schon lange darauf gewartet. Die Angst vor diesen verbannten Anteilen ist selbstverständlich ganz natürlich. »Wenn man ein Leben lang vor seinen Emotionen weggelaufen ist«, schreibt Helen Knott, »scheint es, als würden sie dich zusammenschlagen und dich verkrüppelt in einer Gasse zurücklassen, sobald sie dich einholen.«[12] Das muss nicht sein. Das Mitgefühl erkennt angesichts der Wahrheit, dass der Schmerz nicht der Feind ist. Tatsächlich ist der Schmerz von Natur aus mitfühlend. Er versucht, uns darauf aufmerksam zu machen, was nicht in Ordnung ist. Bei der Heilung geht es in gewissem Sinne darum, die Vorstellung abzulegen, dass wir uns vor unserem eigenen Schmerz schützen müssen. In dieser Hinsicht ist das Mitgefühl ein Tor zu einer anderen wesentlichen Eigenschaft: dem Mut.

Das Mitgefühl weiß angesichts der Wahrheit auch, dass sie kurzfristig zu weiterem Schmerz führen kann. Darlene, die Familientherapeutin aus San Jose, erfuhr das, als sie ihre dysfunktionale Ehe verließ. »Die Community meiner Kindheit hat kein Verständnis für mich, kann meine Perspektive nicht einnehmen, kapiert es nicht«, sagte sie. »Es bricht mir das Herz, weil ich geliebt und mit ihnen verbunden sein möchte. Aber ich vermute, dass sie nie in der Lage sein werden, meine Seite zu sehen oder sich mit mir zu verbinden.« Dass manche Bindungen die Entscheidung für Authentizität nicht überleben, ist eine der quälendsten Erkenntnisse, zu denen man kommen kann; und doch liegt in diesem Schmerz die Freiheit. Er kehrt die tragischen, zwingenden Entscheidungen um, die wir zu Beginn unseres Lebens in die entgegengesetzte Richtung treffen mussten, und rehabilitiert sie. »Es ist eine Reise, auf der man aufhört, den Leuten zu gefallen, und sich nicht darum kümmert, was die Leute denken«, erklärte Darlene mir. »Es gibt natürlich Zeiten, in denen ich denke: ›Ich will die Anerkennung dieser Person.‹ Ich kann nicht sagen, dass ich angekommen bin, aber es ist wie beim Häuten einer Zwiebel: Ich habe viele Schichten gelöst und mehr und mehr Freiheit in meiner Authentizität gewonnen. Ich musste mir meine eigenen Kreise suchen, in denen ich wahrgenommen und verstanden werde. Es war ein schmerzhafter Prozess, aber ich weiß, dass es das Richtige ist.«

Wahrheit und Mitgefühl müssen wechselseitig wirksame Partner sein. Wir sind nicht mitfühlend, wenn wir jemandem unliebsame Wahrheiten in den Schoß legen, vielleicht mit der Begründung: »Ich bin doch nur ehrlich!« »Nur wenn Mitgefühl vorhanden ist«, schreibt A. H. Almaas, »erlauben sich die Menschen, die Wahrheit zu sehen.« Und ohne Sicherheit kann die Wahrheit ihre heilende Wirkung nicht entfalten.

### 5. Mitgefühl für das Mögliche

In jedem von uns steckt mehr als die geprägte Persönlichkeit, die wir der Welt präsentieren, mehr als die unterdrückten oder unkontrollierten Emotionen, die wir ausleben, und die Verhaltensweisen, die wir an den Tag legen. Das zu verstehen, ermöglicht das, was ich das *Mitgefühl für das Mögliche* nenne. Ich meine damit nicht das Mögliche im hypothetischen, in der Zukunft liegenden Sinne, wie »vielleicht eines Tages«. Ich meine eine gegenwärtige, lebendige, immer verfügbare inhärente Qualität. Das Mögliche ist mit vielen der größten Gaben der Menschheit verbunden: Staunen, Ehrfurcht, Rätselhaftigkeit und Vorstellungskraft – die Qualitäten, die es uns ermöglichen, mit dem verbunden zu bleiben, was wir nicht unbedingt beweisen können. Es liegt an uns, diese Verbindung zu pflegen, denn unsere Alltagswelt wird uns nicht immer ermutigende Beweise liefern. Dieser tiefste Aspekt des Mitgefühls erkennt an, dass das scheinbar Unmögliche nur so *erscheint* und dass das, was wir am meisten brauchen und ersehnen, jeden Moment Wirklichkeit werden kann.

Offen für Mögliches zu bleiben, erfordert keine sofortigen Ergebnisse. Es bedeutet, zu wissen, dass in uns allen – im positivsten Sinne – mehr steckt, als es den Anschein hat. Das Gleiche gilt für das, was in uns oder in anderen am augenscheinlichsten, solidesten oder unlösbarsten erscheint. In einer berühmten Geschichte sah Buddha in einem berüchtigten Kriminellen, der ihn in mörderischer Absicht ansprach, das universelle Potenzial für das humane Selbst zum Vorschein kommen; der Mann wurde sein demütigster und sanftester Anhänger.

»Um Herr unserer selbst zu werden, brauchen wir ein gewisses Vertrauen, eine Hoffnung auf den Sieg«, schrieb der katholische Mystiker Thomas Merton. »Und um diese Hoffnung am Leben zu erhalten, brauchen wir gewöhnlich einen Vorgeschmack auf diesen Sieg.«[13] Das Mitgefühl für das Mögliche, würde ich sagen, ist eine Tür: Wir halten sie offen, um diesen Sieg kommen zu sehen. Wenn wir uns selbst oder einander nicht mit den oberflächlich betrachtet »guten« oder »schlechten« Persönlichkeitsmerkmalen und Verhaltensweisen verwechseln würden, wenn wir in jedem Menschen das Potenzial für Ganzheitlichkeit spüren könnten, das niemals verloren gehen kann, wäre das für uns alle ein Sieg, der es wert wäre, ausgekostet zu werden.

# Kapitel 27
# Ein schreckliches Geschenk
## Krankheit als Lehrmeisterin

*»Den Brustkrebs zu überleben, bedeutete für mich, neu zu definieren, wer und wie ich bin … Bis zu dem Zeitpunkt hatte ich mein ganzes Leben damit verbracht, mich um alle anderen um mich herum zu kümmern. Von da an begann ich, mich selbst an die erste Stelle zu setzen. Es hatte Stimmen in meinem Hinterkopf gegeben, die mir sagten, dass alles, was ich tat, nicht gut genug war. Jetzt habe ich sie endlich zum Schweigen gebracht.«*

Sheryl Crow[14]

»Mittlerweile führe ich wunderschöne Gespräche mit meiner rheumatoiden Arthritis – sie bringen mich zum Weinen«, berichtete uns die 42-jährige Julia in Kapitel 5. Auf den ersten Blick ist das eine seltsame und unglaubwürdige Aussage. Wäre es nicht natürlicher, eine potenziell zur Lähmung führende Krankheit als eine schreckliche Bedrohung anzusehen, die es zu meiden, zu unterdrücken oder zu bekämpfen gilt? Nicht als einen intimen, lebensbejahenden Begleiter? Und doch fand Julia einen Nutzen und Sinn in ihrer Begegnung mit der Krankheit – wie in den Geschichten, die ich in diesem Kapitel erzählen werde, und in so vielen anderen, denen ich bei meiner Arbeit begegnet bin. Manche Menschen, und das sind nicht wenige, gehen noch weiter und bezeichnen ihre Krankheit als ein wertvolles Geschenk. *Blessed with a Brain Tumor* ist der Titel des Buches eines jungen Mannes namens Will Pye, den ich interviewt habe. »Er war ein Geschenk des Himmels, um meiner Seele eine heilende Transformation und ein Erwachen zu ermöglichen«, sagte er zu mir. Was Julia und Will erreicht haben, ist eine tiefgreifende Abkehr vom konventionellen Denken: Sie betrachten ihre Krankheit selbst als Mittel zur Heilung oder zumindest als Gelegenheit zum Lernen und Wachsen. Anstatt sich nur *von* der Krankheit zu heilen, haben sie auf irgendeine Weise gelernt, *durch* sie zu heilen.

Um es klar zu sagen: Krankheit ist kein »Geschenk«, das ich jemandem wünschen würde. Sie ist kein Weg der Veränderung, den ich jemandem empfehlen würde, wenn es eine Möglichkeit gäbe, ihn zu vermeiden. Für die tapferen Frauen und Männer, deren Geschichten hier folgen, war es einfach der Weg, den ihr Leben genommen hat. Ich gehe auch nicht selbstverständlich davon aus, dass ich an ihrer Stelle in der Lage wäre, die innere Stärke, den Mut, das Vertrauen und die Weisheit aufzubringen, meine Krankheit so anzugehen, wie sie es getan haben. Dennoch können ihre Mühen uns viel über Heilung lehren, wenn wir bereit sind, von ihrem Beispiel zu lernen.

Erinnern wir uns an die Unterscheidung, die wir in Kapitel 25 zwischen Heilung und Genesung gemacht haben. Obwohl ich erlebt habe, dass Menschen die schlimmsten Prognosen überlebt haben, und solche Fälle auch an anderer Stelle dokumentiert wurden, geht es hier nicht darum, dass es jemandem besser geht, sondern dass derjenige *ganz* wird. Heilung, nicht Genesung, ist der Segen, den die Krankheit diesen Menschen geschenkt hat. Eine Genesung kann niemals garantiert werden. Bei Heilung ist es anders: Sie ist verfügbar, bis wir unseren letzten Atemzug tun. Sie ist die Regung, sich selbst als ein lebendiges Ganzes zu erfahren, was auch immer körperlich geschehen mag. Heilung bezeichnet keinen Endpunkt: Sie ist, genau wie Krankheit, ein Prozess. In den folgenden Geschichten war die Lehrmeisterin, die die Menschen auf ihren Heilungsweg brachte, zufällig die Krankheit. Niemand, ob krank oder nicht, muss darauf warten, dass es so schlimm wird, bevor er oder sie sich auf seine oder ihre eigene Reise begibt.

»Was passiert bei diesen Gesprächen mit deiner rheumatoiden Arthritis?«, fragte ich Julia. Seit sie das einzige von ihr eingenommene, niedrig dosierte Medikament durch Therapie, Meditation und andere Formen der Selbstarbeit ergänzt hat, hat sie nur noch wenige Krankheitsschübe erlebt. Seit mehr als zehn Jahren kann sie kein Voranschreiten ihrer Krankheit mehr feststellen und hat deutlich verbesserte Blutwerte. »Wenn die Krankheit zu mir spricht«, antwortete sie, »betrachte ich das nicht als etwas, das ich forcieren oder woraus ich ein großes Ding machen muss, ich fühle es einfach. Ich setze mich damit auseinander und werde neugierig auf das, was in meinem Leben passiert ist, was ich vielleicht verdränge.«

Wir haben gesehen, wie Julia in ihrer missbräuchlichen Herkunftsfamilie zu einer hyperverantwortlichen »netten« Person geworden ist. Sie unterdrückte ihre Gefühle, um die der anderen zu schützen. »Ich erforsche mich selbst«, fuhr sie fort. »Ich frage mich: ›Was willst du mir sagen?‹ Das ist mir erst vor zwei Wochen passiert, als mein Kiefer anschwoll. Ich wusste, dass es nur dazu da war, mich daran zu erinnern, dass ich einige schwierige Gefühle zulassen musste, also hörte ich zu. Ich legte mich auf mein Bett und atmete eine Stunde lang bewusst. Ich machte eine Achtsamkeitsübung. Ich habe mich nicht aufgeregt, sondern bin einfach neugierig geblieben. Am nächsten Tag war die Schwellung buchstäblich verschwunden. Ich musste meine Medikamente nicht anpassen. Das muss ich nie.«

Entgegen allen kulturellen Gepflogenheiten drückt Julia Dankbarkeit gegenüber ihrer rheumatoiden Arthritis aus. »Sie hat mich gerettet«, sagte sie. »Das war die Art und Weise, wie mein Körper mir sagte: ›Wach auf, wach auf. Du tust dir selbst keinen Gefallen, wenn du so viel Zorn und Wut in dir trägst. Zorn und Wut sind keine Gefühle, an denen ich festhalten möchte, aber ich sehe sie als Wegweiser. Sie weisen mich darauf hin, dass etwas in meinem Leben aus dem Gleichgewicht geraten ist. Ich bekomme jetzt vielleicht einmal im Jahr [rheumatische] Schübe. Wenn sie auftauchen, akzeptiere ich einfach, dass sie da sind, dass ich etwas dagegen tun kann, dass ich noch etwas daraus lernen kann.« Das ist ein tiefsinniges Zeugnis für die doppelte Kraft von Akzeptanz und Handlungsmacht – zwei der zentralen universellen Heilungsprinzipien, die wir im letzten Kapitel betrachtet haben.

Ich würde niemals behaupten, dass Julias Praxis der mitfühlenden Selbstbefragung allein für ihr Wohlbefinden verantwortlich ist oder dass ihre Medikamente nicht nützlich wären. Was wir hier sehen, ist die Selbstveränderung, zu der die Krankheit sie geführt hat. Aus ihr resultiert eine Zunahme an Bewusstsein, Gelassenheit, Freude, Gesundheit und Zufriedenheit in ihrem Leben. Was sie aus ihrer Krankheit gelernt hat, hat sie auch dazu gebracht, beruflich zu wachsen. Sie hat ihre wahre Berufung erkannt und Fähigkeiten und Fertigkeiten entwickelt, mit denen sie andere unterstützen kann. »Die Krankheit hat mir so viel gegeben«, sagt sie. »Sie hat mich dazu gebracht, meinen Master zu machen und Psychologin zu werden. Und jetzt sind chronische Schmerzen bei Krankheit mein Fachgebiet.« Dieses Gespräch fand vor drei Jahren statt. Kürzlich schickte sie mir eine E-Mail, in der sie mir mitteilte, dass sie in den letzten zwölf Monaten »zum ersten Mal seit sechzehn Jahren keine Medikamente eingenommen« habe und symptomfrei sei.

Für meinen Freund, den Psychologen Richard Schwartz, ist nichts an Julias Weg überraschend. Dick, wie er genannt wird, ist der Begründer einer weithin praktizierten Therapieform namens System der inneren Familie (IFS für Internal Family Systems). IFS geht davon aus, dass die Psyche sich aus einem »Selbst« und weiteren unabhängigen »Teilpersönlichkeiten« zusammensetzt, von denen sich jede als Reaktion auf Lebensereignisse entwickelt. Die »innere Familie« ist eine Konstellation all dieser verschiedenen »Teile«. Einige von ihnen liegen miteinander im Streit und andere arbeiten zusammen. In Julias Fall wären die Wut und der Zorn, die durch den emotionalen und sexuellen Missbrauch in ihrer Kindheit hervorgerufen wurden, als »verbannte« Teile zu betrachten: Facetten ihrer selbst, die sie als Kind nicht erleben konnte und deshalb verdrängte. Die »nette«, ehrgeizige und verantwortungsbewusste Persönlichkeit steht für die »Beschützer«-Anteile: Sie hat sie sich angeeignet, um sich die Liebe und Anerkennung der anderen zu sichern. Irgendwo da drin befindet sich das, was IFS als das Selbst bezeichnet. Es sehnt sich danach, seine Führungsrolle zu behaupten. Ich habe es in Kapitel 7 als das »Selbstgefühl« beschrieben, das aus der eigenen einzigartigen und unverfälschten Wesenheit erwächst.

Das ist es, worauf der Körper uns durch emotionale oder physische Hinweise aufmerksam macht. Symptome und Krankheiten sind die Art des Körpers, uns wissen zu lassen, dass wir uns von diesem Kern entfernt haben.

»Ich habe die Erfahrung gemacht, dass sie immer noch den Weg über den Körper haben, wenn Anteile von uns nicht auf andere Weise zu uns durchdringen können – viele andere Möglichkeiten haben sie aber nicht«, erklärte mir Dick. »Es gibt viele, viele verschiedene Arten von medizinischen Symptomen. Wenn wir die Klienten dazu bringen, sich auf das Symptom selbst zu konzentrieren und neugierig darauf zu werden, ihm Fragen zu stellen, stoßen sie in der Regel auf den Teil, der das Symptom benutzt, um eine Botschaft zu übermitteln. Er versucht, sich irgendwie auszudrücken, weil der Klient sich bisher geweigert hat, ihm zuzuhören. Wenn sie beginnen, diesem Teil wirklich zuzuhören, verschwinden die Symptome oft oder bessern sich.« Das war exakt das Ergebnis einer Studie, in der bei einer Gruppe von Patientinnen und Patienten mit rheumatoider Arthritis IFS angewendet wurde. Als die Teilnehmenden auf ihre »Teile« und ihren Körper hörten, ähnlich wie Julia es sich selbst beigebracht hat, verbesserten sich die subjektiven Aspekte ihrer Befindlichkeit wie Schmerzen und

Selbstmitgefühl, ebenso wie objektive körperliche Parameter wie die Blutmarker der Krankheit und Gelenkentzündungen.[15]

Die rumänische Ärztin Bianca, die ebenfalls in Kapitel 5 vorgestellt wurde, führt weiterhin ihre eigenen intimen Gespräche mit ihrer Krankheit. Wie Sie sich vielleicht erinnern, hatte sie MS-Schübe, wenn sie beruflich oder privat gestresst war, d. h., wenn sie sich zu viel zumutete oder ihre eigenen Bedürfnisse in beiden Bereichen ignorierte. Ihr Zustand ist stabil, obwohl sie die Medikamente abgesetzt hat, von denen man ihr gesagt hatte, dass sie für den Rest ihres Lebens darauf angewiesen sein würde. Obwohl ihre MRT-Aufnahmen immer noch Anzeichen einer Entzündung in ihrem zentralen Nervensystem zeigen, sind diese nach vielen Jahren nicht weiter fortgeschritten. Sie hat auch keine Symptome – es sei denn, sie vernachlässigt sich in irgendeiner Weise. Dann hat sie ein Taubheitsgefühl auf der Haut, das sie als perfekte Metapher für eine Emotion sieht, die sie sich nicht erlauben kann zu fühlen. »Das ist die rote Ampel«, sagt sie, »die anzeigt: ›Okay, Stop. Kehre zu dir selbst zurück.‹ Und das ist genau das, was ich tue. In diesem Moment halte ich inne, denn in den letzten Jahren habe ich gelernt, innezuhalten, wenn dieses Gefühl aufkommt, selbst wenn es nur ein bisschen da ist. Ich entspanne mich. Ich meditiere. Ich spüre nach, wie ich mich fühle, was es mir sagen will. Und in dem Moment, in dem ich herausfinde, was es ist – vielleicht ist es ein emotionaler Schmerz, vielleicht bin ich traurig über etwas, vielleicht war es ein Auslöser, der mich irgendwohin gebracht hat und plötzlich bin ich nicht mehr im Jetzt –, dann komme ich zu mir zurück. In dem Moment, in dem ich den Hintergrund entdecke, verschwindet das Symptom.« Bianca arbeitet jetzt hauptsächlich mit MS-Patienten. Die meisten von ihnen leiden unter posttraumatischem Stress und weisen alle die gleiche überkompensatorische Tendenz auf, die sie früher angetrieben hat – mit einem Fokus, wie sie sagt, »auf Überperformance und Erfolg«.

2003 wurde bei Donna Zmenak, einer Logopädin aus Ontario, Kanada, Gebärmutterhalskrebs diagnostiziert. Das geschah in einer Zeit, in der ihr Leben stark belastet war, unter anderem durch einen dreijährigen erbitterten Kampf um das Sorgerecht für ihre drei kleinen Kinder. Der gynäkologische Onkologe schlug Zmenak vor, sich sofort einer radikalen Hysterektomie zu unterziehen. Dabei sollten die Gebärmutter und einige Ligamente, mehrere Lymphknoten im Becken und der obere Teil der Vagina entfernt werden. Anschließend sollte eine Bestrahlung durchgeführt werden. Sie lehnte ab. »Ich sagte dem Chirurgen, dass ich so nicht leben wolle, wenn mein Inneres ausgeweidet sei. Er sagte, das sei eine dumme Entscheidung und dass auch er Entscheidungen treffen könne. Dann hat er mich als Patientin aus seiner Kartei entfernt.«

Dass der Chirurg sich von einer Patientin trennt, die nicht bereit ist, seiner professionellen Meinung zu folgen, ist verständlich. Dass er die Patientin deswegen erniedrigt, ist inakzeptabel. Ich fühlte mich an den wütenden Ausbruch des widerspenstigen Patienten Kostoglotov in Alexander Solschenizyns Roman *Krebsstation* erinnert: »Warum glauben Sie, das Recht zu haben, für jemand anderen zu entscheiden? Finden Sie nicht auch, dass das ein schreckliches Recht ist, das selten zum Guten führt? Sie sollten vorsichtig sein. Niemand hat Anspruch darauf, nicht einmal die Ärzte.«[16]

Ein Jahr lang verfolgte Donna ihren eigenen Weg, indem sie eine entschlackende Diät einhielt, Nahrungsergänzungsmittel einnahm und mit einem Arzt zusammenarbeitete, der sich auf Ernährung spezialisiert hatte. Am Ende dieser Zeit war sie am Boden zerstört: Sie erfuhr, dass der Krebs gestreut und sie ohne Operation nicht mehr als sechs Monate zu leben hätte. Erneut lehnte sie ab. Als ich sie befragte, hatte ich selbst im Nachhinein und in Kenntnis des glücklichen Ausgangs der Geschichte Schwierigkeiten, die Quelle für ihr Selbstvertrauen und ihre Entschlossenheit zu begreifen. »Da war einfach etwas in meinem Herzen, das mir sagte: ›Du schaffst das‹«, gab sie als Erklärung. »Ich dachte, dass meine innere Stimme mehr Gewicht hätte als die der Menschen um mich herum, die mir ihre bestmöglichen Ratschläge gaben. Ich wusste, dass sie das taten. Aber ich hatte nicht das Gefühl, dass es das Beste für mich wäre. So sehr ich als junge Frau auch den Wunsch hatte zu leben, so wollte ich doch nicht in diesem Körper leben. Zu diesem Zeitpunkt in meinem Leben wusste ich bereits, dass mir Lebensqualität wichtiger war als Langlebigkeit.«

Zmenak begab sich auf eine weitere sechsmonatige innere und äußere Pilgerreise, die sie zu Heilern führte, die sie in Praktiken wie Yoga und Meditation unterrichteten. Sie konsultierte auch ehemalige Krebspatientinnen, die ihren eigenen Weg gegangen waren. Auf ihrem Weg las sie das Buch *Profound Healing* von Cheryl Canfield, einer anderen Krebsüberlebenden, die eine konventionelle Behandlung abgelehnt hatte und die Prognose eines grausigen Todes lange überlebte. Sie traf Canfield, die heute als Hypnosetherapeutin und Wellness-Beraterin in Kalifornien tätig ist, und wohnte eine Zeit lang bei ihr. Durch sie lernte sie, wie Zmenak es ausdrückt, die Werte »Akzeptanz, Autonomie und Authentizität [kennen]. Sie hat mir all das beigebracht, und sie hat mich gelehrt, wie man *gut stirbt*. Als ich nach Hause kam, war ich so verändert, dass ich nie wieder in meine alten Gewohnheiten zurückfiel.«

Vor allem aber traf Donna eine grundlegende Entscheidung, wie sie die Lebenszeit verbringen wollte, die ihr blieb: Sie wollte sich selbst treu bleiben, auch wenn ihre Intuition gegen die Meinung von Ärzten, Familie und Freunden verstieß. Sie erinnerte sich daran, dass sie sich sagte: »Wenn ich nur noch sechs Monate zu leben habe, sollen meine Kinder mich kennenlernen, mein wahres Ich, wer ich bin. Das bringt mich immer wieder zum Weinen. Ich erinnere mich an diesen Moment. Und ich sagte: ›Weißt du was? Es ist vorbei. Ich akzeptiere das. Ich werde ich selbst sein, und ich werde weiterhin glücklich sein‹ … Und ich meinte es ernst. Ich habe einfach einen Schlussstrich gezogen und bin nie wieder zurückgegangen.« Sie ertappte sich bei ihrer eigenen Übertreibung und korrigierte sich schnell: »Ich bin ein Mensch und tappe natürlich immer wieder in diese Falle. Aber ich komme schnell wieder heraus.«

Sechs Monate nach ihrer psychisch-emotional-spirituellen Odyssee hörte Zmenak von einem anderen Gynäkologen die gleiche Prognose, nur noch alarmierender. Ohne Operation, so dieser Arzt, sei ihr Tod unausweichlich, stehe unmittelbar bevor und werde »eine stinkende Sauerei« sein. »Dieses Mal *wusste* ich, dass der Krebs weg war«, erinnert sie sich. »Ich sagte ihm, dass ich nicht glaube, noch Krebs zu haben; ich hätte sogar das Gefühl, noch ein Baby haben zu wollen … Und er schaute meinen Partner an und sagte ihm: ›Sie wird nicht nur nie mehr ein Baby bekommen, sie wird auch eine Schwangerschaft nicht überleben. Sie wird nicht einmal lange genug leben, um schwanger zu werden. Sie als ihr Partner müssen sie davon überzeugen, sich sofort operieren zu lassen, denn das ist nicht angenehm.‹ Dann wandte er sich wieder an mich. ›Sie müssen an die Menschen um Sie herum denken. Denken Sie an Ihre Kinder. Sie müssen an Ihren Partner denken.‹« Die Ironie, die in den Worten dieses Arztes lag, entging Donna nicht: Er forderte sie dazu auf, »an die Menschen um Sie herum zu denken«, nachdem sie jahrelang ihr eigenes Wohlbefinden unterdrückt hatte, was zum Ausbruch ihrer Krankheit beigetragen hatte.

Wenig später konnten bei wiederholten Biopsien und Scans weder in Zmenaks Gebärmutter noch in ihrem Unterleib oder in den Lymphknoten noch Hinweise auf Krebs gefunden werden. Sie hatte sich diesen Tests in der Gewissheit unterzogen, den bösartigen Tumor überwunden zu haben. Sie wollte aber auch der Operation zustimmen, falls sie sich geirrt haben sollte. Sie suchte erneut den Chirurgen auf, um die Ergebnisse mit ihm zu besprechen. »Ich betrat den Raum, setzte mich auf einen Stuhl und lächelte; und er fragte: ›Warum liegen Sie nicht auf dem OP-Tisch?‹ Er war wütend. Ich sagte: ›Haben Sie die Neuigkeiten nicht mitbekommen? Da ist nichts.‹ Er erwiderte: ›Sie sind nicht geheilt. Sie haben Krebs, Sie werden immer Krebs haben.

Der Krebs kommt zurück, und wir müssen jetzt operieren. Sie können sich nicht selbst heilen. Das ist unmöglich. Machen Sie sich keine Illusionen. Sie sind nicht geheilt.‹ Ich bin einfach aufgestanden und habe gesagt: ›Wer nicht zurückkommt, das bin ich.‹ Und das war's. Ich bin gegangen und habe ihn nie wiedergesehen.«

Seitdem hat Donna diesem Chirurgen von Zeit zu Zeit Weihnachtskarten geschickt – unter anderem nach der vaginalen Entbindung ihres fünften Kindes, das jetzt zwölf Jahre alt ist: eine weitere Meisterleistung. Denn man hatte ihr versichert, dass das angesichts der Instabilität des Muttermundes nach einer Kegelbiopsie unmöglich sei. »Auf meiner ersten Weihnachtskarte schrieb ich: ›Bitte sagen Sie niemandem, dass es nicht möglich sei. Denn ich lebe noch, ich bin hier, und das zeigt, dass es möglich ist.‹« Sie hat nie eine Antwort erhalten.

Ich habe Nancy Abrams, Zmenaks Hausärztin, kontaktiert, die jedes Detail der Krankengeschichte überprüft hat. »Ich war Zeugin von alledem. Ich habe die Unterlagen«, bestätigte Dr. Abrams. »Sie hat all das unternommen, und plötzlich hatte sie keinen Krebs mehr. Was ich wirklich seltsam finde, ist, warum diese Onkologen nicht wissen wollen, wie diese Leute sich selbst heilen? Sie hat es getan. Und sie bekam ein weiteres Kind, Nummer fünf, vaginal, obwohl sie eine supergroße Kontraindikation hatte: die Kegelbiopsie. Wahrscheinlich hätte sie nicht einmal einen funktionsfähigen Gebärmutterhals haben dürfen, um ihre Schwangerschaft fortzusetzen, aber sie hat das alles geschafft: Und niemand sagt: ›Wow, wie konnte das gelingen?‹«

Dieses mangelnde Interesse ist die Norm. Ich unterhielt mich mit der Psychoonkologin Kelly Turner, die in ihrem Buch *9 Wege in ein krebsfreies Leben* von vielen Krebspatientinnen und -patienten berichtet, die trotz schlimmster Prognosen wieder gesund wurden. Ich fragte sie, ob die von ihr untersuchten Menschen, deren Verlauf sich den düsteren Prognosen der Ärzte entzogen hatte, bei ihren medizinischen Betreuenden ein offenes Ohr für ihre Heilungsgeschichten gefunden hätten. »In den meisten Fällen lautet die Antwort leider Nein«, antwortete Turner. »Die überwiegende Mehrheit der Menschen, die ich untersuchte, äußerte mir gegenüber voller Dankbarkeit: ›Sie sind die erste Ärztin … der erste Mensch mit einem Abschluss im Gesundheitswesen, der sich dafür interessiert, warum ich gesund geworden bin … Ich habe versucht, meinem Onkologen zu erzählen, was ich alles unternehme, aber er wollte es nicht wissen.‹ Das höre ich ständig, und es bricht mir wirklich das Herz.« Die gleiche Erfahrung machte auch Dr. Jeffrey Rediger,[17] der bei der Recherche zu seinem Buch *Geheilt: Spontanheilung und Psychoneuroimmunologie* über hundert Fälle von »Spontanremission« dokumentierte. »Die Ärztinnen und Ärzte sagen bestenfalls: ›Machen Sie weiter so, es funktioniert‹«, bemerkte er. »Aber sie sind nie neugierig darauf zu erfahren, wie ihre Patientinnen und Patienten es geschafft haben.«

Ich habe ein gewisses Verständnis für die Zurückhaltung dieser Ärztinnen und Ärzte – selbst für jemanden wie mich ist das schwer. Ich kenne mich in der Wissenschaft der Einheit von Körper und Geist gut aus und schätze die Kraft des menschlichen Geistes sehr. Sie ist die einzige Grundlage, auf der Geschichten wie die von Donna Zmenak Sinn machen.[18] Trotzdem ist es eine Herausforderung für mich, eine Geschichte zu ergründen, die so sehr von den üblichen medizinischen Erwartungen und Erfahrungen abweicht. Ihrem Beispiel könnten nur wenige folgen; in der Tat sollte niemand es tun, der nicht über die inneren Ressourcen und eine echte Neigung dazu verfügt. Die Lehre aus ihrem Lebensweg ist nicht, dass jeder ihren radikalen Entscheidungen nachstreben sollte, sondern dass es möglich ist, die Fähigkeit zu erlangen, das Leben so zu akzeptieren, wie es tatsächlich ist. Es geht um die Authentizität, in allen Situationen nach unserer eigenen Wahrheit zu suchen. Es geht um die Handlungsmacht, selbst zu wählen, wie wir auf alles reagieren. Abgerundet werden die vier Prinzipien durch eine gesunde Wut, die sich in Donnas Äußerung niederschlägt: »Wer nicht zurückkommt, das bin ich.« Ihre Reise zu sich selbst ist noch nicht zu Ende. »Ich arbeite täglich daran, meine Authentizität zu bewahren«, sagt sie.

Dr. Erica Harris ist eine weitere einzigartig entschlossene – und selbstbestimmte – Persönlichkeit, die ich kennengelernt habe. Sie hat innerhalb eines Jahrzehnts mehr medizinische Behandlungen durchlaufen, als die meisten es sich selbst in mehreren Leben vorstellen könnten. Dazu gehörten eine aggressive Chemotherapie, eine Ganzkörperbestrahlung, eine Knochenmarktransplantation, eine doppelte Lungentransplantation, ein längerer Krankenhausaufenthalt wegen einer chronischen Infektion und wiederholte Hautkrebsentfernungen, um nur die markantesten zu nennen. Ohne kluge medizinische Eingriffe wäre sie schon lange gestorben, und auch jetzt würde sie ohne medizinische Maßnahmen nicht überleben. Die starken Medikamente, die ihr Überleben sichern, haben einen hohen Preis. »Ich habe auf meinem rechten Auge das Sehvermögen verloren«, schrieb sie mir kürzlich. »Ich habe endlose Hautkrebserkrankungen, habe die Hälfte meiner Unterlippe verloren, habe Osteoporose, habe bleibende Nierenschäden, bin lebenslang auf Immunsuppression angewiesen, habe meinen monatlichen Zyklus im Alter von 35 Jahren [jetzt 44] verloren, hatte drei Schlaganfälle und benötige ständige Immunglobulin-Infusionen und Bluttransfusionen. Ich habe als Folge der Krebserkrankung sogar meine einst glückliche Ehe verloren. Trotzdem bin ich so glücklich wie nie zuvor und wie ich es mir niemals hätte vorstellen können! Ich bin wirklich so gesegnet!« Bei allem, was sie in Bezug auf ihre körperliche Gesundheit aufgeben musste, hat sie nichts an Ausgelassenheit und Lebensfreude eingebüßt. Im Gegenteil: Für sie sind diese Qualitäten ausgeprägter geworden, tiefer empfunden und weit bedingungsloser.

Als erfahrene und gefragte Sport-Chiropraktikerin, eine feste Größe des Gesundheitswesens, hat sich Dr. Harris nie geschont, wenn es um ihre Arbeit ging. »Ich habe mich leidenschaftlich für meine Sportler-Klienten eingesetzt«, sagte sie mir. »Ich liebte es, Menschen zu helfen, zum Beispiel wenn jemand die ganze Zeit trainierte und einige Monate vor einem Wettkampf eine Verletzung erlitt. Meine innere Belohnung war es, ihre Freude beim Überqueren der Ziellinie zu erleben. Ich war ein wenig arbeitssüchtig, könnte man sagen ...«

»Das ›ein wenig‹ könntest du wahrscheinlich weglassen«, warf ich ein.

»Ja«, pflichtete sie mir bei, »meine Klinik wuchs rasant. Als die regulären Sprechstunden ausgebucht waren, fiel es mir sehr schwer, jemanden seinen Schmerzen zu überlassen. Ich begann, sehr früh zu kommen und sehr, sehr lange zu bleiben. Die Leute merkten, dass ich ständig krank wurde. Mindestens einmal im Monat hatte ich eine Halsentzündung. Ich hatte einen schrecklichen Bandscheibenvorfall im unteren Rücken, der sich auf mein rechtes Bein auswirkte. Trotzdem ging ich zur Arbeit. Ich humpelte, versuchte, anderen zu helfen, ihre Schmerzen zu überwinden, und ignorierte dabei meine eigenen. Ich liebte meine Arbeit. Ich liebte alles daran.«

Ihre Persönlichkeit mag die Überarbeitung geliebt haben, ihr Körper tat es nicht. Im Alter von fünfunddreißig Jahren, bei einem Ausflug mit ihren beiden Kindern, erhielt Harris die schockierende Nachricht. »Da stand ich also, Mutter von zwei Kindern, das jüngste stillte ich noch, vor einem Aquarium. Ich hatte an diesem Tag einen Routinebluttest gemacht, und nun rief das Labor an – mit einem dringlichen und alarmierenden Unterton. ›Spreche ich mit Erica Harris? Sie müssen sich sofort in die nächste Notaufnahme begeben.‹ Am Ende wurde bei mir eine sehr aggressive Form von AML diagnostiziert, akute myeloische Leukämie – eine seltene Form, die normalerweise nur ältere Männer bekommen.« Ermutigt durch die hohe Rate der zu erwartenden positiven Ergebnisse, erhielt sie zwei Chemotherapien. Beide erwiesen sich als nicht wirksam.

Im Jahr 2012 wurde Harris nahegelegt, sich auf eine Palliativstation zu begeben, wo man ihr sagte, dass tägliche Transfusionen sie höchstens zwei Monate am Leben erhalten könnten. Da sie sich dieser trostlosen Diagnose nicht beugen wollte, kämpfte sie dafür, zu Hause bei ihren kleinen Kindern zu bleiben. Sie ging täglich ins Krankenhaus, um dort ihre Transfusion zu erhalten. Sie setzte auch ihre seelische Heilung und ihren spirituellen Weg fort, bis kurz vor Ablauf der ominösen zwei Monate eine ungewöhnliche Remission eintrat, die sowohl sie als auch ihre Ärzte überraschte. »Es war wirklich eine schwere Zeit«, sagte sie mir. »Ich bin mir nicht sicher, warum ich heute hier bin, aber ich bin fest davon überzeugt, dass es damit zusammenhängt, dass ich mich von innen heraus verändert habe: Ich habe mir erlaubt, gegenüber allem, was in der Gegenwart, aber auch in der Vergangenheit passiert ist, ehrlich zu sein. Und ich habe mir den Raum gegeben, all das auszudrücken.«

Wie Donna Zmenak praktizierte auch Harris Yoga und Meditation und verfolgte eine heilende Ernährung. Die größte Veränderung war jedoch, dass sie sich zum ersten Mal in ihrem Leben erlaubte, die gesamte Bandbreite ihrer Emotionen zu fühlen. Sie gab damit ein lebenslanges Muster der Unterdrückung auf. Sie gab sich ganz ihrem Kummer hin und vergoss Tränen der Verzweiflung. »Einmal, während meines ersten Krankenhausaufenthalts, beobachtete ich meine Kinder, wie sie mit dem Kindermädchen nach Hause fuhren«, erinnert sie sich. »Dabei wollte *ich* diejenige sein, die mit diesen kleinen Kindern nach Hause fährt. *Ich* wollte ihnen das Abendessen zubereiten. *Ich* wollte sie ins Bett bringen. Ich drehte mich vom Fenster weg und sackte mit dem Rücken zur Wand auf den Boden. Ich umklammerte meine Knie und weinte. Ich weinte und weinte. Ich hörte tagelang nicht mehr auf.« Ein aufschlussreiches Zeichen für die herrschende medizinische Kultur war, dass die Psychiaterin der Station zu ihr gerufen wurde. »Sie kam herein«, sagte Erica und lächelte, als sie sich an die Situation erinnerte, »in diesem typischen mit Blumen bedruckten Hawaii-Hemd und sagte: ›Ich bin auf dem Weg nach Hawaii, aber ich kann Ihnen etwas gegen diese Depression verschreiben, was immer Sie brauchen. Ich habe gehört, dass Sie geweint haben.‹ Was ich wirklich brauchte, war der Raum, in dem ich all meine Emotionen ausleben konnte, ohne mich zu verstellen – zum ersten Mal überhaupt. Ich musste spüren, wie weh mir das alles tat.«

Trotz ihrer immer wiederkehrenden gesundheitlichen Herausforderungen ist Harris fast zehn Jahre nach der Prognose, nur noch sechzig Tage zu leben zu haben, quicklebendig. Sie strotzt vor Energie, zieht ihre beiden Kinder auf, die sie triumphierend in die Pubertät geführt hat, und inspiriert und hilft anderen aktiv auf ihrem Heilungsweg. Wir beide haben Pläne gemacht, eines Tages zusammenzuarbeiten. Ihre Geschichte sehe ich als Wunder für das, was möglich ist, wenn sich die moderne Medizin mit der Kraft der Selbstveränderung verbindet, um Ergebnisse zu erzielen, die jeweils ohne den anderen Part nicht erreicht werden könnten.

Der Harvard-Psychiater Dr. Jeffrey Rediger, der viele Fälle »wundersamer« Heilung von bösartigem Krebs im Endstadium und anderen tödlichen Krankheiten erforscht hat, sagte mir, dass eine Identitätsveränderung, wie Zmenak und Harris sie durchgemacht haben, für ihn der Schlüssel zu sein scheint. »Es ist ein vages Konzept«, räumte er ein, »aber letztlich liegt darin die Heilung. Diese Menschen, denen es besser geht, ändern wirklich ihre Selbstgewissheiten oder ihre Ansichten über das Universum.« Das ist auch meine Beobachtung, egal um welche Krankheit es sich handelt: Krebs, Autoimmunerkrankungen oder neurologische Störungen wie MS oder ALS.[19] Einige, wie Donna Zmenak, verweigerten die medizinische Behandlung; andere, wie Will Pye und Erica Harris, hätten ohne sie nicht überlebt. In allen Fällen unterzogen sich die Betroffenen freiwillig und mit ungebrochenem Mut einer schmerzhaften, aber letztlich beglückenden Häutung. Sie befreiten sich von dieser Mischung aus anpassungsfähigen, sich selbst verleugnenden Eigenschaften. Ich habe sie in Kapitel 7 über Bindung versus Authentizität bereits katalogisiert und auch unter Erich Fromms Begriff »Sozialcharakter« zusammengefasst. Die Rolle der Krankheit als Lehrerin besteht darin, dass sie die Menschen dazu bringt, alles infrage zu stellen, was sie über sich selbst gedacht und gefühlt haben, und nur das zu behalten, was ihrer Ganzheit dient.

In der Dokumentation ihrer eigenen »wundersamen« Heilung brachte Dr. Kelly Turner ähnliche Themen zur Sprache. Zu ihren wesentlichen Erkenntnissen gehört, dass die Neuausrichtung der Identität zugunsten der Authentizität von zentraler Bedeutung ist. »Alle, die ich interviewt habe, sagten, dass sie diese Erfahrung mit nichts in der Welt tauschen wollten«, erklärte sie mir. »Weil die Person, die sie jetzt sind, viel vollständiger ist. Sie fühlen sich ganz, sie sind glücklicher und dankbarer, weshalb sie nicht mehr zu dem zurückkehren wollen, was sie vor diesem Elend waren. Viele, ich wage zu behaupten: fast alle, sagen mir, dass sie jetzt ein ganz anderer Mensch seien als zu Beginn ihrer Reise.« Wie bereits erwähnt, berichtete Turner auch, dass viele ihrer Gesprächspartnerinnen und -partner sich wünschten, sie hätten diese Lektionen schon Jahrzehnte vor ihrer Krankheit erfahren. Die Herausforderung, vor der wir alle stehen, lautet: Können wir diese Lektionen lernen, bevor das Leben sie uns aufzwingt? Müssen wir warten, bis wir »die Wahrheit durch Leid erkennen«? »Jeder Augenblick war kostbar«, erinnerte sich Erica. »Ich musste in dieser Zeit tief in mich gehen und alle Schichten betrachten, wie ich es mein ganzes Leben lang nicht getan hatte. Endlich wurde mir klar, wie sehr mein Körper die ganze Zeit, in der ich als Sport-Chiropraktikerin tätig war, Nein geschrien hat und wie sehr ich ihn ignoriert habe. Die Krankheit war meine größte Lehrmeisterin«, versicherte sie mir.

Beeindruckt von den unterstützenden Ratschlägen, die Cheryl Canfield Donna Zmenak gegeben hatte, kontaktierte ich sie; Cheryl hatte ihren als unheilbar prognostizierten Gebärmutterkrebs bereits seit Jahrzehnten überwunden. Ich war überrascht zu erfahren, dass sie sich mit der Möglichkeit abgefunden hatte, der Krankheit zu erliegen. »Als ich mit dem Schreiben von *Profound Healing* begann«, erzählte sie mir,

»lautete der Arbeitstitel ›Dying Well‹, weil ich davon ausging, dass das, was die Ärzte mir sagten, zwar nicht unbedingt wahr, aber doch wahrscheinlich war. Es bestand die Wahrscheinlichkeit, wenn nicht gar Unausweichlichkeit, dass ich an diesem Krebs sterben würde. Ich begann das Buch zu schreiben, weil ich mit einundvierzig Jahren nicht wusste, wie ich diese völlig unvorhergesehene Reise bewältigen sollte. Sie bedeutete, dass ich meinen Körper, meine Familie und meine Lieben frühzeitig verlassen musste. Ich wollte mein letztes Projekt gestalten, etwas schreiben, das mir helfen würde, diesen Weg zu gehen, und vielleicht auch anderen helfen könnte, die nach mir kämen. Es stellte sich heraus, dass der Titel geändert werden musste. Denn was wir brauchen, um gut zu sterben, brauchen wir auch, um gut zu leben. Das ist es, was mich die Krankheit gelehrt hat.«

Ich sprach auch mit Will Pye über die Erfahrung, die ihn veranlasst hatte, *Blessed with a Brain Tumor* zu schreiben. Bei dem hochgewachsenen, sportlichen Mann wurde im Alter von 31 Jahren eine bösartige Wucherung diagnostiziert – und zwar genau an der Stelle, an der er sich als depressiver Zwanzigjähriger in seiner Selbstmordfantasie eine Pistole an den Kopf gesetzt hatte. Seiner inneren Führung folgend und mit dem Einverständnis seines Neurochirurgen verschob er die Operation um zwei Jahre. Er hielt sich an das, was man im medizinischen Sprachgebrauch »abwartendes Beobachten« nennt. Er führte intensive Selbstheilungsübungen durch, bis Krampfanfälle eine Vergrößerung des bösartigen Tumors signalisierten. Der Tumor wurde daraufhin entfernt, gefolgt von einer Bestrahlung. Inzwischen hat Pye die zu erwartende Überlebenszeit für seine Art von Hirntumor knapp überschritten.[20] Seit sieben Jahren nimmt er keine Medikamente gegen Krampfanfälle mehr, obwohl ihm gesagt wurde, dass er sie für den Rest seines Lebens brauchen würde. Er kann nicht voraussehen, wie es für ihn ausgehen wird, und doch betont er – wie der Titel seines Buches besagt –, dass die Krankheit ein Segen gewesen sei. Die Diagnose, so sagte er mir, sei ein Weckruf gewesen.

»In welcher Hinsicht wurden Sie dadurch geweckt?«, fragte ich ihn.

»Zum einen, was die Endlichkeit dieses Lebens angeht. Die Diagnose gab der Tatsache meiner Sterblichkeit eine fühlbarere, leichter zu erfassende Dimension. Wir alle wissen es zwar vom Verstand her, aber psychologisch reagieren wir mit einer Vermeidung oder Missachtung der Realität des Todes. Seit der Diagnose unterhalte ich mich mit Menschen in dem Bewusstsein, dass dies das letzte Gespräch sein könnte, das ich mit dieser Person führe. Und das schafft eine außergewöhnliche Intensität des Miteinanders, des Zuhörens und der Fürsorge. Also ja, die Diagnose bewirkte eine totale Veränderung. Jeden Morgen, wenn ich aufstehe, übe ich mich darin, das Geschenk dieses Moments, dieses Tages, dieses Körpers, dieses Atmens, das jetzt geschieht, bewusst wahrzunehmen.«

Wir leben in einer Kultur, die sich gegenüber dem Tod und sogar gegenüber dem Altern völlig verschließt; man denke nur an die vielen Produkte, die darauf abzielen, die Anzeichen zukünftiger Gebrechen, die körperlichen Hinweise auf das Ende des Lebens, auszulöschen oder »umzukehren«. In dieser Hinsicht offenbart sich Heilung in einem weiteren Sinn als Reise stromaufwärts: Sie beinhaltet notwendigerweise, dass wir die Unvermeidlichkeit unseres Vergehens uneingeschränkt akzeptieren, und die Entschlossenheit, all die Tage und Momente zu erleben, die uns zu unserem irdischen Ende führen.

Vor einigen Jahren leitete ich einen Retreat für Menschen mit allen möglichen gesundheitlichen Problemen: von psychischen Erkrankungen wie Depressionen über Süchte bis hin zu körperlichen Krankheiten. Einer der Teilnehmenden war ein 64-Jähriger, den ich Sam nennen werde. Er litt an fortgeschrittener ALS, dieser mysteriösen, lähmenden und tödlichen Degeneration des Nervensystems. Bei ihm handelte es sich um die sogenannte bulbäre Form, d. h. nicht die Gliedmaßen, sondern die Sprach-, Kau- und Schluckmuskeln waren als Erstes betroffen. »Ich ... bin ... hierhergekommen«, sagte er mit heiserer, gedämpfter und stockender Stimme, »weil ... ich ... leben will.« Wie er sich selbst beschrieb, entsprach seine Persönlichkeit vor der Krankheit dem, was ich bei allen Betroffenen beobachtet habe. Dazu gehört, was ich zuvor als superautonome Unabhängigkeit bezeichnet habe: das Abschalten der Gefühle und die fast phobische Weigerung, Hilfe oder emotionale Unterstützung bei jemandem zu suchen.

Nach einer Woche intensiver Selbsterforschung, einem vertraulichen Austausch mit anderen Teilnehmenden, zu dem er nie zuvor fähig gewesen war, und einigen offenbarenden psychedelischen Therapiesitzungen sagte Sam, er möchte etwas mitteilen. »Als ich anfangs sagte, ich wolle leben«, sagte er mit einer deutlich kräftigeren und klangvolleren Stimme, »meinte ich, dass ich noch eine Zeit lang leben wolle. Das sehe ich jetzt nicht mehr so. Ich will immer noch *leben*, aber ich weiß jetzt, dass ›leben‹ keine zeitliche Abfolge bedeutet, sondern Qualität. Ich möchte wirklich in jedem Augenblick meines Lebens präsent sein und das, was vor mir liegt, in vollen Zügen erleben, wie ich es zuvor noch nie getan habe.« Er starb eineinhalb Jahre später, entsprechend seiner Prognose. In den Monaten nach dem Retreat schickte Sam – und nach seinem Tod auch seine Familie – Mails voller Dankbarkeit, in denen er die Vitalität, die Liebe und die Freude pries, die er in der letzten Phase seines Lebens in sich selbst und mit seinen Angehörigen erleben konnte.

Die Qualität seines Sterbens lässt sich nicht in der Anzahl von Tagen auf einem Kalenderblatt messen, sondern in den Aspekten seiner Persönlichkeit, die er für sich zurückgewinnen konnte. Sie kam dem, was man einen »guten Tod« nennt, so nahe, wie ich es noch nie erlebt habe. Er war nicht von seiner Krankheit genesen, aber er war geheilt. Er hatte Teile seines Wesens in Einklang gebracht, die ohne die unaufgeforderte Einladung, die ihm seine Krankheit beschert hatte, fragmentiert und unharmonisch geblieben wären. Er fand auch einen Weg, dem, was er ebenso leicht als grausam, zerstörerisch oder sinnlos hätte ansehen können – so wie viele den Tod durch eine »vorzeitige« Krankheit betrachten –, einen lebensbejahenden Sinn zu geben. Wie die späteren Mitteilungen seiner Familie deutlich machen, hat diese Sinngebung, die er vollzogen hat, weit über seine körperliche Existenz hinaus Bestand und strahlt in ihr eigenes Leben aus.

»Der Weg«, erklärte Will Pye mir, »besteht darin, das Geschenk in der Herausforderung zu entdecken. Meine Krankheit hat mich dazu gebracht, die Fähigkeit zu üben und zu kultivieren, all dem, was geschieht, bewusst Bedeutung zu verleihen.«

Diese Herausforderung und die Selbsthingabe, die sich aus der Auseinandersetzung mit sich selbst ergeben können, warten geduldig auf jeden von uns in allem, was gerade in unserem Leben »geschieht«. Wir haben die Wahl, ob wir sie jetzt annehmen oder auf eine dringendere Gelegenheit für diese Erfahrung warten.

# Kapitel 28
## Bevor der Körper Nein sagt
## Erste Schritte auf dem Weg zum Selbst

*»Heilung hat keine andere Wahl, als sich auszubreiten, wenn wir ehrlich zu uns selbst und zu anderen sind.«*

Helen Knott, *In My Own Moccasins*

Ich möchte noch einmal betonen: Krankheit ist nicht die Lehrerin für Authentizität, die ich mir für irgendjemanden wünschen würde. Größere körperliche und psychische Leiden sind nur die jüngsten und lautesten Rufe von wesentlichen Teilen unseres Selbst, zu denen wir den Kontakt verloren haben. Wir können daran arbeiten, solche drastischen Signale weniger notwendig zu machen: die subtileren Warnsignale, die uns das Leben unermüdlich sendet, besser zu hören und zu beherzigen, bevor sie zu einem lauten Schrei werden. In diesem Kapitel werden einige einfache, aber wirksame Praktiken vorgestellt, die ich in meiner Arbeit mit Tausenden Menschen entwickelt habe. Mit ihnen lernen Geist und Körper neu, sensibler und empfänglicher für diese Rufe aus dem Inneren zu werden.

Bei der Durchführung dieser Übungen kann es hilfreich sein, sich einige grundlegende und inzwischen vertraute Prinzipien vor Augen zu halten, die in diesem Buch bereits besprochen wurden:

***1. Ihre Persönlichkeit sind nicht Sie; Sie sind nicht Ihre Persönlichkeit.*** Das Geheimnis, wer wir wirklich sind, liegt irgendwo hinter dem Schleier der Persönlichkeit. Deswegen ist unsere Persönlichkeit nicht

»falsch«, ebenso wenig wie Kleidung wahr oder falsch ist. Anders als bei der Kleidung scheint es jedoch nicht infrage zu kommen, die Persönlichkeit – oder vielleicht nur Teile davon – »abzulegen«, denn *sie scheint das zu sein, was wir sind*. Es geht nicht darum, dass wir im Namen der Authentizität plötzlich alles ablegen sollten (oder können). Es hilft jedoch, uns daran zu erinnern, dass unsere Persönlichkeit uns nicht definiert. Wir wurden, um ein bekanntes Lied zu zitieren, nicht so geboren.[21]

***2. Die Persönlichkeit ist eine Anpassung.*** Was wir als Persönlichkeit bezeichnen, ist oft eine Mischung aus echten Eigenschaften und konditionierten Bewältigungsformen, darunter auch solche, die gar nicht unser wahres Selbst widerspiegeln, sondern dessen Verlust. Die individuelle Persönlichkeit formt sich, je nachdem, wie das eigene Temperament mit der Familie, der Gemeinschaft und der Kultur in gegenseitiger Wechselwirkung steht. Sie drückt vielleicht nicht unsere wirklichen Bedürfnisse, unsere tiefsten Sehnsüchte und unser wahres Wesen aus, sondern eher unseren Versuch, die Entfremdung davon zu kompensieren. »Wir leiden an einem Fall von Identitätsverwechslung. Unsere Kultur täuscht uns darüber, wer wir wirklich sind«, schreibt der Ehe- und Familientherapeut Dick Schwartz.[22]

Das Ziel der Heilungsarbeit besteht nicht darin, die Persönlichkeit ganz abzulegen, sondern uns von ihrer automatischen Programmierung zu befreien. Sie soll uns Zugang zu dem verschaffen, was darunterliegt, um uns wieder mit dem zu verbinden, was wesentlich an uns ist. »Befreiung«, sagt A. H. Almaas, »ist eigentlich nichts anderes als das Freiwerden der Persönlichkeit in dem Augenblick; die Persönlichkeit verliert ihren Zugriff, sie entspannt sich einfach.«[23] Unsere echten Stärken bleiben erhalten. Sie haben mehr Raum als je zuvor, um sich auszubreiten und sich zu zeigen.

***3. Unser Körper hält fest.***[24] Auch wenn das authentische Selbst von vielen Schichten einschränkender Selbstüberzeugungen und konditionierter Verhaltensweisen verdeckt sein kann, wird es nie ausgelöscht.

Es spricht weiterhin durch den Körper zu uns. Wir können lernen, auf die Botschaften des Körpers zu hören, indem wir uns seine Sprache aneignen.

***4. Die Persönlichkeit und der Verlust unserer grundlegenden Natur sind nichts Persönliches.*** Die Abkoppelung vom Selbst ist in unserer materialistischen Kultur weit verbreitet und wird in vielen Bereichen, von der Wirtschaft über die Kultur bis hin zur Politik, erst gefördert und dann ausgenutzt. Historisch gesehen gab es die Suche nach dem wahren Selbst unter den begrenzenden Schichten des Verstandes natürlich schon lange vor der modernen Gesellschaft. Jeder Einzelne ist zwar für seinen eigenen Heilungsweg verantwortlich und muss sich mit den Besonderheiten seiner eigenen Persönlichkeit auseinandersetzen. Aber wir können uns auch mit dem Wissen trösten, dass wir es mit einer universellen Dynamik zu tun haben – einer Geschichte, die so alt ist wie die Zeit, um den Titelsong von *Die Schöne und das Biest* zu zitieren, dem beliebten Disney-Musical über märchenhafte Verwandlungen und die Wiedererlangung des eigenen Selbst.

Bei der Anwendung der nachstehenden Übungen kommt es nicht so sehr auf die buchstabengetreue Befolgung an, sondern auf die Haltung, die hinter den Bemühungen steht. Diese Haltung ist im Namen einer von mir entwickelten Methodik, der Compassionate Inquiry (CI), enthalten. Bei Compassionate Inquiry handelt es sich sowohl um ein professionelles Training, das ich Tausenden von Therapeuten in über achtzig Ländern vermittelt habe, als auch um eine Praxis der individuellen Selbstreflexion. Sie wird im Folgenden beschrieben. Als Teil ihrer Ausbildung (und manchmal auch zu ihrer Bestürzung) verbringen die professionellen Teilnehmenden des CI-Kurses die ersten drei Monate damit, an ihren eigenen Problemen zu arbeiten, nicht an denen anderer. *Therapeut, heile dich selbst.*

Betrachten wir zunächst die zweite Hälfte des Programmnamens: Was bedeutet *inquiry* (deutsch: Nachfragen)? Eine echte Nachfrage ist eine Erforschung mit offenem Ausgang. Sie erfordert in erster Linie Demut und im sokratischen Sinne das Zulassen, dass wir die Antwort noch nicht kennen. Oder besser noch: die sehr reale Möglichkeit, dass wir noch nicht auf die richtigen Fragen gestoßen sind. Dementsprechend empfehle ich Ihnen im Folgenden, alles, was Sie über sich selbst zu wissen glauben, zumindest für den Moment zurückzustellen. In dieser Hochphase der oberflächlichen Populärpsychologie geht es bei der Selbsterkenntnis meist darum, dass die Persönlichkeit ihr eigener Experte ist. Es geht nicht um die tiefere, intimere Art von Wissen, die die dunklen Ecken unserer Geschichte erhellen kann, damit wir unsere gegenwärtigen Schwierigkeiten klarer sehen. Das ist es, wonach wir hier fragen. Uns geht es darum, uns selbst kennenzulernen, und nicht darum, nur etwas *über* uns zu erfahren.

Der andere Namensteil der CI-Methode ist *compassion*: das Mitgefühl. Um mitfühlend zu fragen, braucht man Offenheit, Geduld und Großzügigkeit. Denken Sie daran, wie Sie mit einem Freund oder einem geliebten Menschen in einer Zeit der Not umgehen würden, wie viel Spielraum Sie ihm gewähren würden, um seine Verwirrung, Ratlosigkeit oder Frustration zu zeigen. Sich selbst gegenüber mitfühlend zu sein, ist nichts anderes, nur ist es oft schwieriger zu praktizieren. Im Mitgefühl steckt nicht die Aufforderung, dass wir anders sein sollen als wir sind. Es enthält nur die Aufforderung, das Was, Wie und Warum der Überzeugungen und Verhaltensweisen, die uns nicht dienlich sind, zu erforschen. Ich würde nie jemandem sagen, dass er mit sich selbst Mitgefühl haben soll. Mitgefühl duldet kein »sollte«. In jedem Fall reagieren unsere verteidigten, abgekapselten Teile nicht positiv auf solche Forderungen. Warum sollten sie auch? Es ist viel freundlicher und effektiver, auf den *Mangel* an Selbstmitgefühl aufmerksam zu machen, ihn zu bemerken und neugierig darauf zu sein, wie er sich im Leben zeigt. Wenn man diesen Mangel einmal wahrgenommen hat, wird man weicher und kann die lang zurückliegenden Ursprünge und die heutigen Auswirkungen untersuchen.

Das hat nichts mit Gefühlsduselei zu tun. Mitgefühl ist etwas anderes als das Heraufbeschwören von warmen Gefühlen gegenüber irgendjemandem, auch sich selbst gegenüber. Es ist eine Haltung, kein Gefühl. Im Gegensatz zu Gefühlen, die von selbst kommen und gehen, kann eine Haltung in *jedem* emotionalen Zustand aufgerufen, erzeugt und gefördert werden. Die Haltung, die hier gefordert ist, ist die eines beständigen Nicht-Urteilens gegenüber allem, was man wahrnimmt. Wenn Selbstkritik auftaucht – was unweigerlich der Fall sein wird –, können wir neugierig bleiben und uns fragen, woher sie kommt, ohne an ihren Inhalt zu glauben.

Alles bietet sich zur Selbstbefragung an, sogar intensiv negative Erfahrungen wie Selbsthass.[25] Anstatt uns dafür zu tadeln, dass wir uns selbst hassen, können wir neugierig darauf sein, wie es überhaupt zum Selbsthass gekommen ist. Eine in diesem Sinne gestellte Frage ist oft erhellend. Wenn die Schöne in uns das Biest mitfühlend annehmen kann – ihm erlaubt, »unser Gast zu sein«, wenn Sie so wollen –, kann es sich in einen gut aussehenden und liebevollen Begleiter verwandeln; zumindest kann es sich entspannen und aufhören, uns so sehr zu jagen.

## Bevor der Körper Nein sagt: Eine Übung zur Selbstbefragung

Hier ist eine Übung, die Sie täglich oder wöchentlich durchführen können – oder so oft, wie Sie es für richtig halten. Sie erfordert einen gewissen zeitlichen Einsatz. Wenn Sie mich als Beispiel nehmen, ist er manchmal schwer aufzubringen. Wenn Ihnen selbst wenige Minuten pro Tag für eine solche Selbstbefragung nicht machbar erscheinen, lohnt es sich, auch das wahrzunehmen. Anstatt zu urteilen, fragen Sie sich, woher der Widerwille kommt.

Ohne zu urteilen, bedeutet nicht ohne Wachsamkeit. Unsere Persönlichkeit ist geschickt darin, rationalisierende Hürden zu errichten, wenn sie spürt, dass wir versuchen, ihren Einfluss zu lockern oder gar infrage zu stellen. Wenn man sich der Heilung verschreibt, bedeutet das, auf dem neuesten Stand ihrer Tricks zu sein. Die übliche Ausrede ist auch die lahmste: »Ich habe keine Zeit.« Die meisten, selbst die Vielbeschäftigten, haben mehr Zeit, als sie zu nutzen wissen; was uns fehlt, ist eine bewusste *Absicht,* was wir mit dieser Zeit anfangen wollen. Standardbeschäftigungen, ob ehrenwert oder belanglos, füllen schnell die Leere, und plötzlich haben wir »keine Zeit«. Es ist nicht hilfreich, zu beteuern: »Oh, aber ich möchte wirklich an mir arbeiten, es ist nur ... « und dann alle Gründe aufzählen, die es unmöglich machen. Wenn das auf Sie zutrifft, fragen Sie sich, gestärkt durch mitfühlende Neugier: Welches Unbehagen in der Gegenwart könnte dazu führen, sich überhaupt darauf einzulassen, an sich selbst zu arbeiten? Es kann sein, dass die Formulierung einer starken Absicht Sie für die verletzliche Tatsache öffnet, dass Sie enttäuscht oder konfrontiert werden könnten oder dass Sie über Ihre gewohnten Komfortzonen hinausgehen müssten. Diese Risiken sind real. In jedem Fall ist es nicht hilfreich, sich zu irgendwelchen Praktiken zu zwingen, zu überreden oder dadurch zu beschämen – nicht einmal zu solchen, die Ihnen helfen sollen.

Die Übung wird am besten in schriftlicher Form, in einem ruhigen Raum durchgeführt, in dem Sie mit sich und Ihrer Erfahrung allein sein können, frei von Ablenkungen. Sie schreiben Ihre Antworten am besten auf, weil das Ihren Geist aktiver und tiefgreifender beschäftigt als das Beobachten Ihrer Gedanken oder Einsichten. Vielleicht möchten Sie auch eine Aufzeichnung Ihrer Fortschritte haben. Mit der Hand zu schreiben, anstatt zu tippen, hilft, ein Gefühl der Verbundenheit mit sich selbst zu schaffen und gleichzeitig die digitalen Ablenkungen fernzuhalten.

Mir wurde schon oft mitgeteilt, dass diese Übung dazu beigetragen hat, das Leben von Menschen zu verändern. Das Wichtigste ist, dass Sie sie regelmäßig durchführen: in Abständen Ihrer Wahl, aber mindestens einmal pro Woche.

***Frage Nr. 1: In welchen wichtigen Bereichen meines Lebens gelingt es mir nicht, Nein zu sagen?***

Mit anderen Worten: Wo habe ich heute oder in dieser Woche ein »Nein« in mir gespürt, das zum Ausdruck gebracht werden wollte, das ich aber unterdrückt habe? Wo habe ich ein »Ja« (oder ein Schweigen) vermittelt, wo ein »Nein« gehört werden wollte?

Bleiben Sie nah an der Gegenwart und seien Sie konkret. Schauen Sie genau hin und denken Sie daran: Wir sprechen hier nicht von gelegentlichen Entgleisungen, sondern von chronischen Mustern. Wir alle treffen Entscheidungen, die bewusst sind und von Herzen kommen, um andere um den Preis unserer eigenen Bequemlichkeit zu unterstützen. Eltern verhalten sich zwangsläufig immer so: Die meisten Kinder werden nie erfahren, wie viele schlaflose Nächte ihre Mutter oder ihr Vater damit verbracht haben, auf sie aufzupassen, wenn sie krank waren. Oder wenn ein Freund oder eine Freundin ernsthaft erkrankt ist, könnte es eine authentische Entscheidung sein, sich mit ihm oder ihr zu treffen, anstatt dem Wunsch zu folgen, zu Hause zu bleiben und sich auszuruhen. Das mitfühlende Nachfragen zielt keineswegs darauf ab, echten Altruismus zu stigmatisieren. Es geht um die *gewohnheitsmäßige, unfreiwillige* Selbstlosigkeit, die in der Persönlichkeit vieler Menschen verankert ist. Sie fordert einen hohen Tribut und wir wollen sie sanft in den Vordergrund rücken.

Oft wird diese Dynamik in zwei wichtigen Bereichen festgestellt: bei der Arbeit und in persönlichen Beziehungen. Im Beruf haben Sie vielleicht eine zusätzliche Aufgabe angenommen, bei der Sie das Gefühl hatten, dass sie Sie überfordern würde. Oder Sie haben die Arbeit über das Wochenende mit nach Hause genommen und dadurch auf Zeit für sich selbst oder mit Ihrer Familie verzichtet. Vielleicht haben Sie einem Kollegen, der Ihren persönlichen Freiraum verletzt hat, kein Nein signalisiert; oder jemand hat Sie um Ihre Meinung gebeten, und Sie haben ihm das gesagt, was er Ihrer Meinung nach hören wollte, nicht das, was Sie für wahr halten.

In Ihrem Privatleben haben Sie vielleicht die Einladung eines Freundes zu einem Drink angenommen, obwohl Sie sich eigentlich ausruhen müssten. Vielleicht haben Sie sich auf Sex mit Ihrer Partnerin oder Ihrem Partner eingelassen – zu einem Zeitpunkt, in dem körperliche Intimität das Letzte war, woran Sie gedacht haben, oder als ein Problem gelöst werden musste, bevor Sie in der Lage zu Intimitäten waren; oder Sie haben sich über ein »Nein«-Gefühl hinweggesetzt, das auf halbem Weg in Ihnen auftauchte. Vielleicht haben Sie eingewilligt, als Nachbarn Sie kurzfristig um Hilfe beim Umzug gebeten haben, obwohl Sie andere dringende Angelegenheiten zu erledigen hatten. Vielleicht brauchten Sie Raum für sich selbst, haben sich aber dagegen entschieden, Ihren Partner zu bitten, eine Zeit lang auf die Kinder aufzupassen. Oder Sie haben die immerwährende Rolle desjenigen übernommen, der sich um Ihre alternden Eltern kümmert, anstatt Ihre Geschwister zu bitten, mit anzupacken und Ihnen die Last zu erleichtern.

Ganz allgemein sollten Sie sich fragen: Gegenüber wem und in welchen Situationen fällt es mir am schwersten, Nein zu sagen? Selbst wenn ich es sage, tue ich es dann nur widerwillig, entschuldigend oder mit Schuldgefühlen? Mache ich mir im Nachhinein Vorwürfe deswegen?

Zwischen einem überlegten, bewussten »Ja« und einem zwanghaft unterdrückten »Nein« liegt ein gewaltiger Unterschied. Zugegeben, die Realitäten der modernen Arbeitswelt können die Unterscheidung verwischen: Wir können rational entscheiden, dass das Festhalten an einem Job ein Ja zu Anforderungen erfordert, die uns belasten, Anforderungen, die wir lieber ablehnen würden. Viel zu viele Menschen befinden sich um des bloßen wirtschaftlichen Überlebens willen in solchen Situationen. In diesen Fällen können wir uns fragen, ob der Preis, den wir dafür zahlen, den Stress wert ist, der damit verbunden ist. Dass Millionen Menschen nicht einmal die Freiheit haben, sich diese Frage zu stellen, ist ein soziales Problem von gewaltigem Ausmaß. Aber vielen dient das fehlende »Nein« weder ihrem persönlichen noch ihrem wirtschaftlichen Wohlergehen. Nur Sie können beurteilen, welche Verweigerungen eines »Neins« Ihre eigene Situation kennzeichnen. Dennoch ist es schon ein Fortschritt, wenn wir uns, anstatt es automatisch zu tun, klarmachen, dass wir eine Situation, die chronischen Stress verursacht, bewusst und zielgerichtet akzeptieren.

***Frage Nr. 2: Wie wirkt sich meine Unfähigkeit, Nein zu sagen, auf mein Leben aus?***

Sie werden feststellen, dass die Auswirkungen drei Hauptbereiche betreffen: die physische, die emotionale und die interpersonelle Ebene.

Auf der physischen Ebene geht es um körperliche Warnzeichen wie Schlaflosigkeit, Rückenschmerzen, Muskelkrämpfe, Mundtrockenheit, häufige Erkältungen, Bauchschmerzen, Verdauungsprobleme, Müdigkeit, Kopfschmerzen, Hautausschläge, Appetitlosigkeit oder den Drang zu übermäßigem Essen.

Auf der emotionalen Ebene führt die Selbstbefragung zu Antworten wie Traurigkeit, Entfremdung, Angst oder Langeweile. Die Auswirkungen können sich auch in Form von emotionalen Defiziten äußern: z. B. durch den Verlust der Fähigkeit, Freude an Dingen zu empfinden, die früher Freude bereitet haben, durch das Nachlassen des Humors usw.

Im interpersonellen Bereich ist die häufigste Auswirkung die Verärgerung gegenüber den Personen oder Situationen, bei denen die authentische Antwort unterdrückt wurde. Bei näherer Betrachtung birgt das eine gewisse Ironie. Nehmen wir an, Sie unterdrücken das »Nein«, um die Nähe zu jemandem aufrechtzuerhalten, der Ihnen wichtig ist. Tatsächlich entfernt Ihr Ärger Sie aber weiter von dieser Person, weil dadurch Ihre Liebe zu diesem Menschen belastet wird. Auch Ihr Gegenüber wird den emotionalen Rückzug spüren, der durch den Groll genährt wurde. Er drückt sich in Ihrem Gesichtsausdruck, Ihrem Tonfall und Ihrer Körpersprache aus. Sie werden das Gegenteil von dem erreichen, was Sie sich gewünscht haben. Und wenn Sie genau hinschauen, werden Sie feststellen, dass Groll mehr ist als eine abstrakte emotionale Eigenschaft: Er fühlt sich buchstäblich ätzend in Ihrem Bauch oder Ihrer Brust an, oder er verspannt die Muskeln Ihres Kiefers, Ihres Halses oder Ihrer Stirn. Groll kann als Überbleibsel von ungesagten Dingen, von nicht erwiderten Gefühlen betrachtet werden. Das Wort »Ressentiment« kommt schließlich vom französischen *ressentir*, was »wieder fühlen« bedeutet. Und wieder und wieder und wieder fühlen wir es in unserem Geist und Körper, bis wir es kapiert haben.

Ein weiterer Bereich, in dem man nach Auswirkungen suchen kann, liegt etwas weiter außerhalb, in der realen, alltäglichen Welt. Die Frage wäre hier: »Was verpasse ich im Leben, weil ich mich nicht durchsetzen kann?« Mögliche Antworten sind Spaß, Freude, Spontaneität, Selbstachtung, Libido, Möglichkeiten für Wachstum, Abenteuer und vieles mehr.

***Frage Nr. 3: Welche körperlichen Signale habe ich übersehen? Welche Symptome habe ich ignoriert, die Warnzeichen sein könnten, wenn ich bewusst darauf achten würde?***

Diese dritte Frage kehrt die Richtung der vorherigen Perspektive um: Hier beginnen wir mit den körperlichen Auswirkungen und vertrauen darauf, dass sie uns zeigen, wo es an Authentizität gefehlt hat. Dazu müssen Sie eine Bestandsaufnahme Ihres Körpers machen: einen regelmäßigen und bewussten Scan – einmal am Tag oder einmal in der Woche. Für manche ist diese Fragestellung eine unverzichtbare Sicherungsmaßnahme, weil ihre Selbstverleugnung so normal geworden ist, dass sie ein ungesagtes »Nein« vielleicht gar nicht mehr erkennen können – das Wort wagt sich nicht einmal in ihren Kopf, geschweige denn auf ihre Zunge.

Die Idee ist, eine regelmäßige Bestandsaufnahme der anhaltenden Symptome zu machen: z. B. Müdigkeit, anhaltende Kopfschmerzen, Magenbeschwerden oder Schmerzen im unteren Rückenbereich. Dann geht es darum zu fragen, welches unausgesprochene »Nein« sie signalisieren könnten. Dazu muss man natürlich lange genug innehalten, um die Zeichen zu erkennen. In unserer Kultur der Zweiteilung von Körper und Geist haben sich viele daran gewöhnt, die Botschaften des Körpers zu ignorieren. Die Belohnungsmechanismen des Gehirns können sogar, ähnlich wie bei einer Sucht, in erhöhten Dopamin- und Endorphinwerten schwelgen. Sie entstehen, wenn andere unsere Selbstverleugnung schätzen oder davon profitieren. Die Bezeichnung »Adrenalinjunkies« hat eine gewisse Berechtigung. Der Drang, gut zu anderen zu sein – ein aufrichtiger Impuls, wenn er nicht zwanghaft ist –, kann so die genauso authentische Notwendigkeit, gut zu sich selbst zu sein, überwältigen.

Bei Menschen, die sich völlig mit ihrer Rolle in der Welt identifizieren, hat es das »Nein« ebenfalls schwer, den schalldichten Identitätspanzer zu durchbrechen und sich Gehör zu verschaffen. Wir verwechseln uns mit unseren offiziellen Berufsbildern: Arzt, Therapeutin, Lehrer, Anwältin, Geschäftsführerin, Hausmann, Supermutter. Daher diese dritte Frage, die uns dazu auffordert, proaktiv zu überlegen, was der Körper uns die ganze Zeit sagen will. Er versucht, unsere Aufmerksamkeit von unserer konditionierten Identität weg auf das zu lenken, was wir wirklich brauchen. Das kann sehr wohl verhindern, dass der Körper uns noch lauter anschreien oder einen noch verheerenderen Absturz herbeiführen muss.

***Frage Nr. 4: Welche Geschichte verbirgt sich hinter meiner Unfähigkeit, Nein zu sagen?***

Unser gewohntes Muster, ein »Nein« zu verweigern, wird durch das genährt, was ich *die Geschichte* nenne. Damit meine ich das Narrativ, die Erklärung, die Rechtfertigung, die Rationalisierung, die diese Gewohnheit normal und sogar notwendig erscheinen lässt. In Wahrheit entspringt sie den einschränkenden Kernüberzeugungen über uns selbst. Meistens sind wir uns nicht bewusst, dass es Geschichten *sind*. Wir denken und handeln, als ob sie wahr wären.

Wenn ich diese Frage in Workshops stelle, kann es einige Zeit dauern, bis die Teilnehmenden das zugrunde liegende Narrativ erkennen, also die Geschichte hinter der Geschichte. Wenn wir die Einzelheiten der jeweiligen Situation hinter uns lassen (z. B. »Sie wissen doch, wie meine Mutter ist – es ist einfacher, Ja zu sagen, als sich rumzuärgern«), entdecken wir die tiefere Geschichte. Ihre innere Logik bestimmt unsere Interpretationen und Reaktionen. Auf dieser unterschwelligen Ebene geht es immer um das Selbst, nicht um die aktuellen Umstände.

Wenn es Ihnen schwerfällt, die Geschichte zu erkennen, die Ihrem Verhalten zugrunde liegt, versuchen Sie, sich zu fragen: »Welche Glaubenssätze habe ich, dass ich meine eigenen Bedürfnisse auf diese Weise verleugne?« Die Antwort, auch wenn sie nur spekulativ ist, wird vermutlich sehr nahe an die Wahrheit herankommen. Unsere Geschichten sind zwar weder objektiv noch genau, aber sie *stimmen innerlich* immer mit unserem Verhalten und unseren Erfahrungen überein.

Einige Beispiele für altbekannte Geschichten:

- Nein zu sagen bedeutet, dass ich mit etwas nicht umgehen kann. Es ist ein Zeichen von Schwäche. Ich muss stark sein.
- Ich muss »gut« sein, um die Liebe von anderen zu verdienen. Wenn ich Nein sage, bin ich nicht liebenswert.
- Ich bin dafür verantwortlich, wie sich andere Menschen fühlen und was sie erleben. Ich darf niemanden enttäuschen.
- Ich bin nur dann wertvoll, wenn ich etwas Nützliches tue.
- Wenn die Leute wüssten, wie ich wirklich fühle, würden sie mich nicht mögen.
- Wenn ich meiner Freundin, meinem Ehepartner oder Kolleginnen, meinen Eltern oder Nachbarn absagen würde, würde ich mich zu Recht schuldig fühlen.[26]
- Es ist egoistisch, Nein zu sagen.
- Es ist nicht liebevoll, wütend zu sein.

Das Auffällige an diesen Antworten ist die implizierte Doppelmoral. Gewöhnlich denken wir bei Doppelmoral an das Anlegen von zweierlei Maßstäben, von denen wir uns selbst ausnehmen, während wir andere schonungslos kontrollieren – was in dem Satz »Mach's, wie ich es Dir sage, nicht wie ich es mache!« parodiert wird. In der Praxis wird eine solche unbewusste Doppelzüngigkeit ebenso oft *gegen* das eigene Ich eingesetzt: Man kann es als umgekehrte Heuchelei bezeichnen. Ich frage die Leute oft: »Wenn Ihr Freund eine Bitte ablehnt, weil es sich für ihn richtig anfühlt, würden Sie ihn dann als ›schwach‹ verurteilen?« Die Antwort lautet vorhersehbar: »Natürlich nicht.« Überprüfen Sie sich selbst: Würden Sie jemand anderem die Verantwortung aufbürden, die Erwartungen anderer niemals zu enttäuschen? Würden Sie einem Nachbarn, der eine Bitte ablehnen muss, weil er etwas anderes zu erledigen hat, Egoismus vorwerfen? Würden Sie Ihrem Kind sagen, dass es wertlos ist, wenn es sich nicht »nützlich« macht? Ich bin mir sicher, dass Sie, wie alle, denen ich diese Fragen stelle, mit Nein antworten würden.

Manche Menschen schrecken davor zurück, Nein zu sagen, weil sie das Gefühl haben, Stärke zeigen zu müssen. Deshalb werden sie von den anderen für ihre kompromisslose Zuverlässigkeit respektiert. Diese Art von »Stärke« geht auf Kosten der wirklichen Macht. Sie besteht darin, dass man mitbestimmen kann, welche Lasten man auf sich nimmt und welche nicht. Die meisten würden, wenn sie die Wahl hätten, lieber ein Leben in selbstbewusster Stärke und entwickelter innerer Kraft führen als eines in ungewollter Stärke.

### *Frage Nr. 5: Wo habe ich diese Geschichten gelernt?*

Niemandem wird bei seiner Geburt das Gefühl der Wertlosigkeit mitgegeben. Durch die Interaktionen mit unseren Bezugspersonen wird unsere Sicht auf uns selbst geprägt. Wenn sie uns aufgrund ihres eigenen Traumas schlecht behandeln, nehmen wir das persönlich. Wenn sie, aus welchen Gründen auch immer, gestresst oder unglücklich sind, nehmen wir auch das persönlich. Das Wissen um den Kummer unserer Eltern, den wir als kleine Kinder nicht lindern konnten, kann dazu führen, dass wir unseren eigenen Wert infrage stellen. Das gilt selbst dann, wenn man uns verbal versichert hat, dass wir geliebt werden. So war es bei mir der Fall, wie mir auf der Couch eines Therapeuten vehement klar wurde – ein Vorfall, den ich in Kapitel 30 beschreiben werde.

Bei der Betrachtung der Vergangenheit geht es nicht darum, in ihr zu verweilen, sondern sie loszulassen. »In dem Moment, in dem du weißt, wie dein Leiden entstanden ist, befindest du dich bereits auf dem Weg der Befreiung davon«, sagte Buddha.[27] Daher erfordert diese fünfte Frage einen offenen Blick auf unsere Kindheitserfahrungen – nicht so, wie wir sie gerne hätten, sondern so, wie sie waren.

***Frage Nr. 6: An welcher Stelle habe ich das »Ja«, das gesagt werden wollte, ignoriert oder verweigert?***

Wenn das Unterdrücken eines »Nein« uns krank machen kann, dann gilt das auch für das Zurückhalten eines echten »Ja«. Was wollten Sie tun, bekunden, erschaffen oder sagen, das Sie im Namen einer vermeintlichen Pflicht oder aus Angst aufgegeben haben? Welches Verlangen, zu spielen oder zu erforschen, haben Sie ignoriert? Welche Freuden haben Sie sich verweigert, weil Sie glauben, sie nicht zu verdienen? Oder weil Sie Angst haben, dass sie Ihnen weggenommen werden?

Wie bei dem unausgesprochenen »Nein«, fragen Sie sich selbst: Welche Überzeugung hält mich davon ab, meine kreativen Impulse zu bejahen? Bei mir war es der Zwang weiterzuarbeiten – und zwar auf Kosten meiner Intuition. Wie ich in meinem Buch *Wenn der Körper nein sagt* schrieb:

> »Nachdem ich fertiger Arzt war, war ich viele Jahre lang zu sehr in meiner Arbeitssucht gefangen, um mir selbst oder meinen tiefs-

> ten Bedürfnissen Beachtung zu schenken. In den seltenen Momenten, in denen ich so etwas wie Stille zuließ, bemerkte ich ein kleines Flattern tief in meinem Bauch, einen kaum wahrnehmbaren Aufruhr. Ein leise gewispertes Wort erklang in meinem Kopf: Schreiben. Zuerst konnte ich nicht sagen, ob es Sodbrennen oder Inspiration war. Je intensiver ich zuhörte, desto lauter wurde die Botschaft: Ich musste schreiben, mich in geschriebenen Worten ausdrücken, sodass nicht nur andere mich vielleicht hören würden, sondern ich mich selbst hören konnte.«[28]

»Die Musik hat mir das Leben gerettet«, sagte die Songwriterin und ehemalige Alkoholikerin Mary Gauthier aus Nashville.[29] »Dass ich mich in meinen Liedern selbst ausdrücken kann, und natürlich die Resonanz, wenn sie sich mit anderen Menschen verbinden, ist buchstäblich mein Lebensretter gewesen. Ich bin dadurch trocken geblieben. Es ist ein Grund, morgens aufzustehen und weiterzumachen.« Die schöpferische Kraft in uns, auf welche Weise auch immer sie sich bemerkbar macht, ist eine wirksame Unterstützung bei der Heilung.

»Was in uns ist, muss raus, sonst explodieren wir in den falschen Situationen oder werden von unseren Frustrationen hoffnungslos eingeengt«, schrieb der weise Mediziner János Selye in *Stress. Bewältigung und Lebensgewinn*.[30] Ich habe diese Lektion gut gelernt. Wann immer etwas in mir danach verlangte, sich Gehör zu verschaffen, und ich ihm keinen Ausdruck verlieh, erstickte ich an der Stille. Die Bücher, die ich geschrieben habe, einschließlich des Buches, das Sie jetzt in Händen halten, sind entstanden, weil ich dem Ruf dessen gefolgt bin, was in mir nach außen drängte.

# Kapitel 29
# Hinsehen heißt hinterfragen
## Selbsteinschränkende Überzeugungen auflösen

> *»Heilung kann nicht stattfinden, wenn wir nicht akzeptieren, dass wir es wert sind, geheilt zu werden, auch wenn das unsere Sicht der Welt und unsere Interaktionen mit anderen erschüttern könnte.«*
>
> Mario Martinez, Psy.D., *The Mind Body Code*

In einer Gesellschaft, die aus dem Gefühl der Unzulänglichkeit der Menschen Kapital schlägt, ist das selbstbegrenzende Narrativ, das am weitesten verbreitet ist, zwangsläufig: »Ich bin es nicht wert.« Es liegt all den anderen Geschichten, die im vorigen Kapitel aufgezählt wurden, zugrunde. Wenn wir uns nicht mit diesem Narrativ beschäftigen, sabotiert es unsere besten Bemühungen, uns selbst mitfühlend zu erforschen. Ich selbst habe diesen Stachel sogar beim Schreiben dieses Buches gespürt. Mein Freund und Mentor im therapeutischen Bereich, Peter Levine, hat dieses Dilemma selbst auf berührende Weise eingeräumt. »Ich konnte die Frage ›Habe ich genug getan?‹ positiv beantworten«, sagte Peter kürzlich in einem Gespräch. »Ich habe genug *getan*. Aber ›*Bin* ich genug?‹ Mit dieser Frage ringe ich immer noch.« Ich lächelte bestätigend.

Es gibt viele Möglichkeiten, mit dem Lügenmärchen von der Wertlosigkeit zu arbeiten. Manche Lehrer schlagen positive Affirmationen vor. Ich persönlich habe die Erfahrung gemacht, dass sich solche Botschaften genau dann verflüchtigen, wenn ich sie am meisten brauche.

Wir sollten nicht unterschätzen, wie tief verwurzelt und heimtückisch die Überzeugung von der eigenen Wertlosigkeit ist und wie schwierig es ist, sie mit Worten zu zerstreuen. Wir wurden buchstäblich in diese Richtung hypnotisiert. Innerhalb des neuronalen Netzwerks handelt es sich, wie der Biologe Bruce Lipton erklärt, um eine Frage der Gehirnströme. Delta-Wellen, die niedrigste Frequenz des Gehirns, überwiegen in den ersten zwei Lebensjahren, dann steigen die Frequenzen an – man spricht von Theta-Wellen –, bis wir etwa sechs Jahre alt sind. »Ein Kind unter sieben Jahren befindet sich überwiegend in der Theta-Phase«, erklärte er mir. »Die Theta-Phase ist ein hypnotischer Zustand, in dem man sieben Jahre lang alles Mögliche aufnimmt. Wie unter dem Bann eines Hypnotiseurs glaubt man alles, was einem gesagt wird.« Erst danach stellt sich der Zustand der bewussten Wahrnehmung und des logischen Denkens ein, der mit der Aktivität von Alpha- und Beta-Wellen verbunden ist. „Wir downloaden unsere Vorstellungen und Überzeugungen vom Leben über Jahre, bevor wir die Fähigkeit zum kritischen Denken erwerben«, schreibt Dr. Lipton. »Diese Wahrnehmungen oder Fehlwahrnehmungen werden zu unseren Wahrheiten.«[31] Ausgehend von solchen Wahrheiten entwickeln wir fortan unsere Auffassung von uns selbst in der Welt. Genauer gesagt: von solchen Unwahrheiten.

Wir machen einen kraftvollen Schritt voran zu einer authentischen Selbstbestimmtheit, wenn wir erkennen, welchen Selbsttäuschungen wir unterliegen, und wenn wir ihnen eine neue Wahrnehmung gegenüberstellen, die durch mitfühlendes Nachfragen genährt wird.

Sie haben bereits das unausgesprochene »Nein« oder »Ja« ausfindig gemacht, haben begonnen, die verschiedenen Auswirkungen zu identifizieren, sich die Geschichten angeschaut, die solchen Selbstverleugnungsmustern zugrunde liegen, und deren Quellen erkundet. Was nun? Es ist zwar von großem Wert, unsere Geschichten als solche zu kennen, aber letztlich wollen wir uns von ihrem Einfluss befreien.

Die folgende Übung bietet einige erste Schritte zur Selbstbefreiung, zum Aufwachen aus der hypnotischen Fantasie unserer Wertlosigkeit.

In meinem Buch über Sucht habe ich – mit Genehmigung – eine Reihe von Schritten adaptiert, die Jeffrey M. Schwartz, ein Psychiatrieprofessor an der Universität von Kalifornien, Los Angeles, in seinem Buch *The Mind and the Brain* formuliert hat.[32] Hier gehe ich mit der Adaption noch einen Schritt weiter und wende die Methode auf selbstbegrenzende Überzeugungen aller Art an.

Dr. Schwartz hat diese Schritte ursprünglich für die Heilung von Zwangsstörungen entwickelt. Doch sie eignen sich auch für die Umprogrammierung anderer Arten von Gedankenschleifen. Schließlich hat negatives Denken eine Eigenschaft, die über das Zwanghafte hinausgeht: Wir sind dazu gezwungen, es immer wieder zu tun, obwohl es uns keine Freude bereitet. Es geht darum, das Gehirn umzuerziehen, durch bewusste Anstrengung, die Fähigkeit des präfrontalen Kortex zu stärken, aus einer auf der Vergangenheit basierenden Trance auszubrechen und uns wieder in die Gegenwart zu versetzen. Jedes Gedankenmuster der Selbstabwertung, das sich immer wiederholt, kann auf diese Weise bearbeitet werden.

Es handelt sich um eine *erfahrungsbasierte* Methode, die Engagement und Achtsamkeit erfordert. Sie muss nicht nur durchgeführt, sondern vollständig erfahren werden. Nur wenn Aufmerksamkeit vorhanden ist, kann der Geist das Gehirn neu verdrahten. »Eine bewusste Aufmerksamkeit muss vorhanden sein«, betont Jeffrey Schwartz. »Darin liegt der Schlüssel. Die Entstehung physischer Veränderungen im Gehirn hängt von einem bestimmten geistigen Zustand ab – dem Zustand der Aufmerksamkeit. Auf die Aufmerksamkeit kommt es an.«

Zu den ursprünglichen vier Schritten von Dr. Schwartz füge ich einen weiteren hinzu. Diese vier Schritte sind am wirkungsvollsten, wenn sie regelmäßig praktiziert werden, aber auch immer dann, wenn eine selbstuntergrabende Überzeugung so stark an Ihnen zerrt, dass Sie befürchten, sich darin zu verstricken. Suchen Sie sich einen Platz zum Sitzen und Schreiben, vorzugsweise einen ruhigen Ort. Auch bei dieser Übung sollten Sie handschriftlich ein Tagebuch führen.

## Schritt 1: Neu-Benennen

Der erste Schritt besteht darin, den selbstbegrenzenden Gedanken als das zu bezeichnen, was er ist: ein Gedanke, eine Überzeugung – nicht die Wahrheit. Zum Beispiel: »Ich *scheine zu glauben,* dass ich für die Gefühle aller anderen verantwortlich bin.« Oder: »*Ich habe den Gedanken,* dass ich stark sein muss.« Oder: »*Ich verhalte mich so, als ob ich denke,* dass ich nur etwas wert bin, wenn ich hilfsbereit bin.« Es ist sehr wichtig, diesen Schritt zu machen und ihn bewusst wahrzunehmen: Wir aktivieren den Teil von uns, der geistige Inhalte beobachten kann, ohne sich mit ihnen zu identifizieren – wir verhalten uns als unser eigener interessierter, aber unparteiischer Beobachter.

Der Sinn des Neu-Benennens besteht nicht darin, den selbstnegierenden Gedanken verschwinden zu lassen: Als langjähriger Bewohner Ihres Gehirns wird er sich mit allen Mitteln, die ihm zur Verfügung stehen, dagegen wehren, verdrängt zu werden. Tatsächlich wird er durch die Bemühungen, ihn zu unterdrücken oder zu vertreiben, genauso gestärkt, als ob man ihm nachgibt. Denken Sie daran: Sie versuchen nicht, die Geschichte zu entkräften oder sie zu widerlegen. Sich dagegen zu wehren, wäre so, als würde man einem Zweijährigen, der vor einem Teller Gemüse sitzt und schreit: »Ich hasse dich«, sagen: »Nein, das tust du nicht. Das ist nur ein Gedanke, den du gerade hast.« Sie versuchen auch nicht, ihn durch einen gegenteiligen aufheiternden Gedanken zu ersetzen – zum Beispiel: »Ich bin ein guter Mensch« oder »Durch mich fließt reines Licht«. Vielmehr trennt man sich von der *Gewissheit,* dass die implizite Überzeugung wahr ist. So weisen Sie der Geschichte ihren Platz zu und entfernen sie behutsam aus dem Regal der Sachliteratur. Sie ist nicht länger ein unumstößliches Gesetz, dem man widerstehen muss, oder eine Anschuldigung, die es zu widerlegen gilt, sondern einfach nur ein Gedanke – so schmerzhaft oder dysfunktional er auch sein mag. Wahrscheinlich wird der Gedanke wieder auftauchen – und dann werden Sie ihn mit ruhiger Entschlossenheit und mit einem achtsamen, wachen Bewusstsein wieder neu benennen.

### Schritt 2: Neu-Zuordnen

In diesem Schritt lernen Sie, die neubenannte Überzeugung der richtigen Quelle zuzuordnen: »Das ist mein Gehirn, das mir eine alte, vertraute Botschaft sendet.« Anstatt sich selbst oder jemand anderem die Schuld zu geben, ordnen Sie die Ursache dem richtigen Ort zu: den neuronalen Schaltkreisen, die in Ihrem Gehirn programmiert wurden, als Sie ein Kind waren. Es handelt sich um eine frühe Lebensphase, in der Ihnen die notwendigen Voraussetzungen für eine gesunde Entwicklung Ihrer emotionalen Schaltkreise fehlten. Sie verdrängen den Gedanken nicht, aber Sie machen auch deutlich, dass Sie nicht darum gebeten oder ihn jemals verdient haben.

Die Neu-Zuordnung ist direkt mit der mitfühlenden Neugierde gegenüber dem Selbst verbunden. Das Vorhandensein eines negativen Glaubenssatzes sagt nichts über Sie als Person aus; es handelt sich nicht um moralisches Versagen oder um eine Charakterschwäche. Es handelt sich lediglich um die Auswirkung von Umständen, auf die Sie keinen Einfluss hatten. Worüber Sie jetzt verfügen, ist ein gewisses Mitspracherecht darüber, wie Sie auf die negative Überzeugung reagieren. Die Qualität Ihrer gegenwärtigen Erfahrung hängt viel mehr von der Wahl Ihrer Reaktionen ab als von irgendetwas, das in der Vergangenheit festgelegt wurde.

### Schritt 3: Neu-Ausrichten

Hier geht es darum, sich ein wenig Zeit zu verschaffen. Da es sich bei Ihren negativen Selbstüberzeugungen um Hirngespinste handelt, werden sie vorübergehen – wenn Sie ihnen Zeit geben. Das Schlüsselprinzip, so Jeffrey Schwartz, lautet wie folgt: »Es kommt nicht darauf an, was Sie fühlen, sondern was Sie tun.« Das bedeutet nicht, dass Sie Ihre Gefühle oder Überzeugungen unterdrücken, sondern nur, dass Sie sich von ihnen nicht unterkriegen oder von Ihrer Suche abbringen lassen. Sie bleiben in Beziehung zu ihnen, auch wenn Sie bewusst einen Umweg gehen.

Hier ist also die Spielanleitung: Wenn es Ihnen gelingt, eine negative Selbstüberzeugung zu erwischen, die die Kontrolle zu übernehmen droht, *dann tun Sie einfach etwas anderes*. Das erfordert ein gewisses Bewusstsein, und Sie sollten sich nicht selbst fertigmachen, wenn Sie es anfangs nicht schaffen. Manchmal übernehmen diese Glaubensmuster einfach die Kontrolle, bevor wir in Aktion treten können.

Ihr erstes Ziel ist einfach: Verschaffen Sie sich eine Viertelstunde Zeit. Suchen Sie sich etwas aus, das Ihnen Spaß macht und Sie beschäftigt, vorzugsweise etwas Gesundes und Kreatives, aber grundsätzlich alles, was Ihnen Freude macht, ohne größeren Schaden anzurichten. Anstatt hilflos in der vertrauten Verzweiflung des negativen Selbstwertgefühls zu versinken, gehen Sie spazieren, machen Sie Musik an, lösen Sie ein Kreuzworträtsel – was auch immer Sie die nächsten fünfzehn Minuten durchhalten lässt. »Körperliche Aktivitäten scheinen besonders hilfreich zu sein«, schlägt Schwartz vor. »Wichtig ist jedoch, dass Sie die gewählte Aktivität gerne machen. Wenn Ihnen die Energie für eine Aktivität fehlt, können Sie sich auch auf das konzentrieren, was in Ihrem Leben liebenswert und lebendig ist: auf Chancen, die Sie ergriffen oder die Sie ins Visier genommen haben, auf das, was Sie für sich selbst oder andere getan haben, auf Menschen, die Sie geliebt oder die Ihnen Liebe geschenkt haben.

Der Zweck der Neuausrichtung besteht darin, Ihrem Gehirn beizubringen, dass es sich nicht den alten, überdrüssigen Geschichten beugen muss. Es kann lernen, sich für etwas anderes zu entscheiden, auch wenn es zunächst nur für eine Weile ist.

### Schritt 4: Neu-Bewerten

Hier ziehen Sie Bilanz und werden realistisch. Bis jetzt hat die selbstablehnende Überzeugung die Oberhand gewonnen und alles andere, was auch immer Sie bewusst über sich glauben mögen, überschattet. Nehmen wir an, Sie haben sich gesagt: »Ich verdiene es, in meinem Leben geliebt zu werden«, aber Ihr Geist misst unterdessen der Einschätzung »Ich bin wertlos« einen größeren Wert bei. In mindestens neun von zehn Fällen gibt die zweite Aussage den Ausschlag. Betrachten Sie diesen Schritt also als eine Art Audit: Sie überprüfen den objektiven Preis Ihrer Überzeugungen, in die Ihr Geist so viel Zeit und Energie investiert hat.

Fragen Sie sich: *Was hat mir diese Überzeugung eigentlich gebracht?* Mögliche Antworten: *Sie hat dazu geführt, dass ich mich beschämt und isoliert fühle. Sie hat Bitterkeit erzeugt. Sie hat mich davon abgehalten, Träume zu verfolgen, etwas zu riskieren, innige Liebe zu erfahren. Sie hat zu körperlichen Krankheiten oder Symptomen geführt.* Um die Auswirkungen zu erkennen, erlauben Sie Ihren Antworten, über das Gedankliche hinauszugehen. Spüren Sie nach, wie es Ihrem Körper geht, während Sie den Raum betrachten, den Ihre Überzeugung in Ihrem Geist eingenommen hat. Die Auswirkungen zeigen sich genau dort, in Ihrer Physiologie, ebenso wie in Ihren Handlungen und Beziehungen.

Seien Sie konkret: Welchen Nettowert hat die Geschichte der Wertlosigkeit – oder die von Ihnen identifizierte Geschichte, die Sie gerade bearbeiten – bisher in Ihrer Beziehung zu Ihrem Partner oder Ihrer Partnerin, zu Ihrer Frau, zu Ihrem Ehemann? In der Beziehung zu Ihrem besten Freund oder Ihrer besten Freundin, zu Ihren Kindern, zu Ihrem Chef oder Ihrer Chefin, zu Ihren Angestellten, Ihren Kollegen und Kolleginnen? Was ist gestern passiert, als Sie zugelassen haben, dass diese Geschichte Sie beherrschte? Was geschah letzte Woche? Was wird heute geschehen? Achten Sie genau darauf, was Sie fühlen, wenn Sie sich an diese Ereignisse erinnern und wenn Sie voraussehen, was absehbar ist.

Eine vollständige Neubewertung berücksichtigt auch alle *Vorteile* oder *Gewinnanteile,* die Sie aus dieser Überzeugung gezogen haben. Hat sie Sie vor Schaden bewahrt, selbst kurzfristig? Hat sie Sie vor Kritik oder Ablehnung geschützt? Beziehen Sie auch diese Aspekte mit ein: je gründlicher die Prüfung, desto besser.

Machen Sie diese Übung vor allem, ohne sich selbst zu beurteilen. Sie sind nicht geboren worden, um auf diese Weise programmiert zu werden, und Sie werden nicht für das bestraft, was Sie nicht aufdecken – im Gegenteil: Sie werden versuchen, die Strafe, die Sie abgesessen haben, umzuwandeln. Erinnern Sie sich auch daran, dass es nicht nur Ihnen persönlich so geht. Millionen anderer Menschen mit ähnlichen Erfahrungen haben die gleichen Mechanismen entwickelt. Was allerdings persönlich *ist,* ist die Art und Weise, wie Sie sich entscheiden, in der Gegenwart darauf zu reagieren.

## Schritt 5: Neu-Gestalten

Was hat Ihre Identität bisher bestimmt? Sie haben nach Mechanismen gehandelt, die in Ihrem Gehirn verdrahtet waren, bevor Sie eine Wahl hatten. Auf Basis dieser automatischen Mechanismen und Überzeugungen, die vor langer Zeit programmiert wurden, haben Sie ihr Leben geformt. Es ist an der Zeit, es neu zu gestalten: sich ein anderes Leben vorzustellen, eines, das wirklich wert ist, gewählt zu werden.

Sie haben Werte. Sie haben Leidenschaften. Sie haben Ziele, Talente, Fähigkeiten, den Wunsch, etwas beizutragen, vielleicht ein unterschwelliges Gefühl für eine Bestimmung oder eine Berufung. In Ihrem Herzen ist Liebe, und Sie wollen sie mit der universalen Liebe verbinden. Indem Sie die Dinge neu benennen, neu zuordnen, neu ausrichten und neu bewerten, lösen Sie sich von Mustern, an die Sie gefesselt waren und an denen Sie festgehalten haben. Welches Leben möchten Sie wirklich anstelle eines Lebens, das durch Ihre zwanghafte Besessenheit von Erwerb, Selbstberuhigung, Selbstrechtfertigung, Bewunderung, Vergessen und bedeutungslosen Aktivitäten verdorben ist? Was wollen Sie erschaffen? Schreiben Sie Ihre Werte und Ziele auf, und tun Sie es wiederum ganz bewusst. Stellen Sie sich vor, dass Sie im Bewusstsein Ihrer Ganzheit leben und in der Lage sind, anderen Menschen mit Mitgefühl für sie – und für sich selbst – in die Augen zu schauen.

Der Weg zur Hölle ist nicht »mit guten Vorsätzen gepflastert«, sondern mit dem Mangel an Vorsätzen. Je mehr Sie neu benennen, neu zuordnen, neu ausrichten und neu bewerten, desto freier werden Sie sein, Ihr Leben neu zu gestalten. Haben Sie Angst, dass Sie stolpern werden? Raten Sie mal: Das werden Sie. Das gehört zum Menschsein dazu.

Zum Schluss noch ein Wort an die Weisen – oder diejenigen, die es werden wollen. Wenn wir beim englischen Wort »re-create« (neu-erschaffen) den Bindestrich entfernen, bleibt die Verbform von »recreation« übrig, im Sinne von »spielerischer Zeitvertreib«. Das ist eine ausgezeichnete Erinnerung daran, dass wir uns keinen Gefallen tun, wenn wir uns selbst oder den Prozess der Selbst-Erforschung so ernst nehmen, dass wir den Sinn für Spontaneität und Vitalität verlieren. Diese Schritte machen vielleicht nicht viel Spaß, aber sie funktionieren dennoch am besten, wenn sie mit einer gewissen Leichtigkeit verbunden sind. Ich habe schon viele Leute erlebt, die sich mitten im Prozess selbst mit einem Lächeln überrascht haben.

## Kapitel 30

# Von Feinden zu Freunden

## Mit den Heilungshindernissen arbeiten

> *»In meinem Leben ging es mir nicht darum, das in Ordnung zu bringen, was beschädigt war. Es ging mir darum, in einer liebevollen und zärtlichen archäologischen Grabung zu meinem wahren Selbst zurückzufinden.«*
>
> Jewel, *Never Broken: Songs Are Only Half the Story*

Ich wünschte, ich könnte Ihnen sagen, dass Heilung so einfach sei wie die Anwendung einer speziellen geistigen Übung, die man einige Male pro Woche durchführt. Leider lässt sich das Streben nach Ganzheit nicht auf ein oder zwei (drei, zwanzig oder fünfzig) Übungen, Methoden oder Herangehensweisen reduzieren. Die Rückkehr zu unserem Selbst ist weit davon entfernt, eine einmalige Angelegenheit zu sein. Sie ist ein Weg, für den wir uns entscheiden, mit all den Wendungen und vermeintlichen Sackgassen, die mit dem Beschreiten – und sogar dem Erforschen – eines ungewissen Weges einhergehen. Meiner Erfahrung nach sind wir uns nie so nah, wie wir hoffen, und nie so weit entfernt, wie wir befürchten.

Dieses Kapitel wird einen Weg aufzeigen, wie wir mit einigen der Hindernisse, die auf dem Weg zur Heilung am häufigsten vorkommen, umgehen können. Dazu zählen lähmende Schuldgefühle, Selbsthass sowie seine nahen Verwandten Selbstverleugnung, Selbstsabotage und selbstzerstörerische Impulse. Auch Blockaden in unserem emotionalen Gedächtnis oder das, was wir als Schmerzverleugnung bezeichnen könnten, gehören dazu. Ich möchte nochmal betonen, dass wir uns hier nicht auf abstrakte Gedankengänge beziehen. »Ich bin wertlos« und »Ich bin voller Fehler« sind viel mehr als nur Gedanken; sie leben in unserer Neurophysiologie und in unserem Verstand als »einzelne Cluster ähnlicher mentaler Prozesse«, um es mit den Worten von Dick Schwartz zu sagen. »Aus Gründen der Effizienz ist das Gehirn so konzipiert, dass es solche Cluster – Verbindungen zwischen bestimmten Erinnerungen, Emotionen, Sichtweisen auf die Welt und Verhaltensweisen – bildet, die als interne Einheiten zusammenbleiben und bei Bedarf aktiviert werden können.«[33]

Die Frage nach der Entstehung und vor allem der ursprünglichen Funktion dieser leidigen Gehirn-Geist-Cluster führt uns zum ersten Prinzip der mitfühlenden Selbstuntersuchung. Alles in uns, egal wie schmerzlich es ist, hat einen Zweck; es gibt nichts, was nicht da sein sollte, so problematisch und sogar beeinträchtigend es auch sein mag. Die Frage verschiebt sich also von »Wie werde ich es los?« zu »Wozu ist es gut? Warum ist es hier?«. Mit anderen Worten: Wir bemühen uns, diese belastenden Aspekte in uns kennenzulernen und sie dann, so gut es geht, von Feinden zu Freunden zu machen.

Die Wahrheit ist, dass diese Störenfriede schon immer unsere Freunde waren – so seltsam das auch klingen mag. Ihre ursprüngliche Funktion galt unserem Schutz und Wohlergehen, und das ist auch heute noch ihr Ziel, selbst wenn diese Cluster scheinbar auf eine fehlgeleitete Art und Weise funktionieren.

Wir brauchen diese »Unerwünschten« nicht zu fürchten, zu meiden, abzulehnen oder zu unterdrücken; tatsächlich verzögern wir auf diese Weise nur unsere Befreiung von ihnen. Nicht sie, sondern unsere verzweifelten Bemühungen, sie in Schach zu halten, fordern den höchsten Tribut von unserem seelischen und körperlichen Wohlbefinden. Sobald wir diese vermeintlichen inneren Widersacher als das erkennen, was sie sind, und sie gewähren lassen, neigen sie dazu, genauso zu reagieren: Sie beginnen, *uns* gewähren zu lassen. Wir gewinnen unsere

Handlungsmacht nicht durch Widerstand gegen uns selbst, sondern durch Akzeptanz und Verständnis.

Ich nenne diese angeblichen Feinde spielerisch »dumme Freunde«. Wenn Ihnen dieses Adjektiv zu hart vorkommt, können Sie es durch etwas weniger Abwertendes ersetzen wie »begriffsstutzig« oder »stur«. Der Wildnisführer und Tiefenpsychologe Bill Plotkin ehrt sie sogar mit der Bezeichnung »loyale Soldaten« – eine Analogie zu den japanischen Soldaten, die sich bis in die 1970er-Jahre im philippinischen Dschungel versteckt hielten, ohne zu wissen, dass der Zweite Weltkrieg längst beendet war. Alles, was ich mit »dumm« meine, ist, dass diese Teile keine neuen Tricks lernen können: Sie weigern sich zu begreifen, dass die Umstände, die zu ihnen geführt haben, nicht mehr existieren und wir keine hilflosen, gefährdeten Kinder mehr sind.

Ihre Daseinsberechtigung ist allerdings alles andere als dumm. Auch wenn sie uns gegenwärtig Schmerzen zufügen, so sind sie doch ursprünglich gekommen, um uns zu retten. Ihre Anwesenheit ist in der Tat ein untrügliches Zeichen für die tiefe Intelligenz des menschlichen Körpergeist-Komplexes. Zum Glück erfordert die Heilung nicht ihr Verschwinden, sondern nur ihre Neuausrichtung – oder vielleicht ihre Neuzuordnung. Entscheidend ist, dass wir und nicht sie die Führung übernehmen.

Im Laufe der Jahre habe ich viele Dinge getan oder unterlassen, für die eine gesunde Reue normalerweise eine angemessene Reaktion ist – oder gewesen wäre. Ich habe gelogen, Pflichten vernachlässigt und war grob zu anderen. Ich wünschte mir im Nachhinein, nach einem solchen Verhalten ein angemessenes Maß an Reue empfunden zu haben. Sie hätte mich dazu veranlasst, Rechenschaft abzulegen: die Dinge so weit wie möglich richtigzustellen, das Vertrauen wiederherzustellen und zweimal nachzudenken, bevor ich mich wieder so verhalte. Diese Art von gesunder Reue geht Hand in Hand mit Selbsterkenntnis, einem moralischen Kompass und prosozialen Werten. Man könnte sie sogar als natürlichen Weg bezeichnen, uns zu unserem vernetzten Wesen zurückzuführen. Ich bezweifle, dass irgendjemand von uns in einer Welt leben möchte, in der die Menschen dazu nicht fähig wären.

Aber es gibt eine ungesunde Art von Schuldempfinden: die chronische Überzeugung, dass wir von Natur aus schuldig sind und daher Bestrafung oder Vorwürfe erwarten oder sogar verdienen. In diesem düsteren Licht werden unsere Fehler und Schwächen eher zu Beweisen für unsere unrettbare Niederträchtigkeit als zu Aufforderungen, zu wachsen und es besser zu machen.

Diese Art von Schuldgefühlen – oder die Angst davor – erstickt oft ein robustes »Nein« und unterdrückt die Durchsetzungskraft: Die Aussicht darauf, dass andere uns missbilligen oder von uns enttäuscht sein könnten, bewirkt die unerträgliche Überzeugung, dass wir schlecht, falsch und unverzeihlich sind. Wenn das ungehindert anhält, führt es zu körperlichem oder seelischem Leid, wie in den Geschichten dieses Buches deutlich wird. Viele Menschen fühlen sich automatisch schuldig und schämen sich, wenn sie auch nur daran denken, andere im Stich zu lassen, ihre eigenen Bedürfnisse als wertvoll zu erachten oder in ihrem eigenen Interesse zu handeln.

Im schlimmsten Fall entsteht ein tiefes Schuldempfinden, das dem Menschen Schuldgefühle dafür vermittelt, überhaupt am Leben zu sein. Solche existenziellen Schuldgefühle sind älter als Sprache und Bewusstsein. Ich selbst habe dieses Gefühl vor nicht allzu langer Zeit während einer therapeutischen Psilocybin-Sitzung erlebt.[34] Als ich auf der Couch lag, erlebte ich das, was ein Patient von mir einmal als »doppeltes Bewusstsein« bezeichnete. Einerseits wusste ich genau, wer, wo, wann und mit wem ich zusammen war; als ich zu dem freundlichen Gesicht der Therapeutin aufblickte, überwog andererseits die Empfindung, dass sie meine Mutter wäre und ich ein einjähriges Kleinkind. Ich hörte mich selbst schluchzend sagen: »Es tut mir so leid, dass ich dir das Leben so schwer gemacht habe.« Ich sah mich selbst am Anfang meines Lebens: ein Kleinkind, das bereits die Verantwortung für das Leid anderer trug und von Scham und Schuldgefühlen geplagt wurde, weil es meinte, die Ursache dafür zu sein.

Chronische Schuldgefühle sind, wie die anderen »dummen Freunde« des Geistes, nur Wächter, die ihre besten Zeiten hinter sich haben. Wie kommt das? Welche Rolle könnte diese lähmende, sich selbst beschämende Haltung dabei gespielt haben, unsere Sicherheit zu bewahren? Betrachten Sie es als Schadensbegrenzung. Wenn die Welt der Erwachsenen – selbst ungewollt – von Kleinkindern oder Minderjährigen verlangt, dass sie Teile ihres wahren Selbst unterdrücken – ihre eigenen Wünsche, Gefühle und Vorlieben –, dann können sie nicht riskieren, dem nicht nachzukommen, damit die unverzichtbare Bindungsbeziehung nicht gefährdet oder bedroht wird. Das Kind muss in sich selbst einige robuste Durchsetzungsmechanismen entwickeln, um der Angst vor einer Enttäuschung oder der Trennung von der Bezugsperson zuvorzukommen. Schuldgefühle gehören zu den zuverlässigsten dieser inneren Wächter. Der Selbstausdruck des Kindes wird zwar beschnitten, wichtiger aber ist, dass die Beziehung zum Elternteil erhalten bleibt. Um zu überleben, übertrumpft die Bindung die Authentizität, so wie es in diesem Alter sein muss.

Die meisten chronischen Schuldgefühle sind zwanghaft zielgerichtet und kennen nur einen Reiz und genau eine Reaktion. Der Stimulus besteht darin, dass Sie, ob Kind oder Erwachsener, etwas für sich selbst tun wollen, das jemand anderen enttäuschen könnte. Dabei kann es sich um ein echtes Vergehen handeln, wie z. B. Stehlen oder ein Verhalten, das gegen einen moralischen Grundsatz verstößt; viel häufiger ist es jedoch nichts anderes als der Wunsch, einem inneren Impuls zu folgen – sei es, dass man seine Grenzen behauptet, ein negatives Gefühl ausdrückt oder dieses Gefühl überhaupt *hat*. Ihre Schuldgefühle werden Ihnen ausnahmslos alle dasselbe Wort entgegenschleudern: *egoistisch*. Gefangen in einer Zeitschleife kann dieser Freund, der zu lange bleibt, nicht zwischen damals und heute unterscheiden: Er interpretiert jede heutige Interaktion – sei es mit einem Ehepartner, Kind,

Elternteil, Freund, einer Ärztin, Nachbarin oder Fremden – aus dem Blickwinkel Ihrer frühesten Beziehungen.

Schuldgefühle sprechen mit der Stimme von eng geknüpften impliziten Gedächtnisschaltkreisen, die sie unfähig und unempfindlich gegenüber der Vernunft machen. Sie können nichts dafür, dass es sie gibt, und wir können sie nicht mit Gewalt loswerden. Selbst wenn wir dem Diktat der Schuldgefühle gehorchen, schütteln wir sie nur vorübergehend ab – sie werden sich sicher bald wieder lautstark bemerkbar machen. Unsere Duldung und die Falle, in die wir immer wieder geraten, rühren daher, dass wir die Schuld fürchten, sie verabscheuen und loswerden wollen. *Ja, ich werde mich fügen,* flehen wir. *Ich tue alles, damit du verschwindest.*

Wenn wir die Schuld als die wohlmeinende Freundin erkennen, die sie ist – beharrlich und treu bis zum Schluss –, können wir ihr Raum geben. Wenn wir sie in ein freundliches Gespräch verwickeln, ohne ihre Botschaft, die uns abwertet, zu glauben, erkennen wir, dass wir mit einem sehr jungen und unschuldigen Wesen sprechen. Das zu verstehen, öffnet den Raum für Mitgefühl gegenüber dem inneren Schuldzuweiser. Mit der Zeit könnte man sogar Dankbarkeit für seine Hingabe empfinden: Wir können nun dem eintönigen Lied der Warnung »Sei kein Egoist« zuhören, aber bewusst selbst entscheiden, ob wir nach seiner Melodie tanzen wollen oder nicht. *Ja, danke, ich höre, was du sagt, und danke für das Gespräch. Du kannst gerne hierbleiben, aber ich werde meinen erwachsenen Verstand darüber urteilen lassen, ob ich wirklich jemand anderen verletze oder nur mein authentisches Selbst respektiere. Jetzt bin ich dran, nicht du.* Wenn wir der Schuld einen Platz am Tisch einräumen, muss sie nicht mehr das ganze Haus durchstöbern.

Die lästige Nachbarin der Schuld ist die Selbstbeschuldigung. Die international gefeierte Fotografin Nan Goldin machte sich lange Zeit Vorwürfe, weil sie jahrelang von verschiedenen Substanzen, insbesondere Opiaten, abhängig war. »Jeden Morgen wache ich in der Hölle auf«, erzählte sie mir, »ich wache mit Selbstvorwürfen auf. Und dann brauche ich zwei Stunden, um aufzustehen, weil es so furchtbar ist.« Unser Gespräch fand während einer CI-Sitzung statt, um die sie gebeten hatte.

»Angenommen, es wäre ein Prozess«, gab ich zu bedenken, »und Sie wären die Angeklagte, wie würde die Staatsanwaltschaft über Sie urteilen?«

Nan zögerte keinen Moment. »Dass ich Jahre meines Lebens verpasst habe – und dass ich nicht mehr viele Jahre vor mir habe. Dass ich die meiste Zeit meines Erwachsenenlebens drogenabhängig war und deshalb von nichts eine Ahnung habe. Mein Wissen ist sehr begrenzt. Ich habe es versäumt, in den Spiegel zu schauen und mich mit mir selbst auseinanderzusetzen. Es ist so viel verloren gegangen.« Das war die Antwort eines kreativen Energiebündels, das nie aufgehört hat, ausgefallene und unverwechselbare Kunst zu produzieren und international mit großem Erfolg auszustellen.

»Wie lautet nun das Urteil?«, fragte ich. »Zu was macht es Sie, da Sie all diese Dinge getan haben?«

»Wertlos, voller Fehler.« Nan hatte problemlos die Rolle der Klägerin, Staatsanwältin und Angeklagten bis hin zur Richterin eingenommen. Sie sagte auch, dass sie, wenn sie sich selbst beschuldigt, wertlos und voller Fehler zu sein, ein Engegefühl im Hals und einen Druck im Oberkörper verspüre. An diesem Punkt der Sitzung frage ich in der Regel, ob solche körperlichen Empfindungen neue Phänomene sind. »Nein, das sind sehr vertraute«, antwortete Nan. »Die erstickte Stimme und dieser Druck hier, das sind vertraute Gefühle.« Das ist eine absolut typische Antwort: Es gibt sozusagen nichts Neues unter der Sonne beziehungsweise im Schatten.

»Was ist mit dem Gefühl, sich selbst als wertlos und mangelhaft zu empfinden. Wie vertraut ist das?«

»Sehr, sehr, sehr.«

»Und wie weit reicht es zurück?«

»Mindestens bis zu dem Zeitpunkt, als ich neun Jahre alt war. Oder vielleicht sogar noch früher. Man erzählte mir, dass meine Mutter Panikattacken hatte, als ich klein war.« Mit anderen Worten: Die Grundüberzeugungen, mit denen Nan sich selbst etikettierte, und ihre physiologische Verkörperung lagen weit vor ihren »verschwendeten Jahrzehnten« in der Sucht. Sie entstanden lange vor der Lebensphase, die Anlass für die Stimme der Selbstverleumdung war, sich jeden Morgen zu geißeln.

Wenn ihre emotionale Not nicht von aufmerksamen Erwachsenen geteilt und bestätigt werden kann, neigen Kinder in den narzisstischen Phasen ihrer Entwicklung dazu, alles persönlich zu nehmen. Wenn ihnen etwas Schlimmes widerfährt – wenn das Leben sie verletzt, wenn ihre Umgebung gestresst ist, wenn die Eltern unglücklich oder krank sind –, ist es nur natürlich, dass sie glauben, es liege daran, dass *sie* schuldig seien, wertlos und voller Fehler.

Weniger offensichtlich ist, dass auch dieser Glaube eine Schutzfunktion hat. Wenn das Universum eines jungen Menschen in Aufruhr gerät – wenn die Dinge auseinanderfallen und das Zentrum nicht standhält, um es mit Yeats zu sagen[35] –, gibt es zwei Optionen, die dem Kind zur Verfügung stehen: Die eine besagt, dass ihre kleine Welt furchtbar aus den Fugen geraten ist und dass ihre Eltern unfähig oder nicht willens sind, sie zu lieben und zu versorgen. Mit anderen Worten: Die Welt ist unsicher. Die andere Option, die fast immer überwiegt, ist die, dass das Kind fehlerhaft ist. Helen Knott schildert diesen Prozess in ihrem beeindruckenden Bericht über transgenerationales Trauma, sexuelle Gewalt und Sucht: »Ich war so überzeugt, dass ich schuld war, und deshalb habe ich geschwiegen.«[36] Sie hätte von nichts anderem überzeugt werden können: Zuzugeben, dass diejenigen, von denen man abhängig ist, nicht in der Lage sind, die eigenen Bedürfnisse zu erfüllen, wäre ein verheerender Schlag für diesen jungen Menschen gewesen. So ist die Selbstbeschuldigung, wie auch die Schuld, ein unermüdlicher Beschützer. Die Überzeugung, dass der Fehler bei uns liegt, verleiht uns zumindest ein gewisses Maß an Handlungsmacht und Hoffnung: Wenn wir uns nur stark genug bemühen, können wir uns vielleicht die Liebe und Fürsorge verdienen, die wir brauchen.

Selbstbezichtigung ist die unerbittliche Peitsche, die so viele Perfektionisten und Leistungsträger anspornt, sich ins Zeug zu legen, mehr zu tun, besser zu sein. Wie bei den Schuldgefühlen kann man mit dieser dröhnenden, aber gefühllosen Stimme nicht verhandeln, argumentieren oder streiten. Man muss sie zur Kenntnis nehmen, sie als das erkennen, was sie ist, und sie sanft in ihre Schranken weisen.

Bei einem Gruppenworkshop in Budapest habe ich einmal mit einer jungen deutschen Frau gearbeitet, die etwas in sich trug, was sie ihren »inneren Adolf Hitler« nannte: erfüllt von weltzerstörerischer Wut. Sie hasste und fürchtete diesen Teil von sich, als wäre es buchstäblich der Geist des Führers, der sie verfolgte. Sie empfand sich persönlich und auf verheerende Weise verbunden und sogar schuldig am Genozid, der Jahrzehnte vor ihrer Geburt Millionen Menschen ausgelöscht hatte. Als sie sich erlaubte, in die Full-body-Erinnerung daran zu versinken, entpuppte sich ihr »Adolf« als ein verzweifeltes und verängstigtes zweijähriges Kind. Es war wütend, weil es lange Zeit allein in seinem Kinderbettchen lag. Diese Wut schützte es davor, den Schrecken und den Schmerz des Verlassen-Seins zu spüren, den die Erwachsene schon lange verdrängt hatte. Er hielt sie von Situationen fern, in denen sie wieder verletzlich sein und verletzt werden konnte. Natürlich hielt sie das auch in einer elenden Isolation, aus der sie sich mittels ihrer Sucht zu befreien suchte.

»Wir sind nicht alle Nachkommen von Nazis«, schreibt Edith Eger, die Auschwitz-Überlebende und Therapeutin, »aber jeder von uns hat einen Nazi in sich.«[37] Der innere Faschist, der so furchterregend erscheinen kann, entpuppt sich als ein verängstigter Teil von uns selbst, den wir längst aus dem Bewusstsein verbannt haben.

Wenn wir erkennen, dass der scheußliche Selbsthass und die Schuldgefühle ursprünglich aufgetaucht sind, um uns vor größerem Schaden zu bewahren, und wenn wir auch erkennen, wie jung dieser innere Diktator ist, haben wir die Chance, ihn jetzt mit Neugier, Mitgefühl und vielleicht sogar mit Wertschätzung zu empfangen. Indem wir ihn zulassen und seine Schimpfkanonaden weder verurteilen noch gutheißen, lockern wir seine totalitäre Macht.

Wir vernehmen die Stimmen von Schuldgefühlen, Selbsthass usw. ohne Probleme – sie hören schließlich nie auf zu reden. Aber es gibt andere, heimtückischere Wege, wie sich unsere innerlich verbannten Anteile und Beschützer manifestieren können. Diese Wege sind eher sichtbar als hörbar: Sie zeigen sich in unseren Verhaltensweisen, Stimmungen und Denkprozessen. Ich spreche von den kompensatorischen Erkrankungen, die wir bereits in diesem Buch behandelt haben, wie z. B. Sucht und sogenannte Geisteskrankheiten. Auch mit diesen Dynamiken – und denken Sie daran, dass es sich um dynamische Prozesse und nicht um statische »Dinge« handelt – kann man so umgehen, dass sie vom Gegner zum Verbündeten, zum Lehrer oder schlimmstenfalls zu einem lästigen Bekannten werden.

Nan Goldin, die die »verschwendeten« Jahrzehnte bedauert, gibt bereitwillig zu, dass ihre Flucht in den Drogenkonsum sie gerettet habe: Als sie mit achtzehn Jahren zum ersten Mal danach griff, erlebte sie eine außerordentlich schmerzhafte Zeit, deren Einzelheiten sie mich bat, nicht preiszugeben. »Die Sucht hat mir buchstäblich das Leben gerettet«, sagte sie mir. Ohne diesen Trost, so räumte sie ein, wäre sie vielleicht in selbstmörderische Verzweiflung getrieben worden. Sie hätte sich nur gewünscht, wie alle anderen auch, dass die Folgen weniger massiv gewesen wären. Aber was wäre, wenn wir uns nicht auf den Schaden, sondern auf die Schadensbegrenzung konzentrieren würden?

»Was wäre, wenn ich im Alter von achtzehn Jahren zu Ihnen gekommen wäre«, schlug ich vor, »und gesagt hätte: ›Okay, lassen Sie uns einen Deal machen. Ich werde Ihr Leben retten. Sie müssen sich nicht umbringen. Ich werde Ihnen einen Weg zeigen, wie Sie dem Schmerz entkommen können, der es Ihnen ermöglicht, zu leben und kreativ und auch in Ihren Sechzigern noch am Leben zu sein und Ihnen neue Perspektiven zu eröffnen. Aber Sie werden einen Preis dafür zahlen müssen.‹ Hätten Sie mir dann wenigstens zugehört?« Nan nickte zustimmend. »Wenn Sie sich auf diesen Deal einlassen«, fuhr ich fort, »werden Sie imstande sein, großartige kreative Arbeiten in der Welt zu schaffen. Sie werden in der Lage sein, der Wahrheit, der Schönheit und dem Leiden Ausdruck zu verleihen – das Leben einer echten Künstlerin. Aber es wird einen Preis fordern, einen hohen Preis – in Form von Isolation, Verlust von Beziehungen, von Selbstwertgefühl und von körperlicher Gesundheit, selbst wenn Sie sechzig Jahre alt werden. Sie werden auf einige Chancen verzichten, Erfahrungen verpassen. Ist das ein Handel, den Sie, die Sie Missbrauch und andere Traumata erlitten haben, vielleicht eingegangen wären?« Wiederum nickte Nan ohne Zögern. Das sind die unbewussten »Abmachungen«, die wir alle mit unseren dummen Freunden treffen – und zwar zu Recht: Zu diesem Zeitpunkt ist es vielleicht das beste Geschäft, das wir machen können.

Jesse Thistle war über seine Jahre als Drogensüchtiger und Geächteter verbittert, bis ihn eine der Ältesten seines Volkes zurechtwies. »Ich ging zu ihr in die Küche und beschwerte mich über das Leben auf der Straße und all die schrecklichen Dinge, die passiert waren«, erinnerte er sich. »Einfach schrecklich. Ich wusste, dass sie eine ähnliche Vergangenheit als Heroinabhängige hatte, die sie in den sechziger Jahren in Vancouver verbracht hatte. Ich dachte, sie würde mich verstehen, und wir könnten über das gemeinsame Jammern in Kontakt sein … Aber sie schimpfte mich aus. Sie sagte: ›Wie kannst du es wagen? Wie kannst du es wagen, so über deine Ältesten zu reden?‹« Bevor Jesse sich entschuldigen konnte, fuhr die Frau fort. »Sie sagte: ›Ich gehöre nicht zu deinen Ältesten, Jesse; diese Süchte waren deine

Ältesten. Sie haben dich gelehrt, wie wichtig die Familie ist. Sie haben dich gelehrt, wie wichtig eine gute Gesundheit, wie wichtig menschliche Beziehungen sind. Wie wichtig Durchhaltevermögen ist. All diese Dinge werden durch die Sucht gelehrt. Alle miteinander.‹ Und daher war es für mich eine große Bewährungsprobe, die große Prüfung in meinem Leben, fast wie ein Übergangsritus zu einer Weisheit. Ich habe dadurch eine solche Weisheit erlangt, dass ich Dinge sehen kann, die andere Menschen nicht sehen können. Ich habe eine andere Perspektive gewonnen. Ich verurteile die Sucht nicht. Ich hätte lieber vor zwanzig Jahren angefangen, eine Familie zu gründen und möglicherweise ein Haus zu kaufen, wie es alle meine Freunde jetzt haben. Aber ich habe eine Vorstellungskraft und eine Art, die Welt zu sehen, die sie nie haben werden.«

Die Zustände, die wir unter dem Begriff psychische und Persönlichkeitsstörungen zusammenfassen, haben auch ihre hilfreichen Dimensionen. Kapitel 18 handelte bereits davon, dass es darum geht, in diesen Störungen einen Sinn zu finden. Jetzt können wir einen Schritt weitergehen und die Möglichkeit einer einvernehmlichen Koexistenz, ja sogar einer produktiven Allianz erahnen. Mein Sohn und Co-Autor Daniel gibt dafür ein Beispiel aus seinem eigenen Leben:

> Als 2019 Zyklothymie bei mir diagnostiziert wurde, im Grunde eine leichte Form der bipolaren Störung, war das ein großer Einschnitt für mich. Ein Teil meines Lebens geriet in Einklang, als ich erkannte, dass die wahnsinnig produktiven Phasen und die depressiven Abstürze nicht wirklich Gegensätze sind – eher wie siamesische Zwillinge – und dass beide seit meiner Kindheit versuchen, mir zu helfen, durch die Welt zu kommen. Der »Kann-nicht-aufhören-will-nicht-aufhören«-Modus entspricht dem Gehirn eines kleinen Jungen: Es läuft auf Hochtouren und versucht, mit dem Lärm um ihn herum mitzuhalten und ihn zu durchdrin-

gen, während der emotionale Zusammenbruch wie ein Unterbrechungsschalter funktioniert: Er verhindert, dass mein Sicherungskasten explodiert.

Auch dank der Stimmungsstabilisatoren, die ich einnehme, ist jetzt jemand da, der das Auf und Ab beobachtet und weiß, dass das nicht ich bin. Wann immer ich mich im hypomanischen Turbomodus befinde, wenn ich schlaflos bin, oder wenn ich aufwache und mich schwer und antriebsarm fühle, mache ich mir keine Gedanken darüber oder breche in Schweiß aus. Beide Zustände bringen Vorteile mit sich: auf der einen Seite das Hochgefühl und die Kreativität, auf der anderen Seite das Geschenk der Ruhe, des Annehmens meiner Grenzen. Keiner der beiden Zustände hält lange an.

Es ist großartig zu wissen, dass deine Psyche nicht dein Feind ist.

»Ich erinnere mich nicht an meine Kindheit«, höre ich manche sagen. »All diese Leute mit ihren Horrorgeschichten aus der Kindheit … Nichts, woran ich mich erinnern kann, erklärt, warum ich mich so verhalte.« Vielleicht haben auch Sie angesichts der in diesem Buch geschilderten Geschichten über belastende Umstände in der Kindheit bei sich eine Lücke gefunden.

Viele Menschen sind verunsichert, weil sie sich vermeintlich nicht erinnern können. Sie fragen sich oft, ob diese Erinnerungslücke ihre Heilung behindert. Es gibt eine Reihe guter Gründe, warum die Antwort darauf ein ermutigendes Nein ist. Wie ich bereits festgestellt habe, ist das Trauma nicht das, was uns *widerfahren* ist, sondern das, was als Folge davon *in uns geschehen* ist. Peter Levine erinnert uns daran, dass es bei einem Trauma um »eine unterbrochene Verbindung geht. Eine unterbrochene Verbindung zum Körper, zur Vitalität, zur Realität und zu anderen«. In Anbetracht dessen kann man gar nicht genug betonen, dass eine Wiederverbindung möglich ist, solange wir am Leben und bei klarem Verstand sind. Wir brauchen dazu nicht die Vergangenheit, sondern nur die Gegenwart. Das ist der erste Grund, warum wir nicht an einer Heilung zweifeln müssen, selbst wenn wir die Bezugspunkte in der Vergangenheit nicht verbinden können. Wir können jederzeit mit dem Hier und Jetzt arbeiten, auch wenn die Vergangenheit weggesperrt ist.

Aber es gibt noch einen zweiten, nützlicheren Grund: *Es ist nicht wahr,* dass wir uns nicht erinnern. Unsere Erinnerungen tauchen jeden Tag in unserer Beziehung zu uns selbst und zu anderen auf; wenn wir nur wissen, wie wir sie erkennen können. Jedes Mal, wenn wir getriggert werden – das heißt, wenn wir plötzlich von einer unerwünschten und verwirrenden emotionalen Überreaktion gepackt werden –, taucht die Vergangenheit auf: ein Echo unserer Kindheit, wie wir sie tatsächlich erlebt haben, wenn auch nicht so, wie wir sie bewusst in Erinnerung haben. Es gibt Möglichkeiten, solche verschlüsselten Erinnerungen abzurufen, indem wir die Emotionen und Körpererfahrungen der Gegenwart nutzen, um ihre Ursprünge zu erkennen.[38]

Das Wort »Trigger« ist selbst ein wichtiger Hinweis. Es ist so etwas wie eine rhetorische Kanonenkugel geworden: Sie wird von den Gegenseiten in vielen Debatten oder Konfrontationen hin und her geschleudert, wobei Gespräche dadurch selten vertieft und oft beendet werden. Bei näherer Betrachtung können wir jedoch viel über uns selbst lernen. Bedenken Sie: Wie groß ist der Anteil des Abzugs beziehungsweise Auslösers an einer Waffe (englisch: trigger)? Eigentlich winzig, vielleicht das kleinste sichtbare Teil. Die Waffe enthält auch Munition, Sprengstoff, oft ein Feuerleitsystem und Mechanismen, um die Ladung mit der gewünschten Antriebskraft auf das Ziel zu feuern. Wenn wir unseren Zorn nur auf die äußeren Reize richten, die uns getriggert haben, verpassen wir die einmalige Gelegenheit herauszufinden, welche Munition und Sprengladungen wir selbst seit unserer Kindheit in uns tragen.

Kommen wir noch einmal auf das Thema der »glücklichen Kindheit« zurück, die so oft beschworen wird – ohne Rücksicht auf spätere Belastungen durch Krankheit, Sucht oder seelische Probleme. Es geht bei der Aufarbeitung der Vergangenheit nicht darum, Selbstmitleid zu erzeugen oder die wirklich guten Zeiten aus dem Gedächtnis zu streichen. Es geht um Folgendes: Um mit unseren inneren Peinigern Frieden zu schließen, müssen wir sie zunächst vor dem Hintergrund verstehen, vor dem sie entstanden sind. Das ist das Mitgefühl für den Kontext.

Ich wurde einmal gebeten, als Sachverständiger in einem Mordfall auszusagen. Der Angeklagte, ein chronischer Alkoholiker, wurde von drei Psychiatern interviewt und soll nach eigenen Angaben in einer glücklichen Umgebung aufgewachsen sein. Nachdem wir uns zehn Minuten in der Gefängniszelle unterhalten hatten, erzählte er mir, dass sein Vater ein starker Alkoholiker und seine Mutter depressiv gewesen seien. Als er vier Jahre alt war, brach ihm sein Bruder den Arm und zündete seine Haare an. Später wurde er in der Schule gemobbt. Es war ihm nie in den Sinn gekommen – und auch nicht den Gerichtsmedizinern, die seine »glückliche« Geschichte ohne weitere Nachforschungen akzeptiert hatten –, dass die tatsächlichen Vorkommnisse seinen beschönigten Erinnerungen widersprechen oder sie sogar entkräften könnten. Er war dabei nicht unaufrichtig: Es war alles, was er wusste. Wahrscheinlich hielt er an einigen wirklich schönen Momenten fest, an einer kuratierten Diashow von Erinnerungen, die er mit »Meine glückliche Kindheit« betitelt hatte.

Der Mythos von der glücklichen Kindheit braucht keine so offensichtlichen extremen Reaktionen, um seine Risse zu zeigen. Erinnern wir uns an Dr. Erica Harris, bekennende Workaholikerin und Überlebende von Leukämie, einer doppelten Lungentransplantation und einer lebensbedrohlichen, arzneimittelresistenten, durch Blut übertragenen Infektion. An einem Punkt unseres Gesprächs bemerkte sie: »Ich hatte eine Kindheit, die die meisten Menschen als sehr glücklich und gesegnet bezeichnen würden. Uns ging es finanziell gut, ich hatte eine Menge Freunde und wurde daher nicht gemobbt – ich hatte solche schwerwiegenden Lebensumstände nicht. Aber im Alter von zwölf

Jahren hatte ich eine wirklich schwere Zeit.« Ein Familienkonflikt verwirrte sie, machte sie traurig und fassungslos. Sie glaubt, dass das der Zeitpunkt war, an dem sie ihre traumatische Wunde erlitt.

Tatsächlich hatte die Selbstabspaltung schon lange vorher stattgefunden, in ihrer »sehr glücklichen, gesegneten Kindheit«, wie die Beantwortung meiner nächsten Frage zeigte. Es ist eine Frage, die ich meinen Klientinnen und Klienten sowie den Workshop-Teilnehmenden regelmäßig stelle. Nun stelle ich sie Ihnen als Leserin und Leser. Alle, die sich bewusst an eine glückliche Kindheit erinnern – eine Kategorie, die von harmlos bis idyllisch reichen kann – und dennoch mit chronischer Krankheit, seelischer Not, Sucht oder dem Kampf um Authentizität konfrontiert sind, sind besonders eingeladen, sich damit auseinanderzusetzen:

*Wenn ich mich traurig, unglücklich, wütend, verwirrt, bestürzt, einsam oder gemobbt fühlte, an wen habe ich mich dann gewendet? Wem habe ich es erzählt? Wem konnte ich mich anvertrauen?*

Achten Sie auf Ihre Antwort und auch auf Ihre Gefühle dabei. Wenn, wie in Ericas Fall, die Antwort »an niemanden« lautet oder auf etwas anderes hindeutet als auf die Anwesenheit eines ständig verfügbaren erwachsenen »Jemandes«, war sicherlich eine frühe Trennung im Spiel. (Ein liebevolles älteres Geschwisterkind kann in gewisser Weise für ein Elternteil einspringen, aber es ist unwahrscheinlich, dass es ein Elternteil vollständig ersetzen kann. Selbst dann signalisiert es eine Abkopplung von der erwachsenen Bezugsperson.) Kein Kleinkind verzichtet darauf, den Eltern genau mitzuteilen, was es fühlt, oder zu signalisieren, wenn es Hilfe braucht. Das Versäumnis, das auch später in der Kindheit noch zu tun, ist eine entwicklungsbedingte anormale Anpassung. Sie wirkt sich für manche wirklich verheerend aus und liegt den nachfolgenden Verletzungen zugrunde.

Insofern ist die Unterdrückung des frühen Kummers also nicht auf offenkundige Traumata oder auf Missbrauch beschränkt. Ich habe noch nie jemanden mit einer chronischen körperlichen Krankheit oder einem psychischen Leiden behandelt oder befragt, der sich daran erinnern konnte, traurige Gefühle offen und frei, ohne Zurückhaltung mit seinen Bezugspersonen oder einem vertrauten Erwachsenen geteilt zu haben. Das ist ein Bestandteil des Lebens, den die meisten Erinnerungen an eine glückliche Kindheit ausblenden. Das hat einen einfachen Grund: Es fällt uns leichter, uns an das zu erinnern, was geschehen ist, als an das, was *nicht* geschehen ist, aber hätte geschehen sollen. Die angenehmen Erinnerungen, die wir haben, sind zwar echt, aber zweidimensional. Sie lassen die Tiefe und Fülle der tatsächlichen Erfahrung des Kindes vermissen. Solange wir die Verbindung zu dieser inneren dritten Dimension nicht wiederherstellen können, fehlt uns die Tiefenwahrnehmung, um uns in unserer Ganzheit zu sehen; dann sind Heilung und Ganzheit blockiert.

Für diejenigen, die immer noch nicht von der Vorstellung überzeugt sind, dass es traumatisch ist, wenn man »niemanden hat, mit dem man reden kann«, möchte ich den Punkt anhand meines Gesprächs mit Dr. Harris veranschaulichen. Sie war keinen Misshandlungen, auch nur annähernd, ausgesetzt. Ich bot ihr mein übliches Gedankenexperiment an, indem ich sie ermutigte, aus sich herauszutreten und sich ein anderes Kind, nämlich ihr eigenes, in einer ähnlichen Situation vorzustellen. Unser Gespräch verlief, meiner Erfahrung nach prototypisch, folgendermaßen:

> »Wenn Sie als Elternteil herausfinden würden, dass Ihr Kind im Alter von zwölf Jahren einen seelischen Schock erlitten hat, wie Sie ihn als Kind erlebt haben, es aber nicht mit Ihnen darüber gesprochen hat, wie würden Sie das erklären?« »Dass mein Kind mir nicht vertraut.«
>
> »Wie fühlt es sich für ein Kind an, wenn es seinen Eltern nicht vertraut?« »Das wäre wirklich schrecklich. Es würde sich nicht sicher und geborgen fühlen. Als wäre man auf sich allein gestellt, ganz allein.«

Das war also Ericas »sehr glückliche, gesegnete Kindheit«, wie sie sie tatsächlich erlebt hat. Und nichts davon bedeutet, dass ihre Eltern sie nicht geliebt oder nicht alles in ihrer Macht Stehende für ihr Wohlergehen getan hätten. Es bedeutet nur, dass schon früher in dieser Beziehung eine wesentliche Trennung stattgefunden hatte. Das geschah nicht erst plötzlich, als sie zwölf Jahre alt war, auch wenn es ihr zu diesem Zeitpunkt bewusst wurde.

Oft ziehen Menschen Vergleiche mit den Erlebnissen anderer und würdigen dadurch ungerechtfertigter Weise die eigenen Erfahrungen herab. Auch wenn man zu Recht dankbar für sein Schicksal ist, schmälert die Tatsache, dass andere »mehr« gelitten haben als man selbst, den eigenen Schmerz nicht im Geringsten. Es löscht auch nicht die hinterlassenen Spuren in der eigenen Psyche aus. Das Ausmaß eines Traumas ist nicht zu bewerten, geschweige denn auf einer mathematischen Kurve einzustufen. Vielleicht haben Sie sich auf ähnliche Weise beruhigt, wie Erica es getan hat: »Uns ging es finanziell gut, ich hatte eine Menge Freunde und wurde daher nicht gemobbt – ich hatte solche schwerwiegenden Lebensumstände nicht.« »Und Sie hatten in der Tat Glück«, wie ich üblicherweise einwerfe. »Aber stellen Sie sich einmal vor, Ihre kleine Nichte oder Ihr kleiner Neffe würde schluchzend zu Ihnen sagen: ›Ich fühle mich so traurig und allein und verwirrt, und ich habe Angst, Mama oder Papa davon zu erzählen.‹ Würden Sie es, wenn Sie dieses kleine Kind unterstützen wollten, mit den Worten abtun: ›Komm schon, wo ist das Problem? Denk mal an all die Kinder, die unter schwierigen Lebensumständen wie Hunger, Missbrauch oder Mobbing leiden. Im Gegensatz dazu hast du nichts, worüber du dich beschweren könntest.‹ Würden Sie dem Kind das sagen, wenn Sie wollen, dass es weiß, dass seine Gefühle sicher bei Ihnen aufgehoben sind, dass es liebenswert ist, egal was passiert?« Ich habe noch nie gehört, dass jemand dazu ja gesagt hätte. Wenn ich es so deutlich zum Ausdruck bringe, sind die Betroffenen endlich in der Lage, die absurde Doppelmoral darin zu erkennen, die sich gegen das eigene Ich wendet.

Zum Abschluss noch eine Gute-Nacht-Geschichte:

> Es gab eine Zeit, in der wir unsere Ganzheit verloren, als unser All-Star-Team von inneren Freunden – Schuld, Selbsthass, Unterdrückung, Verleugnung und der Rest – an Bord kam, um uns zu beschützen. Wir waren kaum am Einstellungsprozess beteiligt, haben sie meist gar nicht bemerkt, während sie ihrer Arbeit nachgingen. Wie die Experten bei den Reality-TV-Shows machten sie sich daran, unsere Persönlichkeiten so umzugestalten, dass wir die Kindheit heil überstanden: Sie verschönerten bestimmte Zimmer und vernagelten andere, installierten Alarmanlagen und verriegelten die Kellertür. Aber ihr Erfolg dabei, unsere Unversehrtheit zu bewahren, setzte voraus, dass wir beim Erwachsenwerden wesentliche Teile von uns einmauerten. Sie waren gut in ihrem Job.
>
> Nach vielen Jahren in diesem stickigen, segmentierten Haus sehnten wir uns nach einer geräumigeren, besser belüfteten Existenz. Also bedankten wir uns bei den Experten für ihre Dienste und schickten sie mit einem wohlverdienten Sandwich hinaus. Wir widmeten uns behutsam, aber gewissenhaft einer neuen Aufgabe, dem buchstäblichen Gegenmittel zur psychischen Zerstückelung, die uns vor langer, langer Zeit abverlangt wurde: der Aufgabe, uns unserer selbst bewusst zu werden.

# Kapitel 31
# Jesus im Tipi
## Psychedelika und Heilung

> *»Das einzige Heilmittel, das ich kenne, ist eine gute Zeremonie.«*
>
> Leslie Marmon Silko, *Ceremony*

Eines Morgens, es ist noch nicht lange her, wurde ich von einer Gruppe von Shipibo-Schamanen aus meinem eigenen Retreat gefeuert. In der Nacht zuvor, in der dampfenden Hitze des Dschungels, hatten diese Männer und Frauen nichts über mich gewusst; im Morgengrauen des nächsten Tages wussten sie alles, was sie brauchten, um mich zu entlassen. Sie taten es zum Wohl der medizinischen Fachkräfte, die aus vielen Teilen der Welt angereist waren, um mit mir zu arbeiten – und zu meinem eigenen Nutzen.

Um zum Temple of the Way of Light zu gelangen, muss man in Lima umsteigen und einen neunzigminütigen Flug nach Iquitos im Nordosten Perus nehmen. Von dort aus fährt man durch üppigen Regenwald den reißenden Nanay-Fluss, einen Nebenfluss des Amazonas, hinunter; dabei kommt man immer wieder an kleinen, am Ufer gelegenen Dörfern vorbei. Gelegentlich verzweigt sich der Fluss so eng, dass man die grüne tropische Vegetation berühren kann.

An dem Tag, an dem wir ankamen, hatte es stark geregnet. Wir zogen Gummistiefel an und stapften über die Waldwege, wo der rötliche Schlamm stellenweise tief war. Mehr als einmal blieb ich mit den Stiefeln, die man mir zur Verfügung gestellt hatte und die um einiges zu groß waren, darin stecken, sodass ich auf die Hilfe unserer Shipibo-Helfer angewiesen war. Sie hoben mich hoch, zogen meine feststeckenden Stiefel heraus und halfen mir wieder hinein. Nach einer fünfundvierzigminütigen Wanderung durch den dichten, durchnässten Regenwald stiegen wir einen schmalen Pfad den Hügel hinauf, um unser Ziel zu erreichen.

Ich war eingeladen worden, um an diesem Ort ein Heilungs-Retreat für medizinisches Personal von vier Kontinenten zu leiten, aus Ländern wie Rumänien, Großbritannien, Australien, Brasilien, Kanada und den Vereinigten Staaten. Die Teilnehmenden waren Psychotherapeuten, Psychologinnen, Psychiater, Seelsorgerinnen, Hausärzte und Internistinnen. Insgesamt waren wir vierundzwanzig Personen, das ist die maximale Belegung der Maloca, der strohgedeckten Gemeinschaftshütte, in der die Ayahuasca-Zeremonien stattfinden. Es gibt viele Einrichtungen in Peru und in anderen Ländern des Amazonasbeckens, die solche Zeremonien anbieten. Einige sind integer und arbeiten nach bestem Wissen und Gewissen, andere sind mehr an den Dollars interessiert, die der Tourismus bringt.[39] Der Temple of the Way of Light ist weithin als einer der besseren Anbieter bekannt. Er wird von einem Engländer, Matthew, geleitet, der sein persönliches Seelenheil der Pflanze und den damit zusammenhängenden traditionellen Praktiken verdankt. Die Schamanen gehören, ebenso wie die Angestellten, die in den Zeremoniengebäuden sowie den Speise- und Versammlungsräumen helfen, dem Volk der Shipibo an, das in Peru beheimatet ist. Die Tempelangestellten arbeiten eng mit den Aborigines-Heilenden zusammen und achten darauf, die traditionellen Praktiken zu respektieren. Gleichzeitig versuchen sie, ihrer in dieser Hinsicht meist unerfahrenen westlichen Kundschaft eine sinnvolle und verständliche Erfahrung zu vermitteln. Normalerweise sind auch einige internationale Freiwillige dabei.

Ich leite seit über einem Jahrzehnt Retreats, bei denen das bittere Getränk aus der mystischen Ayahuasca-Pflanze verwendet wird.

Diese Veranstaltungen verbinden die amazonische Tradition des *Vegetalismo*, eines uralten und hoch entwickelten Systems der Pflanzenheilung, mit meinem therapeutischen Ansatz der Compassionate Inquiry. Die Pflanzensitzungen werden nachts von Schamanen abgehalten; in der Regel nehme ich daran teil und empfange zusammen mit den Teilnehmenden *la medicina*. Meine Arbeit beginnt früher am Tag, wenn ich den Teilnehmenden helfe, ihre Beweggründe für die Zeremonie zu formulieren. Ein Grund kann zum Beispiel ein heikles persönliches Thema oder ein belastendes Gefühl sein, das jemand beleuchten möchte, oder eine innere Qualität, die mithilfe der Medizin gefördert werden soll. Am nächsten Tag unterstütze ich die Teilnehmenden bei der Verarbeitung und Integration der Eingebungen, Gedanken, Emotionen, Visionen, albtraumhaften Erscheinungen oder traumhaften Wunder, der Empfindungen, der körperlichen Beschwerden oder der schieren Langeweile, die sie möglicherweise erlebt haben, als die Schamanen den Kreis der Teilnehmenden besungen und ihre energetische Heilung durchgeführt haben.

Im Laufe der Jahre habe ich mich mit dieser Arbeit vertraut gemacht und Menschen bei der Überwindung von Depressionen und Süchten sowie bei der Heilung körperlicher Beschwerden geholfen. Wenn andere durch das Ayahuasca-Portal gehen, bin ich, aus welchen Gründen auch immer, in hohem Maße auf die Art ihrer Stolpersteine und die Nuancen ihrer Fortschritte eingestimmt. Ich kann sie intuitiv dabei begleiten, ihre neuen, aufregenden Einsichten zurück in ihre normale Bewusstseinsebene mitzunehmen. Die Transformationen, deren Zeuge ich regelmäßig werde, inspirieren und bewegen mich. Es sind Transformationen, die erfreulicherweise weit über ein einwöchiges Retreat hinaus in das Leben der Menschen ausstrahlen.

Was meine eigene Transformation betrifft, so ist das eine andere Geschichte. Mein ganzes Leben lang hat eine düstere Gewissheit meinen Blick auf meine eigenen Heilungsaussichten dominiert, ganz gleich, welche Fortschritte ich miterlebt oder gefördert habe. Ich habe an Dutzenden von Ayahuasca-Zeremonien teilgenommen, ohne zu glauben, dass viel für mich geschehen könnte. Für gewöhnlich wurde mein Pessimismus bestätigt: keine Vision oder Heimsuchung, keine Ahnen oder Geisttiere, kein einziger tiefer Gedanke, nur leichter Schwindel und der Wunsch, dass mehr geschehen würde. Sicherlich haben mich eine Handvoll bewegender Erlebnisse mit einer tieferen Dankbarkeit oder Wertschätzung für die vielen Segnungen meines Lebens zurückgelassen, aber selbst diese positiven Begegnungen mit der Pflanze haben die wundersam hartnäckige, missmutige Einstellung meines Geistes nicht verändert.

Wir beginnen die erste Zeremonie: vierundzwanzig Teilnehmende zusammen mit sechs indigenen Schamanen – drei *Maestras* und drei *Maestros* –, alle höchstens eineinhalb Meter groß, in Weiß gekleidet, mit Gürteln und Schärpen in leuchtenden Farben. Sie werden nacheinander zu jedem Einzelnen gehen: sechs individuelle Gesänge für alle Teilnehmenden. Hypnotische Beschwörungsformeln, die zugleich sanft und kraftvoll sind, werden in den uralten Rhythmen der Shipibo-Sprache vorgetragen, unterbrochen von Zeiten der Stille in der dunklen Maloca – abgesehen von den nächtlichen Kreaturen, die um uns herum zwitschern, piepsen und rufen. Unter dem Einfluss des scharfen Gebräus können diese Gesänge synästhetische Eigenschaften annehmen: Manche sehen Bilder, während andere die Silben als Körperempfindungen erleben oder in ihrem Geist zu lang verschütteten Erinnerungen reisen. Einigen wenigen geht es wie mir, sie erleben das beunruhigende Fehlen dieser Wirkungen.

Jedes Mal, wenn sich ein Schamane vor meine Matte setzt, wappne ich mich und fordere ihn im Stillen auf, sein Äußerstes zu geben. Nur zu, denke ich in meinem Inneren, versuche, die Barrikaden *dieser* Psyche zu durchbrechen. Ich weiß genau, dass diese Einstellung nicht hilfreich ist, aber das hält die innere Stimme nicht davon ab, sich als erstes und am lautesten zu melden. Erwartungsgemäß passiert nichts außer der üblichen Frustration und Enttäuschung. (Was ich gegenüber jemandem, den ich coachen würde, kaum als »Nichts« bezeichnen würde. Denn jede Erfahrung, die man bei einer solchen Zeremonie macht, kann lehrreich sein, wenn man sie mit Mitgefühl und Neugier erkundet: offenbar leichter gesagt als getan.) Die meiste Zeit bin ich fast wie abgekoppelt und nehme die Gesänge oder das Wohlwollen, das mir entgegengebracht wird, kaum wahr. Am nächsten Tag, nach ausreichend Schlaf und Essen, versammelt sich die Gruppe und ich führe meine übliche zielgerichtete Beratung durch. Während die Menschen ihre Erfahrungen von Schmerz, Freude oder Verwirrung beschreiben, leite ich sie an, ihren Visionen einen Sinn zu geben. Ich helfe ihnen, die Empfindungen, die der Pflanzentrunk hervorgerufen hat, mit ihrer eigenen Lebensgeschichte zu verbinden. In meiner Rolle als Heiler und Lehrer kann ich leicht allen Zynismus hinter mir lassen: Bei dem Retreat geht es nicht um mich. Alles läuft gut.

Beim Mittagessen nimmt mich Matthew zur Seite und teilt mir mit, dass sich die Schamanen mit mir treffen wollen; sie haben zwei Sprecher delegiert, um eine gemeinschaftliche Entscheidung zu überbringen. Sie werden mir die Nachricht über einen Dolmetscher mitteilen. »Du hast eine undurchlässige, dunkle Energie, die unsere Ikaros[40] nicht durchdringen können«, erklären sie mir. »Diese Energie erfüllt den Raum, sodass sie unsere Arbeit mit den anderen beeinträchtigt. Wir können dich hier nicht gebrauchen.« Bevor ich antworten kann, fügen sie hinzu, dass ich nicht einmal tagsüber mit der Gruppe arbeiten darf.

Zu sagen, dass ich verblüfft bin, wäre eine Untertreibung. Meinem Ego gefällt das überhaupt nicht – haben die Teilnehmenden nicht ihr Leben geändert, um aus der ganzen Welt in den Regenwald zu kommen und vor allem mit *mir* zu arbeiten? Ich bin sicher, dass es eine Lösung, einen Kompromiss geben muss. Die Schamanen geben sich ungerührt. »Selbst tagsüber«, erklären sie, »hätte deine Energie eine störende Wirkung auf die anderen – und was noch wichtiger ist: Du würdest ihren Kummer und ihre Traumata in dich aufnehmen. Als *médico* (Spanisch für »Arzt«) machst du das offensichtlich schon sehr lange, wenn du mit Menschen arbeitest, die Probleme haben, und nichts unternimmst, um dich innerlich davon freizumachen. Wir haben alle das Gefühl, dass du schon lange davor, sehr früh in deinem Leben, einen großen, großen Schrecken erlitten haben musst, den du noch nicht überwunden hast. Deshalb ist deine Energie so undurchlässig.«

Bis zum vorherigen Abend hatten diese Schamanen noch nie von mir gehört. Abgesehen davon, dass sie wussten, dass ich Arzt bin, kannten sie weder meine Herkunftsgeschichte noch die Arbeit, die ich normalerweise leiste. Und doch haben sie mich mit absoluter Genauigkeit erfasst. Selbst in meiner Bestürzung spüre und verstehe ich sofort, dass sie recht haben. »Wir können dir helfen«, versprechen sie. Trotz ihrer Beteuerungen habe ich starke Zweifel, dass sie Erfolg haben werden. Und doch sind es nicht nur Ehrerbietung oder blinder Glaube, die mich dazu bringen, ihnen zu folgen. Irgendetwas in mir, so scheint es, ist erleichtert, von der Pflicht entbunden zu werden.

Die nächsten zehn Tage des Retreats verbringe ich gleichsam auf Abstand zu den anderen Teilnehmenden. Ich bleibe abgesondert in meiner Hütte, außer bei den Mahlzeiten im Saal, wo ich jedoch nicht mit ihnen in Kontakt trete. Sie befinden sich zum Glück in den kompetenten Händen eines amerikanischen Kollegen. Während meiner psychischen Quarantäne meditiere ich, lese spirituelle Bücher, mache Yoga, wandere auf den Pfaden des Regenwaldes und denke nach. Es kommen und gehen verschiedene mentale und emotionale Reaktionen auf meine seltsame Situation. Jede zweite Nacht flößt mir einer der Schamanen in einer zeremoniellen Hütte, die ich für mich allein habe, die Medizin ein und singt dann mehr als drei Stunden lang in Shipibo für mich – und nur für mich. Er bläst Rauch aus, wedelt mit den Armen über mir, legt mir die Hände auf die Brust oder den Rücken. Meistens singt er in seiner Muttersprache, aber manchmal intoniert er auch katholische Hymnen auf Spanisch und beschwört Espíritu Santo, Santa María und Jesús über meinem hebräischen Kopf. Seine Stimme, mal ein tiefer Bariton, mal ein eindringlicher nasaler Tenor oder ein klagendes Falsett, ist unbeschreiblich zart und schön. In der düsteren Dunkelheit der Maloca wirkt dieser kleine Mann wie ein Riese. Mit jedem Tag fühle ich mich leichter, mein Geist ist weniger abgelenkt. Während der ersten vier Zeremonienabende stellen sich jedoch keine Visionen ein, keine tiefen Erfahrungen, nur ein wachsendes Gefühl der Leichtigkeit und Dankbarkeit.

Als die fünfte und letzte Zeremonie vorbei ist – so denke ich – und die erwarteten Ergebnisse ausbleiben, fühle ich mich dennoch gereinigt und dankbar. Über den Dolmetscher Publio unterhalte ich mich heiter mit dem Maestro. Plötzlich, mitten im Satz, werfe ich mich auf die Matte – besser gesagt: Ich werde mit plötzlicher, unwillkürlicher Wucht mit dem Gesicht nach unten geschleudert. Endlich übernimmt das Medikament das Steuer und ich bin sein hilfloser Passagier. Ich bin endlich, unbestreitbar – und zum Glück – nicht mehr Herr der Lage.

Später erfahre ich, dass ich fast zwei Stunden lang auf dem Bauch gelegen habe. Für mich hätten es zwei Tage gewesen sein können; im Strudel der Vision gab es kein Zeitgefühl. Die ganze Zeit über saßen Publio und der Schamane im Schneidersitz wachend neben mir, still und schweigend. Ich muss und kann in der Tat nicht beschreiben, was ich erlebt habe, aber ich erinnere mich an die transzendente Freude, die ich empfand.

Was ich beschreiben kann, ist das, was ich ganz am Ende sah: Auf einer tiefblauen Himmelskulisse stand in riesigen wolkenartigen Buchstabenfetzen B O L D O G: das ungarische Wort für »glücklich«. Die Vision und der damit einhergehende innere Frieden kamen von jenseits aller Gedanken – sogar, so wage ich zu behaupten, jenseits meines Unterbewusstseins (denn normalerweise denke und träume ich auf Englisch). Sie war sowohl jenseits von mir als auch zutiefst ein Teil von mir und verband das, was ich zuvor als »Ich« betrachtet hatte, mit etwas Geheimnisvollem, Transzendentem, Großartigem. Derselbe Zustand – weit und bewusst, verbunden, frei von Selbstzweifeln – durchdringt jetzt mein Bewusstsein, wenn ich auf diese Erfahrung zurückblicke und über die damit verbundenen Lehren nachdenke (auf die ich im nächsten Kapitel zurückkommen werde).

Als Leserin oder Leser fragen Sie sich vielleicht, was mit den Gesundheitsfachleuten geschah, die so weit angereist waren, um unter meiner Anleitung an dem pflanzenbasierten Workshop teilzunehmen. Ich freue mich, berichten zu können, dass es den meisten von ihnen fabelhaft ging. Mein Co-Leiter hat sich bewundernswert geschlagen. Und trotz ihrer verständlichen Enttäuschung und im Gegensatz zu einem Aufbegehren, das vielleicht zu befürchten war, schätzten die Teilnehmenden, dass ich ihnen die Bereitschaft vorlebte, für sich selbst zu sorgen. Möglicherweise war das die Lehre, die diese überarbeiteten, von Mitgefühl zerfressenen, verwundeten Heilenden am meisten brauchten; jedenfalls sahen die Schamanen das so. Der Tempel hatte schon viele Menschen aus Europa und Nordamerika beherbergt, aber noch keine Gruppe mit Teilnehmenden, die im Gesundheitsbereich tätig waren. Die Shipibo-Heilenden berichteten im Nachhinein, dass sie zu ihrer eigenen Überraschung noch nie mit einem so »herausfordernden Haufen« gearbeitet hätten. »Als Heilende«, sagten sie, »müssen wir uns all den Schmerzen und Traumata stellen, die die Menschen zu uns bringen, aber wir kümmern uns auch um uns selbst: Wir reinigen regelmäßig unsere Körper und Seelen von diesen Energien, damit sie sich nicht in uns ansammeln und uns belasten. Wir waren davon ausgegangen, dass ihr *médicos* das Gleiche für euch selbst getan habt. Aber stattdessen mussten wir feststellen, dass ihr hergekommen seid, belastet von dem Kummer und den bleiernen Energien, die ihr alle seit Jahren in euch aufgenommen habt.«

Kürzlich sprach ich mit einem Arzt, der an dem Retreat teilgenommen hatte, einem Facharzt Ende fünfzig, der eine hohe medizinische Position bei den kanadischen Streitkräften innehat. Seine Patientinnen und Patienten leiden oft an einer Kombination aus körperlichen Verletzungen und PTBS. »Ich empfinde jetzt so viel Freude an meiner Arbeit«, sagte er mir. »Ich war müde und zynisch. Nach zweiunddreißig Jahren konnte ich es kaum erwarten, in Rente zu gehen. Jetzt freue ich mich darauf, mit den Menschen auf einer wahrhaften Ebene in Kontakt zu treten, anstatt auf eine oberflächliche, künstliche medizinische Weise.« Von vielen anderen habe ich ähnliche Berichte darüber gehört, wie sehr sie davon profitiert haben, dass die Schamanen »Dr. Gabor« den Laufpass gegeben haben.

Am Morgen, nachdem ich am azurblauen Himmel das ungarische Wort für »glücklich« gelesen hatte, fragte Publio den Schamanen, wie er meine Reise sehe. Der *Maestro* lächelte. »Oh«, sagte er, »Dr. Gabor hat mit Gott kommuniziert.«

Im Jahr 2009, einige Zeit nach der Veröffentlichung meines Buches über Sucht, *Im Reich der hungrigen Geister*, erhielt ich Anfragen, was ich über die therapeutische Verwendung von Ayahuasca wisse. Damals lautete meine Antwort: »Nichts«, so wie ich auch allgemein keine Kenntnisse hatte, inwieweit Psychedelika das Wohlbefinden fördern. Obwohl ich schon immer daran interessiert war, Heilungsmöglichkeiten jenseits des westlichen Medizinverständnisses zu erforschen, empfand ich diese Anfragen zunächst als lästig. Ich wollte nichts über etwas so Fremdes und Neues, so »Außergewöhnliches« erfahren. Ich konnte mir auch nicht vorstellen, wie eine psychedelische Substanz jemandem dabei helfen könnte, seine Sucht zu überwinden, eine PTBS zu heilen oder die Prägung aufzulösen, die durch tief verwurzelte Muster der Selbst-Verleugnung entsteht und so oft zu Krankheiten führt.

Seit meiner eigenen Erfahrung mit Ayahuasca habe ich einen tiefen Respekt gegenüber der synergetischen Kraft psychedelischer Substanzen in Verbindung mit den Erkenntnissen und der Praxis der modernen Psychologie entwickelt. »Respekt« ist vielleicht ein zu mildes Wort – »Ehrfurcht« trifft es eher. Im Laufe der Jahre habe ich mit

Menschen gearbeitet, die mit Drogenkonsum und Sexsucht zu kämpfen hatten, mit Menschen, die mit Krebs, degenerativen neurologischen Erkrankungen, Depressionen, PTBS, Angstzuständen und chronischem Fatigue-Syndrom konfrontiert waren, sowie mit Menschen, die auf der Suche nach Ganzheit, Sinn und einer Erfahrung ihres wahren Selbst waren. In allen Fällen suchten die Menschen nach Befreiung von Mustern, die tief verwurzelt und gewohnheitsmäßig waren und sie einschränkten. Ich habe erlebt, wie Menschen nach ihrem verletzlichen und lebendigen kindlichen Selbst suchten, nach ihren Eltern, nach Liebe, nach Gott, nach Wahrheit, nach Gemeinschaft, nach der Natur. Ich kann nicht sagen, dass sie alles gefunden hätten, was sie suchten. Was ich sagen kann, ist, dass die meisten auf ihrem Weg zur Authentizität große Schritte vorwärts gemacht haben und sich maßgeblich von ihren einschränkenden oder sogar abstumpfenden Denkmustern und Verhaltensweisen befreien konnten.

Ein Mann in den Dreißigern, ein Ersthelfer in British Columbia, schrieb mir: »Seit meiner ersten Ayahuasca-Erfahrung vor einigen Monaten erlebe ich täglich diese Veränderung meines Bewusstseins. Die Wahrnehmung meiner selbst und die Gegenwärtigkeit anderen gegenüber, einschließlich Tieren, ist anders geworden. Ich betrachte alles, was ich getan habe, aus einer völlig neuen Perspektive und lebe damit. Ich bin in der Lage, den Beitrag wahrzunehmen, den ich leiste, um Schmerzen bei anderen zu lindern und ihnen zu helfen, sich selbst in einem anderen Licht zu sehen.« Ein Immobilienmakler aus New York, der an einer unserer Exerzitien teilgenommen hatte, gewann einen ähnlichen Eindruck: »Bei meinen täglichen gewinnorientierten Aktivitäten denke ich jetzt oft darüber nach, wie ich anderen Menschen auf eine tiefere Weise helfen kann.« Und eine Frau, deren Leben von chronischen Schmerzen und Sucht gezeichnet war, deren Ursache in sexuellem Missbrauch in ihrer Kindheit lag, schrieb: »Heute habe ich Ehrfurcht vor den Segnungen und vor der heiligen und kostbaren Natur des Lebens. Das war mir bis heute nicht klar.«

Bevor eine spirituelle Transzendenz möglich ist, muss die psychedelische Erfahrung allerdings erst in die verborgensten Abgründe der Psyche vordringen. »Heute Abend habe ich meinen fetalen Schmerz erlebt und ihn dann dem Himmel übergeben«, berichtete ein junger Mann nach einer Ayahuasca-Zeremonie. »Ich wollte, dass Medikamente mich dorthin bringen, zu meinem tiefsten, grundlegenden Schmerz, aber sie taten es nicht. Doch heute Abend war ich plötzlich dort, fühlte mich im Mutterleib und spürte den schlimmsten Schmerz, den ich je erlebt habe. Es war furchtbar. Er hat mich völlig verzehrt. Ich hielt so lange durch, wie ich konnte, weil ich wusste, dass ich da durchmuss. Dann kam ich wieder zu mir, und ohne Zögern entließ ich den Schmerz in den Himmel. Nach dem schlimmsten Gefühl, an das ich mich erinnern kann, erlebte ich nun eines der freudigsten.«

Michael Pollans Buch *Verändere dein Bewusstsein: Die neuesten Erkenntnisse der klinischen Erforschung von Psychedelika zu Angst, Depression, Sucht und Transzendenz* hat vielen die Augen für die heilenden Möglichkeiten von Psychedelika geöffnet. »Die Menschen sehnen sich nach etwas«, sagte mir der Bestsellerautor. »Es ist sehr schwer zu sagen, was es ist, aber mir scheint, dass sie auf jeden Fall nach einer spirituellen Dimension in ihrem Leben suchen. Außerdem gibt es sehr viele psychische Erkrankungen: Die Menschen leiden an allem Möglichen, aber die verfügbaren Therapien für psychische Erkrankungen sind völlig unzureichend und werden der Aufgabe nicht gerecht.«

Pollan räumte ein, dass er von der Resonanz seines Buches in der medizinischen Welt, das von der *New York Times* zu einem der zehn besten des Jahres gekürt wurde, überrascht war. »Ich hatte großen Widerstand seitens der Psychiatrie und der dort Beschäftigten erwartet«, sagte er. »Aber wer in der Psychiatrie tätig ist, weiß, wie leer die Regale sind und wie leer der Medizinschrank ist, wenn es um effektive Medikamente und wirksame Heilmethoden geht. Diese Renaissance der psychedelischen Medizin kommt zu einer Zeit, in der sie viel dringender gebraucht wird, als ich es mir während der Entstehung meines

Buches hätte vorstellen können.« Seine Untersuchung umfasste traditionelle zeremonielle Pflanzen wie Ayahuasca, Peyote, Tabak und Pilze, aber auch moderne, vom Menschen hergestellte Substanzen wie das psychedelische LSD (englisch auch: Acid) und MDMA (die psychoaktive Droge, die gewöhnlich als Ecstasy, E oder Molly bekannt ist). Beide werden zunehmend im therapeutischen Zusammenhang untersucht – mit ermutigenden Ergebnissen.

Wir setzen das Wort »psychedelisch« oft mit Begriffen wie »bewusstseinsverändernd« gleich, aber ein Blick auf die Etymologie bringt uns der Sache näher. Der britische Psychiater Humphry Osmond leitete das Wort aus den griechischen Wörtern *psyche*, für »Seele«, und *deloun*, »offenbaren, sichtbar machen«, her. Er wollte damit auf die Bedeutung im Sinne einer »geistigen Offenbarung« hinweisen. Mit anderen Worten: Es geht nicht darum, den Geist zu verändern oder gar zu »erweitern«, sondern darum, das Bewusstsein seiner selbst zu offenbaren.[41] Der therapeutische Einsatz von Psychedelika erfordert einen passenden Rahmen, die richtige Zielsetzung und Anleitung. Das ist absolut entscheidend: Ohne diese Voraussetzungen kann der Einsatz von Psychedelika allzu oft zu einem Albtraumszenario wie im Fantasyfilm *Duell der Magier* führen. Umgekehrt können Psychedelika in versiert geleiteten Sitzungen und unter sicheren Umständen Schmerzen und Sorgen, denen die Menschen ihr ganzes Leben lang verzweifelt zu entkommen versuchen, aufdecken und ihnen Akzeptanz verschaffen. Sie können außerdem den Frieden, die Freude und die Liebe offenbaren, die den Kern des Lebens ausmachen – Qualitäten, die oft unter dem Mantel der konditionierten Persönlichkeit begraben sind.

Wer darüber hinaus Interesse an der Forschung und Wissenschaft hat, die hinter dem aktuellen Wiederaufleben der psychedelischen Therapien stehen, kann Pollans umfassendes Buch zu diesem Thema oder viele andere wissenschaftliche Studien konsultieren. Sie werden fortlaufend von der internationalen Forschung veröffentlicht.[42] Ich möchte in diesem Zusammenhang nur anmerken, dass ich nach über einem Jahrzehnt Erfahrung als Teilnehmer, Arzt und Heiler von den Möglichkeiten, die in der Einheit von Geist und Körper wurzeln, die wir erforschen, mehr als beeindruckt bin. Ich habe erlebt, wie Menschen von Abhängigkeiten aller Art, einschließlich Pornografie, Zigaretten, Alkohol und Drogen, von psychischen Problemen wie Depressionen und Angstzuständen sowie von körperlichen Leiden wie Multipler Sklerose und rheumatischen Erkrankungen genesen sind.

Erinnern Sie sich an Mee Ok aus Kapitel 5, das traumatisierte, sexuell missbrauchte koreanische Adoptivmädchen aus Boston mit der Diagnose Sklerodermie im fortgeschrittenen Stadium? Mee Ok war ohne Hilfe nicht in der Lage, ihren schmerzhaft »mumifizierten« Körper, wie sie ihn nannte, zu bewegen. Dem Tod geweiht, ohne Aussicht auf Hilfe seitens der westlichen Medizin, sehnte Mee Ok sich ab einem gewissen Punkt nach dem Tod als der einzig denkbaren Erlösung von ihrem Leiden. Eines Abends nahm Mee Ok auf eigene Faust etwas Ayahuasca zu sich, das sie sich irgendwie beschafft hatte. In dieser Nacht war sie zum ersten Mal seit Monaten in der Lage, sich aus dem Bett zu erheben, aufzustehen und aus eigener Kraft zu gehen. Die Erfahrung war transformativ. »Anstatt mich als Mandy[43] zu sehen und mich mit meinem physischen Körper zu identifizieren«, so erzählte sie mir, »das heißt mit meinen statistischen Eckdaten, meiner Ethnie, meinem Geschlecht und all dem, half mir die Pflanze, einen tieferen Kern in mir zu erkennen, der auch dann noch da ist, wenn man all diese Elemente wegnimmt.«[44]

Wie ich in Kapitel 5 erwähnt habe, ist Mee Ok jetzt selbstständig mobil, körperlich aktiv und schreibt derzeit ihre Autobiografie. »Früher, als ich sehr krank war«, erinnerte sie sich, »betrachtete ich mein Leben so, als sei es mir einfach zugestoßen. ›Das ist mein Schicksal, ich werde sterben. Ich habe dabei kein Mitspracherecht.‹ Ich hatte noch nie ein Mitspracherecht … Als ich erkannte, dass es einen Grund für all das gab, konnte ich nach einem Sinn suchen. Das war eine große konzeptionelle Neuorientierung für mich. Ich erkannte, dass all die Traumata, die ich erlebt hatte, eine Bedeutung haben konnten, und dass ich mir das Leben aussuchen konnte, das ich eigentlich leben sollte. Und so waren diese Traumata steuerbar, während ich vorher nicht einmal Zugang zu ihnen hatte. Ich konnte mich an vieles aus meiner Kindheit nicht erinnern. Ayahuasca hat langsam einige dieser Erinnerungen und all die Dinge, die ich vergessen hatte, wieder zum Vorschein gebracht: wer ich als Kind war und wer ich wirklich bin.«

Ich sprach mit Mee Oks Hausärztin in Boston, die die Krankengeschichte und die Genesung bestätigte, die sie sich selbst als Ärztin nicht erklären konnte. Doch aus der Sicht der Körpergeist-Wissenschaft gibt es daran nichts Wundersames oder gar Verwirrendes. Sobald Mee Ok sich wieder mit ihrem authentischen Selbst verbunden hatte – in ihrem Fall mithilfe einer Pflanze, aber das Prinzip lässt sich verallgemeinern –, konnte sie sich von ihrer traumatisierten Persönlichkeit lösen. Sie begann, sich von den verinnerlichten Glaubenssätzen, Verhaltensweisen und Emotionen zu befreien, und damit auch von den physiologischen Reaktionen, die sie diktierten. Ihr Körper – das Nervensystem, das Immunsystem und das Gewebe – folgte ihr auf den von uns beschriebenen Wegen.

Viele haben Psychedelika – über den Bereich der Heilung hinaus – als transformierend wirksame Lehrer erlebt. In ihrem ursprünglichen Kontext wurden und werden pflanzliche Arzneimittel für weit mehr als nur zur Heilung und Schmerzlinderung herangezogen: Schamanen befragen die Geister dieser Pflanzen, um die Gemeinschaft zu leiten, um Jagd- und Wettervorhersagen zu treffen, um mit den Ahnen zu kommunizieren, Frieden zwischen verfeindeten Gruppen zu schließen und – ganz elementar – um ihre eigenen Wege zu erfahren und zu erlernen. Jede Pflanze, so heißt es – darunter viele Blumen, Sträucher und Bäume, die nach unseren Maßstäben nicht als psychedelisch gelten würden –, verfügt über ihre eigenen Weisheiten mit einem eigenen Lehrplan. Dieser erfordert von den Heilenden Jahre engagierter Übung, um ihn zu verinnerlichen. Der Anthropologe Wade Davis ist voll des Lobes. »Ich erzähle den jungen Leuten immer, dass unsere Eltern sehr große Angst vor diesen Substanzen hatten, sodass sie uns anschrien: ›Nehmt das nicht. Ihr werdet nie wieder dieselben sein!‹ Aber genau darum geht es. In dieser Hinsicht rede ich sehr offen darüber, was diese Substanzen in meinem Leben ausgelöst haben und wie wertvoll sie sind. Ich weiß nur, dass diese pflanzlichen Heilmittel es mir ermöglicht haben, unsere menschliche Verbindung zur natürlichen Welt auf eine Art und Weise zu verstehen, wie ich es nicht in einer Million Jahren hätte tun können, wenn ich nur Bücher gelesen hätte.«

Wie können Psychedelika so intensive transformative Wirkungen entfalten? Es geschieht durch die Einheit von Geist und Körper, über die wir schon gesprochen haben, und durch ihre Fähigkeit, Zugang zum Unbewussten zu finden, wo viele der Emotionen und Motivationen, die unser Leben bestimmen, verborgen sind. Sigmund Freud sagte einmal, dass Träume der Königsweg zum Unbewussten seien. Man kann sagen, dass Psychedelika einen noch direkteren Weg darstellen. Dr. Rick Doblin, Gründer und Geschäftsführer der Multidisciplinary Association for Psychedelic Studies, hat die Erforschung psychedelischer Behandlungsmethoden vorangetrieben. »Es gibt eine Membran zwischen dem Bewussten und dem Unbewussten«, sagte Doblin in einem Gespräch, das wir kürzlich führten, »zwischen dem, worauf wir unsere Aufmerksamkeit richten, und dem, was wir auf tieferen Ebenen denken und fühlen. Psychedelika öffnen diese Membran, sodass mehr zum Vorschein kommt. Jede Substanz tut das auf eine andere Art und Weise. Sie verbindet uns mit Teilen von uns selbst, die unterdrückt oder ignoriert wurden. Aber wir können durch sie auch die Welt jenseits von uns selbst, jenseits unseres Egos, erkennen.« Er zog eine Analogie zur kopernikanischen Wende, die sich im 16. und 17. Jahrhundert vollzog. »Wir neigen dazu, mit unserem Ego zu glauben, dass wir das Zentrum des Universums sind«, erklärte er. »Psychedelika verdrängen diese Vorstellung und wir erkennen, dass wir Teil von etwas sind, das viel größer ist als jedes Individuum, und dass diese Einheit weit in die Zeit zurück und in die Zeit vor uns reicht. Die Substanzen können uns aus unseren gewohnten Mustern herausführen. Wenn man die Dinge nicht mehr aus der Ich-Perspektive betrachtet, spürt man ein unmittelbar freigesetztes Potenzial und ein neues Gefühl der Verbundenheit.«

Pflanzliche Substanzen und synthetische Psychedelika sind im medizinischen Verständnis des Wortes keine »Medikamente«. Pillen wie das Antidepressivum Prozac oder das leicht zugängliche Aspirin oder Codein sollen Ihren biologischen Zustand – Ihre Physiologie – verändern, solange Sie sie einnehmen. Abhängig von den jeweiligen Umständen kann das positiv sein oder auch nicht. Aber solche pharmazeutischen Behandlungen sind nicht dazu gedacht, die Ursachen und die unbewussten Dynamiken an der Wurzel zu packen. Psychedelische Arzneimittel sind nicht dafür gedacht, täglich eingenommen zu werden, um Ihren physiologischen Zustand nachhaltig zu verändern. Im Idealfall können sie die Aufnahme einer erneuerten Beziehung zu sich selbst und zur Welt erleichtern – lange nachdem man sie eingenommen hat. Sei es in einer Zeremonie, wie bei Ayahuasca, oder in einer therapeutischen Sitzung mithilfe von MDMA. Diese Erfahrungen stellen den emotionalen Apparat des Gehirns in der Tat neu ein. Das Ergebnis einer kürzlich durchgeführten Studie, dass die Einnahme von Psychedelika die Wahrscheinlichkeit verringere, dass Männer in der Partnerschaft Gewalt ausüben, überraschte mich beispielsweise nicht.[45]

Dennoch bin ich kein Verfechter von Psychedelika. Entgegen den begeisterten Vorstellungen einiger Enthusiasten werden weder pflanzliche noch industriell hergestellte psychedelische Arzneimittel allein die Gesundheitsversorgung oder das menschliche Bewusstsein im Allgemeinen verändern. Dazu bedarf es eines tiefgreifenden gesellschaftlichen Wandels, nicht zuletzt einer Öffnung der medizinischen Ideologie. Bei allem, was psychedelische Behandlungen bieten können, sind sie derzeit esoterisch, teuer und zeitintensiv. Sie werden für die meisten Menschen aus praktischen und kulturellen Gründen unerreichbar bleiben. Aber es wäre fahrlässig, sie auszuschließen und ihr Heilungspotenzial für zahlreiche, weit verbreitete Krankheiten zu ignorieren, denen die westliche Medizin weitgehend hilflos gegenübersteht.[46]

So wundersam ihre Wirkungen auch sein mögen, für unsere Zwecke sind pflanzliche Arzneimittel und andere bewusstseinsfördernde Substanzen nicht nur an sich interessant. Sie sind auch mächtige Botschafter für die Körpergeist-Prinzipien, die die moderne Wissenschaft erst jetzt allmählich anerkennt. Die Lehren, die sie vermitteln, zeugen davon, wie unbezwingbar der menschliche Geist ist, und von der Möglichkeit, seine Kraft zu entfalten – mit oder ohne Substanzen und unabhängig davon, was das Leben uns auferlegt hat. Wir wissen heute, dass sich die Menschen seit jeher auf allen Kontinenten und in allen dokumentierten Zeitaltern an der Apotheke von Mutter Erde bedient haben, um Heilung, Weisheit und spirituelle Erkenntnis zu fördern und um die Kultur über Generationen hinweg weiterzugeben.

Die psychedelische Medizin übte einen großen Einfluss auf das Leben eines der letzten großen Krieger der Native Americans aus. Er widersetzte sich der unerbittlichen, völkermörderischen Expansion des Siedlerkolonialismus im amerikanischen Südwesten. Nach seiner unausweichlichen Niederlage und der demütigenden Beschränkung seines Volkes auf immer kleiner werdende Reservate suchte der großartige Comanchen-Chief Quanah Parker Trost auf spirituellen Pfaden. Er befasste sich mit dem Wüstenkaktus Peyote, einer Vorstufe dessen, was später ein zentrales Element der Native American Church wurde. Er war, wie es typisch für die Praktiken der Ureinwohner ist, nicht an Religion, sondern an Spiritualität interessiert. »Der weiße Mann geht in seine Kirche und spricht *über* Jesus«, sagte er einmal, »aber der Indianer geht in sein Tipi und spricht *mit* Jesus.«[47] Nach meiner »Kommunion mit Gott« im peruanischen Dschungel habe ich am eigenen Leib erfahren, was Quanah Parker gemeint hat.

## Kapitel 32

# Mein Leben als etwas Wahres

## Den Geist berühren

> *»Letztendlich besteht dein größtes Geschenk an die Welt darin, der Mensch zu sein, der du bist – es ist sowohl dein Geschenk als auch deine Erfüllung.«*
>
> A. H. Almaas, *Being and the Meaning of Life*

Bis zu meiner Himmelsvision im peruanischen Dschungel im Jahr 2019 war Spiritualität für mich vor allem ein Gerücht, eine Theorie, ein Konzept – oder eine vage Sehnsucht, sowohl wehmütig als auch wünschenswert. Obwohl ich haufenweise Bücher verschlang und sogar wortgewandt über das Thema referieren konnte, bin ich selbst nie direkt so sagenumwobenen Zuständen wie Wundern, Mysterien oder »dem Frieden, der höher ist als alle Vernunft« begegnet. Mein Glaube an das Potenzial der Menschheit für eine echte, offenbarende Transformation war zwar aufrichtig, basierte allerdings weitgehend auf Erfahrungen aus zweiter Hand. Ich konnte diesen Glauben nicht auf eigene Erlebnisse zurückführen. Er rührte ganz sicher nicht von einem deistischen Glauben her oder von Andachtspraktiken einer organisierten Religion. Dennoch verlieh das, was ich in Peru erfahren hatte, diesen Ahnungen des Möglichen eine empirische Substanz. Es ging über den Glauben hinaus und sprach das Wesen des Heilens an.

Abgesehen vom wortwörtlichen Glauben, kann ich zu der nicht überraschenden Feststellung des Schamanen, dass »Dr. Gabor mit Gott kommunizierte«, nur Amen sagen. An diesem Morgen *hat* etwas Transzendentes stattgefunden: ein überfälliges Rendezvous mit dem, was jenseits meines »Ichs« existiert, auf das ich so lange abonniert war. Ich berührte einen Raum, in dem ich mich selbst als erweitertes Bewusstsein wahrnahm, losgelöst vom biografischen Ballast meiner Identität, der mich selbst begrenzte. Die Medizin unter der Anleitung des Schamanen – und, ebenso wichtig, meine Tage der inneren Vorbereitung – hatten mich für Informationen geöffnet, die weit außerhalb meines üblichen Bezugsrahmens lagen. Ich hätte mir nicht vorstellen können, jemals Zugang zu ihnen zu finden. Shakespeares Hamlet kannte diese Art von Wissen: »Es gibt mehr Ding' im Himmel und auf Erden, Als Eure Schulweisheit sich träumt, Horatio.«[48]

Wenn ich zurückblicke, erkenne ich, dass diese Erfahrung mir nicht so sehr zu neuen Überzeugungen verholfen hat. Vielmehr hat sie den militanten *Un*glauben meiner Persönlichkeit gelockert und gelöst, der genauso fundamentalistisch sein kann wie die theistischen Gewissheiten ultrareligiöser Sekten. Die Schauspielerin und Aktivistin Ashley Judd hat eine treffende Formulierung für diese Hinwendung an einen nicht-wortwörtlichen Glauben: »sich einem Gott hingeben, an den man nicht glaubt«.

Das Erste, was ich in Peru gelernt habe – und damit meine ich unmittelbares Lernen, nicht das Anhäufen weiterer Fakten auf dem bereits angesammelten Wissen –, ist: Heilung liegt außerhalb dessen, was der denkende Verstand lenken kann. Zum einen ist der Verstand von Natur aus gespalten: Die Seiten unserer Persönlichkeit widersprechen sich ständig. In meinem Fall hatte ein Teil von mir immer die Hoffnung, wenn auch nur theoretisch, dass ich eines Tages irgendwie einen Moment der »Erleuchtung« haben würde, das große Aha-Erlebnis. Ein anderer Teil hingegen war in sich gekehrt und schürte Zynismus und Pessimismus. Im Gegensatz dazu ist der Geist eins mit sich selbst. Unser Verstand, unser erlerntes Wissen, kann heilende Methoden speichern, die es wert sind, dass wir uns an sie erinnern. Er kann uns sogar helfen, Erfahrungen zu machen, die heilen. Wenn wir aber »den ganzen Weg« gehen wollen, wird eine Zeit kommen, in der diese treuen Beschützer sich an der Tür zurückziehen. Sie werden einem weniger kultivierten, verletzlicheren Element, das keine gepanzerten Gewissheiten mehr hat, den Zutritt erlauben müssen.

Zweitens habe ich gelernt, dass ich das nicht hätte planen können. Ganz im Gegenteil: Die Gesamtheit der Ereignisse, die mich zu diesem Moment geführt haben, machte jeden meiner Pläne zunichte. Mein Eintritt in das Reich des Geistes konnte erst erfolgen, nachdem ich die Illusion der Kontrolle aufgegeben und mich völlig dem Lauf der Dinge unterworfen hatte. Meine Bereitschaft, meine Pläne untergraben zu lassen, war meine Zustimmung – der Einsatz, der von mir verlangt wurde, um am Tisch des Geheimnisses zu sitzen.

Drittens, und damit eng verbunden, musste ich mehrere schwierige Dinge tun: Ich musste meine Identität als Leiter oder Heiler aufgeben. Ich musste meine Gewohnheit beiseitelegen, anderen zu helfen, ohne Zeit oder Energie für meine eigene Verwandlung aufzuwenden. Und ich musste jegliche persönliche Herabsetzung akzeptieren, mit der ich befürchtete, konfrontiert zu sein, wenn ich aus meiner erwarteten Rolle heraustreten würde. Die größte Herausforderung bestand darin, die empörten Proteste meines bedrohten Egos hinter mir zu lassen: »Ich kann diese Leute nicht im Stich lassen; sie sind den ganzen Weg gekommen, um mit *mir* zu arbeiten.« Meine Identität, die Persona, an die ich mich mein Leben lang geklammert hatte, war völlig untergraben worden. Alles, was sie tun konnte, war, die Bedingungen für ihre Kapitulation auszuhandeln.

Das Leben hatte mich in seiner Weisheit in eine Lage gebracht, in der ich keine Kontrolle mehr hatte. Ich hatte nur die Wahl, loszulassen und zu vertrauen: anderen zu vertrauen, mir selbst zu vertrauen und vor allem der Richtung zu vertrauen, in die sich mein Leben plötzlich entwickelte – oder nicht. Die zustimmende Entscheidung zu treffen, die ich in früheren Momenten vielleicht nicht getroffen hätte, eröffnete mir die Möglichkeit einer kraftvollen Heilungserfahrung, einem Hauch von Gnade. Ich will nicht sagen, dass mein Loslassen die Heilung *bewirkt* hat – so funktioniert Gnade nicht, soweit ich das beurteilen kann –, aber es war eine Voraussetzung. Ich war nur zufällig im Alter von fünfundsiebzig Jahren endlich bereit, das zu tun.

Nicht jeder wird oder sollte mit Schamanen oder psychotropen Pflanzen arbeiten; nur relativ wenige Menschen werden vermutlich überhaupt eine solche Gelegenheit bekommen. Das macht aber nichts. Meine besondere Erfahrung, auch wenn sie unter ungewöhnlichen Umständen stattfand, war von den universellen Heilungsprinzipien durchdrungen, mit denen sich dieses Buch auseinandersetzt. Sie sind für alle zugänglich: die Akzeptanz, das Ablegen der Identität, die Entscheidung, der inneren Führung gegen den Protest des konditionierten Verstandes zu vertrauen, und echte Handlungsmacht, die paradoxerweise aus der Bereitschaft erwächst, die strenge Kontrolle aufzugeben. Wenn ich das kann, können es alle, davon bin ich überzeugt – alle, die sich auf ihre Heilung einlassen und ihr erlauben, sie zu leiten, und nicht andersherum.

Meine Erfahrung mit den Schamanen in Peru lehrte mich auch, was Heilung nicht ist. Jahrelang hatte ich an der Vorstellung festgehalten, dass ich, um zu heilen, eine gewaltige kathartische Befreiung durchmachen müsse, wie ich sie bei anderen erlebt hatte. Dass ich vielleicht in die Zeit zurückreisen müsste, um die schwierige Vergangenheit erneut zu durchleben oder abzulösen. Ja, das kann ein Weg sein, muss es aber nicht. Wie gesagt: Es ist nicht die Vergangenheit, die sich ändern muss (oder kann), sondern nur unsere gegenwärtige Beziehung zu uns selbst. Als ich auf der Matte lag – und, wie man mir berichtete, zeitweise gelacht oder auch geschluchzt habe –, war ich mir zutiefst bewusst, dass meine Kindheit genauso stattgefunden hat, wie sie stattgefunden hat, dass nichts daran jemals etwas ändern würde, dass meine Großeltern niemals nicht in den Tod gegangen sein würden. Ich wusste auch, dass nichts davon den Frieden, der mein Geburtsrecht und meine Essenz ist, stören oder beeinträchtigen konnte. Er ist immer vorhanden und immer möglich. Nicht nur mein Frieden: unser aller Frieden. Es ging über das Akzeptieren hinaus. In diesem Moment, in der Gegenwart dessen, wie es ist und sein muss, wusste ich, dass es nichts zu akzeptieren gab – außer im Sinne eines freudigen Annehmens.

Schon vor Peru dämmerte mir, wenn auch nur durch Beobachtung und Intuition, dass das Menschsein mehr ist, als man auf den ersten Blick erkennt – oder wie es der spirituelle Meister Eckhart Tolle formulierte: »mehr als das Ich«. Wir sind Teil von etwas, das größer ist als das Ego mit seinem eingebrannten Gefühl des Getrenntseins begreifen, geschweige denn beweisen kann. »Niemand hat je eine Seele berührt oder in einem Reagenzglas gesehen«, schrieb der Begründer der behavioristischen Psychologie John Watson 1928 – und soweit es die fünf Sinne betrifft, hatte er recht. Aber wir im Westen spielen mit einem – sensorischen – Kartensatz, der nicht vollständig ist: Unsere Sinne wurden, um mit Dylan zu sprechen,[49] der subtileren Formen beraubt, die spirituelle Adepten und indigene Kulturen schon immer kultiviert haben. »Wir leben in einer gespaltenen Welt«, erklärte mir der buddhistische Meditationslehrer Jack Kornfield, »und daher ist auch unsere Psyche gespalten. Wir verdienen Geld, indem wir zur Arbeit gehen, kümmern uns im Fitnessstudio um unseren Körper, beschäftigen uns vielleicht in der Therapie ein wenig mit unserer Psyche, wir pflegen die Künste, wenn wir in ein Konzert gehen, und widmen uns dem Heiligen, indem wir in die Kirche, Synagoge, Moschee oder sonst was gehen. Alles ist in Fächer separiert, als ob das Heilige irgendwie von der Arbeit, die wir tun, oder der Musik, die wir machen, getrennt wäre.«

Einer der ersten und für viele einer der schwierigsten Schritte bei Programmen wie den Anonymen Alkoholikern besteht darin, sein Leben der Obhut einer höheren Macht anzuvertrauen – was auch immer man unter diesem Begriff verstehen mag. Ob es uns bewusst ist oder nicht, wir alle suchen nach einer höheren Macht. Diese Sehnsucht äußert sich auf vielerlei Weise: in unserem Wunsch, dazuzugehören; unserem Drang, unseren Lebenszweck zu erkennen; dem Bedürfnis, den Beschränkungen unserer konditionierten, egozentrischen Persönlichkeiten zu entkommen; oder in unserer Vorliebe für transzendente Erfahrungen. Leider wird uns in unserer Kultur beigebracht, Erfüllung in der Anhäufung vergänglicher Äußerlichkeiten zu suchen. Das ist nicht möglich, denn was uns im Inneren fehlt, kann nicht von außen ersetzt werden. Die Leere, die uns verfolgt, entspringt dort, wo wir den Kontakt zu unserem tiefsten Selbst verloren haben. A. H. Almaas, den ich als Mentor bezeichnen darf, nennt diese unterbrochenen Verbindungen »Löcher«. »Diese Löcher zu tolerieren und durch sie auf die andere Seite zu gehen, ist jetzt schwieriger, weil alles in der Gesellschaft dagegen ist. Die Gesellschaft ist gegen das Wesentliche. Alle um dich herum, wo auch immer du hingehst, versuchen, Löcher zu stopfen, und die Leute fühlen sich sehr bedroht, wenn du nicht versuchst, deine Löcher auf die gleiche Weise zu stopfen.«[50]

»Ich betrachte die Gesellschaft nicht als Feind«, stellte er in unserem Gespräch klar. »Es ist eher so, dass die Gesellschaft schläft. Sie weiß es einfach nicht. Das Wissen kann durch die Religion vermittelt werden. Sie zumindest hat ein Bewusstsein dafür, dass es mehr als die gewöhnlichen physischen Dinge gibt. Irgendwann erwacht der spirituelle Antrieb im Menschen. Es ist rätselhaft, wann das geschieht: Manchmal erwacht er von selbst; manchmal wird er durch etwas ausgelöst, das im Außen geschieht, wenn man jemandem zuhört oder ein Buch liest. Wenn der spirituelle Antrieb oder die Neugier erwachen, dann sehnt man sich danach, mehr darüber herauszufinden, was der Mensch jenseits dessen ist, was die Gesellschaft normalerweise darunter versteht, was sie anerkennt und durchzusetzen versucht.«

Spiritualität entzieht sich sowohl der Beschreibung als auch der Verschreibung. Es gibt zahllose Wege, von denen einige bei unterschiedlichen Menschen mehr Anklang finden als andere. Ich habe so viele ausgedehnte Meditationen ausprobiert, wie mein ruheloser Geist ertragen konnte. Einmal saß ich zehn Tage lang in stiller Kontemplation da: nie wieder. Es hat sich herausgestellt, dass das nicht meine Art ist, auch wenn ich damals einige Wohltaten erfahren habe. Yoga, kurze Meditationssitzungen, gelegentliche psychedelische Erfahrungen, kontemplative Stille, die Lektüre der spirituellen Klassiker vieler Glaubensrichtungen und Disziplinen sowie das Zuhören bei den zeitgenössischen Meistern haben mir geholfen, als ich auf meinem Weg zu tieferen Wahrheiten taumelte. Manche Suchenden entscheiden sich für nichts von alledem und finden ihren Weg der Annäherung an die Spiritualität auf völlig selbstbestimmten, manchmal sogar zufälligen Nebenwegen. Es geht nicht um das große Aha-Erlebnis, sondern – sei es plötzlich oder allmählich –um das Entstehen des Bewusstseins, das den Geist in sich trägt, aber nicht mit seinen Inhalten zu verwechseln ist.

Mein Kollege, der Arzt Will Cooke, hat während seiner Arbeit mit suchtkranken Menschen im südlichen Indiana – einer an die Appalachen angrenzenden Region – einige Begegnungen mit spirituellen Öffnungen gemacht. Er beschrieb mir »diesen Funken in jedem Menschen, dieses schimmernde Selbst, das darauf wartet, enthüllt zu werden. Es ist zugemüllt und überlagert von all dem Zeug, das das Leben dem Einzelnen angehängt hat, und kann daher nicht leuchten. Aber wenn wir das alles nach und nach ein bisschen wegräumen und das zum Vorschein bringen, was den Menschen wirklich ausmacht, ist das immer etwas Schönes«.

Die Sehnsucht nach dem Spirituellen hat der US-amerikanische Journalist und Rundfunksprecher Michael Brooks kurz vor seinem frühen Tod im Alter von sechsunddreißig Jahren im Sommer 2020 auf den Punkt gebracht. Brooks wurde aufgrund seiner Herzlichkeit, seines Humors und seines Engagements für Wahrheit und Gerechtigkeit im In- und Ausland weithin betrauert. Er hatte sich intensiver mit spiritueller Arbeit befasst. Seine Schwester Lisha zitiert ihn mit den Worten, er habe am Tag vor seinem Tod ein wachsendes Bewusstsein für das Spirituelle gehabt: »Ich fühle eine Weite in mir, wie den Weltraum oder den Ozean.« Mit Worten, die das Bestreben verdeutlichen, wahrhaftig zu werden und zu uns selbst zurückzukehren, erklärte er dann seine Selbstverpflichtung, dieses gespürte Wissen zu pflegen und zu erweitern. »Ich möchte in den kommenden Wochen daran arbeiten«, schrieb er, »was es bedeutet, *mich weiterhin von all dem zu trennen, das mich von mir selbst trennt*. Ich möchte mich auf mein Innerstes besinnen.«

Ashley Judd, die den Film-Mogul Harvey Weinstein als eine der ersten Frauen wegen sexueller Nötigung anprangerte, schlug ihren ganz eigenen Weg zur Heilung ein. Lange Zeit trug sie die frühen Spuren ihres Lebens in einer Familie, die von Alkoholismus und unverarbeiteter Trauer geprägt war, mit sich herum. Die Gnade, die es ihr ermöglichte, sich einem Gott hinzugeben, an den sie »nicht glaubte«, ergab sich für sie zum Teil aus einer innigen Begegnung mit der Natur. »Ich saß an einem Bach im Great-Smoky-Mountains-Nationalpark«, erinnerte sie sich, als wir uns unterhielten. »Überall waren Schmetterlinge, die den Bach entlang geflogen kamen; die Sonne glitzerte auf dem Wasser, und ich wusste einfach, dass alles in Ordnung war. Es war einer dieser erleuchtenden Momente, in denen die Zeit stillstand und es mir gut ging; ich war allein, und vielleicht würde ich immer allein sein, aber alles war in Ordnung.« Selbst wenn wieder alte Sachen auftauchten, so Judd, werde die Erinnerung an diesen Moment für sie auf eine Art und Weise lebendig bleiben, die ihre Hingabe an ihren Heilungsweg stärken und den Prozess sogar erleichtern könne. »Man kann es auch mit Humor nehmen«, sagte sie lachend. »Ich habe diesen alten Sachen schon einmal in den Hintern getreten. Ich schaffe das schon.«

»Ich bin okay« ist auch die Botschaft, die die ehemalige kanadische Radfahrerin und Eisschnellläuferin Clara Hughes in ihrer Begegnung mit der Natur fand. Sie gewann als einzige Sportlerin in der Geschichte sowohl bei den Olympischen Sommer- als auch bei den Winterspielen mehrere Medaillen – insgesamt sechs. Danach baute Hughes sich eine erfolgreiche Karriere als Rednerin und Lehrerin sowie eine neue Identität als Vermittlerin heilender und inspirierender Botschaften auf. Nach ihren eigenen schmerzhaften Kämpfen mit tiefen Depressionen kam sie zu einem Erwachen. »Ich merkte, dass ich feststeckte«, erzählte mir die dynamische 47-Jährige. »Ich machte immer wieder das Gleiche. ›Das ist nicht gesund‹, fühlte ich. Das bin nicht ich. Ich wollte ein wirkliches Leben … Im Jahr 2017, am 22. März, habe ich mit allem aufgehört. Ich hörte auf, in der Öffentlichkeit zu sprechen, ich verließ den Vorstand, dem ich angehörte, hörte einfach auf und begann zu laufen.« Sie folgte ihrer inneren Stimme und entdeckte eine neue Leidenschaft: das Langstreckenwandern – ein Hobby, das dem Titel dieses Abschnitts »Wege zur Ganzheit« eine ganz neue Bedeutung verleiht. In den letzten drei Jahren hat sie jedes Jahr etwa sechs Monate mit Wandern verbracht.

Neben den vielen heilsamen Auswirkungen bringen diese ausgedehnten Pilgerreisen Hughes auf eine Art und Weise in die Gegenwart, die perfekt mit ihrem Willen zur Heilung übereinstimmt. »Wenn ich laufe«, sagt sie lebhaft, »gibt es kein Morgen. Das Gestern ist vorbei … Es gibt nur das Hier und Jetzt. Ich höre den Wald, die Berge, das Wasser sprechen. Ich lausche ihren Stimmen. Bäume werden zur Familie. Felsen werden zu Lebewesen, die man kennt und denen man gerne begegnet.« Das Wandern hat ihr auch ein neues Gefühl dafür vermittelt, was es bedeutet, widerstandsfähig zu sein. »Ich weiß ohne Zweifel, dass ich alles mithilfe meines Atems schaffen kann, jede einzelne schwierige Sache, die auftaucht. Egal, was mir im Laufe des Tages durch den Kopf geht … Ich kann sitzen und schreiben, ich kann zeichnen, ich kann gärtnern, ich kann den Abwasch machen. Ich kann mich selbst zu meinem Atem zurückbringen, und es geht mir gut. Und es wird mir in Zukunft gut gehen, und das bin ich.« Ich war froh, dass sie das Zeichnen und die Gartenarbeit erwähnte, denn nur wenige von uns werden jemals auf eine so abenteuerliche Weise und so lang in der Wildnis unterwegs sein wie sie. Aber jede Aktivität, die uns zu unserer eigenen Natur zurückbringt – die natürlich nur ein Ausdruck der Natur im Großen ist –, unbelastet von Geräten und digitalen Obsessionen, kann erholsam sein.

Die Natur spielte auch bei Vs Genesung von ihrem metastasierenden Gebärmutterkrebs nach mehreren Operationen und Chemotherapien eine wichtige Rolle. »Früher hatte ich Angst vor der Natur«, erzählte mir die Schriftstellerin und Aktivistin, »bis ich sehr, sehr krank wurde, und dann hörte ich, wie Mutter Natur mich rief, aufs Land zu kommen. Es klang wie ›du *musst* kommen‹.« Alles begann mit einem einsamen eingetopften Baum vor dem Fenster ihres Krankenhauszimmers. »Ich habe mich in diesen Baum verliebt«, erzählt sie und lächelt bei der Erinnerung daran. »Ich war zu diesem Zeitpunkt so krank. Ich hatte 15 Kilo abgenommen, ich wusste nicht, ob ich es schaffen würde, und ich schaute auf diesen Baum und sagte mir: ›Oh mein Gott, muss ich mir diesen Baum jeden Tag anschauen, während ich dem Tod entgegensehe?‹ Und an diesem ersten Tag begann der Baum einfach, zu mir zu sprechen … Und ich dachte: *Wow! Ich glaube, ich habe noch nie gesehen, wie Blätter aussehen* … Am nächsten Tag war es dann: die *Rinde!* Und am darauffolgenden Tag: der *Baumstamm*! Ich wollte tatsächlich nicht mehr, dass Leute mit mir reden, ich wollte nicht, dass Leute in meine Nähe kommen – lasst mich einfach bei diesem Baum sein; dieser Baum und ich erleben hier etwas Erstaunliches. Am letzten Tag, an dem ich in diesem Krankenzimmer lag, blühte der Baum. Weiße Blüten. Das war der Beginn meiner Wandlung.«

Für die indigenen Völker der Welt ist das alles nichts Neues; das Einssein mit der Natur ist seit jeher ein Grundpfeiler dieser Kulturen. Selbst nach der brutalen Vertreibung der nordamerikanischen Ureinwohner aus ihrem lebensspendenden Land, das fester Bestandteil ihrer Identität war, ist das Bewusstsein, zu diesem Planeten zu gehören, nie verloren gegangen. Für die Navajo-Aktivistin, Künstlerin und Zeremonienleiterin Pat McCabe, die als Woman Stands Shining bekannt ist, ist die Natur sogar eine Lebensader, eine Quelle der Widerstandsfähigkeit und Stärke. »Das Erste, das mir in den Sinn kommt«, sagte sie mir, »ist, dass wir eine Verpflichtung gegenüber der Erde haben. Es ist aber nicht nur eine Verpflichtung – es ist eine verrückte Liebesbeziehung mit dieser Erde. Und wir haben die Fähigkeit und die Aufgabe, sie und alles Lebende beim Gedeihen zu unterstützen. Das ist nicht Teil des Paradigmas der modernen Welt. Alles ist so individualistisch, dreht sich um individuelle Leistungen und ist sogar anthropozentrisch, richtig? Völlig selbstorientiert. Wenn man Teil dieser größeren Gemeinschaft, der Erde ist, und dieser verrückten Romanze mit den Vögeln, Fischen, Bäumen, Bergen und dem Himmel verpflichtet ist, gibt es mehr, das einen antreibt und leitet.«

In den Interviews, die ich für dieses Buch geführt habe, fiel mir auf, wie oft die Menschen von ihren Erfahrungen mit und ihrer Ehrfurcht vor den Traditionen der Ureinwohner sprachen – eine Wertschätzung, die ich durch meine Begegnungen mit indigenen Heilenden und Ältesten sowohl in Süd- als auch in Nordamerika erfahren habe; sei es bei einer Zeremonie in einer peruanischen Maloca, in einer kolumbianischen Hütte oder in einer Schwitzhütte in Alberta. Ich bin den Gemeinschaften dankbar, die mich – jemanden von außen, von der »Siedler«-Seite der neokolonialen Grenzlinie – in ihren Räumen willkommen geheißen und mir einen Vorgeschmack auf ihre Lebensweise gegeben haben, so viel Vorgeschmack, wie man einem Neuankömmling aus der dominanten Kultur überhaupt geben kann.

Wir sollten die Weisheit der Ureinwohner nicht als etwas betrachten, das einfach nur zu konsumieren ist, sondern als eine reiche Fundgrube von Traditionen über das Leben und Sterben. Sie verdienen und fordern unsere demütige Neugier und unseren Respekt. So könnte ihre weit gefasste, ganzheitliche Perspektive den dualistischen, biologischen Fokus des westlichen medizinischen Ansatzes vervollständigen. Indigene Traditionen kämpfen selbst ums Überleben, aber sie können eine heilsame, gleichberechtigte Ergänzung zu den wissenschaftlich basierten Zauberkünsten der westlichen Medizin sein. Sie können auch ein notwendiges Korrektiv für das Versagen der westlichen Medizin sein und unsere emotionalen, sozialen, gemeinschaftlichen und spirituellen Bedürfnisse erfüllen.

Helen Knott vergleicht den Aufenthalt in der Schwitzhütte mit der Rückkehr in den Mutterleib. »Unsere Heilung«, so erklärte sie mir, »muss diesen Aspekt der Demut beinhalten: Man bittet um Hilfe und erkennt, dass man nicht alles allein tun kann, dass man als menschliches Wesen auf sich selbst gestellt eine erbärmliche Kreatur sein kann. Während wir unter unserem menschlichen Zustand leiden und versuchen, unseren Weg zu finden, bringt uns die Schwitzhütte zurück zu unserem Ursprung – in den Bauch unserer Mutter Erde. Sie versetzt uns in die Lage, Dinge loszulassen, uns auf die Erde zu legen und einfach dort zu *sein*. Die Hütte ist immer ein kraftvoller Ort.« Wenn die großen, erhitzten Steine in die Grube in der Mitte der Schwitzhütte geschleppt werden, heißen die Teilnehmenden sie als »Großmütter und Großväter« willkommen. Das ist keine Metapher; es ist ein tiefes Verständnis und eine klare Sicht, viel klarer und weiser als das, wozu die meisten von uns in der Lage sind. Stammen wir nicht alle aus der Erde, die diese Felsen hervorgebracht hat, wie aus dem Wasser, das über sie gegossen wird, bevor die Gebete und Gesänge beginnen? Würden wir, wenn wir die Dinge so sehen könnten, nicht zweimal darüber nachdenken, bevor wir das plündern und brandschatzen, was uns erschaffen hat und uns am Leben erhält? In der westlichen Welt haben wir – zu unserem eigenen Schaden – lange Zeit den Kontakt zu dieser Einheit verloren, die die indigenen Kulturen anerkennen und ehren.

Der Halb-Lakota Lewis Mehl-Madrona[51] ist Psychiater und Arzt. Er kennt sich sowohl mit hochtechnologischer Notfallmedizin als auch mit den traditionellen Heilmethoden seines Volkes aus. Seiner Ansicht nach haben beide ihren Platz, und er möchte auf nichts davon verzichten. Wie auch ich hat er die Wunder erlebt, die beide bewirken können. »Für einen amerikanischen Ureinwohner ist eine Heilung eine spirituelle Reise«, schreibt er. »Wie die meisten Menschen intuitiv begreifen (außer vielleicht Ärzte, die darauf trainiert sind, diese Vorstellung zu verwerfen), spiegelt das, was mit dem Körper geschieht, wider, was im Verstand und im Geist geschieht. Menschen *können* gesund werden. Aber bevor eine Person das erreichen kann, muss sie sich oft einer Transformation – des Lebensstils, der Emotionen und des Geistes – unterziehen und darüber hinaus die notwendigen Veränderungen im physischen Körper vornehmen.«[52]

Als wir uns trafen, um über dieses Buch und die Möglichkeit einer Zusammenarbeit bei einigen Heilungsveranstaltungen zu sprechen, erklärte mir Mehl-Madrona: »Nach der Vorstellung der Lakota müssen wir Menschen, die krank sind, feiern und unterstützen, denn sie sind die Kanarienvögel in der Mine. Sie sind diejenigen, die uns zeigen, dass unsere Gesellschaft aus dem Gleichgewicht geraten ist, und wir müssen ihnen dafür danken, dass sie das auf sich nehmen und es für uns alle tun. Wir müssen uns an ihrer Heilung beteiligen. Denn wo wären wir, wenn es sie nicht gäbe? Wir sind alle verantwortlich für das, was sie plagt. Wir haben die Verantwortung, zu ihrer Heilung beizutragen – zum Wohle aller.« Was für ein ermutigender alter/neuer Gedanke: eine Gesellschaft, in der alle für die Gesundheit eines jeden Einzelnen verantwortlich sind, in der die Krankheit als Ausdruck einer gemeinsamen Lebenswiderfahrnis gesehen wird. Eine Kultur wie die unsere kann viel von einer Kultur lernen, die unsere biopsychosoziale Natur als gegeben ansieht.

Ich musste lachen, als Mehl-Madrona dann auf einen weiteren Unterschied zwischen der westlichen medizinischen Herangehensweise und den indigenen Traditionen seiner Vorfahren hinwies. Einer seiner Lehrer, ein berühmter amerikanischer Arzt, hielt in der medizinischen Fakultät eine Vorlesung vor einer gemischten Zuhörerschaft: »›Jungs‹, sagte er – er konnte sich nicht vorstellen, dass es auch Frauen in der Vorlesung gab – ›Jungs, das Leben ist ein unerbittliches Fortschreiten in Richtung Tod, Krankheit und Verfall. Die Aufgabe eines Arztes ist es, das Tempo des Verfalls zu verlangsamen.‹ Ich war wirklich schockiert, denn meine Urgroßmutter hatte uns immer beigebracht, dass man gesund sterben solle, ›damit man auf der anderen Seite feiern kann‹. Sie glaubte nicht wirklich, dass man krank sein muss, um zu sterben. Sie hat Krankheit und Tod nicht miteinander in Verbindung gebracht. Für sie bedeutete der Tod, dass deine Zeit abgelaufen ist. Krankheit sei nur etwas, das man vielleicht durchmachen müsse.«

»Wie alt war sie, als sie starb?« fragte ich.

»Sie war Mitte neunzig und bei guter Gesundheit. Es ist eine lustige Geschichte: Eines Abends teilte sie allen mit, dass sie in dieser Nacht sterben würde. Und sie sagte: ›Meine Zeit ist gekommen. Meine Zeit ist um.‹ Da sagte meine Mutter, die sich immer sehr bemühte, modern zu sein: ›Unsinn, du bist kerngesund.‹ ›Das hat nichts mit dem Sterben zu tun‹, antwortete meine Urgroßmutter. Und am nächsten Morgen war sie tot.«

Es geht nicht darum, die Lebensweise der Ureinwohner zu romantisieren oder indigene Praktiken nachzuahmen. Aber wir können und müssen das überwinden, was Wade Davis wütend »kulturelle Kurzsichtigkeit« nennt: das Gefühl, dass »andere Völker gescheiterte Versionen von uns selbst seien. Oder dass sie altertümliche, degenerierte Kreaturen seien, dazu bestimmt, zu vergehen, pittoreske und bunte Menschen, die Federn tragen. Es sind lebendige, dynamische Menschen, die etwas zu sagen haben«.

Meine eigene Heilungserfahrung im Dschungel und die von Clara Hughes fanden in der weiten freien Natur statt. Trotzdem habe ich Menschen erlebt, die selbst in den klaustrophobisch engen und meist wenig humanen Zellen von Gefängnissen zu sich selbst zurückfanden. Einige der liebenswürdigsten Menschen, denen ich begegnet bin, hatten lebenslängliche Strafen in kanadischen oder amerikanischen Gefängnissen zu verbüßen; sie haben sich ihrer Vergangenheit mutig gestellt. Viele andere, die mit solchen Menschen arbeiten, haben mir von ähnlichen, tiefgehenden Eindrücken erzählt.

Ich wurde wegen meiner Arbeit mit Süchtigen eingeladen, vor Inhaftierten zu sprechen – mit anderen Worten: vor den am stärksten traumatisierten und ausgegrenzten Menschen in unserer Kultur. Ich werde nie vergessen, was Rick, ein Lebenslänglicher im berüchtigten kalifornischen Staatsgefängnis San Quentin, mir erzählte. Er hatte an einem Transformationsprogramm teilgenommen, das von Freiwilligen geleitet wurde. Es ließ ihn tief in sein Selbst eintauchen. Es begann bei seiner Kindheit, die alle Kategorien negativer Kindheitserfahrungen aufwies: eine entfremdete und gewalttätige Jugend und ein drogenabhängiges junges Erwachsenenalter, das in einem Mord gipfelte. Er war jetzt dreißig Jahre älter, ein kleiner, dünner Schwarzer Mann mit grauen Stoppeln und schütterem Haar. Er hoffte, einen Antrag auf Bewährung stellen zu können. Wir saßen in einem Besprechungsraum, zusammen mit etwa einem Dutzend seiner Mitgefangenen unterschiedlichen Alters. »Diese Gruppe«, sagte er, »hat mich dazu gebracht, über meine Taten nachzudenken. Sie hat mir geholfen, nicht mehr wegzulaufen, sondern aufzustehen und mich den inneren Dämonen zu stellen, vor denen ich immer weggelaufen bin. Ich habe gelernt, mich selbst zu lieben und zu erkennen, dass es da draußen Menschen gibt, die sich kümmern.«

Ich fragte ihn, was er dem Bewährungsausschuss über sich mitteilen möchte. »Nun«, überlegte Rick, »damals war ich von mir selbst abgekoppelt. Ich wusste nicht einmal, wer ich war. Ich habe mich selbst nicht respektiert, also konnte ich auch sonst niemanden respektieren. Ich liebte mich selbst nicht, also empfand ich auch keine Liebe für andere. Aber nach dieser Zeit, als ich wirklich innehielt und mein Leben als etwas Wahres betrachtete, mit der Liebe zu mir selbst und dem Verständnis, dass Liebe für mich alles ist …, öffnete mich die Liebe für alles außerhalb von mir. Was ich für mich tue und über mich lerne, lerne ich auch über alle anderen. Ich unterscheide mich nicht von den anderen. Wenn ich den Geist berühre, fühle ich mich nicht mehr abgekoppelt. Wenn ihr mich hier rauslasst, ist das die Art von Arbeit, die ich machen will, wenn ich rauskomme. Ich bin bereit. Ich möchte nach Hause gehen, aber selbst wenn sie mich nicht nach Hause lassen, weiß ich bereits, wer ich bin und was ich tun will.« In Ricks Worten schimmerte jedes der fünf Mitgefühle, die wir zuvor betrachtet haben.

»Bei der Suche nach der individuellen, persönlichen Wahrheit gibt es nur *eine* allgemein gültige Regel: Die Menschen müssen lernen, geduldig in sich hineinzuhören, sie müssen sich selbst eine Chance geben, den Weg zu finden, der ihr eigener und nicht der eines anderen ist«, schrieb der Psychologe und Visionär Wilhelm Reich.[53]

Das Hören auf unsere »persönliche Wahrheit« ist eine der größten Herausforderungen inmitten des Lärms unserer Welt, die immer lauter wird, – einer Welt, die isoliert und gleichzeitig von gesunder Einsamkeit abhält. Die Suche ist uralt. George Bernard Shaws Stück *Die heilige Johanna* schildert das heldenhafte Leben und den Tod des jungen Bauernmädchens Jeanne d'Arc: Es wurde von Visionen und »Stimmen« dazu inspiriert, den bewaffneten Aufstand gegen die englische Besatzung im Frankreich des 15. Jahrhunderts anzuführen. »Oh, deine Stimmen, deine Stimmen«, sagt der französische König Karl VII. an einer Stelle voller Neid und Frustration zu Jeanne. »Warum kommen die Stimmen nicht zu mir? Ich bin König, nicht du.« »Sie kommen zu dir«, antwortet Jeanne, »aber du hörst sie nicht. Du hast abends nicht im Feld gesessen und auf sie gelauscht. Wenn der Angelus läutet, bekreuzigst du dich und bist damit fertig; aber wenn du von Herzen beten und dem Rauschen der Glocken in der Luft lauschen würdest, nachdem sie aufgehört haben zu läuten, würdest du die Stimmen genauso gut hören wie ich.«

Zu den Herausforderungen, die wir meistern müssen, um uns selbst zu heilen und unserer zerrütteten Welt Heilung zu bringen, gehört es, lange genug still zu sein, um unser wahres Selbst zu hören: dieses »sanfte, leise Säuseln«, von dem wir in der King-James-Bibel lesen, oder, wie es im hebräischen Tanach heißt, diesen »leisen murmelnden Klang« (1. Könige 19:12). Die alten und modernen Praktiken der Achtsamkeit ermutigen diese Stimme. Sie geben ihr Raum, sich zu entfalten, indem sie uns von dem kakofonischen Treiben in unseren Köpfen Abstand nehmen lassen. Sie räumen uns die Möglichkeit ein, unser Selbst zu betrachten, ohne uns davon verführen, überwältigen oder einschüchtern zu lassen.

Achtsamkeitsübungen haben auch den nachgewiesenen Nutzen, Entzündungen zu reduzieren, epigenetische Funktionsweisen umzuprogrammieren, die Reparatur von Telomeren zu begünstigen, den Stresshormonspiegel zu senken und die Entwicklung gesünderer Gehirnschaltkreise zu fördern.[54] Achtsamkeit reduzierte sogar das Fortschreiten der Krankheit bei ALS-Patienten[55]: Wieder einmal war die Einheit von Körper und Geist aktiv.

Wenn wir uns selbst mit mitfühlender Neugierde beobachten, anstatt zu urteilen, können wir vielleicht auch lernen, unsere Vorverurteilungen – auch bekannt als Vorurteile – anderen gegenüber fallen zu lassen.

Eine sehr ermutigende Studie stammt aus Israel/Palästina, wo Hass und Konflikte fortdauern. Über dreihundert jüdische Schüler der Klassenstufen drei bis fünf nahmen an einem sozial-emotionalen Programm teil, das auf Achtsamkeit und Mitgefühl basierte. Sechs Monate später zeigten diese Schüler trotz eines Wiederaufflammens gewaltsamer Feindseligkeiten »deutlich weniger« Vorurteile und negative Stereotype gegenüber Palästinensern.[56]

Ich habe mehrere führende Achtsamkeitslehrer befragt; alle bestätigten, dass sie – und andere – dadurch zu mehr Mitgefühl und Akzeptanz gegenüber ihren Mitmenschen gefunden haben. »Ich würde nie gegen das menschliche Herz wetten«, sagte mir der Psychologe und buddhistische Meditationslehrer Rick Hanson.[57]

Der Titel des vorliegenden Buches verwendet das Wort »Mythos« in seinem heutigen, allgemein gebräuchlichen Sinn. »Das ist nur ein Mythos«, könnten wir einem aufgeregten Freund entgegnen, der die neuesten Verschwörungstheorien verbreitet. »Es gibt keine Beweise.« Doch dieser abwertende Gebrauch des Wortes bringt uns in Konflikt mit einem Großteil der Kulturgeschichte. Bis vor gar nicht langer Zeit galt der Mythos als Quelle des Wissens, als Tor zum Geist und als eines der Fundamente jeder gesunden Kultur. Vielleicht kann diese ursprüngliche Vorstellung vom Mythos als Tor zur Welt der Heilung dienen, indem sie uns wieder mit Äonen menschlicher Weisheit in Verbindung bringt. Sie kann eine Denkweise fördern, in der nichts isoliert voneinander betrachtet werden kann und in der aus jedem Grundmaterial des Lebens etwas Sinnvolles entstehen kann. Diese Denkweise ist ein wirksames Gegenmittel gegen das dualistische Denken, das Geist und Körper getrennt voneinander betrachtet. In der Welt des Mythos ist alles miteinander verbunden: eine der vielen Wahrheiten über die reale Welt, der wir uns durch mythisches Denken stellen können.

Der Mythos ist ein kollektiver Ausdruck einer der Eigenschaften, die den Menschen einzigartig machen: der Vorstellungskraft. Weit entfernt von magischem Denken oder Verleugnen ermöglicht uns das imaginative Denken, hinter den Schein der Dinge zu sehen. Es schenkt uns den Zugang zu den wesentlichen Erkenntnissen darüber, was Ganzheit und Wohlbefinden bedeuten. »Wenn wir den Mythos verlieren, wissen wir weniger«, sagte mir der US-amerikanische Geschichtenerzähler, Autor und Gastgeber des *Living Myth Podcast*, Michael Meade. »Wir wissen weniger über uns selbst, wir wissen weniger über Krankheit und somit wissen wir weniger über Heilung.« Was also, so fragte ich, könnte uns eine Rückkehr zur mythischen Vorstellungskraft über Ganzheit und Heilung vermitteln? »Eine Krankheit stoppt uns auf unserem Weg; sie kann ein Weckruf sein, wenn wir dem Körper erlauben, uns zu lehren, was los ist«, antwortete er. Das haben wir in diesen Kapiteln schon oft erlebt.

Das Mythische und das Prophetische sind eng miteinander verbunden. Auf gesellschaftlicher Ebene könnten wir uns in Richtung Ganzheit bewegen, wenn wir bereit wären, die Warnungen zu beherzigen, die unsere kollektiven Leiden – von Krebs bis Corona – im Hinblick auf unsere Lebensweise verkörpern. Mythisches Denken könnte uns dabei helfen, den wissenschaftlichen Grundsatz zu verankern und umzusetzen, dass unsere Gesundheit aus der Verbundenheit erwächst – mit unserem Wesen, miteinander und mit einer Kultur, die diese Wechselbeziehungen würdigt.

Auch ältere Auffassungen vom Mythos entspringen einer tiefen Verbundenheit mit der Natur (oder dem Einssein mit ihr). Vielleicht ist das der Grund dafür, dass uns die Mythenbildung im positiven Sinne so natürlich erscheint. Wie Wade Davis es mir gegenüber formulierte: »Während des größten Teils der Menschheitsgeschichte basierten unsere Beziehungen zur natürlichen Welt auf Metaphern.« Berge galten als Symbol für Stärke und Beständigkeit; Flüsse verkörperten Veränderung, Bewegung und sogar das Leben selbst. Diese Bedeutungen haben tiefgreifende Auswirkungen darauf, wie wir leben, wie wir die Welt und unseren Platz in ihr sehen. Sie sind Kennzeichen einer Kultur, die es versteht, die Zeichen der Natur zu lesen und zu beherzigen.

Michael Meade hat einen schönen Ausdruck für diese Art von kollektivem Wissen, das so lange zurückreicht, wie es uns gibt: »ein Herzensgedanke«. In meinem eigenen Herzen schwingt der Gedanke mit, dass es – trotz aller scheinbar gegenteiliger Beweise – in jedem von uns einen wesentlichen Aspekt gibt, der nicht ausgelöscht werden kann. Unsere Gesellschaft blockiert in ihrem geistig inaktiven Zustand der Unreife und Verleugnung unser Bewusstsein dafür. Sie ersetzt es stattdessen mit Eigenschaften, Aktivitäten, Gütern und Überzeugungen, die unmöglich befriedigen können. Als Individuen sind wir nicht in der Lage, unsere eigene Schönheit oder Vollkommenheit zu erkennen. Als Mitglieder eines Kollektivs übersehen wir, dass wir alle aus demselben göttlichen Gewebe bestehen und miteinander verwoben sind – wenn Sie es vorziehen, können Sie »göttlich« durch Worte wie »ewig«, »uralt«, »mehr-als-menschlich« oder »seelisch« ersetzen.

Um es mit den Worten von Rick aus San Quentin zu sagen: Den Geist zu berühren, kann die Heilungsreise nur beleben.

## Kapitel 33

# Einen Mythos auflösen

## Die Vision von einer gesünderen Gesellschaft

> *»Bisweilen kann man einen Blick auf die Wahrheit erhaschen, das Tageslicht der menschlichen Seele.«*
>
> Victor Hugo, Les Misérables

Was ist nötig, um den Mythos des Normalen aufzulösen? Wie können wir nur hoffen, eine so große Ansammlung von kulturell erzeugten Fehleinschätzungen, Vorurteilen, blinden Flecken und gesundheitsschädigenden Erfindungen zu zerlegen? Schließlich dienen sie den Interessen einer Weltordnung, die darauf bedacht ist fortzubestehen – bis hin zur Selbstzerstörung.

Die Wahrheit ist: Ich weiß es nicht. In mancher Hinsicht fühle ich mich wohler dabei, das Problem zu beschreiben, als einen Ausweg aufzuzeigen.

Ich habe meine eigenen Überzeugungen und Vermutungen, vor allem was die Hindernisse auf dem Weg zu einer besseren Welt angeht. Aber das ist kein detaillierter Entwurf für etwas Neues. Sicher habe ich starke Überzeugungen, wie die Dinge aussehen sollten. Allerdings erscheint es mir wenig angebracht, das letzte Kapitel dieses Buches über Trauma und Heilung zu nutzen, um irgendwelche Reden zu schwingen. Trotzdem fühle ich mich am Ende dieser Untersuchung dazu verpflichtet, eine Art alternative Vision zur toxischen Kultur, die ich beschrieben habe, zu bieten.

Als Arzt und Heiler kann ich mit Bestimmtheit sagen, dass gewisse Bedingungen erfüllt sein müssen, damit unsere Gesellschaft sich selbst aufrichten und einen Kurs einschlagen kann, der sie zu maximaler Gesundheit führt. Es bedarf auch einiger grundlegender Veränderungen oder Verschiebungen, um diese Bedingungen zu schaffen. Sie alle ergeben sich aus den Kernprinzipien dieses Buches: biopsychosoziale Medizin, Krankheit als Lehrmeisterin, das Primat der Bindung und der Authentizität und vor allem die furchtlose Selbstuntersuchung – in diesem Fall auf gesellschaftlicher Ebene. Keine dieser Veränderungen ist für sich genommen ausreichend, aber soweit ich das beurteilen kann, sind sie alle notwendig. Sie werden vielleicht nicht ganz ohne bedeutende gesellschaftspolitische Veränderungen eintreten, aber sie sind leicht anzupacken. Es liegt durchaus in unserer Macht, darauf hinzuarbeiten.

Vor ein paar Jahren, als ich für dieses Buch recherchierte, sprach ich mit Noam Chomsky, dem Vater der modernen Linguistik, Philosophen, Aktivisten und Kulturkritiker. Ich fragte diese intellektuelle Koryphäe, die sich selbst als »taktischen Pessimisten und strategischen Optimisten« bezeichnet hat, ob sie den kommenden Entwicklungen noch immer positiv gegenüberstehe. Chomsky lächelte. »Man muss Optimist sein, sonst könnte man genauso gut Selbstmord begehen. Also ja, natürlich bin ich Optimist. Man versucht sein Mögliches, um die Dinge zu verbessern; ob es möglich ist oder nicht, wissen wir nicht. Das ist der Slogan, der Gramsci[58] berühmt gemacht hat: ›Pessimismus des Verstandes, Optimismus des Willens.‹ Wir haben keine andere Wahl.« Ich würde außerdem vom Optimismus des Herzens und der Seele sprechen, dem Geburtsort des Willens. Diese nicht-rationalen Teile unseres Selbst wissen Dinge über die menschlichen Fähigkeiten und die Natur des Lebens, die selbst dem klügsten Intellekt nicht zugänglich sind.

Bevor wir größere Reformen hinsichtlich einer traumabewussteren, gesundheitsfreundlicheren Gesellschaft in Angriff nehmen, sollten wir unser eigenes Herz und unseren Verstand befragen: Wir sollten sichergehen, dass wir diese gewaltigen Aufgaben auf der Ebene des Machbaren angehen. Die Probleme, mit denen die Welt konfrontiert ist, sind schon schwierig genug, ohne dass wir unsere eigenen Belastungen hinzufügen, die aus unseren gewohnten Bewältigungsmustern resultieren. Betrachten wir die Dinge *kreativ* oder *reaktiv*? Automatische Reaktionen sind schließlich die Spezialität der traumatisierten Persönlichkeit, ganz im Sinne des Sprichworts: »Wer als Werkzeug nur einen Hammer hat, sieht in jedem Problem einen Nagel.« Bei der Kreativität hingegen geht es um etwas Grundlegenderes: Sie beginnt damit, dass wir erkennen, dass wir etwas gestalten *können*. Dann zeigt sich ein Gespür dafür, was geschaffen werden *will*. Sie ist ein Aspekt der Authentizität, ein enger Verwandter der Urheberschaft.

Man kann nur kreativ sein, wenn man die Haltung hat: »Hier ist etwas möglich, egal wie es aussieht.« Es gibt viele Gründe für diese Art von Optimismus. Er basiert auf unserem Wissen über die Natur und die Bedürfnisse des Menschen sowie über die Widerstandsfähigkeit und die geheimnisvollen Heilkräfte von Körper und Geist. Wir können auch aus dem Wissen schöpfen, dass jeder von uns zu einer wachsenden Gemeinschaft von Menschen gehört, die den Status quo durchschauen und sich Alternativen dazu ausmalen.

Eine solche Haltung erfordert Geduld und Weitsicht sowie eine gesunde Toleranz sowohl gegenüber dem Realen als auch gegenüber dem Idealen.

Wenn wir die Dinge so sehen wollen, wie sie sind, müssen wir bereit – ja sogar begierig – sein, unsere Illusionen aufzugeben. Wir müssen die Desillusion als etwas Positives betrachten – vielleicht sogar, wie Alanis Morissette im Refrain einer ihrer erfolgreichen Singles sagt, dankbar dafür sein.[59] Normalerweise sprechen wir mit einem gewissen Bedauern von Desillusionierung als einer Erfahrung, die es zu vermeiden gilt, ähnlich wie Enttäuschung oder das Gefühl, betrogen worden zu sein. Und in der Tat hat die Desillusionierung ihren

Preis: Wir müssen vielleicht etwas, das wir zu schätzen gelernt haben, oder eine Perspektive beziehungsweise Haltung loslassen, in die wir uns geflüchtet haben. Was wir jedoch weniger leicht begreifen, ist der Preis, den wir ohne Desillusionierung zahlen. Ich frage die Leute oft: »Würden Sie es vorziehen, *illusioniert* oder *des*illusioniert zu sein?« Würden wir uns lieber auf die Welt einlassen, wie sie wirklich ist, oder nur, wie wir sie uns wünschen? Welcher Ansatz bringt am Ende mehr Leid?

Ich bin in Ungarn in der Zeit der stalinistischen Unterdrückung aufgewachsen, doch als idealistischer kleiner Kommunist war ich mir dessen nicht bewusst. Ich erinnere mich, dass mein Herz voller Stolz war, in einem System zu leben, das sich der Freiheit, der Gleichheit und der menschlichen Verbundenheit verschrieben hatte. Bei Schulversammlungen sprang ich wie auf Kommando auf und stimmte eifrig in den rhythmischen Beifall und die Sprechchöre meiner Klassenkameraden ein, wenn der Direktor die »Partei« und den »Führer« erwähnte. Meine Eltern und Lehrer taten gut daran, meine ideologische Seifenblase nicht platzen zu lassen: Ein unbedachtes abweichendes Wort, das einem Kind über die Lippen kam, konnte Schikanen, den Verlust des Lebensunterhalts oder sogar Gefängnis bedeuten. Eines Morgens dann, Ende Oktober 1956, erbebte unser Haus unter dem Donnern der Artillerie. Der flüchtige Triumph des magyarischen Aufstands gegen die Diktatur hatte uns einige Tage der Freiheit gewährt, wurde aber rasch und blutig niedergeschlagen. Das öffnete mir als Zwölfjährigem die Augen. Die Sowjetarmee, die ich lange Zeit vergöttert hatte, die Streitkräfte, die mir als Kind das Leben gerettet hatten, waren plötzlich der Feind. Nicht lange danach stapften mein Bruder, meine Eltern und ich in einer regnerischen Novembernacht über die schlammige österreichische Grenze und ließen unser Leben in Ungarn für immer hinter uns. Das war meine erste Desillusionierung; weitere folgten. Nach den Gräueln des Vietnamkriegs und den skrupellosen Lügen, mit denen er gerechtfertigt wurde, lernte ich: Das amerikanische Imperium, das in meiner jugendlichen Vorstellung die Sowjetunion als die neue »strahlende Stadt auf dem Hügel« abgelöst hatte, war ebenso grausam und habgierig egozentrisch wie sein Rivale. Ich musste auch zu einer herzzerreißenden Erkenntnis gelangen: Der Traum der triumphalen jüdischen nationalen Wiedergeburt in der biblischen Heimat meines Volkes war Balsam für meine Seele gewesen. Doch für die palästinensische Bevölkerung des Landes wurde er zum Albtraum – zu einem Albtraum, der bis heute anhält.[60] Als die Wahrheit ans Licht kam, war ich wieder einmal überrascht, dass mein imaginäres Universum eine so verzerrte Version der Realität war. Als ich das Westjordanland und den Gazastreifen besuchte, weinte ich zwei Wochen lang jeden Tag.

Ich sage das alles nicht, um Sie, meine Leserinnen und Leser, für meine speziellen politischen Ansichten zu gewinnen. Ich möchte nur darauf hinweisen, dass es für jeden von uns Dinge in Bezug auf unsere »Normalität« geben kann, die wir nur ungern loslassen wollen – einschließlich unserer Vorstellung davon, wer wir sind und wie unsere Gesellschaft beschaffen ist. Meine fortlaufenden Desillusionierungen waren damals sicherlich schmerzhaft: Sie bedeuteten, dass ich etwas zurücklassen musste, das mir lieb und teuer war und um das herum ich einen Teil meiner Welt aufgebaut hatte. Trotzdem würde ich die Freiheit, die mit jedem Aufgeben einer Illusion einherging, nicht gegen die Annehmlichkeiten eintauschen wollen, die ich aufgeben musste. Wenn ein Irrglaube wegfällt, wenn der Schmerz des Verlustes und das Gefühl, nicht mehr verankert zu sein, nachlassen, stelle ich fest: Etwas in mir entspannt sich, weil ich nicht mehr die Quadratur des Kreises bilden und unmögliche Widersprüche zusammenhalten muss. Unwissenheit mag eine glückselige Beschaulichkeit bringen, aber das ist keine wahre Glückseligkeit; auf gesellschaftlicher Ebene kann sie zu großem und weitreichendem Leid führen. Wir erweisen uns und der Welt einen großen Dienst, wenn wir uns bemühen, unsere Illusionen aufzulösen und uns für die Wahrheiten zu öffnen, die sie verbergen.

»Nicht alles, dem wir uns stellen, kann geändert werden«, schrieb James Baldwin, »aber nichts kann geändert werden, bevor wir uns dem nicht stellen.«[61]

Die Bereitschaft zur Desillusionierung bedeutet, sich mit der Verleugnung auseinanderzusetzen. Sie ist eine der zentralen Stützen des Status quo und ein großes Hindernis für die Vorstellung von einer veränderten Welt oder den Wunsch danach. Würden wir nämlich unsere Weltsicht so weit ändern, dass wir den Zustand der Dinge als das erkennen, was er ist und was er uns kostet, würden wir uns nicht mehr so leicht damit abfinden. »Wir leben in einem Land, in dem Worte meist dazu benutzt werden, den Schläfer zuzudecken, nicht um ihn aufzuwecken« – eine weitere eindringliche Beobachtung Baldwins, die fast jeden Ort der Welt treffend beschreibt.[62]

»Die Welt vergisst leicht, viel zu leicht, woran sie sich nicht erinnern will«, schrieb Jacob Riis fast hundert Jahre zuvor in *How the Other Half Lives*, seinem Bericht über das Elend der Mietskasernen im New York des späten 19. Jahrhunderts. Unsere Gesellschaft ist eine Meisterin darin, ihre Vergangenheit zu vergessen und die schäbigen Aspekte ihrer Gegenwart zu verschleiern.

Alle, die hoffen, dass das globale kapitalistische Wirtschaftssystem eines Tages der Wahrheit über sein eigenes Wesen ins Auge sehen und sich grundlegend verändern könnte, müssen sich auf eine lange und frustrierende Wartezeit einstellen. Auch die akademischen Institutionen und Medien werden nicht bereit sein, ihre Rolle als ideologische Erfüllungsgehilfen des Systems aufzugeben. Wie Joan Didion bemerkte, »bedeutet ›Fairness‹ für Journalisten oft eine skrupellose Passivität, die Übereinkunft, nicht so über das Geschehene zu berichten, wie es sich ereignet hat, sondern so, wie es präsentiert, d. h. fabriziert wird«.[63] Das überlässt es uns als Individuen und als Gruppe, alternative Wissensquellen zu suchen und zu unterstützen, uns der Ungewissheit auszusetzen, uns auf die Standpunkte anderer einzulassen, ob wir mit ihnen übereinstimmen oder nicht, den Menschen zuzuhören, die vor Ort mühevolle Arbeit als Aktivistinnen und Aktivisten leisten, und wachsam zu bleiben gegenüber den vielen Tentakeln, die der Mythos des Normalen ausbreitet, um selbst weiterhin als normal zu gelten. Das wäre eine neue Art von Bürgerschaft, die sich aus den Bedürfnissen und Anforderungen des Augenblicks ergibt.

## Eine traumabewusste Gesellschaft

Es ist schwer, sich einen gesellschaftlichen Bereich vorzustellen, in dem ein größeres Trauma-Bewusstsein und eine bessere Einsicht in die Natur der Heilung keine positive Wirkung haben würden. Ich möchte mich auf diesen letzten Seiten auf einige wenige Schlüsselbereiche konzentrieren.

Die Auswirkungen für eine Gesellschaft, die sich mit Traumata auskennt, könnten immens sein. Da Trauma die zentrale Dynamik ist, die so vielen Krankheiten zugrunde liegt, müssen wir zunächst Augen und Ohren sensibilisieren, um es zu erkennen. Einige sehen ermutigende Anzeichen: Mein Kollege Bessel van der Kolk geht so weit zu behaupten, dass »wir kurz davorstehen, eine traumabewusste Gesellschaft zu werden«.[64] Ich teile diesen Optimismus nicht, was die nahe Zukunft angeht. Dieses Bewusstsein ist noch weit davon entfernt, die entscheidenden Institutionen unserer Gesellschaft zu durchdringen. Aber ich stimme zu, dass sich das öffentliche Bewusstsein für die Verbreitung und Bedeutung von Traumata in unserem Leben in letzter Zeit grundlegend verändert hat. Viele Menschen, sowohl Laien als auch Fachleute, sind begierig darauf, es zu verstehen. Wir sehen das daran, dass Bessels Grundlagenwerk seit Jahren ein Bestseller ist. Auch Bücher wie Dr. Bruce Perrys *Was ist dein Schmerz? Gespräche über Trauma, seelische Verletzungen und Heilung,* das er zusammen mit Oprah Winfrey verfasst hat, sind erfreulich erfolgreich. Und wenn ich ihn als Beispiel heranziehen darf: Auch der virale Erfolg des Films *The Wisdom of*

*Trauma*, der meine Arbeit dokumentiert, war in dieser Hinsicht selbst für mich aufschlussreich – innerhalb von zwei Wochen nach seiner Veröffentlichung im Juni 2021 wurde er von vier Millionen Menschen in über 220 Ländern gesehen.[65]

**Trauma-Bewusstsein: Medizin**

Ein Gesundheitssystem, das sich mit Trauma auskennt, könnte dazu beitragen, Leiden zu heilen und vorzubeugen – und zwar in einem Maß und auf eine Art und Weise, die zum Träumen inspiriert. Ein solches System würde die Gesundheitsversorgung verbessern und sich an den neuesten wissenschaftlichen Erkenntnissen orientieren. Diesbezügliche Erkenntnisse werden fast wöchentlich in den führenden wissenschaftlichen Zeitschriften veröffentlicht, haben sich aber im medizinischen Mainstream noch nicht durchsetzen können. In diesem Buch haben wir bereits viele dieser Beiträge zitiert; weitere erscheinen regelmäßig.[66]

Aktuell gibt es in der Ärzteschaft nach wie vor einen starken Widerstand gegen das Trauma-Bewusstsein – wenn auch einen eher unterschwelligen als bewussten, eher passiven als aktiven Widerstand. Für dieses Buch habe ich Dutzende Interviews mit ärztlichen Kolleginnen und Kollegen geführt, darunter auch frischgebackene Hochschulabsolventinnen und -absolventen. Praktisch niemand konnte sich daran erinnern, über die Einheit von Körper und Geist oder über den ausführlich dokumentierten Zusammenhang zwischen beispielsweise Trauma und psychischen Erkrankungen oder Süchten unterrichtet worden zu sein – ganz zu schweigen von den Zusammenhängen zwischen belastenden Lebensumständen und körperlichen Krankheiten. Wir Ärzte rühmen uns unserer sogenannten evidenzbasierten Methode, ignorieren aber große Teile der Evidenz, die zentrale Lehrsätze unseres Dogmas infrage stellen.

Hinzu kommen die Auswirkungen des Medizinstudiums, die hochgradig belastend und oft emotional verletzend oder betäubend sind –

eine Erfahrung, von der so viele meiner medizinischen Interviewpartnerinnen und -partner berichteten. »Ich war im ersten Jahr meines Medizinstudiums völlig traumatisiert«, erzählte mir ein bekannter Kollege. »Es war eine angstbasierte Lehre, die uns einschüchterte und uns zum Lernen bringen sollte, obwohl wir bereits hoch motiviert waren.« »Es ist ein missbräuchliches System, ein traumatisches System«, sagte mein Freund, der Psychiater Will Van Derveer aus Colorado. »Assistenzärzte bringen sich um.« Seine Worte erinnerten mich an die Studie, die ich in Kapitel 4 erwähnt habe. Sie belegt, dass die Telomere von Ärztinnen und Ärzten in der Ausbildung schneller ausfransen als die von anderen jungen Menschen ihres Alters. Abgesehen von den gesundheitlichen Gefahren für diese Fachkräfte des Gesundheitswesens hindert die Unkenntnis über Traumata sie daran, die Spuren schmerzhafter Lebenserfahrungen bei anderen zu erkennen. So halten sie unwissentlich ein System aufrecht, das das eigentliche Problem ignoriert und sogar noch verschärft. Die Hektik des Alltags und die zeitlichen Zwänge, die vor allem durch das Modell der Einzelleistungsvergütung entstehen, halten Ärzte davon ab, sich mit der Lebensgeschichte ihrer Patienten zu befassen, selbst wenn sie dazu bereit wären.

Assistenzärzte berichteten mir auf erschütternde Weise, dass die Symptome ihrer Patientinnen und Patienten fast mit sofortiger Wirkung nachließen, nachdem sie sich deren Lebensgeschichten angehört hatten – und dass sie anschließend von ihren fachlichen Mentoren niedergemacht wurden. Medizinstudierende werden kritisiert, weil sie nicht schnell genug arbeiten. Ich habe die Ärztin Pamela Wible aus Oregon interviewt. Ihr eigener Leidensweg hat sie dazu gebracht, sich für die Suizidprävention unter Ärzten einzusetzen. »Nicht in meinen kühnsten Träumen«, gestand Wible, »hätte ich gedacht, dass ich, nachdem ich alle Hürden der medizinischen Ausbildung genommen hatte, in siebenminütigen Sprechstunden enden würde. Dass man mich wie eine Fabrikarbeiterin behandeln und von mir erwarten würde, dass ich meine Patientinnen und Patienten wie Objekte behandle.« Ein traumabewusstes Gesundheitssystem würde sich um die emotionale Gesundheit seiner Studierenden und Ärzte kümmern.

Und doch gibt es positive Entwicklungen. Einige medizinische Fakultäten führen Ausbildungselemente zum Thema Empathie ein. In Kanada gibt es Initiativen, um Medizinstudierende mit der Geschichte und den Traditionen indigener Völker vertraut zu machen. Die Kinderärztin Nadine Burke Harris, derzeit Surgeon General of California, ist eine bekannte Verfechterin des Trauma-Bewusstseins. Sie hat in ihrem Bundesstaat ein Screening auf negative Kindheitserfahrungen als Teil des öffentlichen Gesundheitsprogramms eingeführt. In einem Interview, das sie vor ihrer Ernennung auf den Posten führte, äußerte sie einen Optimismus, der dem von Bessel van der Kolk ähnelt. »Ob Sie es glauben oder nicht«, gestand sie mir, »es läuft besser, als ich gehofft hatte. Ich denke, wir haben es mit schrittweisen Meilensteinen zu tun. Deren Umsetzung wird dreißig oder vierzig Jahre dauern, aber es wird eine Menge Vorarbeit geleistet.« Will Van Derveer hat seinerseits ein gefragtes traumabezogenes Training für Psychiaterinnen und Psychiater initiiert, für das sich Kolleginnen und Kollegen aus der ganzen Welt anmelden. Außerdem hat Pam Wible einen gemeinschaftsbasierten Ansatz entwickelt, der die Einheit von Körper und Geist respektiert und die Menschen dazu befähigt, aktiv an ihrer Gesundheitsfürsorge mitzuwirken. »Medizin«, sagte sie mir, »ist eine Berufung und eine seelische Bestimmung.« Sie hat nun einen Weg geschaffen, dieser Berufung zu folgen.

### Trauma-Bewusstsein: Justiz

Können wir uns als Nächstes einen Rechtsapparat vorstellen, der sich mit Traumata auskennt und die Bezeichnung »Besserungssystem« verdient? Ein solches System müsste sich der Aufgabe widmen, die Dinge tatsächlich auf humane Weise zu korrigieren. Das ist weit von dem entfernt, was wir jetzt haben. In Nordamerika und in vielen Teilen der Welt sollte das derzeitige Justizmodell eher als »traumabestrafendes und -auslösendes System« bezeichnet werden. Es ist eine dokumentierte Tatsache, dass viele Inhaftierte ihre Verbrechen aus einer Dynamik heraus begangen haben, die ihren Ursprung in einer schweren Kindheit hat. Trotzdem sorgt die juristische Ausbildung dafür, dass die durchschnittlichen Anwältinnen und Anwälte sowie Richterinnen und Richter bedauerlicherweise Traumata gegenüber noch ignoranter sind als die medizinischen Kolleginnen und Kollegen. Getreu dem anderen üblichen Namen ist unser System, moralisch gesehen, ein *Straf*rechtssystem.

Ein traumabewusstes Rechtssystem würde schädliches Verhalten weder rechtfertigen noch entschuldigen. Vielmehr würde es reine Strafmaßnahmen durch Programme ersetzen, die darauf abzielen, Menschen zu rehabilitieren und sie nicht weiter zu traumatisieren. »Wir alle, die kriminell geworden sind, fangen als normale Menschen an, wie jeder andere auch. Aber dann passieren Dinge im Leben, die uns zerreißen, die uns zu jemandem machen, der in der Lage ist, andere Menschen zu verletzen«, schreibt der Wissenschaftler und ehemalige Häftling Jesse Thistle. »Das ist alles, worum es bei dieser Finsternis wirklich geht: verlorene Liebe. Wir sind einfach Menschen mit gebrochenem Herzen, die vom Leben verletzt wurden.«[67] »Anders als in einigen anderen Ländern ist das Gefängnis bei uns nicht dazu da, dich zu rehabilitieren«, sagte er mir. »Es soll einen kaputt machen, damit man immer wieder rückfällig wird, das ist meine Meinung.«

Die Psychologin Dr. Nneka Jones Tapia ist eine ehemalige Strafvollzugsbeamtin und derzeit Geschäftsführerin der Chicago Beyond and Justice Initiatives. Als Schwarze Frau kennt sie die institutionalisierten rassistisch bedingten Traumata sehr gut. Sie sprach mit mir über Resilienz und die Schaffung eines traumabewussten Justizsystems. »Wir neigen dazu, Menschen auf ihre Verhaltensweisen zu reduzieren: ›Du bist ein Mörder, du bist ein Räuber, du bist ein Dieb‹. Aber unser Selbst definiert sich nicht über unser schlimmstes Verhalten.

Ich hatte das Glück zu erleben, dass jeder Inhaftierte Stärken hat und in der Lage ist, zu lieben. Wir müssen ihm nur die Gelegenheit dazu geben. Es sind nicht nur die Menschen, die Heilung brauchen. Es ist das System, das angeklagt und verändert werden muss.«

### Trauma-Bewusstsein: Bildung

Traumatische Erlebnisse beeinträchtigen die Lernfähigkeit von Kindern. Ein traumabewusstes Schulsystem würde Lehrerinnen und Lehrer so ausbilden, dass sie sich in der Entwicklungslehre gut auskennen. Die Erziehung in einem solchen System würde eine Atmosphäre fördern, in der emotionale Intelligenz genauso hoch geschätzt wird wie intellektuelle Leistungen. Wir würden Kinder nicht mehr auf der Grundlage von Leistungszielen bewerten, die immer noch in erster Linie soziale und ethnische Bevorzugungen widerspiegeln und gewähren. Stattdessen würden wir ein Umfeld schaffen, in dem alle ermutigt würden, sich zu entfalten. »Schulprogramme könnten so gestaltet werden, dass sie eine gesunde soziale und emotionale Entwicklung unterstützen«, schreibt die Lehrerin und Schulpsychologin Maggie Kline. »Wenn Schülerinnen und Schüler sich sicher fühlen, werden die Hirnregionen für Sprache, Denken und Logik gestärkt.«[68] In der Lehrerausbildung würden Anzeichen und Signale für das »Ausrasten« von Kindern als Hilferufe oder Zeichen für emotionalen Schmerz erkannt. Es würde nicht mehr als schlechtes Verhalten betrachtet, das unterdrückt werden muss, oder als Anlass für Bestrafung oder Ausgrenzung.

Die potenziellen Auswirkungen der Vision meines Freundes Raffi Cavoukian von einer ganzen Gesellschaft, die die unverzichtbaren Bedürfnisse von Kindern respektiert, sind über die Schule hinaus sowohl weitreichend als auch einfach. Ich überlasse es Ihnen, sich vorzustellen, wie unsere Welt aussehen würde, wenn wir das Wohlbefinden junger Menschen in den Vordergrund stellen würden. Was würde das bedeuten: für die Kindererziehung und die Unterstützung der Eltern, für die Kinderbetreuung und Bildung, für die Wirtschaft, für die Produkte, die wir verkaufen und kaufen, für die Lebensmittel, die wir verkaufen und zubereiten, für das Klima und für die Kultur? Was wäre, wenn unsere Absicht als Eltern, als Erziehende, als Gesellschaft darin bestünde, Kinder zu erziehen, die mit ihren Gefühlen in Berührung kommen, die authentisch befähigt wären, sie auszudrücken, die unabhängig denken würden und bereit wären, für ihre Prinzipien einzutreten?

Eine gesunde Gesellschaft würde sich auch bemühen, die weitgehend künstliche Kluft zwischen den Generationen zu schließen, die es Eltern schwer macht, eine Beziehung zu ihren Kindern aufzubauen und umgekehrt. Wie in einem früheren Abschnitt über die Orientierung an Gleichaltrigen erörtert (Kapitel 13), hat das natürliche menschliche Miteinander eine starke gemeinschaftliche Dimension. Die Gemeinschaft der Erwachsenen sollte dabei zusammenarbeiten, um der Entwicklung der jungen Generation Raum zu geben. Das bedeutet nicht, dass wir unsere Kinder herumkommandieren oder ihnen jeden Aspekt ihres Lebens vorschreiben sollen, sondern nur, dass wir wieder dafür verantwortlich sind, den Raum für ihr Wachstum zu schaffen und zu erhalten. Wir müssen uns außerdem daran erinnern, dass Eltern einander brauchen, und dass wir alle die Anwesenheit von lebenserprobten Älteren benötigen. In einer Welt, die sich der Gesundheit verpflichtet fühlt, wären die Kindererziehung und die generationenübergreifende Weitergabe von Werten und Kultur keine isolierende Aufgabe.

In den letzten Jahrzehnten haben sich in vielen Ländern der Welt Menschen – Millionen von Erwachsenen und Kindern – zusammengetan, um wichtige Themen in die politische Diskussion zu bringen: Dazu gehören ökologische Gerechtigkeit, Rechte indigener Völker, Frauenrechte, Geschlechtergerechtigkeit, Racial Equity und eine Reform der Polizei. Eine dieser Personen ist Greta Thunberg, die jugendliche Klimaaktivistin, die ihren Autismus als ihre »Superkraft« bezeichnet. Sie hat viel dazu beigetragen, dass ihrer Generation der

Klimawandel bewusst wird. »Viele unwissende Menschen sehen Autismus immer noch als ›Krankheit‹ oder etwas Negatives«, sagte sie auf Twitter. »Wenn sich die Hasserfüllten auf dein Aussehen und deine Lebensweise stürzen, bedeutet das, dass sie sonst nichts haben, wogegen sie wüten können. Dann weißt du, dass du gewinnst.« Ihr eigenes Beispiel veranschaulicht die heilende Kraft eines sinnvollen Engagements. Vor ihrer Klimakampagne, so verriet sie, hatte sie »keine Energie, keine Freunde und ich habe mit niemandem gesprochen. Ich saß allein zu Hause und hatte eine Essstörung.«[69]

Inspiriert von Persönlichkeiten wie Thunberg und zahllosen anderen, deren Namen wir vielleicht nie erfahren werden, können wir uns unsere Liste der vier heilungsförderlichen Prinzipien des Mitgefühls noch einmal ansehen, die ich in Kapitel 26 dargelegt habe: *Authentizität, Handlungsmacht, Wut und Akzeptanz*. Wir können zwei weitere hinzufügen, die für das Streben nach einem umfassenden Wandel erforderlich sind: *Aktivismus* und *Engagement*. Die beiden letztgenannten sind gesellschaftlich sinnvolle Formen der Synthese der vorangegangenen vier. Mit einigen weiteren Zutaten – Solidarität, gemeinschaftliches Denken und Verbindung – wirken sie den spalterischen Effekten des Kapitalismus entgegen.

Ein Teil des Engagements besteht darin, unsere Privilegien zu nutzen, um die Stimmen derjenigen zu verstärken, denen die Gesellschaft eine Stimme verweigert; ein Teil des Aktivismus besteht darin, Gruppen von Menschen zu organisieren, um notwendige Veränderungen zu fordern. Beide drücken ein gesundes, notwendiges »Nein« aus. Es wird oft von einem widerhallenden »Ja« begleitet – zum Beispiel für ein konkretes politisches Ziel wie Gesundheitsversorgung für alle in den Vereinigten Staaten oder die längst überfällige Gerechtigkeit für die First Nations in Kanada. Diese beiden zusätzlichen Prinzipien sind keine individuellen Bestrebungen und können es auch nicht sein. Im September 2011 ging ich in den Zuccotti Park in New York City, wo die Occupy-Wall-Street-Proteste gegen Ungleichheit stattfanden. So fehlerhaft und flüchtig diese Bewegung auch war, so beeindruckt war ich doch vom Enthusiasmus, der Solidarität und der schieren Energie der Menge. Sie fand ein kollektives Ventil, um ihre Vision einer gerechten Gesellschaft zu verwirklichen. Diese latente Energie, die oft nicht zum Ausdruck kommen kann, ist in uns allen vorhanden.

Die Fotografin Nan Goldin, deren Opiatabhängigkeit wir in Kapitel 15 angesprochen haben, hat mehr als nur einen privaten Kampf um Genesung geführt: Sie ist sowohl persönlich als auch gemeinschaftlich gegen Purdue Pharma aktiv geworden. Das Unternehmen hat die Opioid-Überdosis-Krise mitverursacht, die Hunderttausende Menschenleben gefordert hat. Purdue hat mit seinem Medikament Oxycontin, das als weniger süchtig machendes Opioid-Schmerzmittel vermarktet wurde, riesige Gewinne erzielt und Beweise dafür zurückgehalten, dass es gegenteilig wirkt. Goldins Freunde bei den Anonymen Alkoholikern hatten ihr davon abgeraten, an die Öffentlichkeit zu gehen, da das ihre Abstinenz gefährden könne. »Es stellte sich heraus, dass es die beste Entscheidung war, die ich je getroffen habe«, sagte sie mir.

Sie richtete ihren Kreuzzug vor allem gegen die Sacklers, die Familie, die Purdue kontrolliert. Goldins Ruhm als Künstlerin gab ihr eine Plattform, um ihr Anliegen publik zu machen, zumal die Sacklers einen Ruf als Kunstförderer haben. »Ich kannte ihre Namen von meinen Museumsbesuchen«, sagte sie, »und ich hielt sie immer für wohlwollende Kunstphilanthropen mit großem Geschmack.« Eine weitere heilsame Desillusionierung, dachte ich. »Und dann fand ich heraus«, fuhr Goldin fort, »dass sie in die Opiatkrise verwickelt waren, dass sie vom Leiden von Hunderttausenden Menschen profitierten, dass sie völlig gefühllos und unmenschlich waren.« Goldin wurde von ihrer Empörung über das, was sie entdeckt hatte, angetrieben. Sie veranlasste einige der renommiertesten Museen der Welt, darunter das Met in New York, kein Geld mehr von den Sacklers anzunehmen und ihr Logo, das sie reinwaschen sollte, von den Museumsgebäuden zu entfernen. Auch das Sackler Institute of Graduate Biomedical Sciences an der medizinischen Fakultät der NYU hat Sackler im Institutsnamen entfernt.

Ich habe Goldin gefragt, warum sie ihre Entscheidung, sich in der Öffentlichkeit zu engagieren, als die beste Entscheidung ihres Lebens betrachtet. Ihre Antwort spricht für die gesundheitlichen Vorteile, die sich aus den beiden zusätzlichen Prinzipien *Aktivismus* und *Engagement* ergeben. »Man braucht etwas, das größer ist als man selbst«, antwortete sie, ohne zu zögern. »Für mich ist das Leiden anderer Menschen größer als ich selbst. Das ist eine Situation, bei der ich helfen kann, sie zu verbessern. Die Politik unserer Zeit ist größer als jede und jeder Einzelne in unserer gegenwärtigen Welt. Ich versuche, einen Weg zu finden, Einfluss darauf zu nehmen. Das ist meine Power, das ist es, wofür ich kämpfe. Das hilft mir, clean zu bleiben.« Wie Goldin feststellte, kann das Aufbegehren gegen ein toxisches System uns helfen, einen Platz in uns selbst zu finden.

Es lohnt sich immer, sich daran zu erinnern, dass der chinesische Ausdruck für »Krise« eine Zusammensetzung aus den Symbolen für »Gefahr« und »Chance« ist.

Wir haben gesehen, wie Menschen mit kräftezehrenden und sogar lebensbedrohlichen Symptomen aus ihren Krankheiten lernen und ihr Leben verändern können. Würde man das gleiche Prinzip auf gesellschaftlicher Ebene anwenden, wäre die Klimakrise eine Gelegenheit. Man könnte an ihr die vorherrschenden Wahrnehmungen und Praktiken einer Gesellschaft untersuchen, die sich auf einem Weg der Selbstzerstörung befindet. Die Corona-Erfahrung hat ironischerweise viel dazu beigetragen, zahlreiche unerfreuliche Tatsachen über unsere Lebensweise zu *demaskieren*. Sie ist eine kraftvolle Mahnung, dass alle Lebensformen miteinander verflochten sind; dass unsere wahre Natur in unserer Beziehung zueinander wurzelt; dass ein System, in dem die sozial Schwächsten dem Angriff eines tödlichen Virus am stärksten ausgesetzt sind, ungerecht ist; dass der Slogan »Wir sitzen alle im selben Boot« eine traurige Fiktion ist, wenn es um wirtschaftliche Einbußen und die Folgen der Katastrophe im Bereich der öffentlichen Gesundheit geht, die dieses Jahrzehnt für alle Zeiten geprägt haben.

Und wo wir gerade von Krisen sprechen: Es gibt wohl kein vernichtenderes Urteil über ein System, als dass seine jungen Menschen, die von der Angst vor dem menschengemachten Klimawandel getrieben werden, Erwachsenen und Regierungen massenhaft misstrauen.[70] Die unnachahmliche Greta Thunberg brachte es auf einem Jugend-Klimagipfel in Mailand im September 2021 mit umwerfender Einfachheit auf den Punkt: »Es gibt keinen Planeten B. Bla, bla, bla. Grüne Wirtschaft. Bla bla bla. $CO_2$-Neutralität bis 2050. Bla, bla, bla. Das ist alles, was wir von unseren sogenannten Anführern hören. Worte, die großartig klingen, aber bisher nicht zu Taten geführt haben. Unsere Hoffnungen und Ambitionen ertrinken in ihren leeren Versprechungen.«[71] Ungezügelte Gier, mangelnde Authentizität und Abkopplung haben uns an einen so dunklen Ort getrieben, dass es nun an den jungen Menschen liegt, uns wachzurütteln. Sie müssen uns vor Augen führen, was diese toxische Gesellschaft so lange schon anrichtet und ignoriert.

Vor seinem Prozess wegen Kriegsverbrechen wurde der Chefingenieur des nationalsozialistischen Völkermords, SS-Oberstleutnant Adolf Eichmann, von mehreren Psychiatern als »normal« eingestuft. »Jedenfalls normaler als ich«, soll einer von ihnen, laut Hannah Arendts Bericht vom Eichmann-Prozess, ausgerufen haben.[72] »Ein anderer«, so Arendt, »hatte festgestellt, dass Eichmanns gesamte psychologische Einstellung, einschließlich seiner Beziehungen zu seiner Frau und seinen Kindern, seiner Mutter und seinem Vater, seinen Brüdern und Schwestern und seinen Freunden, ›nicht nur normal, sondern höchst erstrebenswert‹ war.«

Der US-amerikanische Psychiater Robert J. Lifton hat das als »bösartige Normalität« bezeichnet. Viele der größten Verbrechen wurden und werden von Menschen in Führungspositionen begangen, die in ihren jeweiligen Gesellschaften als der Inbegriff von Normalität gelten. Sei es, dass es um die Produktion von giftigen und klimaschädlichen Chemikalien geht oder zum Beispiel um die Durchsetzung einer Politik, die in weit entfernten Ländern zu einer Hungerkatastrophe führt. Hunderttausende irakischer Kinder starben in den 1990er-Jahren aufgrund der US-Sanktionen an Unterernährung.[73] Amerikas damalige UN-Botschafterin Madeleine Albright erklärte in einem Interview, das Millionen sahen: »Den Preis war es wert.« Wie wir heute wissen und wie jeder damals hätte wissen können, gab es keine glaubwürdige Rechtfertigung für diese herzlose Grausamkeit. Albright wurde später die erste Außenministerin der USA und genießt nach wie vor hohes Ansehen, insbesondere in liberalen Kreisen. Man fühlt sich an Victor Hugos vernichtende Bezeichnung für solche Gestalten erinnert: »die Barbaren der Zivilisation«.

Wie sich herausstellt, gehören oft gerade die Menschen zu den Gesunden, die sich der konventionellen Normalität widersetzen. Der Psychologe Abraham Maslow machte die Erforschung der Selbstverwirklichung zu seiner Lebensaufgabe. Er verstand darunter das Erreichen einer authentischen Zufriedenheit, die nicht auf äußeren Bewertungen beruht. »Eine Studie über Menschen, die gesund genug sind, um sich selbst zu verwirklichen«, schrieb er in einem viel beachteten Aufsatz, »zeigte, dass sie nicht ›gut angepasst‹ waren (im naiven Sinne von Zustimmung zur und Identifikation mit der Gesellschaft).« Diese gesunden Menschen, so Maslow, hätten eine komplexe Beziehung zu ihrer »viel weniger gesunden Kultur«. Diese Männer und Frauen, die weder Konformisten noch automatisch reflexhafte Rebellen waren, drückten eine Art und Weise aus, dass sie unkonventionell waren, die sie ihren inneren Werten treu bleiben ließ – ohne Feindseligkeit, aber nicht ohne Kampf, wenn es nötig war. »Ein inneres Gefühl der Loslösung von der Kultur erfolgte nicht unbedingt bewusst, zeigte sich aber bei fast allen … Sie schienen sehr oft in der Lage zu sein, sich von ihr abzugrenzen, als ob sie nicht ganz dazugehörten.«[74]

Wie bereits erwähnt, ist das Heilmittel gegen den hypnotisierenden Einfluss der Normalität die Authentizität: die Suche nach dem Sinn in dem, was man innerlich erlebt, ungetrübt von gesellschaftlich verbreiteten Fiktionen – allen voran dem, was Daniel Siegel »die Lüge vom abgekoppelten, vereinzelten Selbst« nennt. Diese Lüge ist die ultimative Abnormalität. Aus meiner Sicht ist ein Leben, das sich dem Durchschauen einer solchen traumatisierenden Falschheit widmet und das außerhalb von ihr stattfindet und sich entfaltet, ein gut gelebtes Leben.

Alles beginnt mit dem Erwachen: dem Erkennen, was in uns und um uns herum real und authentisch ist und was nicht; dem Erkennen, wer wir sind und wer wir nicht sind; dem Erkennen, was unser Körper ausdrückt und unser Verstand unterdrückt; dem Erkennen unserer Verletzungen und unserer Gaben; dem Erkennen, was wir geglaubt haben und was wir tatsächlich schätzen; dem Erkennen, was wir nicht länger tolerieren und was wir jetzt akzeptieren können; dem Erkennen der Mythen, die uns verbinden, und der Zusammenhänge, die uns definieren; dem Erkennen der Vergangenheit, wie sie war, der Gegenwart, wie sie ist, und der Zukunft, wie sie noch sein könnte; vor allem dem Erkennen der Kluft zwischen dem, was unser Wesen verlangt, und dem, was das »Normale« von uns verlangt hat.

Wir haben das Glück einer einmaligen Chance. Indem wir die toxischen Mythen der Abkopplung von uns selbst, von anderen und vom Planeten ablegen, können wir das Normale und das Natürliche Stück für Stück näher zusammenbringen. Das ist eine Aufgabe für die Ewigkeit, eine Aufgabe, die die Vergangenheit erlösen, die Gegenwart inspirieren und in eine hellere, gesündere Zukunft weisen kann.

Es ist unsere größte Herausforderung und unsere größte Chance.

# Danksagungen

Kein Buch entspringt seinem Autor in vollendeter Form, wie Athene dem Haupt des Zeus. Das ist bei diesem Buch sicher auch nicht der Fall. Es trägt die Handschrift von Hunderten von Wissenschaftlerinnen und Wissenschaftlern, Forschenden, Ärztinnen und Ärzten, Denkerinnen und Denkern sowie Autorinnen und Autoren – ganz zu schweigen von den vielen medizinischen Kolleginnen und Kollegen sowie Fachleuten verschiedener Disziplinen, die mir großzügig ihre Zeit und ihr Fachwissen zur Verfügung gestellt haben, sowie von Hunderten von ehemaligen Patientinnen, Patienten und anderen Laien, die mir offenherzig und vertrauensvoll von ihren Mühen, Kämpfen und Triumphen berichteten. Für die Interpretationen, Formulierungen und Darstellungen trage ich die volle Verantwortung, ebenso wie für etwaige Fehler. Doch ich kann keinen persönlichen Anspruch auf die Wahrheiten erheben, die ich zu vermitteln versucht habe.

Meine New Yorker literarische Superagentin Laurie Liss kam genau zu dem Zeitpunkt, als dieses Buchprojekt nach einer langen Periode eines fast eingefrorenen Winterschlafs wieder auftauchte. Sie half mir, es wieder zum Leben zu erwecken: vom Entwurfsstadium bis zur Verwirklichung, durch Zeiten der Verzweiflung bis hin zu selbstbewusster Kreativität. Sie brachte auch das ideale Team von englischsprachigen Verlegerinnen und Verlegern in den USA, Großbritannien und Kanada zusammen. Mein großer Dank gilt Megan Newman von Avery, Louise Dennys und Martha Kanya Forstner von Knopf in Toronto und Joel Rickett von Ebury in London. Sie haben die Möglichkeiten dieses Werks von Anfang an mit Begeisterung erkannt und tun das auch weiterhin, obwohl wir Autoren manchmal zu weit gehen und in Sackgassen geraten. Ich bin auch dankbar für ihre präzisen redaktionellen Anmerkungen und ihre Nachsicht, wenn die Autoren immer wieder zwischen Unhöflichkeit und Anerkennung schwankten, sobald die Berechtigung ihrer scharfen Kritiken ins Schwarze traf. Die Leserinnen und Leser haben ihnen viel zu verdanken. Ich möchte auch Rick Meier, Nina Shield und Hannah Steigmeyer für ihre redaktionellen Beiträge danken. Innerhalb dieser tapferen Mannschaft gilt mein besonderer Dank meiner lieben Freundin Louise Dennys, die in der maßgeblichen Phase die Hauptlast der Überarbeitung des Manuskripts übernommen hat. Mit ihr stand ich an vielen Tagen fast rund um die Uhr in Verbindung.

Bei den Recherchen in der entscheidenden Anfangsphase half mir die gewissenhafte Estella Kuchta, und in diesem Zusammenhang muss ich die unermüdlich hilfsbereiten Mitarbeitenden der Bibliothek des College of Physicians and Surgeons of B. C. erwähnen, insbesondere Karen Shaw-Karvelson. Dank schulde ich auch Professor Peter Prontzos, der mir jahrelang wichtige Forschungsdaten zur Verfügung gestellt hat. Katherine Abegg und Jordan Stanger-Ross waren so freundlich, schon früh einen Blick auf das Buchprojekt zu werfen und es mit ihren intelligenten Überlegungen zu schärfen.

Laura Kassama von Virtual Squirrel und Elsa DeLuca transkribierten hunderte Stunden aufgezeichneter Interviews. Ich danke ihnen beiden.

Stephanie Lee, meine stets rücksichtsvolle und effiziente Managerin, sorgte, so gut es ging, dafür, dass ich nicht den Boden unter den Füßen verlor. Sie sagte in meinem Namen Nein, organisierte meine vielen Aktivitäten und sicherte die Zeit für die Arbeit an diesem Buch.

Meine Anerkennung für die unverzichtbare Zusammenarbeit mit meinem Co-Autor Daniel finden Sie im Vorwort am Anfang dieses Buches. Was ich dort nicht erwähnt habe, ist die schiere Freude, die mir die Zusammenarbeit mit meinem Sohn am ersten von zwei Büchern, die wir gemeinsam schreiben werden, bereitet hat. Das nächste Buch, *Hello Again: A Fresh Start for Adult Children and Their Parents,* wird noch mehr den Charakter einer Partnerschaft haben, auf die ich mich freue.

Abschließend möchte ich auf die Person zurückkommen, der dieses Werk gewidmet ist: meine Frau Rae, die mich nicht nur moralisch und emotional durch dick und dünn unterstützt hat – und oft war der Stress dick, während die Zuversicht dünn war. Sie hat auch in vielen Stunden und durch viele wiederholte Überarbeitungen jedes Kapitels die dringend benötigte Kritik und das ehrlichste Feedback gegeben, das zwar nicht immer gnädig aufgenommen, aber letztendlich fast immer beherzigt wurde – sehr zum Wohle der Leserin und des Lesers. Vielen Dank an alle.

Gabor Maté

## DANIELS DANK AN:

Mom, Aaron und Hannah, die glaubten, ich könnte es schaffen und darauf bestanden, dass ich es tun sollte – ich habe so ein Glück als Sohn und als Bruder; Laurie Liss für ihre Solidarität und ihren Scharfsinn von der ersten bis zur letzten Minute; Eric Adams, Stan Byrne, Jeremy Gruman, Anna Guest, Katie Halper, Michael R. Jackson, Dashaun Justice Simmons, Jordan und Ilana Stanger-Ross und Familie für ihre liebevolle Freundschaft und Ermutigung unter allen vorstellbaren und einigen unvorstellbaren Umständen; meine großartigen Mitarbeitenden am Musicaltheater – insbesondere, aber nicht ausschließlich Will Aronson, Victoria Clark, Max Friedman, Hannah Kohl, Fred Lassen, Kent Nicholson und Marshall Pailet –, die mir alles beigebracht haben, was ich über den netten Umgang mit anderen weiß (jetzt lasst uns diese verdammten Musicals machen, verdammt noch mal!); meine Theateragentin Sarah Douglas, die all die Jahre an mich geglaubt hat;

Scott Kouri dafür, dass er mich besser wahrgenommen hat, als ich es je konnte; vielen Dank auch an ein paar äußerst scharfsinnige Kulturkommentatoren, Stephen Jenkinson und Matt Christman, deren wortgewandte Respektlosigkeit, mit der sie viele Verrücktheiten des Augenblicks treffsicher ansprachen, sowohl Balsam in den Zeiten der Pandemie als auch eine belebende persönliche Aufforderung zu klarerem Denken und kühnerer Darbietung war.

Mein besonderer Dank gilt all jenen, die ich in Estación Migratoria Las Ajugas in Mexiko-Stadt kennengelernt habe. Die Freundlichkeit und innere Stärke dieser Männer – aus Kuba, Ecuador, Haiti, Uganda, Venezuela und dem »Globalen Süden« – halfen mir durch einen unerwarteten, durch Covid verlängerten Aufenthalt im Sommer 2021, der für immer meine Vorstellung vom »Normalen« neu geformt hat. Meinen Helden und Engeln »da draußen« schulde ich ebenfalls einen riesigen Dank: Roberto Banchik von Penguin Random House México, Louise Dennys von Knopf Canada; John Ralston Saul und vor allem Jorge Kanahuati und Katherine Abegg.

Kat, ich kann nicht ausdrücken, wie viel mir dein Verständnis, deine Kameradschaft, Loyalität und schonungslose Aufrichtigkeit während der langen Entstehungszeit dieses Buches bedeutet und das, was auf diesen Seiten zu finden ist, bestärkt haben. Ich danke dir.

Und schließlich danke ich Dad: dafür, dass du mich eingeladen hast, mit dir aufzuspielen; dafür, dass du trotz gelegentlicher/immer wiederkehrender Beulen dabeigeblieben bist, und dafür, dass du mir dein bisher größtes Werk anvertraut und mir Raum gegeben hast, an deinem Beitrag für die Welt mitzuwirken. Es war die Gelegenheit meines Lebens, dir endlich Worte in den Mund legen zu können, und eine wahre Freude dazu. Ich bin stolz auf dich, Papa.

# Anmerkungen

## Einleitung

1 Erich Fromm Gesamtausgabe, herausgegeben von Rainer Funk, Edition Erich Fromm 2016

2 *Unruhe im Kopf: Über die Entstehung und Heilung der Aufmerksamkeitsdefizitstörung ADHS; Wenn der Körper nein sagt: Wie chronischer Stress krank macht – und was Sie dagegen tun können; Im Reich der hungrigen Geister: Auf Tuchfühlung mit der Sucht – Stimmen aus Forschung, Praxis und Gesellschaft;* und mit Dr. Gordon Neufeld: *Unsere Kinder brauchen uns: Wie Eltern sich ihre Rolle zurückerobern.* Alle erschienen bei Unimedica, einem Imprint des Narayana Verlags.

3 Morris Berman: *The Twilight of American Culture,* New York: W. W. Norton 2001, 64-65 (dt.: *Kultur vor dem Kollaps. Wegbereiter Amerika,* Frankfurt a.M.: Ed. Büchergilde 2002)

4 Thom Hartmann: *The Last Hours of Ancient Sunlight: The Fate of the World and What We Can Do About It Before It's Too Late,* New York: Three Rivers Press 2000, 164 (dt.: *Unser ausgebrannter Planet: Von der Weisheit der Erde und der Torheit der Moderne,* München: 2000)

5 Christine Buttorff et al.: *Multiple Chronic Conditions in the United States,* Santa Monica, CA: RAND Corporation, 2017

6 »Nearly 7 in 10 Americans Take Prescription Drugs, Mayo Clinic, Olmsted Medical Center Find«, Mayo Clinic, Pressemeldung, 19.6.2013, https:/newsnetwork.mayoclinic.org/discussion/nearly-7-in-10-americans-take-prescription-drugs-mayo-clinic-olmsted-medical-center-find/

7 Carly Weeks: »Up to Half of Baby Boomers Will Have High Blood Pressure Soon, Report Warns«, in: *Globe and Mail,* 3.4.2013

8 Alvaro Alonso and Miguel Hernán: »Temporal Trends in the Incidence of Multiple Sclerosis: A Systematic Review«, in: *Neurology* 71, no. 2 (8.7.2008), doi: 10.1212/01.wnl.0000316802.35974.34

9 Calum MacLeod: »Obesity of China's Kids Stuns Officials«, in: *USA Today,* 9.1.2007, https://usatoday30.usatoday.com/news/world/2007-01-08-chinese-obesity_x.htm

10 »Mental Health by the Numbers«, National Alliance on Mental Illness, https://www.nami.org/mhstats

11 »The Size and Burden of Mental Disorders in Europe«, ScienceDaily, 6.9.2011, https://www.sciencedaily.com/releases/2011/09/110905074609.htm. Source: European College of Neuropsychopharmacology

12 Brett Burstein et al.: »Suicidal Attempts and Ideation Among Children and Adolescents in US Emergency Departments, 2007-2015«, in: *JAMA Pediatrics* 173, no. 6 (April 2019), 598-600, https://doi.org/10.1001/jamapediatrics.2019.0464, cited in: Carly Cassella, »Child Suicide Attempts Are Skyrocketing in the US, and Nobody Knows Why«, in: *ScienceAlert*, 11.4.2019, https://www.sciencealert.com/us-children-are-facing-a-mental-health-crisis-as-suicidal-ideations-climb

13 Samira Shackle: »›The Way the Universities Are Run Is Making Us Ill‹: Inside the Student Mental Health Crisis«, in: *The Guardian*, 27.9.2019

14 Hui Cao et al.: »Prevalence of Attention-Deficit/Hyperactivity Disorder Symptoms and Their Associations with Sleep Schedules and Sleep-Related Problems Among Preschoolers in Mainland China«, in: *BMC Pediatrics* 18, no. 1 (19.2.2018), 70

15 Caroline Hickman et al.: »Young People's Voices on Climate Anxiety, Government Betrayal and Moral Injury: A Global Phenomenon«, in: preprint submitted to the *Lancet*, September 2021, https://papers.ssrn.com/sol3/papers.cfm?abstract_id=3918955

16 »CDC Continues to Support the Global Polio Eradication Effort«, Centers for Disease Control and Prevention, 18.3.2016, https://www.cdc .gov/polio/updates/?s_cid=cs_404

17 Obwohl ich den Begriff »Mythos« meistens in seiner aktuellen Bedeutung von »fiktiv« oder »irreführend« verwende, werde ich viel später in diesem Buch die Kraft echten mythischen Denkens im antiken Sinne des Wortes würdigen.

## Teil I: Die vernetzte Natur des Menschen

1 Wie von Dr. Bessel van der Kolk zusammengefasst in seinem Vorwort zu Peter Levine, *Trauma and Memory: Brain and Body in a Search for the Living Past* (Berkeley, CA: North Atlantic Books, 2015), xi (dt.: *Trauma und Gedächtnis: Die Spuren unserer Erinnerung in Körper und Gehirn – Wie wir traumatische Erfahrungen verstehen und verarbeiten*, München: 2016)

2 Levine, *Trauma and Memory*, xx (dt.: *Trauma und Gedächtnis*)

3 Die brutale antisemitische, faschistische ungarische politische Bewegung, deren paramilitärische Einheiten mit den Nazi-Besatzern verbündet waren.

4 John Bowlby: *Separation: Anxiety and Anger* (New York: 1973), 12 (dt.: *Trennung: Angst und Zorn*, München: 1976)

5 Bessel van der Kolk: *The Body Keeps the Score: Brain, Mind, and Body in the Healing of Trauma* (New York: Penguin, 2014), 43 (dt.: *Verkörperter Schrecken: Traumaspuren in Gehirn, Geist und Körper und wie man sie heilen kann*, Lichtenau: 2015)

6 Levine: *Trauma and Memory*, xxii (dt.: *Trauma und Gedächtnis*)

7 Peter Levine: *Healing Trauma Study Guide*, Boulder, CO: Sounds True 1999, 5 (dt.: *Vom Trauma befreien – Wie Sie seelische und körperliche Blockaden lösen*, München: 2011).

8 Clyde Hertzman and Tom Boyce: »How Experience Gets Under the Skin to Create Gradients in Developmental Health«, in: *Annual Review of Public Health 31*, 21.4.2010): 329-347

9 Mark Epstein: *The Trauma of Everyday Life*, New York: 2013, 17

10 Levine: *Healing Trauma Study Guide*, 7 (dt.: *Vom Trauma befreien*)

11 Levine: *Healing Trauma Study Guide*, 7 (dt.: *Vom Trauma befreien*)

12 Tara Westover: *Befreit. Wie Bildung mir die Welt erschloss*, Köln: 2019. In der Übersetzung von Eike Schönfeld. © 2019, Verlag Kiepenheuer & Witsch GmbH & Co. KG, Köln

13 Rollo May: *The Courage to Create*, New York: 1975, 100 (dt.: *Der Mut zur Kreativität*, Paderborn: 1987)

14 Gershen Kaufman: *Shame: The Power of Caring*, Rochester, VT: 1980, 20

15 Elizabeth Wurtzel: »Elizabeth Wurtzel Confronts Her One-Night Stand of a Life«, in: *New York*, 6.1.2013

16 *Dhammapada: The Sayings oft he Buddha*, trans.Thomas Cleary, New York: 1995 (dt.: *Die Weisheitslehren des Buddha*, Freiburg im Breisgau: 1998)

17 Eva Hoffman: *Time*, London: 2009, 7-8

18 Obi-Wan Kenobi zu Luke Skywalker in *Die Rückkehr der Jedi-Ritter* von 1983

19 Ein Begriff, der 1982 von Forschern der Universität Heidelberg geprägt wurde.

20 Candace Pert: *Molecules of Emotion: Why You Feel the Way You Feel*, New York: 1997, 30 (dt.: *Moleküle der Gefühle: Körper, Geist und Emotionen*, Reinbek: 1999)

21 M. Wirsching et al.: »Psychological Identification of Breast Cancer Patients Before Biopsy«, in: *Journal of Psychosomatic Research* 26, no. 1, 1982, 1-10

22 S. Greer and T. Morris: »Psychological Attributes of Women Who Develop Breast Cancer: A Controlled Study«, in: *Journal of Psychosomatic Research* 19, no. 2, April 1975, 147-153

23 Sandra P. Thomas et al.: »Anger and Cancer: An Analysis of the Linkages«, in: *Cancer Nursing* 23, no. 5, November 2000, 344-348

24 Eine degenerative und fast immer tödlich verlaufende Erkrankung des Nervensystems, die in Großbritannien als Motorneuron-Krankheit und in den Vereinigten Staaten auch als Lou-Gehrig-Krankheit bekannt ist.

25 A. J. Wilbourn and H. Mitsumoto: »Why Are Patients with ALS So Nice«, vorgestellt auf dem neunten International ALS Symposium on ALS/MND, München, 1998

26 Theresa Mehl, Berit Jordan, and Stephan Zierz: »›Patients with Amyotrophic Lateral Sclerosis (ALS) Are Usually Nice Persons‹—How Physicians Experienced in ALS See the Personality Characteristics of Their Patients«, in: *Brain Behavior* 7, no. 1, January 2017

27 Frank J. Penedo et al.: »Anger Suppression Mediates the Relationship Between Optimism and Natural Killer Cell Cytotoxicity in Men Treated for Localized Prostate Cancer«, in: *Journal of Psychosomatic Research* 60, no. 4, April 2006, 423-427

28 Edna Maria Vissoci Reiche, Sandra Odebrecht Vargas Nunes, and Helena Kaminami Morimoto: »Stress, Depression, the Immune System, and Cancer«, in: *Lancet Oncology* 5, no. 10, October 2004, 617-625

29 J. Li et al.: »The Risk of Multiple Sclerosis in Bereaved Parents: A Nationwide Cohort Study in Denmark«, in: *Neurology* 62, no. 5, 9.3.2004, 726-729

30 A. Roberts et al.: »PTSD Is Associated with Increased Risk of Ovarian Cancer: A Prospective and Retrospective Longitudinal Cohort Study«, in: *Cancer Research* 79, no. 19, 1.10.2019, 5113-5120. 5.9.2019, https://doi.org/10.1158/0008-5472.CAN-19-1222

31 Premal H. Thekar et al.: »Chronic Stress Promotes Tumor Growth and Angiogenesis in a Mouse Model of Ovarian Carcinoma«, in: *Nature Medicine* 12, no. 8, 12.8.2006, 939-944; online veröffentlicht am 23.7.2006, https://doi.org/10.1038/nm1447

32 Relativ gewöhnliche Belastungen und emotionale Verluste wie Beziehungsprobleme und Probleme am Arbeitsplatz, die sie nicht für eine formale Diagnose qualifizieren würden.

33 Saskia L. Mol et al.: »Symptoms of Post-Traumatic Stress Disorder After Non-Traumatic Events: Evidence from an Open Population Study«, in: *British Journal of Psychiatry* 286, Juni 2005, 494-499

34 S. Weiss: »The Medical Student Before and After Graduation«, in: *Journal of the American Medical Association* 114, 1940, 1709-1718

35 Dr. Jeff Rediger, Medizinischer Direktor am McLean Hospital, Harvard, persönliches Gespräch

36 Ahmed Tawakol et al.: »Relation Between Resting Amygdalar Activity and Cardiovascular Events: A Longitudinal and Cohort Study«, in: *Lancet* 389, no. 10071, 25.2.2017, 834-845

37 N. Slopen et al.: »Job Strain, Job Insecurity, and Incident Cardiovascular Disease in the Women's Health Study: Results from a 10-Year Prospective Study«, in: *PLoS ONE* 7, no. 7, 2012, e40512, https://doi.org/10.1371/journal.pone.0040512

38 Esme Fuller-Thomson et al.: »The Link Between Childhood Sexual Abuse and Myocardial Infarction in a Population-Based Study«, in: *Child Abuse and Neglect* 36, no. 9, September 2012, 656-665, https://doi.org/10.1016/j.chiabu.2012.06.001

39 D. Baumeister et al.: »Childhood Trauma and Adulthood Inflammation: A Meta-Analysis of Peripheral C-Reactive Protein, Interleukin-6 and Tumor Necrosis Factor-α«, in: *Molecular Psychiatry* 21, no. 5.5.2016, 642-649

40 Walt Whitman: Grashalme, Anaconda 2009/2021, Seite 39. Übersetzung von Wilhelm Schöllermann, zuerst erschienen 1904.

41 George L. Engel: »The Clinical Application of the Biopsychosocial Model«, in: *American Journal of Psychology* 137, no. 5, Mai 1980, 535-544

42 George L. Engel: »The Need for a New Medical Model: A Challenge for Biomedicine«, in: *Science* 196, no. 4286, 8.4.1977, 129-136

43 Bessel van der Kolk: *The Body Keeps the Score: Brain, Mind, and Body in the Healing of Trauma*, New York: 2014, 80, (dt.: *Verkörperter Schrecken*)

**44** Richard Grant: »Do Trees Talk to Each Other?«, *Smithsonian*, März 2018, https://www.smithsonianmag.com/science-nature/the-whispering-trees-180968084

**45** Klinischer Professor an der University of California, Los Angeles (UCLA), School of Medicine und geschäftsführender Direktor des Mindsight Institute

**46** Daniel Siegel: *Pocket Guide to Interpersonal Neurobiology: An Integrative Handbook of the Mind*, New York: 2012, xviii (dt.: *Handbuch der interpersonellen Neurobiologie: ein umfassender Leitfaden zum Verständnis der Funktion von Gehirn und Geist*, Freiburg im Breisgau: 2015)

**47** N. J. Johnson et al.: »Marital Status and Mortality: The National Longitudinal Mortality Study«, in: *Annals of Epidemiology* 10, no. 4, Mai 2000, 224-238

**48** J. C. Coyne and A. DeLongis: »Going Beyond Social Support: The Role of Social Relationships in Adaptation«, in: *Journal of Consulting and Clinical Psychology* 54, no. 4, August 1986, 454-460, zitiert in T. E. Robles and J. K. Kiecolt-Glaser: »The Physiology of Marriage: Pathways to Health«, in: *Physiology and Behavior* 79, no. 3, August 2003, 409-416

**49** »Es gibt eine ganze Reihe von Forschungsarbeiten, die Beziehungskonflikte mit verschiedenen physiologischen Reaktionen in Verbindung bringen. Dazu gehören zum Beispiel eine erhöhte Ausschüttung von Stresshormonen, Entzündungen, Veränderungen in der Appetitregulierung und der Immunfunktion«, sagte Veronica Lamarche, Professorin für Sozialpsychologie an der University of Essex. »A Bad Marriage Can Seriously Damage Your Health, Say Scientists«, in: *The Guardian*, 16.7.2018, https://www.theguardian.com/lifeandstyle/2018/jul/16/a-bad-marriage-is-as-unhealthy-as-smoking-or-drinking-say-scientists

**50** J. M. Gottman and L. F. Katz: »Effects of Marital Discord on Young Children's Peer Interaction and Health«, in: *Developmental Psychology* 25, no. 3, 1989, 373-381

**51** Constance M. Weil and Shari L. Wade: »The Relationship Between Psychosocial Factors and Asthma Morbidity in Inner City Children with Asthma«, in: *Pediatrics* 104, no. 6, Dezember 1999, 1274-1280

**52** N. Yamamoto and J. Nagano: »Parental Stress and the Onset and Course of Childhood Asthma«, in: *BioPsychoSocial Medicine* 9, no. 7, März 2015, https://doi.org/10.1186/s13030-015-0034-4

**53** P. F. Coogan et al., »Experiences of Racism and the Incidence of Adult-Onset Asthma in the Black Women's Health Study«, in: *CHEST Journal* 145, no. 3, März 2014, 480-485

**54** T. E. Seeman and B. S. McEwen: »Impact of Social Environment Characteristics on Neuroendocrine Regulation«, in: *Psychosomatic Medicine* 58, no. 5, September–Oktober 1996, 459-471

**55** A. Hughes et al.: »Elevated Inflammatory Biomarkers During Unemployment: Modification by Age and Country in the UK«, in: *Epidemiology and Community Health* 69, no. 7, Juli 2015, 673-679, https://doi.org/10.1136/jech-2014-204404

**56** P. Butterworth et al.: »The Psychosocial Quality of Work Determines Whether Employment Has Benefits for Mental Health: Results from a Longitudinal National Household Panel Survey«, in: *Occupational and Environmental Medicine* 68, no. 11, November 2011, 806-12, https://doi.org/10.1136/oem.2010.059030

57 J. Holt-Lunstad et al.: »Social Relationships and Mortality Risk: A Meta-analytic Review«, in: *PLoS Medicine* 7, no. 7, 27.7.2010, https://doi.org/10.1371/journal.pmed.1000316

58 Thich Nhat Hanh: *Buddha Mind, Buddha Body*, Berkeley, CA: 2007, 25 (dt.: *Die Heilkraft buddhistischer Psychologie*, München: 2013)

59 Elisabeth Blackburn in einem Interview für einen Zeitungsartikel: Nico Pitney: »Scientists Find Alarming Deterioration In DNA Of The Urban Poor« in: *Huffpost*, 8.5.2015, https://www.huffpost.com/entry/poverty-race-ethnicity-dna-telomeres_n_7228530

60 Ein wachsender Forschungszweig, der die Auswirkungen von Alltagserfahrungen auf die Aktivität unserer Gene untersucht.

61 Es gibt einige Krankheiten, die, wie Chorea Huntington und die auch in meiner Familie vorkommende Muskeldystrophie, rein genetisch bedingt sind. Wenn man das Gen in sich trägt, ist es fast hundertprozentig sicher, dass man die Krankheit bekommt. Solche Erkrankungen sind äußerst selten. Es gibt zum Beispiel ein Gen für Brustkrebs, aber nur etwa sieben Prozent der erkrankten Frauen tragen das Gen in sich. Und bei Weitem nicht alle, die das Gen haben, werden zwangsläufig erkranken, obwohl ihr Risiko natürlich deutlich erhöht ist.

62 Im Jahr 2010 hieß es in einem Leitartikel in der Zeitschrift *Nature*: »Hat die Gesundheit der Menschen – trotz all der intellektuellen Unruhe in den letzten zehn Jahren – wirklich von der Sequenzierung des menschlichen Genoms profitiert? Eine erstaunlich ehrliche Antwort findet sich [in der aktuellen Ausgabe der Zeitschrift], wo die führenden Köpfe der öffentlichen und privaten Bemühungen, Francis Collins und Craig Venter [US-amerikanischer Genetiker und Arzt, der das Humangenomprojekt leitete und früher Direktor der National Institutes of Health war beziehungsweise führender Biochemiker und Unternehmer] sagen beide ›nicht viel‹.«, »Has the revolution arrived?« in: *Nature* 464, 31.3.2010, 674-675

63 In den Zellmembranen eingebettete Rezeptormoleküle empfangen und binden chemische Botenstoffe wie Opiate und Hormone. Die damit einhergehenden Wechselwirkungen veranlassen die innerhalb des Zellkerns befindliche DNA zur Herstellung von Proteinen, die Lebensprozesse in Gang setzen. Durch derartige Mechanismen vermittelt die Umwelt der Zelle, was sie wann zu tun hat.

64 Martha Henriques: »Can the Legacy of Trauma Be Passed Down the Generations?« *BBC Future*, 26.3.2019, https://www.bbc.com/future/article/20190326-what-is-epigenetics

65 Die Art und Weise, wie sich ein Gen verhält, das heißt, welche Eiweißbotenstoffe es gegebenenfalls produziert, wird als *Genexpression* bezeichnet. Die Genexpression wird durch Signale aus der Umwelt bestimmt. Sie gelangen über Rezeptoren an der Zellmembran zur DNA, aber auch durch komplexe intrazelluläre Mechanismen, die anhand von Erfahrungen programmiert werden.

**66** Moshe Szyf et al.: »Maternal Programming of Steroid Receptor Expression and Phenotype Through DNA Methylation in the Rat«, in: *Frontiers in Neuroendocrinology* 26, no. 3-4, Oktober–Dezember 2005, 139-162

**67** Frances A. Champagne et al.: »Maternal Care Associated with Methylation of the Estrogen Receptor- 1b Promoter and Estrogen Receptor-Alpha Expression in the Medial Preoptic Area of Female Offspring«, in: *Endocrinology* 147, no. 6, Juni 2006, 2909-2915

**68** Lei Cao-Lei et al.: »DNA Methylation Signatures Triggered by Prenatal Maternal Stress Exposure to a Natural Disaster: Project Ice Storm«, in: *PLoS ONE* 9, no. 9, 19.9.2014, https://doi.org/10.1371/journal .pone.0107653

**69** Die Auswirkungen von »subjektivem« Stress – Angst, Verlust, emotionaler Schmerz usw. – sind physiologisch nicht weniger bedeutsam.

**70** Wendy Leung: »Pregnancy Stress During 1998 Ice Storm Linked to Genetic Changes in Children After Birth, Study Suggests«, in: *Globe and Mail*, 20.9.2014

**71** Ali B. Rodgers et al.: »Paternal Stress Exposure Alters Sperm MicroRNA Content and Reprograms Offspring HPA Stress Axis Regulation«, in: *Journal of Neuroscience* 33, no. 21, Mai 2013, 9003-9012

**72** Marilyn J. Essex et al., »Epigenetic Vestiges of Developmental Adversity: Childhood Stress Exposure and DNA Methylation in Adolescence«, in: *Childhood Development* 84, no. 1, Januar 2013, 58-57

**73** Nada Borghol et al.: »Associations with Early-Life Socio-Economic Position in Adult DNA Methylation«, in: *International Journal of Epidemiology* 41, no. 1, Februar 2012, 62-74

**74** April D. Thames et al.: »Experienced Discrimination and Racial Differences in Leukocyte Gene Expression«, in: *Psychoneuroendocrinology* 106, August 2019, 277-283

**75** April D. Thames: »Racism Shortens Lives and Hurts Health of Blacks by Promoting Genes That Lead to Inflammation and Illness«, in: *The Conversation*, 17.10.2019, https://theconversation.com/study-racism-shortens-lives-and-hurts-health-of-blacks-by-promoting-genes-that-lead-to-inflammation-and-illness-122027

**76** Kathryn K. Ridout et al.: »Physician-Training Stress and Accelerated Cellular Aging«, in: *Biological Psychiatry* 86, no. 9, 1.11.2019, 725-730

**77** Elissa S. Epel et al.: »Accelerated Telomere Shortening in Response to Life Stress«, in: *Proceedings of the National Academy of Sciences* 101, no. 49, 7.12.2004, 17312-17315, https://www.pnas.org/content/101/49/17312

**78** Amanda K. Damjanovic et al.: »Accelerated Telomere Erosion Is Associated with a Declining Immune Function of Caregivers of Alzheimer's Disease Patients«, in: *Journal of Immunology* 179, no. 6, 15.9.2007, 4249-4254

**79** David H. Chae et al.: »Discrimination, Racial Bias, and Telomere Length in African-American Men«, in: *American Journal of Preventative Medicine* 46, no. 2, Februar 2014, 103-111

**80** Arline T. Geronimus et al.: »Do US Black Women Experience Stress-Related Accelerated Biological Aging?«, in: *Human Nature* 21, no. 1, 10.3.2010, 19-38

81 Tonya L. Jacobs et al.: »Intensive Meditation Training, Immune Cell Telomerase Activity, and Psychological Mediators«, in: *Psychoneuroendocrinology* 36, no. 5, Juni 2011, 664-681; Gene H. Brody et al.: »Prevention Effects Ameliorate the Prospective Association Between Nonsupportive Parenting and Diminished Telomere Length«, in: *Prevention Science* 16, no. 2, Februar 2015, 171-180, https://doi.org/10.1007/s11121-014-0474-2; und Dean Ornish et al.: »Effect of Comprehensive Lifestyle Changes on Telomerase Activity and Telomere Length in Men with Biopsy-Proven Low-Risk Prostate Cancer: 5-Year Follow-Up of a Descriptive Pilot Study«, in: *Lancet Oncology* 14, no. 11, Oktober 2013, 1112-1120, https://doi.org/10.1016/S1470-2045(13)70366-8

82 Venus Williams in einem Interview für einen Zeitungsartikel: Karen Crouse: »Venus Williams Says She Struggled with Fatigue for Years«, in: *New York Times*: https://www.nytimes.com/2011/09/02/sports/tennis/2011-us-open-venus-williams-describes-fights-with-fatigue.html

83 Ihr koreanischer Vorname, der »Mee Oak« ausgesprochen wird. In den vielen Jahren ihres Lebens, in denen sie in den USA aufwuchs, wurde sie »Mandy« genannt. Heute lautet ihr voller Name Mee Ok Icaro – die Gründe hierfür erläutere ich in Kapitel 13, wenn wir auf ihre bemerkenswerte Geschichte zurückkommen.

84 Karen Crouse: »Venus Williams Says She Struggled with Fatigue for Years«, in: *New York Times*, 1.9.2011

85 »Autoimmune Disease Rates Increasing«, in: *Medical News Today*, https://www.medicalnewstoday.com/articles/246960.php; Jean-Francois Bach, »Why Is the Incidence of Autoimmune Diseases Increasing in the Modern World?«, in: *Endocrine Abstracts* 16, S3.1, 2008

86 Moises Velasquez-Manoff: »Educate Your Immune System«, in: *New York Times*, 4.6.2016

87 Sarah Knapton: »Crohn's Disease in Teens Jumps 300 Percent in 10 Years Fuelled by Junk Food«, in *The Telegraph*, 18.6.2014

88 Eric I. Benchimol et al.: »Trends in Epidemiology of Pediatric Inflammatory Bowel Disease in Canada: Distributed Network Analysis of Multiple Population-Based Provincial Health Administrative Databases«, in: *American Journal of Gastroenterology* 112, no. 7, Juli 2017, 1120-1134, https://doi.org/10.1038/AJG.2017.97

89 Grace Rattue: »Autoimmune Disease Rates Increasing«, in: *Medical News Today*, 22.6.2012, https://www.medicalnewstoday.com/articles/246960.php

90 Robin McKie, »Global Spread of Autoimmune Disease Blamed on Western Diet«, in: *The Guardian*, 9.1.2022

91 Arndt Manzel et al.: »Role of ›Western Diet‹ in Inflammatory Autoimmune Disease«, in: *Current Allergy and Asthma Reports*, 14, no. 1, Januar 2014, 404, doi: 10.1007/s11882-013-0404-6.

92 Bei diesem Krankheitsbild fallen nicht alle Fakten zu Ungunsten von Frauen aus. Bei Männern verläuft dieselbe Krankheit tendenziell schwerer und eher tödlich. Christine Peoples: »Gender Differences in Systemic Sclerosis: Rela-

tionship to Clinical Features, Serologic Status and Outcomes«, in: *Journal of Scleroderma Related Disorders* 1, no. 2, Mai–August 2016, 177-240

**93** Sarah-Michelle Orton et al.: »Effect of Immigration on Multiple Sclerosis Sex Ratio in Canada: The Canadian Collaborative Study«, in: *Journal of Neurology, Neurosurgery and Psychiatry* 81, no. 1, Januar 2010, 31-36

**94** Melinda Magyari: »Gender Differences in Multiple Sclerosis Epidemiology and Treatment Response«, in: *Danish Medical Journal* 63, no. 3, März 2016

**95** Paul H. Black: »Stress and the Inflammatory Response: A Review of Neurogenic Inflammation«, in: *Brain, Behavior, and Immunity* 16, no. 6, Dezember 2002, 622-653

**96** C. H. Feldman et al.: »Association of Childhood Abuse with Incident Systemic Lupus Erythematosus in Adulthood in a Longitudinal Cohort of Women«, in: *Journal of Rheumatology* 46, no. 12, Dezember 2019, 1589-96

**97** R. Coelho et al.: »Childhood Maltreatment and Inflammatory Markers: A Systematic Review«, in: *Acta Psychiatrica Scandinavica* 129, no. 3, März 2014, 180-192; Huang Song et al.: »Association of Stress-Related Disorders with Subsequent Autoimmune Disease«, in: *Journal of the American Medical Association* 319, no. 23, 6.9.2018, 2388-2400

**98** Andrea Danese et al.: »Childhood Maltreatment Predicts Adult Inflammation in a Life-Course Study«, in: *Proceedings of the National Academy of Sciences of the United States of America* 104, no. 4, 23.1.2007, 1319-1324

**99** Ein in Kanada geborener Mediziner an der Johns Hopkins University, der später von Königin Victoria für seine Verdienste um die britische Medizin zum Ritter geschlagen wurde.

**100** George F. Solomon and Rudolf H. Moos: »The Relationship of Personality to the Presence of Rheumatoid Factor in Asymptomatic Relatives of Patients with Rheumatoid Arthritis«, in: *Psychosomatic Medicine* 27, no. 4, Juli 1965, 350-360

**101** C. E. G. Robinson: »Emotional Factors and Rheumatoid Arthritis«, in: *Canadian Medical Association Journal* 77, no. 4, 15.8.1957, 344-345

**102** Alex J. Zautra et al.: »Examination of Changes in Interpersonal Stress as a Factor in Disease Exacerbations Among Women with Rheumatoid Arthritis«, in: *Annals of Behavioral Medicine* 19, no. 3, Sommer 1997, 279-286

**103** G. S. Philippopoulos et al.: »The Etiologic Significance of Emotional Factors in Onset and Exacerbations of Multiple Sclerosis«, in: *Psychosomatic Medicine* 20, no. 6, November 1958, 458-473

**104** Varda Mei-Tal et al.: »The Role of Psychological Process in a Somatic Disorder: Multiple Sclerosis«, in: *Psychosomatic Medicine* 32, no. 1, Januar–Februar 1970, 67-85

**105** Gary M. Franklin et al.: »Stress and Its Relationship to Acute Exacerbations in Multiple Sclerosis«, in: *Journal of Neurologic Rehabilitation* 2, no. 1, 1.3.1988, 7-11

**106** L. Briones et al.: »The Influence of Stress and Psychosocial Factors in Multiple Sclerosis: A Review«, conference paper, in: *Psychotherapy and Psychosomatics* 82, suppl. 1, September 2013, 1-134

**107** »In den letzten fünfzig Jahren hat die Häufigkeit von Autoimmunerkrankungen … in der entwickelten Welt stark zugenommen«, berichtete Moises

Velasquez-Manoff in »Educate Your Immune System« in: *New York Times*, 5.6.2016. »Viele von ihnen, zum Beispiel Typ-1-Diabetes und Zöliakie, hängen mit spezifischen Genvarianten des Immunsystems zusammen, was auf eine starke genetische Komponente hindeutet. Aber ihre Häufigkeit hat viel schneller zugenommen – innerhalb von zwei oder drei Generationen –, als sich die menschliche Erbmasse aller Wahrscheinlichkeit nach verändern konnte.« Viele Theorien wurden in Bezug auf den starken Anstieg von Autoimmunfällen entwickelt, darunter auch die sogenannte Hygienehypothese. Dieser Hypothese zufolge haben Industrialisierung und Wohlstand zu einer Lebensweise geführt, die verhindert, dass der Mensch Mikroorganismen ausgesetzt ist, die unser Immunsystem robuster und widerstandsfähiger hätten werden lassen. »Daraus folgt, dass Verbesserungen der hygienischen Zustände in der Gesellschaft zu einer Zunahme von Autoimmunerkrankungen führen können, indem sie die Exposition gegenüber früher üblichen Infektionen verzögern.« Velasquez-Manoff, »Educate Your Immune System«. Soweit wir wissen, liegt in dieser These ein Fünkchen Wahrheit, aber sie kann sicherlich nicht den drastischen Anstieg innerhalb nur weniger Jahrzehnte erklären: Hat sich zum Beispiel das Hygieneverhalten dänischer Frauen im letzten Vierteljahrhundert wirklich so stark verändert?

**108** Huang Song et al.: »Association of Stress-Related Disorders with Subsequent Autoimmune Disease«, in: *Journal of the American Medical Association* 319, no. 23, 19.6.2018, 2388-2400

**109** SSRI steht für Serotonin-Wiederaufnahme-Inhibitoren, was bedeutet, dass diese Medikamente die Aufnahme des neuronalen Botenstoffs Serotonin in die Nervenzellen blockieren.

**110** Idam Harpaz et al.: »Chronic Exposure to Stress Predisposes to Higher Autoimmune Susceptibility in C57BL/6 Mice: Glucocorticoids as a Double-Edged Sword«, in *European Journal of Immunology* 43, no. 3, März 2013, 258-769

**111** Die frappierenden geschlechtsspezifischen sowie die auf ethnischen Zugehörigkeiten basierenden Unterschiede bei Autoimmunerkrankungen werden in den Kapiteln 22 und 23 behandelt.

**112** Deborah Talbot: »What's It Like Living with Lupus«, in: *Elemental*, 13.7.2018, https://elemental.medium.com/what-its-like-living-with-lupus-8d0c2efcbe5e

**113** Ganz ohne Frage haben wir es bei einem externen Erreger wie dem neuen Coronavirus mit einer völlig anderen Herausforderung zu tun. Aber auch dort spielen interne Faktoren und soziale Bedingungen eine wichtige Rolle für die Infektionsanfälligkeit der Menschen.

**114** Seit unserem Originalinterview hat die Schriftstellerin und Aktivistin ihren Namen in V geändert, um die persönlichen und vertrauten Namen zu vermeiden, die ihr von ihrem Vater und Vergewaltiger gegeben wurden, mit dessen Vermächtnis sie nichts zu tun haben möchte. In diesem Buch zollen wir dieser selbstbejahenden Namensgebung durchgehend Tribut.

**115** In Bezug auf Heilung oder Vorbeugung gab es, mit Ausnahme einiger spezifischer bösartiger Erkrankungen, keine größeren Durchbrüche. Seit Gina Kolata im Jahr 2009 berichtete, dass sich die Todesrate bei Krebserkrankungen »kaum bewegt« hat und zwischen 1950 und 2005 lediglich um fünf Prozent gefallen ist, hat sich nur wenig verändert. Erhebliche Verbesserungen brachte die Raucherentwöhnung, nicht medizinische Fortschritte als solche. Gina Kolota, »Advances Elusive in the Drive to Cure Cancer«, in: *New York Times*, 21.4.2009

**116** Gabor Maté: *When the Body Says No: The Cost of Hidden Stress*, Toronto: 2003 (dt.: *Wenn der Körper nein sagt: Wie chronischer Stress krank macht – und was Sie dagegen tun können*, Kandern: 2020), Kapitel 18

**117** Michelle Kelly-Irving et al.: »Childhood Adversity as a Risk for Cancer: Findings from the 1958 British Birth Cohort Study«, in: *BMC Public Health* 13, no. 1, 19.8.2013, 767, https://bmcpublichealth.biomedcentral.com/articles/10.1186/1471-2458-13-767

**118** Holly R. Harris et al.: »Early Life Abuse and Risk of Endometriosis«, in: *Human Reproduction* 3, no. 9, September 2018, 1657-1668

**119** Erinnern wir uns nur an die Verbindung zwischen PTBS-Symptomen und Eierstockkrebs (Kapitel 2).

**120** M. Watson et al.: »Influence of Psychological Response on Breast Cancer Survival: 10-Year Follow-Up of a Population-Based Cohort«, in: *European Journal of Cancer* 41, no. 12, August 2005, 1710-1714

**121** Janine Giese-Davis et al.: »Decrease in Depression Symptoms Is Associated with Longer Survival in Patients with Metastatic Breast Cancer«, in: *Journal of Clinical Oncology* 29, no. 41.2.2011, 413-420

**122** Diese Studie über Gebärmutterhalskrebs wird zitiert in Jane G. Goldberg: ed., *Psychotherapeutic Treatment of Cancer Patients*, New York: Routledge 1990, 45

**123** Frank J. Penedo et al.: »Anger Suppression Mediates the Relationship Between Optimism and Natural Killer Cell Cytotoxicity in Men Treated for Localized Prostate Cancer«, in: *Journal of Psychosomatic Research* 60, no. 4, April 2006, 423-427

**124** Ann L. Coker et al.: »Stress, Coping, Social Support, and Prostate Cancer Risk Among Older African American and Caucasian Men«, in: *Ethnicity and Disease* 16, no. 4, Herbst 2006, 978-987

**125** Meghan O'Rourke: »What's Wrong with Me?«, in: *New Yorker*, 19.8.2013

**126** Paige Green McDonald et al.: »A Biobehavioral Perspective of Tumor Biology«, in: *Discovery Medicine* 5, no. 30, Dezember 2005, 520-526

**127** David Smithers: »Cancer: An Attack on Cytologism«, in: *Lancet* 279, no. 7228, 10.3.1962, 493-499

**128** János (Hans) Selye: *The stress of life*

**129** Susan Sontag: *Illness as Metaphor and AIDS and Its Metaphors*, New York: 2001, 55. Das Essay erschien ursprünglich in: *New York Review of Books* im Jahr 1978. (dt.: *Krankheit als Metapher & Aids und seine Metaphern*, Frankfurt am Main: 2003)

**130** Jonathon Cott: *Susan Sontag: The Complete Rolling Stone Interview*, New Haven: 2013 (dt.: The Doors und Dostojewski: das große Rolling-Stone-Interview, Hamburg: 2014). Das Originalinterview wurde im Oktober 1979 veröffentlicht.

131 Marcia Angell: »Disease as a Reflection of the Psyche«, in: *New England Journal of Medicine* 312, 13.6.1985, 1570-1572

132 »From Irritated to Enraged: Anger's Toxic Effect on the Heart«, Harvard Heart Health, December 6, 2014, https://www.health.harvard.edu/heart-health/from-irritated-to-enraged-angers-toxic-effect-on-the-heart; Geoffrey H. Tofler et al.: »Triggering of Acute Coronary Occlusion by Episodes of Anger«, in: *European Heart Journal: Acute Cardiovascular Care*, Februar 2015, https://doi.org/10.1177/2048872615568969; »Keep Calm, Anger Can Trigger a Heart Attack!«, in: *ScienceDaily*, 24.2.2015, https://www.sciencedaily.com/releases/2015/02/150224083819.htm

133 In Wirklichkeit beschrieb Temoshok Charaktereigenschaften und keine vollständige »Persönlichkeit« – mehr zu dieser Fehldeutung ihrer Ideen im weiteren Verlauf.

134 Ich zitiere dies wörtlich aus einem in der Ich-Form verfassten Artikel einer Frau aus Montreal über ihre Brustkrebsdiagnose, der in der *Globe and Mail* veröffentlicht wurde. Ich verfüge nicht mehr über das Datum des Artikels, der zwischen 2004 und 2007 erschien. Es handelt sich um exakt die Dynamik, die von Lydia Temoshok beschrieben wurde.

135 Andrew W. Kneier and Lydia Temoshok: »Repressive Coping Reactions in Patients with Malignant Melanoma as Compared to Cardiovascular Disease Patients«, in: *Journal of Psychosomatic Research* 28, no. 2, 1984, 145-155, https://doi.org/10.1016/0022-3999(84)90008-4

136 James J. Gross and Robert W. Levenson: »Emotional Suppression: Physiology, Self-Report, and Expressive Behavior«, in: *Journal of Personality and Social Psychology* 64, no. 6, Juni 1993, 970-986

137 Die Originalnamen in der Kolumne habe ich hier geändert, um die Privatsphäre zu schützen. Ansonsten ist der Nachruf wortgetreu zitiert.

138 Lydia Temoshok: Letter to the Editor, in: *New York Times*, 6.9.1992

139 Susan Sontag: *As Consciousness Is Harnessed to Flesh: Journals and Notebooks, 1964-1980*, ed. David Rieff, Farrar, Straus and Giroux 2012, 313 (dt.: *Ich schreibe, um herauszufinden, was ich denke: Tagebücher 1964-1980*, München: 2013)

## Teil II: Die Verzerrung der menschlichen Entwicklung

1 Alfie Kohn: *No Contest: The Case Against Competition*, rev. ed. Boston: 1992, 13 (dt.: *Mit vereinten Kräften: Warum Kooperation der Konkurrenz überlegen ist*, Weinheim/Basel: 1989)

2 Marshall Sahlins: *The Western Illusion of Human Nature*, Chicago: 2008 (dt.: *Das Menschenbild des Abendlands – ein Missverständnis?*, Berlin: 2017), zitiert von Darcia Narvaez in »Are We Losing It? Darwin's Moral Sense and the Importance of Early Experience«, in: *The Routledge Handbook of Evolution and Philosophy*, ed. Richard Joyce, New York: Routledge 2017, 328

3 Jack D. Forbes: Columbus and Other Cannibals: The Wétiko Disease of Exploitation, Imperialism, and Terrorism, New York: 1992, 49 (dt.: *Columbus & andere Kannibalen: Die indianische Sicht der Dinge,* Wuppertal: 1992)

4 Autor des kürzlich erschienenen Sachbuchs *Behave: The Biology of Humans at Our Best and Our Worst* (dt.: *Gewalt und Mitgefühl: die Biologie des menschlichen Verhaltens,* München: 2021)

5 François Ansermet and Pierre Magistretti: *Biology of Freedom: Neural Plasticity, Experience, and the Unconscious,* trans. Susan Fairfield, New York: 2007, 8

6 »Hominide«: alle Großaffen, einschließlich der Menschen, zusammen mit Gorillas, Bonobos und Schimpansen. »Hominine«: Spezies, die als menschlich oder als direkte Vorfahren der Menschen angesehen werden.

7 Jean Liedloff: *The Continuum Concept: In Search of Happiness Lost,* rev. ed. 1985; Boston: 1975, 24 (dt.: *Auf der Suche nach dem verlorenen Glück: Gegen d. Zerstörung unserer Glücksfähigkeit in der frühen Kindheit,* München: 1980)

8 »Vermutlich lebten alle Menschen bis vor einigen zehntausend Jahren in solchen Gruppen, die meisten wahrscheinlich sogar bis vor elftausend Jahren.« Jared Diamond, *The World Until Yesterday: What We Can Learn from Traditional Societies,* New York: Penguin Books 2012, 14 (dt.: *Vermächtnis: Was wir von traditionellen Gesellschaften lernen können,* Frankfurt: S. Fischer 2012)

9 Frans de Waal: *The Age of Empathy: Nature's Lessons for a Kinder Society,* New York: 2010, 25 (dt.: *Das Prinzip Empathie: Was wir von der Natur für eine bessere Gesellschaft lernen können,* München: 2011)

10 Persönliches Gespräch. Dr. Khazanov ist Neuropsychologin in San Francisco.

11 Cavoukian hat mit einigen der weltweit führenden Entwicklungsexperten zusammengearbeitet, um die Raffi Foundation for Child Honouring zu gründen. Diese Gründung war vielleicht Raffis erster offizieller Abstecher in die Welt der Fürsprache für Kinder, aber es war bei Weitem nicht das erste Mal, dass er sich Gedanken darüber gemacht hat, was Kinder brauchen und verdient haben, wie in seinem berühmten Lied über die Notwendigkeit von Liebe in einer Familie deutlich wird.

12 Antonio R. Damasio: *Descartes' Error: Emotion, Reason and the Human Brain,* New York: 1994, 128 (dt.: *Descartes' Irrtum: Fühlen, Denken und das menschliche Gehirn,* Berlin: 2004)

13 *Homöostase* bezieht sich auf die Prozesse, mit denen der Körper die Stabilität und die Beständigkeit aufrechterhält, die für das ordnungsgemäße Funktionieren all seiner Untersysteme erforderlich sind, einschließlich der Temperaturregulierung, des pH-Wertes und vielem mehr.

14 Liedloff: *The Continuum Concept,* 37 (dt.: *Auf der Suche nach dem verlorenen Glück*)

15 Jack P. Shonkoff et al.: »An Integrated Scientific Framework for Child Survival and Early Childhood Development«, in: *Pediatrics* 129, no. 2, Februar 2012, 1-13

16 Der einflussreiche Psychologe und Forscher Allan Schore schreibt: »Die Mutter formt indirekt das Unterbewusstsein ihres Kleinkindes, das sich, wie Freud beobachtete, vor dem Bewusstsein entwickelt.« »Die wichtigen adaptiven Funktionen der rechten Gehirnhälfte, zum Beispiel die gegenseitige Abhängig-

keit, die soziale Verbindung und die Emotionsregulierung, entstehen aus frühen Bindungserfahrungen.« Allan Schore: *The Development of the Unconscious Mind*, New York: 2019, 33, 57

17 Stanley I. Greenspan und Stuart Shankar, mit Beryl I. Benderly: »The Emotional Architecture of the Mind«, in: Raffi Cavoukian et al., *Child Honouring: How to Turn This World Around*, Homeland Press 2006, 5

18 Meine Gründe für die Verwendung des Wortes »sogenannte« werden in den Kapiteln 17 und 18 näher erläutert.

19 Gordon Neufeld: »The Keys to Well-Being in Children and Youth: The Significant Role of Families«, Ansprache im Europäischen Parlament, Brüssel, 13.11.2012, https://neufeldinstitute.org/wp-content/uploads/2017/12/Neufeld_Brussels_address.pdf

20 Maia Szalavitz and Bruce D. Perry: *Born for Love: Why Empathy Is Essential—and End*angered, New York: 2011, 5 (dt.: *Für die Liebe geboren: Warum Einfühlung und Empathie so wesentlich sind*, Freiburg im Breisgau: 2012)

21 J. Maselko et al.: »Mother's Affection at 8 Months Predicts Emotional Distress in Adulthood«, in *Journal of Epidemiology and Community Health* 65, no. 7, 2011, 621-625

22 Der weltberühmte Dr. Panksepp unterschied sieben solche große Gehirnsysteme, die für unsere wichtigsten emotionalen Muster verantwortlich sind. Für die Namen dieser Systeme verwendete er Großbuchstaben. Neben den primären Systemen CARE (Bindung/Liebe) und PANIC/GRIEF (Panik/Verlust), FEAR (Angst), RAGE (Zorn), SEEKING (Neugier), LUST (Lust) und PLAY (Spiel) gibt es noch weitere.

23 Dr. Neufelds Formulierung spiegelt zufällig genau die grundlegenden Erfordernisse wider, die den von Dr. Darcia Narvaez gesammelten Forschungserkenntnissen zufolge auch in den Erziehungspraktiken in kleinen Jäger-Sammler-Gruppen üblich waren. Siehe Kapitel 12.

24 Jordan Peterson: *12 Rules for Living: An Antidote to Chaos*, Toronto: 2018, 141 (dt.: *12 Rules For Life: Ordnung und Struktur in einer chaotischen Welt*, München: 2019)

25 Jaak Panksepp and Lucy Biven: *The Archaeology of Mind: Neuroevolutionary Origins of Human Emotions*, New York: 2012, 386

26 Nach der Übersetzung von Adolf Friedrich Seubert, Erstdruck 1767, Europäischer Literaturverlag 2015

27 Thomas Verny: *Pre-Parenting*, New York: 2003, 159-160

28 Im Dokumentarfilm *Zeitgeist III: Moving Forward* aus dem Jahr 2011, Regie: Peter Joseph

29 Im Dokumentarfilm *In Utero* aus dem Jahr 2016, Regie: Kathleen Man Gyllenhaal, https://www.inutero.lm.com/stephen_gyllenhaal

30 Laurie Tarkian: »Tracking Stress and Depression Back to the Womb«, in: *New York Times*, 4.12.2004

31 Catherine Lebel et al.: »Prepartum and Postpartum Maternal Depressive Symptoms Are Related to Children's Brain Structure in Preschool«, in: *Biological Psychiatry* 80, no. 11, 1.12.2016, 859-868

**32** Claudia Buss et al.: »High Pregnancy Anxiety During Mid-Gestation Is Associated with Decreased Gray Matter Density in 6-9-Year-Old Children«, in: *Psychoneuroimmunology* 35, no. 1,1.1.2010, 141-153

**33** D. Kinney et al.: »Prenatal Stress and Risk for Autism«, *Neuroscience and Biobehavioral Reviews* 32, no. 8, Oktober 2008, 1519-1532

**34** Sonja Entringer et al.: »Fetal Programming of Body Composition, Obesity, and Metabolic Function: The Role of Intrauterine Stress and Stress Biology«, in: *Journal of Nutrition and Metabolism* 2012: 632548; online veröffentlicht am 10.5.2012, https://doi.org/10.1155/2012/632548

**35** Sonja Entringer et al.: »Prenatal Stress, Development, Health and Disease Risk: A Psychobiological Perspective«, in: *Psychoneuroendocrinology* 62, Dezember 2015, 366-375

**36** Sonja Entringer et al.: »Stress Exposure in Intrauterine Life Is Associated with Shorter Telomere Length in Young Adulthood«, in: *Proceedings of the National Academy of Sciences* 108, no. 33, 16.8.2011

**37** Jill M. Goldstein: »Impact of Prenatal Maternal Cytokine Exposure on Sex Differences in Brain Circuitry Regulating Stress in Offspring 45 Years Later«, in: *Proceedings of the National Academy of Sciences* 118, no. 15, 13.4.2021, https://doi.org/10.1073/pnas.2014464118

**38** Maartie Zijlman et al.: »Maternal Prenatal Stress Is Associated with the Infant Intestinal Microbiota«, in: *Psychoneuroendocrinology* 53, März 2015, 233-245

**39** C. Liu et al.: »Prenatal Parental Depression and Preterm Birth: A National Cohort Study«, BJOG: in: *An International Journal of Obstetrics and Gynecology* 123, no. 12, November 2016, 1973-1982, https://doi.org/10.1111 /1471-0528.13891

**40** »Fetal Scans Confirm Maternal Stress Affects Babies' Brains«, MediBulletin Bureau, 27.3.2018, https://medibulletin.com/fetal-scans-confirm-maternal-stress-affects-babies-brains/

**41** Frederica P. Perera et al.: »Prenatal Polycyclic Aromatic Hydrocarbon (PAH) Exposure and Child Behavior at Age 6-7 Years«, in: *Environmental Health Perspectives* 120, no. 6, 1.6.2012, 921-926

**42** Jane E. Allen: »Prenatal Pollutants Linked to Later Behavioral Ills«, ABC News, 12.3.2012, https://abcnews.go.com/Health/w_ParentingResource/prenatal-pollutants-linked-childhood-anxiety-adhd/story?id=15974554

**43** Natürlich betrifft die Umweltverschmutzung im Grunde genommen jeden von uns, und zwar durch chemische Substanzen in unserer Nahrung und in unserem täglichen Umfeld. Die Auswirkungen wurden noch nicht ausreichend, wenn überhaupt, untersucht. Das, was es bisher an Neuigkeiten gibt, ist alles andere als beruhigend, da eine große Anzahl potenziell schädlicher Chemikalien nicht nur in Kanada und den USA, sondern auch in Europa und Asien in Nabelschnurblutproben gefunden wurden. Zudem wäre es in einer gesunden Gesellschaft nicht die Aufgabe von mit zu geringen Mitteln ausgestatteten Forschern zu beweisen, dass einige Chemikalien für Föten, Kinder und Jugendliche schädlich sein können. Es wäre die Aufgabe derjenigen, die solche Substanzen in unsere Luft, Erde, Nahrung und den Blutkreislauf von Schwangeren gelangen lassen, deren Unschädlichkeit zu beweisen.

44 Siehe, zum Beispiel, Malidoma Patrice Somé: *Ritual, Magic and Initiation in the Life of an African Shaman*, New York: 1994, 20. Siehe auch den Dokumentarfilm *What Babies Want*, https://www.youtube.com/watch?v=-3mtFRjEVWc

45 Susan J. McDonald et al.: »Effect of Timing of Umbilical Cord Clamping of Term Infants on Maternal and Neonatal Outcomes«, in: *Cochrane Database of Systemic Reviews* 7, 11.7.2013, https://doi.org/10.1002/14651858.CD004074.pub3

46 Anne Fadiman: *The Spirit Catches You and You Fall Down: A Hmong Child, Her American Doctors and the Collision of Two Cultures*, New York: 1997; paperback edition, 2012, 74

47 Siehe, zum Beispiel, Michael Klein et al.: »Relationship of Episiotomy to Perineal Trauma and Morbidity, Sexual Dysfunction, and Pelvic Floor Relaxation«, in: *American Journal of Obstetrics and Gynecology* 171, no. 3, Oktober 1994, 591-598

48 Ties Boerma et al.: »Global Epidemiology of Use of and Disparities in Caesarean Sections«, in: *Lancet* 392, no. 10155, Oktober 2018, 1341-1348

49 Boerma: »Global Epidemiology«

50 Obstetric Care Consensus: »Safe Prevention of the Primary Cesarean Delivery«, in: *Obstetrics and Gynecology* 123, no. 3, März 2014, 693-711

51 Zitiert von Suzanne Hope Suarez: »Midwifery Is Not the Practice of Medicine«, in: *Yale Journal of Law and Feminism* 5, no. 2, 1992

52 Sarah J. Buckley: »Hormonal Physiology of Childbearing: Evidence and Implications for Women, Babies, and Maternity Care«, Childbirth Connection Programs, National Partnership for Women and Families, Washington, D.C., January 2015

53 Und im prozessfreudigen US-amerikanischen System die Angst vor Klagen und hohen Versicherungsprämien.

54 Ilana Stanger-Ross: *A Is for Advice: The Reassuring Kind*, New York: 2019, 23-24

55 Buckley: »Hormonal Physiology of Childbearing«

56 World Health Organization: »Evidence Shows Significant Mistreatment of Women During Childbirth«, news release, 9.10.2019, https://www.who.int/news/item/09-10-2019-new-evidence-shows-significant-mistreatment-of-women-during-childbirth

57 Jesse Feith: »Indigenous Woman Records Slurs by Hospital Staff Before Her Death«, in: *Montreal Gazette*, 30.9.2020, https://montrealgazette.com/news/local-news/indigenous-woman-who-died-at-joliette-hospital-had-recorded-staffs-racist-comments

58 Jean Liedloff: *The Continuum Concept: In Search of Happiness Lost*, rev. ed. 1985; Boston: 1975, 58 (dt.: *Auf der Suche nach dem verlorenen Glück*)

59 Diese engagierte Krankenschwester und ich wurden Jahre später im Kreißsaal des B.C. Women's Hospital sehr gute Kollegen.

60 Emily Oster: »The Data All Guilt-Ridden Parents Need«, in: *New York Times*, 19.4.2019, https://www.nytimes.com/2019/04/19/opinion/sunday/baby-

breastfeeding-sleep-training.html (veröffentlicht als »Baby's First Data« in der Druckversion am 20.4.2019, section SR 1)

**61** Lloyd deMause (Hrsg.): *The History of Childhood: The Untold Story of Child Abuse,* New York: 1988, 53 (dt.: Hört ihr die Kinder weinen: Eine psychogenetische Geschichte der Kindheit, Frankfurt a. M.: 1980)

**62** Jordan R. Peterson: *12 Rules for Life: An Antidote to Chaos,* 144 (dt.: *12 Rules For Life*)

**63** Ashley Montagu: *Touching: The Human Significance of Skin,* 3rd ed., New York: 1986, 296 (dt.: *Körperkontakt: Die Bedeutung d. Haut für die Entwicklung des Menschen,* Stuttgart: 1982)

**64** D. W. Winnicott: *Through Pediatrics to Psycho-Analysis: Collected Papers,* Abingdon, UK: 1992, 99

**65** Montagu, *Touching,* 42 (dt: *Körperkontakt*)

**66** Adrienne Rich: *Of Woman Born: Motherhood as Experience and Institution,* New York: 1995, 31 (dt.: *Von Frauen geboren: Mutterschaft als Erfahrung und Institution,* München: 1979)

**67** Lane Strathearn et al.: »What's in a Smile? Maternal Brain Responses to Infant Facial Clues«, in: *Pediatrics* 122, no. 1, Juli 2008, 40-51

**68** Ich scherze, aber nur zum Teil. Der Zusammenhang zwischen der beeinträchtigten Versorgung mit diesen Wohlfühlchemikalien in den frühen Lebensjahren und späteren Suchterscheinungen, sei es in Bezug auf Drogen oder zwanghafte Verhaltensmuster, ist ein zentrales Thema meines letzten Buches *Im Reich der hungrigen Geister: Enge Begegnungen mit der Sucht* und wird hier in den Kapiteln 15 und 16 wieder aufgegriffen

**69** John H. Kennell et al.: »Maternal Behavior One Year After Early and Extended Post-Partum Contact«, in: *Developmental Medicine and Child Neurology* 16, no. 2, April 1974, 172-179

**70** Darcia Narvaez: *Neurobiology and the Development of Human Morality: Evolution, Culture, and Wisdom,* New York: 2014, 29-30

**71** Ich zuckte zusammen, als sie die Beschneidung erwähnte – ich habe diese Operation früher selbst durchgeführt: eine Prozedur, die im nordamerikanischen Kontext keinen gesundheitlichen Nutzen hat und dem Kind nachweislich Leid zufügt, insbesondere in der medizinischen Praxis, in der ich ausgebildet wurde.

**72** Jean Liedloff: *The Continuum Concept: In Search of Happiness Lost,* rev. ed. 1985; Boston: 1975, 97 (dt.: *Auf der Suche nach dem verlorenen Glück*)

**73** Wie dokumentiert, zum Beispiel von Charles C. Mann in seinem Bestseller *1491: New Revelations of the Americas Before Columbus,* New York: 2005

**74** Stacy Schiff: *The Witches: Salem, 1692,* London: 2015, 45

**75** Peterson: *12 Rules for Life,* 139 (dt.: *12 Rules For Life*)

**76** Robert D. Sage and Benjamin S. Siegel: »Effective Discipline to Raise Healthy Children«, *Pediatrics* 142, no. 6, December 2018

**77** Manisha Aggarwal-Schifellite: »How Spanking May Affect Brain Development in Children«, *Harvard Gazette,* 12.4.2021, https://news.harvard.edu/gazette/story/2021/04/spanking-children-may-impair-their-brain-development/

78 »Breastfeeding: Achieving the New Normal«, editorial, *Lancet* 387, 30.1.2016, 404

79 Zur Klarstellung: Feldman-Winters Kommentar zu den Impfgegnern erfolgte vor den Zeiten der Corona-Pandemie.

80 Craig A. McEwen and Bruce S. McEwen: »Social Structure, Adversity, Toxic Stress, and Intergenerational Poverty: An Early Childhood Model«, *Annual Review of Sociology* 43, no. 1 (August 2017): 445-472

81 Allan Schore: *Affect Regulation and the Origin of the Self: The Neurobiology of Emotional Development*, Mahwah, NJ: 1994, 378

82 Claire Cain Miller: »The Relentlessness of Modern Parenting«, *New York Times*, 25.12.2018, A1

83 Emily Oster: »Don't Worry, Baby«, *New Yorker*, 3.6.2019

84 Miranda Bryant: »›I Was Risking My Life‹: Why One in Four US Women Return to Work Two Weeks After Childbirth«, *The Guardian*, 27.1.2020

85 Ratten, die nur eine Woche früher als von der Natur vorgesehen entwöhnt werden, sind als erwachsene Tiere anfälliger für die Gewöhnung an Alkohol.

86 Colin M. Turnbull: *The Forest People*, London: 1961, 113

87 Darcia Narvaez: »Allomothers: Our Evolved Support Systems for Mothers«, *Psychology Today*, 12.5.2019, https://www.psychologytoday.com/ca/blog/moral-landscapes/201905/allomothers-our-evolved-support-system-mothers

88 NBC News, 15.5.2020

89 Robert D. Putnam: *Bowling Alone: The Collapse and Revival of the American Community*, New York: 2000, 27

90 Rich: *Of Woman Born*, 53-54 (dt.: *Von Frauen geboren*)

91 Gegen Ende seiner Präsidentschaft warnte »Ike« bekanntlich vor dem »militärisch-industriellen Komplex«.

92 Ansprache des südafrikanischen Präsidenten anlässlich der Gründung des Nelson Mandela Children's Fund, Pretoria, 8.5.1995

93 James Garbarino: *Raising Children in a Socially Toxic Environment*, San Francisco: 1995, 2

94 Garbarino, *Raising Children in a Socially Toxic Environment*, 5

95 Das Phänomen der Gleichaltrigenorientierung ist in dem von mir mitverfassten Buch von Gordon Neufeld, *Unsere Kinder brauchen uns: Wie Eltern sich ihre Rolle zurückerobern* ausführlich dokumentiert.

96 Natürlich unter der Voraussetzung, dass die Erwachsenen selbst emotional stabil, unterstützend und verfügbar sind, um diese Sicherheit zu bieten. Für missbrauchte Kinder kann die Gruppe der Gleichaltrigen, so unzulänglich sie auch sein mag, in einigen Fällen ein Rettungsanker sein.

97 Natalie Angier: »Ideas and Trends: The Sandbox; Bully for You—Why Push Comes to Shove«, *New York Times*, 20.5.2001

98 D. Clark: »Frequency of Bullying in European Countries, 2018«, Statista, 7.10.2021, https://www.statista.com/statistics/1092217/bullying-in-europe/

99 Zitiert in Timothy Singham: »Concurrent and Longitudinal Contribution of Exposure to Bullying in Childhood Mental Health: The Role of Vulnerabi-

lity and Resistance«, *JAMA Psychiatry*, online veröffentlicht am 4.10.2017, https://doi.org/10.1001/jamapsychiatry.2017.2678

**100** Slang für die psychoaktive Droge MDMA

**101** Bridgette Watson: »They Killed Him for Entertainment: Carson Crimeni's Father Speaks Out Against Bullying«, CBC News, 26.2.2020, https://www.cbc.ca/news/canada/british-columbia/darrel-crimeni-bullying-awareness-1.5477247

**102** Gordon Neufeld: »The Keys to Well-Being in Children and Youth: The Significant Role of Families«, Grundsatzrede im Europäischen Parlament, Brüssel, 13.11.2012

**103** Gordon Neufeld und Gabor Maté: *Unsere Kinder brauchen uns. Wie Eltern sich ihre Rolle zurückerobern*, Kandern 2022, S. 126-127

**104** Joel Bakan: *Childhood Under Siege: How Big Business Targets Children*, New York: 2011, 6

**105** Es handelt sich hier zwar um Zahlen aus den USA, in Anbetracht des hyperinfektiösen internationalen Einflusses der US-Kultur sind die Auswirkungen aber global.

**106** Joel Bakan: »Kids and the Corporation«, in *Child Honouring: How to Turn This World Around*, ed. Raffi Cavoukian and Sharna Olfman, Salt Spring Island, BC: 2006, 190

**107** Georgia Wells et al.: »Facebook Knows Instagram Is Toxic for Teen Girls, Company Documents Show«, *Wall Street Journal*, 14.11.2021, https://www.wsj.com/articles/facebook-knows-instagram-is-toxic-for-teen-girls-company-documents-show-11631620739

**108** Shimi Kang: *The Tech Solution: Creating Healthy Habits for Kids Growing Up in a Digital World*, New York: Viking 2020, ch. 1

**109** John S. Hutton et al.: »Associations Between Screen Based Media Use and Brain White Matter Integrity in Preschool-Aged Children«, *JAMA Pediatrics* 174, no. 1, 2020

**110** Mari K. Swingle: *i-Minds. How and Why Constant Connectivity Is Rewiring Our Brains and What to Do About It*, New Society 2019, 11, 185

**111** Ähnliche Ansichten bekommt man von Führungskräften aus dem Silicon Valley im äußerst erfolgreichen Netflix-Dokumentarfilm *Das Dilemma mit den sozialen Medien* zu hören; Allana Akhtar: »The World Health Organization Just Released Screen-Time Guidelines for Kids. Here's How Some of the World's Most Successful CEOs Limit It at Home«, *Business Insider*, 25.4.2019, https://www.businessinsider.com/how-silicon-valley-ceos-limit-screen-time-at-home-2019-4

**112** James Garbarino: *Children and Families in the Social Environment*, New York: 1992, 11

**113** Jasper Jackson: »Children Spending More Time Online Than Watching TV for the First Time«, *Guardian*, 26.11.2012, https://www.theguardian.com/media/2016/jan/26/children-time-online-watching-tv

**114** William Doyle: »Why Finland Has the Best Schools«, op-ed, *Los Angeles Times*, 18.3.2016, https://www.latimes.com/opinion/op-ed/la-oe-0318-doyle-finnish-schools-20160318-story.html

115 Alfie Kohn: *No Contest*, 25 (dt. *Mit vereinten Kräften*)
116 Aldous Huxley: *Schöne neue Welt*, Frankfurt am Main, 2014, S. 23. Übersetzung von Uda Strätling.
117 Siddhartha Mukherjee: »Same but Different: How Epigenetics Can Blur the Line Between Nature and Nurture«, in: *New Yorker*, 2.5.2016
118 Michael E. Kerr and Murray Bowen: *Family Evaluation: An Approach Based on Bowen Theory*, New York: 1988, 30
119 Thomas Merton: *The Seven Storey Mountain: An Autobiography of Faith*, Boston: 1999, 362 (dt.: *Der Berg der sieben Stufen: Die Autobiographie eines engagierten Christen*, Zürich/Düsseldorf: 1999)
120 Erich Fromm: *The Sane Society*, New York: 1955, 79 (dt.: *Wege aus einer kranken Gesellschaft*)
121 Aldous Huxley: *Brave New World*, New York: 2014, 244 (dt.: *Schöne neue Welt*, Berlin: 2014)
122 Zitiert in Noëlle McAfee: *Julia Kristeva*, New York: 2004, 108
123 Merton: *The Seven Storey Mountain*, 148 (dt.: *Der Berg der sieben Stufen*)
124 Neil Postman: *Amusing Ourselves to Death: Public Discourse in the Age of Show Business*, 20th anniversary ed., New York: 2008, 128 (dt.: *Wir amüsieren uns zu Tode: Urteilsbildung im Zeitalter der Unterhaltungsindustrie*, Berlin: 1988)
125 Ezra Klein: »Noam Chomsky's Theory of the Good Life«, Transcript, 23.4.2021, https://www.nytimes.com/2021/04/23/opinion/ezra-klein-podcast-noam-chomsky.html

## Teil III: Den Begriff des Abnormen neu denken: Leiden als Anpassung

1 Neu übersetzt von Elisabeth Möller-Giesen.
2 National Institute on Drug Abuse: »Overdose Death Rates«, https://www.drugabuse.gov/drug-topics/trends-statistics/overdose-death-rates
3 Roni Caryn Rabin: »Overdose Deaths Reached Record High as the Pandemic Spread«, in: *New York Times*, 17.11.2021, https://www.nytimes.com/2021/11/17/health/drug-overdoses-fentanyl-deaths.html
4 Nora D. Volkow und T. K. Li: »Drug Addiction: The Neurobiology of Behavior Gone Awry«, in: *Neuroscience* 5, Dezember 2004, 963-70
5 F. Zhou et al.: »Orbitofrontal Gray Matter Deficits as Marker of Internet Gaming Disorder: Converging Evidence from a Cross-Sectional and Prospective Longitudinal Design«, in: *Addiction Biology* 24, no. 1, Januar 2019, 100-109, https://doi.org/10:1111/adb.12750
6 Kyle S. Burger and Eric Stice: »Frequent Ice Cream Consumption Is Associated with Reduced Striatal Response to Receipt of an Ice Cream-Based Milkshake«, in: *American Journal of Clinical Nutrition* 94, no. 4, April 2012, 810-17, https://doi.org/10.3945/ajcn.111.027003
7 American Society of Addiction Medicine, »Definition of Addiction«, https://www.asam.org/quality-care/definition-of-addiction; die American Society

of Addiction Medicine bezeichnet »Sucht« als »eine behandelbare, chronische *Krankheit*, bei der komplexe Wechselwirkungen zwischen den Gehirnschaltkreisen, der Genetik, der Umwelt und den Lebenserfahrungen einer Person bestehen. Süchtige verwenden Substanzen oder zeigen Verhaltensweisen, die zwanghaft werden und oft trotz schädlicher Folgen fortgesetzt werden.« (2019)

**8** Laut der American Society of Addiction Medicine und dem Bericht des U.S. Surgeon General von 2016 über Drogenkonsum sind bis zu 50 Prozent dieser »Krankheit« auf genetische Faktoren zurückzuführen. Ich werde im weiteren Verlauf dieses Kapitels auf die Schwächen dieser Auffassung zurückkommen.

**9** Die bereits zitierte krankheitsbasierte Definition der American Society of Addiction Medicine verweist zwar auf Lebenserfahrungen, ohne sie jedoch zu benennen oder im Detail zu erforschen; wir müssen uns tiefergehend damit beschäftigen und spezifischer werden.

**10** Die Métis sind eine Ethnie mit gemischter indigener und europäischer Abstammung, sie leben vor allem im Westen Kanadas.

**11** Klonopin ist ein Handelsname für Clonazepam, ein Beruhigungsmittel aus der Klasse der Benzodiazepine, zu denen auch chemische Verwandte wie Valium (Diazepam) und Ativan (Lorazepam) gehören.

**12** Keith Richards, James Fox: *Life*, New York: 2011, 322 (dt.: *Life*, München: 2014)

**13** P. A. Harrison, J. A. Fulkerson, und T. J. Beebe: »Multiple Substance Use Among Adolescent Physical and Sexual Abuse Victims«, in: *Child Abuse and Neglect* 21, no. 6, Juni 1997, 529-39

**14** Hannah Carliner et al.: »Childhood Trauma and Illicit Drug Use in Adolescence: A Population-Based National Comorbidity Survey Replication«, in: *Journal of the American Academy of Child and Adolescent Psychiatry* 55, no. 8, August 2016, 701-8

**15** Zitat aus einem Artikel dieser erfolgreichen Journalistin und Autorin, die selbst seit Langem genesen ist. »Can You Get Over an Addiction?«, in: *New York Times*, 25.6.2016, https://www.nytimes.com/2016/06/26/opinion/sunday/can-you-get-over-an-addiction.html

**16** Diese Nachforschung muss sich natürlich nicht nur auf die Ursachen einer Sucht beschränken. Jeder, der bei sich Anzeichen für Verletzungen in der Kindheit, wie sie in diesem Buch beschrieben werden, aufweist – von leicht bis schwer, seelisch oder körperlich –, kann von einer mitfühlenden Selbstuntersuchung seiner eigenen Leidensgeschichte profitieren.

**17** Die Tennessee Whiskey-Sorten George Dickel, Jack Daniel's und Jim Beam.

**18** Vincent J. Felitti et al.: »The Relationship of Adult Health Status to Childhood Abuse and Household Dysfunction«, in: *American Journal of Preventive Medicine* 14, 1998, 245-58

**19** Vincent J. Felitti und Robert Anda: »The Lifelong Effects of Adverse Childhood Experiences«, Kapitel 10, in: *Chadwick's Child Maltreatment: Sexual Abuse and Psychological Maltreatment*, vol. 2., St. Louis, MO 2014, 207

**20** Gene H. Brody et al.: »Parenting Moderates a Genetic Vulnerability Factor in Longitudinal Increases in Youths' Substance Use«, in: *Journal of Consulting*

*and Clinical Psychology Association* 77, no. 1, Februar 2009, 1-11; und andere Studien, wie zum Beispiel Marcello Solinas et al., »Prevention and Treatment of Drug Addiction by Environmental Enrichment«, in: *Progress in Neurobiology* 92, no. 4, Dezember 2010, 572-92

21 Oder was Dr. Jaak Panksepp als SEEKING-System des Gehirns bezeichnet.

22 Diese Aussage von Dr. Perry über Sucht habe ich erstmals in meinem Buch *Im Reich der hungrigen Geister* zitiert.

23 Gail Dines: *Pornland: How Porn Has Hijacked Our Sexuality,* Boston: 2010, 57 (dt.: *Pornland: Wie die Pornoindustrie uns unserer Sexualität beraubt,* Mainz: 2014)

24 Jaak Panksepp et al.: »The Role of Brain Emotional Systems in Addictions: A Neuro-Evolutionary Perspective and New ›Self-Report‹ Animal Model«, in: *Addiction* 97, no. 4, Mai 2002, 459-69

25 Louis Cozolino: *The Neuroscience of Human Relationships: Attachment and the Developing Social Brain,* New York 2006, 115 (dt.: *Die Neurobiologie menschlicher Beziehungen,* Kirchzarten bei Freiburg: 2007)

26 Wissenschaftshistorikerin an der Harvard University und Autorin von *Mind Fixers: Psychiatry's Troubled Search for the Biology of Mental Illness.* CBC Radio Interview, Oktober 2019, https://www.cbc.ca/radio/ideas/what-psychiatrists-still-don-t-know-about-mental-illness-1.5338317

27 Der Netflix-Dokumentarfilm *Cracked Up!* unter der Regie von Michelle Esrick zeigt die Horrorgeschichte, die Hammond als Kind erlebt hat. Dr. Kotbi wird in dem Film interviewt.

28 Kay Redfield Jamison: *Touched with Fire: Manic-Depressive Illness and the Artistic Temperament,* New York: 1994, 193

29 Eigenschaften können von einer Generation an die nächste weitergegeben werden, ohne dass DNA-Sequenzen involviert sind. Auch bei eineiigen Zwillingen kann man genetische Effekte nicht von den Einflüssen durch die Umgebung trennen, da sie in derselben Gebärmutter gezeugt wurden und meist in derselben Familie aufwachsen. Wenn sie von unterschiedlichen Familien adoptiert werden, haben sie dennoch dieselbe Gebärmutterumgebung und dasselbe Trauma der Trennung von ihrer leiblichen Mutter. Ich werde den Leser hier nicht mit einer weiteren Kritik an Adoptionsstudien ermüden, ein Thema, das ich in zwei meiner früheren Bücher über ADHS und Sucht ausführlich behandelt habe, insbesondere in meinem Buch *Im Reich der hungrigen Geister. Auf Tuchfühlung mit der Sucht,* Anhang 1: »Trugschlüsse in Adoptions- und Zwillingsstudien«. Kurz gesagt, trotz aller Aufmerksamkeit, die den Zwillings- und Adoptionsstudien zuteilwurde, beweisen sie nur sehr wenig, wenn überhaupt etwas. Eine ausführliche Widerlegung der Ergebnisse von Zwillingsstudien finden Sie in *The Trouble with Twin Studies* des Psychologen Jay Joseph.

30 Ethan Watters stellt in seinem Buch *Crazy Like Us: The Globalization of the Western Mind* New York, 2020, 5 *(dt.: Crazy like us: Wie Amerika den Rest der Welt verrückt macht,* Tübingen: 2016), fest: »Da die gestörte Psyche im Kontext verschiedener religiöser, wissenschaftlicher und sozialer Überzeugungen einzelner Kulturen betrachtet wurde, unterscheiden sich die jeweiligen Formen

psychischer Erkrankungen in der Geschichte zeit- und ortsbedingt erheblich von den Ausprägungen in einer anderen Zeit.«

**31** Zitiert nach Robert Whitaker: *Anatomy of an Epidemic: Magic Bullets, Psychiatric Drugs, and the Astonishing Rise of Mental Illness in America,* New York: 2010, 274

**32** American Psychiatric Association, »Chair of DSM-5 Task Force Discusses Future of Mental Health Research«, Pressemitteilung, 3.5.2013

**33** Zum Beispiel von dem Psychologen Irvin Kirsch, der seit Kurzem stellvertretender Direktor des Programms für Placebo-Studien und Dozent für Medizin an der Harvard Medical School ist. »Es scheint jetzt außer Frage zu stehen, dass die traditionelle Darstellung der Depression als chemisches Ungleichgewicht im Gehirn einfach falsch ist«, schrieb Kirsch in seiner eigenen umfangreichen Überprüfung der wissenschaftlichen Literatur, *The Emperor's New Drugs: Exploding the Antidepressant Myth,* zitiert nach Marcia Angell: »The Epidemic of Mental Illness: Why?«, in: *New York Review of Books,* 23.6.2011. Dr. Angell ist die frühere Herausgeberin des *New England Journal of Medicine.*

**34** Richard L. Morrow et al.: »Influence of Relative Age on Diagnosis and Treatment of Attention-Deficit/Hyperactivity Disorder in Children«, in: *Canadian Medical Association Journal* 184, no. 7, 17.4.2012, 755-62

**35** Mayo Clinic: »Oppositional Defiant Disorder«, https://www.mayoclinic.org/diseases-conditions/oppositional-defiant-disorder/symptoms-causes/syc-20375831

**36** Aktuell ist er leitender Wissenschaftler der Child Trauma Academy in Houston, Texas, und außerordentlicher Professor für Psychiatrie und Verhaltenswissenschaften an der Feinberg School of Medicine in Chicago. Zuletzt schrieb er gemeinsam mit Oprah Winfrey den Bestseller *Was ist dein Schmerz? Gespräche über Trauma, seelische Verletzungen und Heilung.*

**37** J. E. Khoury et al.: »Relations Among Maternal Withdrawal in Infancy, Borderline Features, Suicidality/Self-Injury, and Adult Hippocampal Volume: A 30-Year Longitudinal Study«, in: *Behavioral Brain Research* 374, 18.11.2019, 112139, https://doi.org/10.1016/j.bbr.2019.112139

**38** John Read et al.: »Child Maltreatment and Psychosis: A Return to a Genuinely Integrated Bio-Psycho-Social Model«, in: *Clinical Schizophrenia and Related Psychoses* 2, no. 3, Oktober 2008, 235-54

**39** Thomas Bailey et al.: »Childhood Trauma Is Associated with Severity of Hallucinations and Delusions in Psychotic Disorders: A Systematic Review and Meta-Analysis«, in: *Schizophrenia Bulletin* 44, no. 5, 2018, 1111-22

**40** Richard Bentall: »Mental Illness Is a Result of Misery, Yet Still We Stigmatize It«, in: *The Guardian,* 26.2.2016

**41** Martin H. Teicher und Jacqueline A. Samson: »Annual Research Review: Enduring Neurobiological Effects of Childhood Abuse and Neglect«, in: *Journal of Child Psychology and Psychiatry* 57, no. 3, März 2016, 241-66

**42** R. C. Lewontin: *Biology as Destiny: The Doctrine of DNA,* New York: 1991, 30

**43** W. Thomas Boyce: *The orchid and the dandelion: Why Sensitive People Struggle and How All Can Thrive,* London: 2019, 11 (dt.: *Orchidee oder Löwenzahn?*

*Warum Menschen so unterschiedlich sind und wie sich alle gut entwickeln können,* München: 2019)

**44** E. Fox und C. B. Beevers: »Differential Sensitivity to the Environment: Contribution of Cognitive Biases and Genes to Psychological Wellbeing«, in: *Molecular Psychiatry* 21, no. 12, 2016, 1657-62

**45** Ihre vollständigen Qualifikationen: PhD, FCAHS, CGC; Professorin und Lehrstuhlinhaberin, Departments of Psychiatry and Medical Genetic, University of British Columbia University (UBC); geschäftsführende Direktorin des BC Mental Health and Substance Use Services Research Institute

**46** Louis Menand: »Acid Reflux: The Life and High Times of Timothy Leary«, in: *New Yorker,* 26.6.2006

**47** A. H. Almaas: *The Freedom to Be,* Berkeley, CA: 1989, 85

**48** Erinnern wir uns stattdessen daran, dass wir in unserem Gehirn mit evolutionär programmierten Schaltkreisen für WUT und SCHMERZ geboren werden.

**49** Douglas F. Watt und Jaak Panksepp: »Depression: An Evolutionarily Conserved Mechanism to Terminate Separation Distress? A Review of Aminergic, Peptidergic, and Neural Network Perspectives«, in: *Neuropsychoanalysis* 11, no. 1, 1.1.2009, 7-51

**50** Noël Hunter: *Trauma and Madness in Mental Health Services,* New York: 2018, 5

**51** Der Psychologe und Forscher Stephen Porges vertritt das Konzept der »Neurowahrnehmung«, der unbewussten Bewertung der Sicherheit durch das Gehirn. »An diesem automatischen Prozess«, schreibt er, »sind Gehirnbereiche beteiligt, die Hinweise auf Sicherheit, Gefahr und Lebensbedrohung bewerten.« Er behauptet, dass »die Wahrnehmung von Sicherheit für die meisten Säugetiere der Wendepunkt in der Entwicklung von Beziehungen ist.« Das gelte insbesondere für den Menschen mit seiner langen prägenden Phase in hilfloser Abhängigkeit. Stephen W. Porges: *The Pocket Guide to the Polyvagal Theory: The Transformative Power of Feeling Safe,* New York: 2017, 19; und Stephen W. Porges: *The Polyvagal Theory: Neurophysiological Foundations of Emotions, Attachment, Communication, Self-Regulation,* New York: 2011, hier besonders Kapitel 1.

**52** Helen Knott: *In My Own Moccasins: A Memoir of Resilience,* Saskatchewan, Canada: 2019, 96

**53** Dieses Zitat von Robin Williams stammt, wie man mir sagte, aus einem Videointerview, das ich mir jedoch nicht persönlich ansehen konnte. In folgendem YouTube-Interview mit James Lipton berichtet er jedoch mit ähnlichen Worten von der Einsamkeit und den inneren Qualen, die er in seiner Kindheit erlebt hat: https://www.dailymotion.com/video/x64ojf8

**54** Williams Geschichte hat nebenbei dazu geführt, dass Forscher jetzt einen Zusammenhang zwischen dem Ausbruch der Parkinson-Krankheit – einem engen Verwandten der Lewy-Body-Demenz – sowie chronischen Depressionen und Stress hergestellt haben.

**55** In einer schwedischen Studie mit Hunderttausenden Probanden erwies sich das Risiko, an Parkinson zu erkranken, bei denjenigen, die eine Depression erlebt hatten, als fast dreimal so hoch, und bei denjenigen mit schweren Depressionen sogar als noch höher. Helena Gustafsson et al., »Depression and Subsequent Risk of Parkinson Disease«, in: *Neurology* 84, no. 24, 16.6.2015, 2422-29. Eine andere Untersuchung ergab, dass chronischer emotionaler Stress ebenfalls das Risiko für diese Krankheit erhöht, möglicherweise durch die Schädigung von Dopaminzellen in bestimmten Teilen des Gehirns: Atbin Djamshidian und Andrew Lees, »Can Stress Trigger Parkinson's Disease?«, in: *Journal of Neurology, Neurosurgery, and Psychiatry* 85, no. 8, August 2014, 879-82

**56** Schizophrenia Working Group: »Biological Insights from 108 Schizophrenia-Associated Genetic Loci«, in: *Nature* 511, 2014, 421-27

**57** »Dissoziation«, schreibt der Psychiater Mark Epstein, »bietet unmittelbaren Schutz vor den Traumata des Lebens.« Mark Epstein: *The Trauma of Everyday Life,* New York: 2014, 84

**58** Knott: *In My Own Moccasins,* 24

**59** Theo Fleury: *Playing with Fire,* New York: 2010, 25

**60** Auch bekannt als ADS, um zu verdeutlichen, dass nicht immer eine Hyperaktivität vorhanden ist. In der Praxis werden die beiden Abkürzungen verwirrenderweise oft synonym verwendet.

**61** Eine kürzlich durchgeführte Studie hat gezeigt, dass eine längere Einnahme von Antipsychotika bei Erwachsenen zu einer verminderten Dicke der Großhirnrinde, dem Exekutivapparat des Gehirns, führt. »Der präfrontale Cortex bekommt nicht den Input, den er braucht, und wird durch die Wirkung der Medikamente heruntergefahren«, berichtet ein führender Forscher gegenüber der *New York Times.* »Antipsychotika reduzieren zwar die psychotischen Symptome, führen aber auch dazu, dass der präfrontale Cortex langsam verkümmert.« Aristotle N. Voineskos et al., »Effects of Antipsychotic Medication on Brain Structure in Patients with Major Depressive Disorder and Psychotic Features: Neuroimaging Findings in the Context of a Randomized Placebo-Controlled Clinical Trial«, in: *JAMA Psychiatry* 77, no. 7, 1.7.2020, 674-83

**62** Russell A. Barkley: *Attention-Deficit Hyperactivity Disorder: A Handbook for Diagnosis and Treatment,* New York: 1990, 103

**63** Jaak Panksepp: »Can PLAY Diminish ADHD and Facilitate the Construction of the Social Brain?«, in: *Journal of the Canadian Academy of Child and Adolescent Psychiatry* 16, no. 2, Mai 2007, 57-66

**64** Zum Beispiel Liliana J. Lengua et al.: »Pathways from Early Adversity to Later Adjustment: Tests of the Additive and Bidirectional Effects of Executive Control and Diurnal Cortisol in Early Childhood«, in: *Development and Psychopathology,* 2019, https://doi.org/10.1017/S0954579419000373; ebenso: Jens C. Pruessner et al.: »Dopamine Release in Response to a Psychological Stress in Humans and Its Relationship to Early Maternal Care: A Positron Emission Tomography Study Using [11C]Raclopride«, in: *Journal of Neuroscience* 24, no. 11, 17.3.2004, 2825-31

**65** Bruce D. Perry und Maia Szalavitz: *The Boy Who Was Raise das a Dog (And Other Stories from a Child Psychiatrist's Notebook,* New York: 2006, 51

(dt.: *Der Junge, der wie ein Hund gehalten wurde: Was traumatisierte Kinder uns über Leid, Liebe und Heilung lehren können,* München: 2008)

**66** In der Studie von Nicole M. Brown, M.D., und ihren Kollegen wurden Daten aus dem National Survey of Children's Health von 2011 analysiert und am 6.5.2014 auf der Jahrestagung der Pediatric Academic Societies in Vancouver, B. C., vorgestellt und online veröffentlicht. »Study Finds ADHD and Trauma Often Go Hand in Hand«, ScienceDaily, 6.5.2014

**67** Obwohl ich bei ADHS nicht kategorisch gegen den Einsatz von Medikamenten bin, lehne ich das automatische, umfassende und fast ausschließliche Vertrauen sowie eine Langzeitanwendung ab. Mehr dazu finden Sie in meinem Buch *Unruhe im Kopf: Über die Entstehung und Heilung der Aufmerksamkeitsdefizitstörungen ADHS*.

**68** Stanley Coren: »Can Dogs Suffer from ADHD?«, in: *Psychology Today,* 9.1.2018, https://www.psychologytoday.com/us/blog/canine-corner/201801/can-dogs-suffer-adhd

**69** John Bowlby: *Attachment,* New York: 1982, 377

**70** Bruno Etain et al.: »Childhood Trauma Is Associated with Severe Clinical Characteristics of Bipolar Disorders«, in: *Journal of Clinical Psychiatry* 74, no. 10, Oktober 2013, 991-98. Die Studie impliziert nicht, und auch ich tue es nicht, dass Widrigkeiten in der Kindheit eine bipolare Störung »verursachen«. Sie sind jedoch ein Faktor, der insbesondere zur Schwere der Erkrankung beiträgt.

## Teil IV: Das Toxische in unserer Kultur

**1** Aravind Adiga: Der Weiße Tiger, München: 2008, 252/253. Übersetzung von Ingo Herzke.

**2** János (Hans) Selye: *The Stress of Life,* überarb. Auflage, New York: 1978, 370

**3** Zachary M. Harvanek et al.: »Psychological and Biological Resilience Modulates the Effects of Stress on Epigenetic Aging«, in: *Translational Psychiatry,* 11, 2021, https://doi.org/10.1038/s41398-021-01735-7

**4** E. R. De Kloet: »Corticosteroids, Stress, and Aging«, in: *Annals of the New York Academy of Sciences* 663, 1992, 357-71

**5** Yuval Noah Harari: *Sapiens: A Brief History of Humankind,* Toronto: 2014, 314 (dt.: *Eine kurze Geschichte der Menschheit,* München: 2015, 40. Ed.)

**6** BBC-Interview, »Blair Calls for Lifestyle Change«, 2006, zitiert nach Ted Schrecker und Clare Bambra: *How Politics Makes Us Sick: Neoliberal Epidemics,* New York: 2015, 29

**7** Phillip Inman: »IMF Boss Says Global Economy Risks Return of Great Depression«, in: *The Guardian,* 17.1.2020

**8** David Lao: »Almost 9 out of 10 Canadians Feel Food Prices Are Rising Faster Than Income: Survey«, in: *Global News,* 16.12.2019

**9** Vancity: »Report: B. C. Women Are Financially Stressed, Stretched and Under-Resourced«, Pressemitteilung, 17.3.2018, basierend auf der landesweiten Studie »Money Troubled: Inside B.C.'s Financial Health Gender Gap«.

**10** Schrecker und Bambra: *How Politics Makes Us Sick*, 42

**11** John Ralston Saul: »The Collapse of Globalism«, in: *Harper's*, März 2004

**12** Ashild Faresjö et al.: »Higher Perceived Stress but Lower Cortisol Levels Found Among Young Greek Adults Living in a Stressful Social Environment in Comparison with Swedish Young Adults«, in: *PLoS ONE* 8, no. 9, 16.9.2013, https://doi.org/10.1371/journal.pone.0073828

**13** Zur Verdeutlichung: Sowohl chronisch erhöhte als auch verringerte Cortisolwerte signalisieren eine Überlastung des körpereigenen Stressapparats: Eine Erhöhung spricht für eine übermäßige Aktivierung, eine Verringerung für seine Schwächung.

**14** Sonia J. Lupien et al.: »Child's Stress Hormone Levels Correlate with Mother's Socioeconomic Status and Depressive State«, in: *Biological Psychiatry* 48, no. 10, 15.11.2000, 976-80

**15** Tara Siegel Bernard und Karl Russell: »The Middle-Class Crunch: A Look at 4 Family Budgets«, in: *New York Times*, 3.10.2019

**16** Wade Davis: »The Unravelling of America«, in: *Rolling Stone*, 6.8.2020, https://www.rollingstone.com/politics/political-commentary/covid-19-end-of-american-era-wade-davis-1038206/

**17** Morris Berman: *The Twilight of American Culture*, 64-65 (dt.: *Kultur vor dem Kollaps)*

**18** Bernard und Russell: »The Middle-Class Crunch«

**19** William T. Gallo et al.: »Involuntary Job Loss as a Risk Factor for Subsequent Myocardial Infarction and Stroke: Findings from the Health and Retirement Survey«, in: *American Journal of Industrial Medicine* 45, no. 5, Mai 2004, 408-16; und W. T. Gallo et al., »The Impact of Late Career Job Loss on Myocardial Infarction and Stroke: A 10 Year Follow Up Using the Health and Retirement Survey«, in: *Journal of Occupational and Environmental Medicine* 63, no. 10, Oktober 2006, 683-87

**20** Matthew E. Dupre et al.: »The Cumulative Effect of Unemployment on Risks for Acute Myocardial Infarction«, in: *Archives of Internal Medicine* 172, no. 22, Dezember 2012, 1731-37

**21** Louis Uchitelle: »Job Insecurity of Workers Is a Big Factor in Fed Policy«, in: *New York Times*, 27.2.1997

**22** Schrecker und Bambra: *How Politics Makes Us Sick*, 53

**23** Ben Stein: »In Class Warfare, Guess Which Class Is Winning«, in: *New York Times*, 26.11.2006, https://www.nytimes.com/2006/11/26/business/yourmoney/26every.html

**24** David Marchese: »Ben and Jerry's Radical Ice Cream Dreams«, in: *New York Times*, 29.7.2020

**25** Joseph E. Stiglitz: *The price of inequality. How Today's Divided Society Endangers Our Future*, New York: 2013, xlviii–xlix (dt.: *Der Preis des Profits: Wir müssen den Kapitalismus vor sich selbst retten!*, München: 2020)

**26** Rupert Neate: »Billionaires' Wealth Rises to $10.2 Trillion amid Covid Crisis«, in: *The Guardian*, 7.10.2020

**27** *Star* Chefredaktion: »Billionaires Get Richer While Millions Struggle. There's a Lot Wrong with This Picture«, in: *Toronto Star*, 21.9.2020

**28** Ausführliche Berichte in der *New York Times*, dem *New Yorker* und vielen anderen Publikationen, ganz zu schweigen von den Abhandlungen in der Wissenschaftsliteratur.

**29** Martin Gilens und Benjamin I. Page: »Testing Theories of American Politics: Elites, Interest Groups, and Average Citizens«, in: *Perspectives on Politics* 12, no. 3, September 2014, 564-81

**30** Paul Krugman: »Why Do the Rich Have So Much Power?«, in: *New York Times*, 8.7.2020

**31** Ein schottischer Freund von mir ist der Ansicht, dass die *Times* damit den US-amerikanischen Präsidenten verunglimpft habe.

**32** James Reid: *Alienation*, Glasgow: 1972, 5

**33** David Brooks: »Our Pathetic Herd Immunity Failure«, in: *New York Times*, 6.5.2021

**34** Karl Marx: *Ökonomisch-philosophische Manuskripte aus dem Jahre 1844*, übers. v. T. B. Bottomore, in Erich Fromm: *Das Menschenbild bei Marx*, London: 2004, 83

**35** Bruce Alexander: *The Globalization of Addiction: A Study in Poverty of the Spirit*, New York: 2008, 58

**36** Alexander würdigt in seinem Buch den ungarisch-amerikanischen Wirtschaftswissenschaftler Karl Polanyi als Urheber des Konzepts der sozialen Dislokation, das dieser 1944 in seinem Werk *The Great Transformation* entwickelt hat.

**37** In ihrem viel gelobten Buch *Deaths of despair and the future of* capitalism aus dem Jahr 2020 (dt.: *Tod aus Verzweiflung: Der Untergang der amerikanischen Arbeiterklasse und das Ende des amerikanischen Traums*, Kulmbach: 2022).

**38** Tony Schwartz und Christine Porath: »Why You Hate Work«, in: *New York Times*, 1.6.2014

**39** Charles Duhigg: »Wealthy, Successful, and Miserable«, in: *New York Times*, 21.2.2019, https://www.nytimes.com/interactive/2019/02/21/magazine/elite-professionals-jobs-happiness.html

**40** Awais Aftab: »Meaning in Life and Its Relationship with Physical, Mental, and Cognitive Functioning: A Study of 1.042 Community-Dwelling Adults Across the Lifespan«, in: *Journal of Clinical Psychiatry* 81, no. 1, 2020

**41** John T. Cacioppo und Stephanie Cacioppo: »The Growing Problem of Loneliness«, in: *Lancet* 391, no. 100119, 3.2.2018, 426-27

**42** American Psychological Association: »Social Isolation, Loneliness, Could Be Greater Threat to Public Health Than Obesity«, ScienceDaily, 5.8.2015, www.sciencedaily.com/releases/2017/08/170805165319.htm

**43** Denise Aydinonat et al.: »Social Isolation Shortens Telomeres in African Gray Parrots«, in: *PLoS ONE* 9, no. 4, 2014, e93839, https://doi.org/10.1371/journal.pone.0093839

**44** Nicole K. Valtorta et al.: »Loneliness and Social Isolation as Risk Factors for Coronary Heart Disease and Stroke: Systematic Review and Meta-analysis of Longitudinal Observational Studies«, in: *Heart* 102, no. 13, 2016, https://heart.bmj.com/content/102/13/1009

45 Dhruv Kullur: »Loneliness Is a Health Hazard, but There Are Remedies«, in: *New York Times,* 22.12.2016. Ironischerweise trug dieser Artikel aus der Zeit vor Corona in seiner Online-Version den Titel »How Social Isolation Is Killing us«.

46 Vivek H. Murthy: *Together: The Healing Power of Human Connection in a Sometimes Lonely World,* New York: 2020, 98

47 Tim Kasser et al.: »Some Costs of American Corporate Capitalism: A Psychological Exploration of Value and Goal Conflicts«, in: *Psychological Inquiry* 18, no. 1, März 2007, 1-22

48 Emeritierter Professor der University of British Columbia und weltweit anerkannter Experte für Psychopathie.

49 Wie Dr. Lustig in seinem Buch *The Hacking of the American Mind: The Science Behind the Corporate Takeover of Our Bodies and Brains* (dt.: *Brainwashed: Wie die Lebensmittelindustrie unser Glücksempfinden verändert, mit Werbung unsere Bedürfnisse manipuliert – und wie wir uns dagegen wehren können,* München: 2018) dokumentiert.

50 Eine von der Kritik hochgelobte Kabel-TV-Serie über das Geschäftsgebaren der Werbebranche Mitte des zwanzigsten Jahrhunderts.

51 Oder auch andere süchtig machende Substanzen wie Koffein: zum Beispiel das Dopamin-verstärkende Getränk Red Bull, das ehrlicherweise mit einem zusätzlichen Etikett versehen werden müsste, das es als »*nicht-regeneratives* Energiegetränk« kategorisiert.

52 Russell Brand: »Edward Snowden: The Worst Conspiracies Are in Plain Sight«, YouTube video, 16.4.2021, https://www.youtube.com/watch?v=e0zAJfbP3gg (abgerufen am 21.12.22)

53 Belinda S. Lennerz et al.: »Effects of Dietary Glycemic Index on Brain Regions Related to Reward and Craving in Men«, in: *American Journal of Clinical Nutrition* 98, no. 3 (September 2013), 641-647

54 Ashkan Afshin et al.: »Health Effects of Dietary Risks in 195 Countries, 1990-2017: A Systemic Analysis for the Global Burden of Disease Study 2017«, in: *The Lancet* 393, no. 10184, 11.5.2019, 1958-2017

55 American Heart Association: »180 000 Deaths Worldwide May Be Associated with Sugary Soft Drinks, Research Suggests«, ScienceDaily, 19.3.2013, https://www.sciencedaily.com/releases/2013/03/130319202144.htm.

56 »Mexico Obesity: Oaxaca Bans Sales of Junk Food to Children«, BBC News, 6.8.2020, https://www.bbc.com/news/world-latin-america-53678747

57 »Mexico Takes Title of ›Most Obese‹ from America«, in: *Global Post,* 28.7.2013, https://www.cbsnews.com/news/mexico-takes-title-of-most-obese-from-america

58 In einem verzweifelten und vermutlich vergeblichen Versuch, die hohen Raten von Fettleibigkeit und Diabetes zu senken, hat der mexikanische Bundesstaat Oaxaca den Verkauf von Junkfood und zuckerhaltigen Getränken an Kinder verboten.

59 Susan Greenhalgh: »Making China Safe for Coke: How Coca-Cola Shaped Obesity Science and Policy in China«, in: *British Medical Journal* 364, 9.1.2019, k5050, https://doi.org/10.1136/bmj.k5050

60 National Health Service: »Statistics on Obesity, Physical Activity, Diet, England, 2020«, 5.5.2020, https://digital.nhs.uk/data-and-information/publications/statistical/statistics-on-obesity-physical-activity-and-diet/england-2020

61 Schrecker und Bambra: *How Politics Makes Us Sick: Neoliberal Epidemics*, New York: 2015, 32

62 Nicholas Kristof: »Drug Dealers in Lab Coats«, in: *New York Times*, 18.10.2017

63 Dieser Milliardenvergleich wurde inzwischen im Berufungsverfahren gekippt. Während dieses Buch sich in der Redaktion befindet, geht das Gerichtsverfahren weiter. Mehr über die Sacklers in Kapitel 33.

64 Im Jahr 2014, zum fünfzigsten Jahrestag des bahnbrechenden Berichts des U.S. Surgeon General, in dem die schädlichen Auswirkungen des Tabakkonsums aufgezeigt wurden, veröffentlichte dieselbe Behörde eine Aktualisierung. »Die Tabakepidemie wurde durch die aggressiven Strategien der Tabakindustrie ausgelöst und *aufrechterhalten; die* Öffentlichkeit wurde dadurch absichtlich über die Risiken des Zigarettenrauchens getäuscht.«

65 Centers for Disease Control and Prevention: »Smoking and Tobacco Use: Fast Facts«, https://www.cdc.gov/tobacco/data_statistics/fact_sheets/fast_facts/index.htm

66 Sheila Kaplan: »Biden Plans to Ban Cigarettes with Menthol«, in: *New York Times*, 29.4.2021

67 Reisner ist Gastgeber von *Madness: The Podcast*, eine spannende Betrachtung des Phänomens, »wenn Psychologie und Kapitalismus aufeinandertreffen«.

68 Milton Friedman: »Your Greed or Their Greed?«, in: *Phil Donahue Show*, YouTube, uploaded 14.7.2007, https://www.youtube.com/watch?v=RWsx1X8PV_A

69 Milton Friedman: »The Social Responsibility of Business Is to Increase Its Prots«, *in: New York Times*, 13.9.1970

70 Andrea Wulf: *The Invention of Nature: The Adventures of Alexander von Humboldt, the Lost Hero of Science: Costa & Royal Society Prize Winner*, London: 2015, 5 (dt.: *Alexander von Humboldt und die Erfindung der Natur*, München: 2018)

71 William J. Ripple et al.: »World Scientists' Warning of a Climate Emergency«, in: *BioScience* 70, no. 1, January 2020, 8-12

72 Nick Watts et al.: »The 2018 Report of the Lancet Countdown on Health und Climate Change: Shaping the Health of Nations for Centuries to Come«, in: *The Lancet* 392, no. 10163, 8.12.2018, 2479-514

73 »More Than 200 Health Journals Call for Urgent Action on Climate Crisis«, in: *The Guardian*, 6.9.2021; und Robert Lee Holtz: »Action on Climate Change Is Urged by Medical Journals in Unprecedented Plea«, in: *Wall Street Journal*, 6.9.2021

74 Malcom X, Alex Haley (Hrsg.): The Autobiography of Malcolm X, New York: 2015, 56 (dt.: Der schwarze Tribun. *Die Autobiografie: Malcolm X*, Frankfurt a. M.: 1966)

75 Bis zu seinem frühen Tod im Alter von neunundfünfzig Jahren war Dr. Hertzman Professor am Fachbereich Health Care and Epidemiology an der Univer-

sity of British Columbia und Inhaber des kanadischen Forschungslehrstuhls, der sich mit der öffentlichen Gesundheit und menschlichen Entwicklung befasste. Er war international bekannt für seine Erforschung der sozialen Determinanten der Gesundheit.

**76** Vimalasaras bevorzugte Pronomen sind »they/them«. Die rassistischen Pejorative habe ich mit ihrer ausdrücklichen Erlaubnis zitiert.

**77** Da der Zusammenhang der Originalaussage durch eine deutsche Übersetzung des pejorativen Wortspiels verfälscht würde, haben wir uns hier entschieden das Wort »coon flakes« auf Englisch weiterzuverwenden.

**78** Jean-Paul Sartre: *Anti-Semite and Jew: An Exploration of the Etiology of Hate,* 1948; New York: 1995, 53-54

**79** Kenneth V. Hardy, PhD, ist Präsident der Eikenberg Academy for Social Justice und Professor für Ehe- und Familientherapie an der Drexel University in Philadelphia.

**80** Psychotherapy Networker, »Ken Hardy on the Assaulted Sense of Self«, YouTube, 2016, https://www.youtube.com/watch?v=i26A5oecUWM

**81** Helen Knott: *In My Own Moccasins*, 200-201

**82** David H. Chae et al.: »Racial Discrimination and Telomere Shortening Among African-Americans: The Coronary Artery Risk Development in Young Adults, (CARDIA) Study«, in: *Health Psychology* 39, no. 3, März 2020, 209-19

**83** Ta-Nehisi Coates: *Between the World and Me: Notes on the First 150 Years in America,* New York: 2015, 27-28 (dt.: *Zwischen mir und der Welt,* Frankfurt a. M.: 2017)

**84** Clyde Hertzman und Tom Boyce: »How Experience Gets Under the Skin to Create Gradients in Developmental Health«, in: *Annual Review of Public Health* 31, no. 1, April 2010, 329-47

**85** David T. Lackland: »Racial Differences in Hypertension: Implications for High Blood Pressure Management«, in: *American Journal of the Medical Sciences* 348, no. 2, August 2014, 135-38

**86** American Academy of Allergy, Asthma, and Immunology: »Black Children Six Times More Likely to Die of Asthma«, Pressemitteilung, 4.3.2017, https://www.aaaai.org/about-aaaai/newsroom/news-releases/black-children-asthma

**87** Das Baldwin-Zitat stammt aus einer von Nat Hento moderierten Podiumsdiskussion, die 1961 im Radio WBAI-FM ausgestrahlt und anschließend unter dem Titel »The Negro in American Culture« veröffentlicht wurde. In: *Cross-Currents* 11, no. 3, Summer 1961, 205-224

**88** Amy Roeder: »America Is Failing Its Black Mothers«, in: *Harvard Public Health,* Winter 2019, https://www.hsph.harvard.edu/magazine/magazine_article/america-is-failing-its-black-mothers

**89** Brad N. Greenwood et al., »Physician-Patient Racial Concordance and Disparities in Birthing Mortality for Newborns«, in: *Proceedings of the National Academy of Sciences* 117, no. 35, 1.9.2020, 21194-200, https://doi.org/10.1073/pnas.1913405117

**90** Cristina Nova und Jamila Taylor: »Exploring African Americans' High Maternal and Infant Death Rates«, Center for American Progress,

1.2.2018, https://www.americanprogress.org/issues/early-childhood/reports/2018/02/01/445576/exploring-african-americans-high-maternal-infant-death-rates

**91** Arline Geronimus et al.: »›Weathering‹ and Age Patterns of Allostatic Load Scores Among Blacks and Whites in the United States«, in: *American Journal of Public Health* 96, no. 5, Mai 2006, 826-33

**92** Bei den weiblichen Häftlingen liegt die Quote bei 50 Prozent.

**93** Tatsächlich geschah es mindestens bis in die 1980er-Jahre.

**94** Canadian Press: »Lifespan of Indigenous People 15 Years Shorter Than That of Other Canadians, Federal Documents Say«, 23.1.2018, https://www.cbc.ca/news/health/indigenous-people-live-15-years-less-philpott-briefing-1.4500307

**95** Roland Dyck et al.: »Epidemiology of Diabetes Mellitus Among First Nations and Non-First Nations Adults«, in: *Canadian Medical Association Journal* 182, no. 3, 23.2.2010, 249-56

**96** L. Kirmayer: »Suicide Among Canadian Aboriginal People«, in: *Transcultural Psychiatric Research Review* 31, 1994, 3-57

**97** Im Vergleich dazu verzeichnete die Provinz British Columbia mit ihren 5 Millionen Einwohnern im Juli 2020 170 Todesfälle durch Überdosis, die höchste Zahl aller Zeiten. In rechnerischer Relation zu dieser Blood Tribe-Tragödie hätte British Columbia in einem Monat über 4000 Menschen verloren.

**98** RCMP: Die Royal Canadian Mounted Police, die hoch geschätzte nationale Polizeiorganisation, die seit ihrer Gründung und bis heute für die Unterdrückung des indigenen Widerstands gegen die Übernahme ihres Landes, ihrer Ressourcen und – während der Internatszeit – sogar ihrer Kinder zuständig war und ist.

**99** Sir Michael Marmot ist Professor für Epidemiologie und öffentliche Gesundheit am University College London und war 2015 Präsident des Weltärztebundes.

**100** Michael Marmot: *The Health Gap: The Challenge of an Unequal World,* New York: 2015, 12

**101** Sonia J. Lupien et al.: »Child's Stress Hormone Levels Correlate with Mother's Socioeconomic Status and Depressive State«, in: *Biological Psychiatry* 48, no. 10, 15.11.2000, 976-80

**102** Dennis Raphael, (Hrsg.): *Social Determinants of Health: Canadian Perspectives,* 3. Aufl., Canadian Scholars Press: 2016, xiii

**103** Alex Soth: »The Great Divide«, in: *New York Times,* 5.9.2020, https://www.nytimes.com/interactive/2020/09/05/opinion/inequality-life-expectancy.html

**104** M. Lemstra et al.: »Health Disparity by Neighborhood Income«, in: *Canadian Journal of Public Health* 97, no. 6, November 2006, 435-39

**105** Zum Bespiel Joan Luby et al.: »The Effects of Poverty on Childhood Brain Development: The Mediating Effect of Caregiving and Stressful Life Events«, in: *JAMA Pediatrics* 167, no. 12, Dezember 2013, 1135-42

**106** J. R. Swartz et al.: »An Epigenetic Mechanism Links Socioeconomic Status to Changes in Depression-Related Brain Function in High-Risk Adolescents«, in: *Molecular Psychiatry* 22, no. 2, Februar 2017, 209-224

107 Dennis Raphael et al.: *Social Determinants of Health*, 2. Aufl., 13., (Raphael recycelt hier einen scherzhaften Ratschlag, der seit einigen Jahren im Umlauf ist.) https://thecanadianfacts.org/The_Canadian_Facts-2nd_ed.pdf

108 Michael Marmot und Eric Brunner: »Cohort Prole: The Whitehall II Study«, in: *International Journal of Epidemiology* 34, no. 2, April 2005, 251-56; und Aline Dugravot et al., »Social Inequalities in Multimorbidity, Frailty, Disability, and Transitions to Mortality: A 24-Year Follow-Up of the Whitehall II Cohort Study«, in: *The Lancet Public Health* 5, no. 1, 1.1.2020, e42-50

109 Richard Wilkinson: *The Impact of Inequality: How to Make Sick Societies Healthier*, New York: New Press, 2005, 58

110 Robert Sapolsky: »The Health-Wealth Gap«, in: *Scientific American*, November 2018, https://www.scientificamerican.com/index.cfm/_api/render/file/?-method=inline&fileID=123ECD96-EF81-46F6-983D2AE9A45FA354

111 Julie Holland: *Moody Bitches: Die Wahrheit über die Pillen, die wir nehmen, den Schlaf, der uns fehlt, den Sex, den wir vermissen, und was uns wirklich verrückt macht*, München: 2017, 42. Übersetzung von Andrea Stumpf und Gabriele Werbeck.

112 Haider J. Warraich: »Why Men and Women Feel Pain Differently«, in: *Washington Post*, 15.5.2021

113 ScienceDaily, »Female Smokers Are Twice as Likely as Male Smokers to Develop Lung Cancer«, 2.12.2003, https://www.sciencedaily.com/releases/2003/12/031202070515.htm

114 Margaret Altemus et al.: »Sex Differences in Anxiety and Depression Clinical Perspectives«, in: *Frontiers in Neuroendocrinology* 35, no. 3, August 2014, 320-30

115 Franck Mauvois-Jarvis et al.: »Sex and Gender: Modifiers of Health, Disease, and Medicine«, in: *Lancet* 396, no. 10250, 22.8.2020, 565-82

116 In den Vereinigten Staaten sind beispielsweise Frauen, die zur Schwarzen oder Hispanic-Bevölkerung gehören, mit einem höheren Risiko für eine Autoimmunerkrankung behaftet als Frauen anderer Zugehörigkeit. Eine 1964 im *American Journal of Public Health* veröffentlichte Studie über systemischen Lupus in New York ergab, dass »die Morbiditäts- und Mortalitätsraten bei Schwarzen am höchsten waren, gefolgt von Puertoricanern und anderen Weißen in absteigender Reihenfolge« (Morris Siegel: »Epidemiology of Systemic Lupus Erythematosus: Time Trend and Racial Differences«, in: *American Journal of Public Health* 54, no. 1, Januar 1964, 33-43). Fünfzig Jahre später besteht dieser Unterschied zwischen den Ethnien immer noch. »Im Großen und Ganzen kommt SLE in nicht-weißen Bevölkerungsgruppen (Hispanics, Afroamerikaner und Asiaten) häufiger und in gravierenderer Form mit höherer Krankheitsaktivität und mehr Schäden als bei Weißen vor.« (L. A. Gonzalez et al.: »Ethnicity in Systemic Lupus Erythematosus (SLE): Its Influence on Susceptibility and Outcomes«, in: *Lupus* 22, no. 12, October 2013, 1214-24) Weiblich und indigen zu sein, erhöht auf beiden Seiten des 49. Breitengrads ebenfalls das Risiko zu erkranken – in Kanada beispielsweise ist die Rate der rheumatoiden Arthri-

tis bei indigenen Menschen dreimal so hoch wie im Vergleich zum nationalen Durchschnitt (Stephen Hunt: »Arthritis Affects Indigenous People at a Rate Three Times Higher Than Average«, CBC News, 5.11.2018, https://www.cbc.ca/news/canada/calgary/indigenous-rates-arthritis-higher-than-average-1.4892319). In diesen Statistiken überwiegen natürlich die Frauen: Bei den weiblichen Aborigines ist die Rate der rheumatoiden Arthritis nicht drei-, sondern sechsmal höher als bei den Männern (JointHealth Insight: »Rheumatoid Arthritis and the Aboriginal Population – What the Research Shows«, September 2006, https://jointhealth.org/programs-jhmonthly-view.cfm?id=19&locale=en-CA).

**117** Laut einer Studie der Weltgesundheitsorganisation aus dem Jahr 2021 wurden weltweit jede vierte Frau und jedes vierte Mädchen von einem männlichen Partner angegriffen. Wenn man Gewalterfahrungen außerhalb einer Partnerschaft miteinbezieht, schätzt die WHO, dass »etwa ein Drittel der Frauen im Alter von 15 Jahren oder älter – das sind zwischen 736 und 852 Millionen – im Laufe ihres Lebens irgendeine Form sexueller oder körperlicher Gewalt erleben werden.« Dem WHO-Dokument zufolge wären die Raten noch deutlich höher, wenn andere Formen des Missbrauchs wie Online-Gewalt und sexuelle Belästigung miteinbezogen würden. Liz Ford: »Quarter of Women and Girls Have Been Abused by a Partner, Says WHO«, in: *The Guardian*, 9.3.2021

**118** Melanie A. Hom et al.: »Women Firefighters and Workplace Harassment: Associated Suicidality and Mental Health Sequelae«, in: *Journal of Nervous and Mental Disease* 205, no. 12, Dezember 2017, 910-17

**119** Catherine E. Harnois und João L. Bastos: »Discrimination, Harassment, and Gendered Health Inequalities: Do Perceptions of Workplace Mistreatment Contribute to the Gender Gap in Self-Reported Health?«, in: *Journal of Health and Social Behavior* 59, no. 2, 2018, 283-99

**120** Der Neurowissenschaftler Jaak Panksepp hat die emotionalen Systeme des Gehirns CARE (Bindung/ Liebe) und PANIC/ GRIEF (Panik/Verlust), FEAR (Angst), RAGE (Zorn), SEEKING (Neugier), LUST (Lust) und PLAY (Spiel) beschrieben (siehe Kapitel 9).

**121** Julie Holland: *Moody Bitches: The Truth About the Drugs You're Taking, the Sleep You're Missing, the Sex You're Not Having and What's Really Making You Crazy …*, New York: 2015, 30 (dt.: *Moody Bitches: Die Wahrheit über die Pillen, die wir nehmen, den Schlaf, der uns fehlt, den Sex, den wir vermissen, und was uns wirklich verrückt macht*, München: 2017)

**122** Elaine D. Eaker et al.: »Marital Status, Marital Strain, and Risk of Coronary Heart Disease or Total Mortality: The Framingham Offspring Study«, in: *Psychosomatic Medicine* 69, no. 6, July-August 2007, 509-13

**123** Suzanne G. Haynes et al.: »Women, Work and Coronary Heart Disease: Prospective Findings from the Framingham Heart Study«, in: *American Journal of Public Health* 70, no. 2, February 1980, 133-41

**124** Bezeichnenderweise erkundigte sich keiner der Ärzte, die Liz wegen ihres Morbus Crohn behandelten, jemals nach ihrem Trauma in der Kindheit, nach aktuellen Belastungen oder ihrer Beziehung zu sich selbst.

**125** »Ich brauchte Jahre in Therapie, um überhaupt zugeben zu können, dass ich in irgendeiner Weise zum Opfer geworden war«, erzählt Morissette in dem kürzlich erschienenen Dokumentarfilm *Jagged*. »Ich habe immer gesagt, dass ich einverstanden war, und dann wurde ich daran erinnert: ›Hey, du warst fünfzehn – mit fünfzehn kann man nicht einverstanden sein.‹ Jetzt denke ich: ›Oh Mensch, die sind alle pädophil. Das war vor dem Gesetz alles Vergewaltigung Minderjähriger.‹«

**126** Gillian Friedman: »Jobless, Selling Nudes Online, and Still Struggling«, in: *New York Times*, 12.1.2021, https://www.nytimes.com/2021/01/13/business/onlyfans-pandemic-users.html

**127** Gail Dines: *Pornland*, xi (dt.: *Pornland*)

**128** Emer O'Hanlon: »Porn Lies Behind Cuts and Bruises of Rough Sex Fad«, in: *Irish Independent*, 2.8.2020, https://www.independent.ie/opinion/comment/porn-lies-behind-cuts-and-bruises-of-rough-sex-fad-39416367.html

**129** Mary Wollstonecraft: A Vindication of the Rights of Woman, New York: 2014, 65 (dt.: *Zur Verteidigung der Frauenrechte*, Aachen: 2008)

**130** Andrea Dworkin, *Intercourse*, 1987; New York: 2007, 112 (dt.: *Geschlechtsverkehr*, Hamburg: 1993)

**131** Janice K. Kiecolt-Glaser et al.: »Spousal Caregivers of Dementia Victims: Longitudinal Changes in Immunity and Health«, in: *Psychosomatic Medicine* 53, 1991, 345-62

**132** Rachel M. Radin et al.: »Maternal Caregivers Have Confluence of Altered Cortisol, High Reward-Driven Eating, and Worse Metabolic Health«, in: *PLoS ONE* 14, no. 5, 10.5.2019, e0216541, https://doi.org/10.1371/journal.pone.0216541

**133** Jessica Grose: »Mothers Are the ›Shock Absorbers‹ of Our Society«, in: *New York Times*, 14.10.2020, https://www.nytimes.com/2020/10/14/parenting/working-moms-job-loss-coronavirus.html

**134** Caroline Criado Perez: *Unsichtbare Frauen. Wie eine von Daten beherrschte Welt die Hälfte der Bevölkerung ignoriert*, London: 2019, 73

**135** Kate Manne: *Down Girl: The Logic of Misogyny*, New York: 2018, 130 (dt.: *Down Girl: Die Logik der Misogynie*, Berlin: 2020)

**136** Jüngste Untersuchungen belegen, dass mehr als dreißigtausend US-Veteranen der Kriege im Irak und in Afghanistan nach 9/11 Selbstmord begangen, mehr als viermal so viele wie im Kampf getötet wurden. https://coloradonewsline.com/2021/07/08/report-veteran-suicides-far-outstrip-combat-deaths-in-post-9-11-wars/

**137** Michaell Wolff: *77 Tage. Amerika am Abgrund: Das Ende von Trumps Amtszeit*, Reinbek: 2021, übersetzt von Karsten Singelmann, Henriette Zeltner-Shane, Christiane Bernhardt, Astrid Becker, Stefanie Römer, Giesela Ficht und Eva Schestag, zitiert nach https://www.focus.de/politik/ausland/usa/buchrezension-sie-behandelten-donald-trump-als-marsmenschen-und-hatten-alle-angst-vor-ihm_id_13562051.html

**138** Anthony Brooks und Grace Tatter: »Surviving Family Politics at Thanksgiving«, in: *On Point*, WBUR, 27.11.2019, https://www.wbur.org/onpoint/2019/11/27/family-politics-thanksgiving

139 Kevin B. Smith et al.: »Friends, Relatives, Sanity, and Health: The Costs of Politics«, in: *PLoS One* 14, no. 9, September 2019, https://journals.plos.org/plosone/article?id=10.1371/journal.pone.0221870

140 Elissa Epel: »Stressed Out by Politics? It Could Be Making Your Body Age Faster, Too«, in: *Quartz*, 16.3.2017, https://qz.com/931355/telomeres-and-cell-aging-nobel-prize-for-medicine-winner-elizabeth-blackburn-and-elissa-epel-explain-how-trump-is-aging-our-cells/

141 Steven Stosny: »He Once Called It ›Election Stress Disorder‹. Now the Therapist Says We're Suffering from This«, in: *Washington Post*, 6.2.2017, https://www.washingtonpost.com/news/inspired-life/wp/2017/02/06/suffering-from-headline-stress-disorder-since-trumps-win-youre-definitely-not-alone/?noredirect=on

142 Alice Miller: *For your own good: Hidden cruelty in child-rearing and the roots of violence*, 1983; New York: 1990, 65 (dt.: *Am Anfang war Erziehung*, Berlin: 1983)

143 Sue Gerhardt: *The Selfish Society*, London: 2011, 46

144 Jim Coyle: »For Stephen Harper, a Stable Upbringing and an Unpredictable Path to Power«, in: *Toronto Star*, 8.10.2015, https://www.thestar.com/news/insight/2015/10/04/for-stephen-harper-a-stable-upbringing-and-an-unpredictable-path-to-power.html

145 »An Emotional Justin Trudeau Cries Discussing the Death of Gord Downie«, in: *Global News*, YouTube, 18.10.2017, https://www.youtube.com/watch?v=YMCaDvah6N0

146 30.9.2021, Kanadas erster National Day for Truth and Reconciliation (Nationaler Gedenktag der Wahrheit und Aussöhnung)

147 Jonathan Kay: »The Justin Trudeau I Can't Forget«, in: *The Walrus*, 29.9.2015

148 Claudia Wallis: »Of Psychopaths and Presidential Candidates«, in: *Scientific American Mind*, Gast-Blog, 12.8.2016, https://blogs.scientificamerican.com/mind-guest-blog/of-psychopaths-and-presidential-candidates/

149 Jane Mayer: »Trump's Boswell Speaks«, in: *New Yorker*, 26.7.2016

150 Amy Chozick: »Clinton Father's Brusque Style, Mostly Unspoken but Powerful«, in: *New York Times*, 20.7.2015

151 Megan Twohey: »Her Husband Accused of Affairs, a Defiant Clinton Fought Back«, in: *New York Times*, 3.10.2016

152 David Brooks: »The Avalanche of Distrust«, in: *New York Times*, 13.9.2016

153 George Lakoff: *The Political Mind*, New York: 2008, 76

154 Randy Rainbow (@randyrainbow): »G'night, mom and dad. See you in the morning.«, Twitter, 11.8.2020, 10:17 p.m., https://twitter.com/randyrainbow/status/1293386210388381696

155 Siehe zum Beispiel »Stephen Kicks Off a *Late Show*'s Obama-Rama Extravagama with a Special Obamalogue«, *The Late Show with Stephen Colbert*, CBS, YouTube video, https://www.youtube.com/watch?v=RmtCV- U8wwo

**Teil V: Wege zur Ganzheit**

1 Plotkins Animas Valley Institute mit Sitz in Colorado bietet wirksame Retreats, Workshops und »Quests«, die die Natur selbst als eine Art Schablone und Lehrerin für die menschliche Ganzheit nutzen.

2 Rankins eigene Krankheits- und Heilungsgeschichte wurde in Kapitel 5 behandelt.

3 Aischylos: »Agamemnon« in: *Tragödien des Aeschylos,* übersetzt von J. Minckwitz, Stuttgart: 1851

4 Die Neurokardiologie beschäftigt sich mit der Untersuchung des neuronalen Netzes im Herzbeutel, der faserigen Hülle, die das Herz umgibt, und seinen Verbindungen zum Nervensystem und zum Gehirn.

5 Joseph Chilton Pearce: *The Heart-Mind Matrix: How the Heart Can Teach the Mind New Ways to Think,* Rochester: 2012

6 Edith Eva Eger: *The choice: Embrace the Possible,* New York: 2017, 280 (dt.: *In der Hölle tanzen: Wie ich Auschwitz überlebte und meine Freiheit fand,* München: 2019)

7 Kelly Turner: *Radical remission: Surviving Cancer Against All Odds,* New York: 2014, 45 (dt.: *9 Wege in ein krebsfreies Leben: Wahre Geschichten von geheilten Menschen,* München: 2015)

8 Henning Krampe et al.: »The Influence of Personality Factors on Disease Progression and Health-Related Quality of Life in People with ALS«, in: *Amyotrophic Lateral Sclerosis* 9, no. 2, May 2008, 99-107

9 Henriët van Middendorp et al.: »Effects of Anger and Anger Regulation Styles on Pain in Daily Life of Women with Fibromyalgia: A Diary Study«, in: *European Journal of Pain* 14, no. 2, February 2010: 176-82

10 Autor des Bestsellers *Into the Magic Shop: A neurosurgeon›s true story of the life-changing magic of compassion and mindfulness* (dt.: *Das Alphabet des Herzens: Die wahre Geschichte über einen, der sein Herz verlor und sich selbst fand,* München: 2019)

11 Einen kurzen Ausschnitt aus diesem Gespräch finden Sie hier: »A Neurosurgeon Talks of Vulnerability: Gabor Maté and James Doty«, 12. 7.2019, https:// www.youtube.com /watch?v=WiAXbZmA2dU

12 Helen Knott: *In My Own Moccasins,* 240

13 Merton: *The Seven Storey Mountain,* 362 (dt.: *Der Berg der sieben Stufen)*

14 Aus einem Interview, das die Singer-Songwriterin dem *Guardian* am 10.7.2021 gab: https://www.theguardian.com/lifeandstyle/2021/jul/10/ sheryl-crow-surviving-breast-cancer-redefined-who-and-how-i-am-

15 Nancy A. Shadick et al.: »A Randomized Controlled Trial of an Internal Family Systems-Based Psychotherapeutic Intervention on Outcomes in Rheumatoid Arthritis: A Proof-of-Concept Study«, in: *Journal of Rheumatology* 40, no. 11, November 2013, 1831-41

16 Alexander Solschenizyn: *Cancer Ward,* New York: 2017, 89 (dt.: *Krebsstation,* Reinbek: 1996)

17 Er ist Dozent für Psychiatrie an der Harvard Medical School und medizinischer Leiter des McLean SouthEast Adult Psychiatric Programs.

18 Das heißt die einzigen weltlichen Gründe.

19 Selbst bei der in der Regel tödlich verlaufenden Diagnose ALS gibt es in der neurologischen Literatur Dutzende von medizinisch dokumentierten und von Fachleuten begutachteten Fällen, in denen sich die Krankheit teilweise oder vollständig zurückgebildet hat. Ebenso gibt es Fälle, in denen die Betroffenen Jahrzehnte überlebt haben, nachdem ihre Prognose als unheilbar eingestuft worden war und selbst, nachdem sie jahrelang auf einen Rollstuhl und auf Atemhilfe angewiesen waren. Der Physiker Stephen Hawking überlebte seine prognostizierte Lebenserwartung von weiteren zwei Jahren bekanntlich um mehr als fünfzig Jahre.

20 Als dieses Buch im Dezember 2021 in die Endredaktion ging, berichtete Will Pye, dass er sich nach einer erneuten Operation im vorangegangenen Oktober wegen des Wiederauftretens seines Tumors, der 2011 das erste Mal diagnostiziert worden war, nun in der Reha befinde. Die durchschnittliche Überlebensrate für seine ursprüngliche Diagnose beträgt fünf bis zehn Jahre.

21 Lady Gaga: »Born This Way«, 2011

22 Richard C. Schwartz: *IFS Das System der Inneren Familie: Ein Weg zu mehr Selbstführung,* 2001, 54

23 A. H. Almaas: *The Freedom to Be,* Berkeley: 1989, 12

24 Das ist eine Anspielung auf den Titel von Bessel van der Kolks zeitgenössischem Klassiker über Trauma, *The Body Keeps the Score: Brain, Mind, and Body in the Healing of Trauma* (dt.: *Verkörperter Schrecken*)

25 Mehr zu adaptivem Verhalten als Ursache des Selbsthasses in Kapitel 30.

26 Der Umgang mit unseren zwanghaften Schuldgefühlen wird in Kapitel 30 behandelt.

27 Zitiert nach Thich Nhat Hanh: *The Heart of Buddha's* Teaching, New York: 1998, 45, (dt.: Das *Herz von Buddhas Lehre,* Freiburg im Breisgau: 2020)

28 Gabor Maté: *Wenn der Körper nein sagt,* Kandern 2020, S.286/287.

29 Das hat Gauthier auch im Titel ihres jüngsten Buches zum Ausdruck gebracht: *Saved By A Song: The Art and Healing Power of Songwriting,* New York: 2021

30 János Selye, *The Stress of Life,* New York: erneuerte Auflage 1978, 419 (dt.: *Stress. Bewältigung und Lebensgewinn,* München: 1974)

31 Bruce H. Lipton und Steve Bhaerman: *Spontaneous Evolution. Our Positive Future And A Way To Get There From Here,* Carlsbad, CA: 2009, 38-39 (dt.: *Spontane Evolution – Unsere positive Zukunft und wie wir sie erreichen,* Burgrain: 2014)

32 Jeffrey M. Schwartz und Sharon Begley: *The Mind and the Brain: Neuroplasticity and the Power of Mental Force,* New York: 2002

33 Richard Schwartz: *Introduction to the Internal Family Systems Model,* 2001, 67-68

34 Psilocybin, auch bekannt als »Magic Mushrooms«. Weitere Informationen zu psychedelischen Methoden finden Sie in Kapitel 31.

35 »… Things fall apart; the centre cannot hold; …«, in: W. B. Yeats's: »The Second Coming«, 1919

36 Helen Knott: *In My Own Moccasins*

37 Edith Eger: *The gift*, New York: 2020, 156 (dt.: *Das Geschenk*, München: 2021)

38 Anschaulich demonstriert vom Podcaster Tim Ferriss, der sich bereitwillig für ein Interview mit mir zur Verfügung stellte: »Dr. Gabor Maté on How to Reframe a Challenging Moment and Feel Empowered«, *The Tim Ferriss Show*, 4.11.2019, YouTube, https://www.youtube.com. /watch?v=__JLFw2FtEQ

39 Meist sind es diese Orte, von denen man gelegentlich in sensationslüsternen, aber bedauerlicherweise auf Tatsachen beruhenden Nachrichten im Zusammenhang mit den Gefahren von Psychedelika hört. Tatsächlich geht es in diesen Schlagzeilen aber darum, was passiert, wenn wirksame medizinische Traditionen durch das Profitinteresse – das natürlich nicht spezifisch für das Amazonasgebiet ist – vereinnahmt werden.

40 Ein Quechua-Begriff für die Heilgesänge, die in Ayahuasca-Zeremonien durchgeführt werden.

41 Ein anderer Begriff, der erst in jüngerer Zeit geprägt wurde und nur für pflanzliche Arzneimittel gilt, ist »entheogen«, was wörtlich »verbunden mit Gott« bedeutet.

42 Zum Beispiel bezüglich Ayahuasca: José Carlo Bouso et al.: »Ayahuasca, Technical Report 2021«, International Center for Ethnobotanical Education, Research and Service, Dezember 2021, https://www.iceers.org/ayahuasca-technical-report/

43 Mandy war Mee Oks anglisierter Name. Ein Teil der Zurückgewinnung ihrer Identität war die Annahme ihres ursprünglichen koreanischen Namens. Sie hat nun den Nachnamen Icaro angenommen, um ihre Verbindung zur Ayahuasca-Medizin zu ehren.

44 So verzweifelt Mee Ok auch war und so hilfreich sich ihre Erfahrung auch erwies – ich empfehle niemandem, die Pflanze auf eigene Faust einzunehmen. Ayahuasca ist am besten, mehr noch als die meisten anderen psychedelischen Pflanzen, in einem zeremoniellen Kontext mit vertrauenswürdigen Medizinern zu erleben. Dies dient der Sicherheit und auch der Integrität der Tradition selbst, in der die Pflanze als Teil eines reichhaltigen Korpus von Praktiken angesehen wird, die nicht spontan konsumiert werden sollten, insbesondere nicht von Neulingen.

45 Michelle S. Thiessen et al.: »Psychedelic Use and Intimate Partner Violence: The Role of Emotion Regulation«, in: *Journal of Psychopharmacology*, 2018, https://doi.org/10.1177/02698811187

46 Wie viele andere bin auch ich zuversichtlich, dass die jetzt durchgeführten Studien beweisen werden, dass solche Behandlungen auch unter streng wirtschaftlichen Gesichtspunkten kosteneffizient sein können. Man denke nur an die lebenslangen Kosten, die entstehen, wenn man jemanden wegen einer PTBS mit Medikamenten behandelt.

47 S. C. Gwynne: *Empire of the Summer Moon: Quanah Parker and the Rise and Fall of the Comanches*, New York: 2010, 314

48 Akt I, 5. Szene. Zitiert nach William Shakespeare: Gesammelte Werke, München 2013/2022, S. 619. Zu Shakespeares Zeiten konnte der englische Begriff »philosophy« rationales, wissenschaftliches Denken bedeuten.

49 In seinem Lied »Mr. Tambourine Man« aus dem Jahr 1965

50 A. H. Almaas: *Elements of the Real in Man* ,1987, 26

51 Ehemaliger medizinischer Leiter des Zentrums für Komplementärmedizin am University of Pittsburgh Medical Center und derzeit Mitglied der Fakultät für Familienmedizin am Eastern Maine Medical Center, das an die University of New England angeschlossen ist.

52 Lewis Mehl-Madrona: *Coyote Medicine, Lessons from Native American Healing,* New York: 1997, 16-17

53 Wilhelm Reich: *The murder of Christ,* New York: 1953, 174-75 (dt.: *Christusmord,* Frankfurt a. M./Berlin/Wien: 1983)

54 Zum Beispiel: Quinn A. Conklin et al.: »Meditation, Stress Processes, and Telomere Biology«, in: *Current Opinion in Psychology* 28, 2019, 92-101; D. Bergen-Cico et al.: »Reductions in Cortisol Associated with Primary Care Brief Mindfulness Programs with Veterans with PTSD«, in: *Med Care* 52, no. 12, suppl. 5, December 2014, S25-31; und A. M. Gallegos et al.: »Mindfulness-Based Stress Reduction to Enhance Psychological Functioning and Improve Inflammatory Biomarkers in Trauma-Exposed Women: A Pilot Study«, in: *Psychological Trauma* 7, no. 6, November 2015, 525-32

55 Francesco Pagnini et al.: »Mindfulness, Physical Impairment and Psychological Well-Being in People with Amyotrophic Lateral Sclerosis«, in: *Psychology and Health* 30, no. 5, Oktober 2014, 503-17, https://doi.org/10.1080/08870446.2014.982652

56 Rony Berger et al.: »Reducing Israeli-Jewish Pupils' Outgroup Prejudice with a Mindfulness and Compassion-Based Social Emotional Program«, in: *Mindfulness* 9, no. 2, December 2018, https://doi.org/10.1007/s12671-018 -0919-y

57 Berühmter Autor von *Buddha's Brain: The Practical Neuroscience of Happiness, Love, and Wisdom* (dt.: *Das Gehirn eines Buddha: Die angewandte Neurowissenschaft von Glück, Liebe und Weisheit,* Freiburg: 2017)

58 Antonio Gramsci: italienischer Philosoph, Linguist und antifaschistischer Aktivist

59 In ihrem Lied »Thank U« aus dem Jahr 1998

60 Wer diese Behauptung überraschend findet, dem empfehle ich die Werke israelischer Historiker wie Ilan Pappe, Simha Flapan, Benny Morris, Tom Segev und Avi Shlaim oder amerikanisch-jüdischer Gelehrter wie Norman Finkelstein. Beispielhaft nenne ich Pappes wegweisende Arbeit *The Ethnic Cleansing of Palestine,* 2006, die Berichte des unerschütterlichen Gideon Levy in der israelischen Zeitung *Haaretz* oder, aus palästinensischer Sicht, das aufschlussreiche Buch von Rashid Khalidi, das persönliche Erinnerungen und Geschichte vereint: *One Hundred Years' War on Palestine: A History of Settler Colonialism and Resistance, 1917-2017,* New York: 2020

61 James Baldwin: »As Much Truth as One Can Bear«, in: *New York Times Bookreview,* 14.1.1962

**62** Baldwin: »As Much Truth as One Can Bear«

**63** Die Zitate von Joan Didion stammen aus einem Nachruf auf die verstorbene Schriftstellerin. Sian Cain und Edward Helmore: »Joan Didion, American Journalist and Author, Dies at 87«, in: *The Guardian*, 23.12.2021

**64** Bessel van der Kolk: *The Body Keeps the Score*, 349, (dt.: *Verkörperter Schrecken*)

**65** Der Film kann unter https://wisdomoftrauma.com angesehen werden.

**66** Zum Beispiel diese Studie, die beim Schreiben dieses Kapitels auf meinem Schreibtisch landete: Nina T. Rogers, Christine Power und Snehal M. Pinto Pereira: »Child Maltreatment, Early Life Socioeconomic Disadvantage and All-Cause Mortality: Findings from a Prospective British Cohort«, in: *BMJ Open* 11, 2021, e050914, https://doi.org/10.1136/bmjopen-2021-050914

**67** Jesse Thistle: *From the Ashes*, Toronto: 2019, 260

**68** Maggie Kline: *Brain-Changing Strategies to Trauma-Proof Our Schools*, Berkeley, CA: 2020, 2

**69** Alison Rourke: »Greta Thunberg Responds to Asperger's Critics: ›It's a Superpower‹«, in: *The Guardian*, 2.9.2019

**70** Caroline Hickman et al.: »Young People's Voices on Climate Anxiety, Government Betrayal and Moral Injury: A Global Phenomenon«, Vorabdruck in: *The Lancet*, September 2021, https://papers.ssrn.com/sol3/papers.cfm?abstract_id=3918955

**71** Damian Carrington: »›Blah, Blah, Blah‹: Greta Thunberg Lambasts Leaders over Climate Crisis«, in: *The Guardian*, 28.9.2021

**72** Hannah Arendt: »Eichmann in Jerusalem – I«, in: *New Yorker*, 16.2.1963

**73** Laut einem Leitartikel der *New York Times* vom 11.4.2021 belief sich die Zahl der irakischen Kinder, die infolge der US-Sanktionen in den 1990er-Jahren starben, auf 500 000. Das Interview mit Albright, in dem sie diese Aussage machte, wurde in der CBS-Sendung *60 Minutes* am 12.5.1996 ausgestrahlt. Albright schrieb später: »Ich war in eine Falle getappt und hatte etwas gesagt, das ich nicht so gemeint hatte, und bedauerte, dass ich ›kaltblütig und grausam‹ gewirkt hatte.« Abgesehen von ihrem Bedauern darüber, wie sie rüberkam, haben weder sie noch andere für die Sanktionen verantwortliche US-Beamte sich jemals für den Tod der Kinder entschuldigt.

**74** Abraham Maslow: »Resistance to Acculturation«, in: *Journal of Social Issues* 1, Herbst 195, 26-29

# Register